Radiation Oncology for Abdominal Cancers

腹部肿瘤放射治疗学

影像诊断、治疗规范与靶区定义

主　编　王维虎　孙应实

副主编　蔡　勇　崔　湧

李永恒　张晓燕

人民卫生出版社

·北京·

图书在版编目（CIP）数据

腹部肿瘤放射治疗学：影像诊断、治疗规范与靶区
定义 / 王维虎，孙应实主编 . -- 北京 ：人民卫生出版
社，2025. 1. -- ISBN 978-7-117-37649-5

Ⅰ. R735. 05

中国国家版本馆 CIP 数据核字第 2025ZY7729 号

人卫智网	www.ipmph.com	医学教育、学术、考试、健康，
		购书智慧智能综合服务平台
人卫官网	www.pmph.com	人卫官方资讯发布平台

腹部肿瘤放射治疗学：影像诊断、治疗规范与靶区定义
Fubu Zhongliu Fangshe Zhiliaoxue:
Yingxiang Zhenduan、Zhiliao Guifan yu Baqu Dingyi

主　　编：王维虎　孙应实
出版发行：人民卫生出版社（中继线 010-59780011）
地　　址：北京市朝阳区潘家园南里 19 号
邮　　编：100021
E - mail：pmph @ pmph.com
购书热线：010-59787592　010-59787584　010-65264830
印　　刷：北京瑞禾彩色印刷有限公司
经　　销：新华书店
开　　本：889×1194　1/16　　印张：16　　插页：1
字　　数：428 千字
版　　次：2025 年 1 月第 1 版
印　　次：2025 年 3 月第 1 次印刷
标准书号：ISBN 978-7-117-37649-5
定　　价：188.00 元
打击盗版举报电话：010-59787491　E-mail：WQ @ pmph.com
质量问题联系电话：010-59787234　E-mail：zhiliang @ pmph.com
数字融合服务电话：4001118166　　E-mail：zengzhi @ pmph.com

（以姓氏汉语拼音为序）

北京大学肿瘤医院放射治疗科

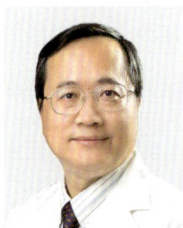 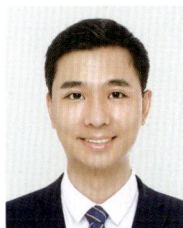 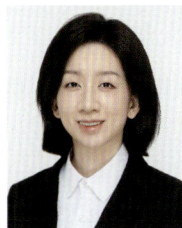 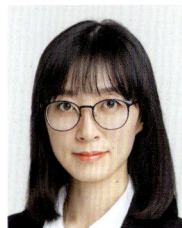 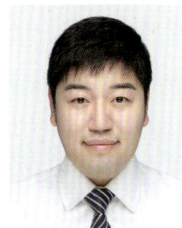 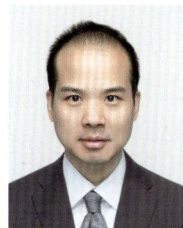

蔡　勇　　董德左　　杜荣旭　　耿建昊　　李　帅　　李永恒

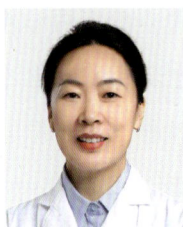 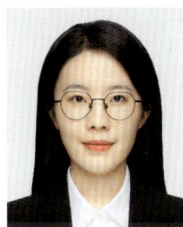 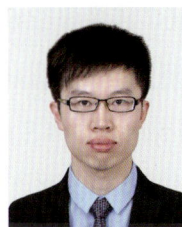 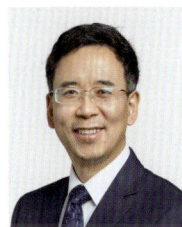 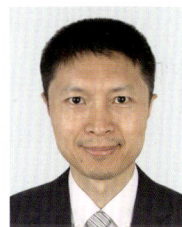 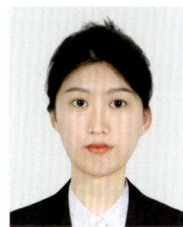

刘志艳　　宋马小薇　　王洪智　　王维虎　　吴　昊　　吴丹宁

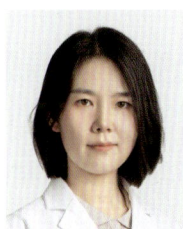 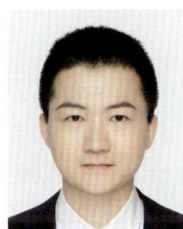 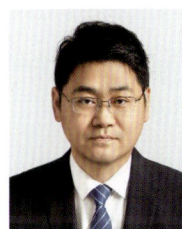

张扬子　　郑　宣　　朱向高

北京大学肿瘤医院医学影像科

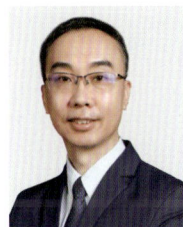 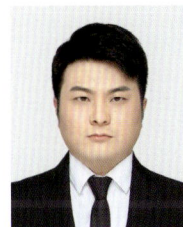 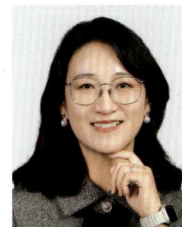 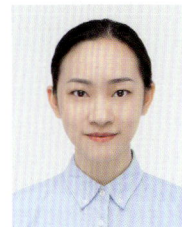 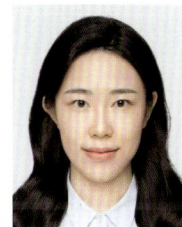 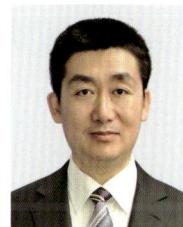

崔　湧　　谷小磊　　管　真　　李清扬　　卢巧媛　　史燕杰

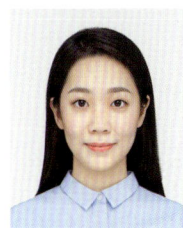 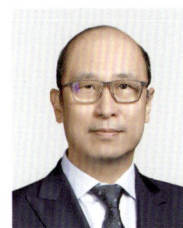 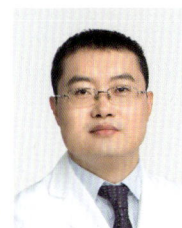 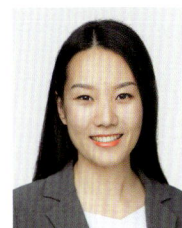 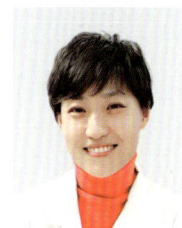

孙瑞佳　　孙应实　　王之龙　　邢　倩　　张晓燕

编写秘书（以姓氏汉语拼音为序）　杜荣旭　管　真　吴丹宁　郑　宣

在我国,腹部肿瘤,如胃癌、肝癌、胰腺癌、结直肠癌等,都是发病率和死亡率居高不下的恶性肿瘤类型,治疗的效果仍有提升空间。腹部肿瘤一直是北京大学肿瘤医院的优势诊疗病种,在多学科协作的基础上,在医、教、研等方面都取得了突出的成绩,诊疗水平在国内外均处于领先地位。放射治疗是肿瘤传统的三大治疗手段之一,也是 MDT 模式和肿瘤综合治疗最重要的组成部分。北京大学肿瘤医院放射治疗科和医院的发展同步,其诊疗水平处于国内领先水平。

近年来,伴随着影像学和放射治疗技术的不断进步,放射治疗的精准性和安全性得到了显著提升。这些技术的革新,不仅提高了肿瘤控制率,还有效降低了正常组织损伤的风险,使得放射治疗在腹部肿瘤治疗中的应用更加广泛和深入,一系列前瞻性临床研究结果也提供了更多的证据支持。然而,放射治疗对执业医师的专业能力要求极高,在临床实践中会不断遇到诸多挑战,例如:如何准确解读各种影像资料并将其合理应用于放射治疗实践? 如何及时掌握不断变化的放疗适应证? 如何科学勾画靶区? 如何在保证放射治疗疗效的同时最大程度保护正常组织? 这些问题的解决都需要系统的理论指导和扎实的实践经验来支撑。

正是在这样的背景下,由北京大学肿瘤医院编撰的《腹部肿瘤放射治疗学:影像诊断、治疗规范与靶区定义》应运而生。本书立足于腹部肿瘤放射治疗的临床实践,以团队多年的临床积累和研究成果为基础,系统梳理腹部肿瘤放射治疗的关键环节,内容覆盖从影像诊断、治疗决策到靶区勾画的全流程。全书注重理论与实践相结合,既科学严谨,又具有很强的实用性,深入分析并解决了腹部肿瘤放疗中的关键问题,为读者提供了清晰的思路和实用的指导。

相信本书的出版,能够为腹部肿瘤的规范化治疗提供重要参考,为放射治疗相关专业人员提供宝贵的学习资料。同时,本书也是对国内外同行开放交流、共同进步的一次积极尝试,希望本书能够进一步推动我国腹部肿瘤放射治疗领域学术研究与临床实践的持续发展,从而更好地服务广大肿瘤患者!

李子禹

北京大学肿瘤医院院长　教授

2024 年 11 月 26 日

　　腹部肿瘤发病率高、预后不佳。据中国 2022 年肿瘤登记数据显示，结直肠癌、肝癌、胃癌、胰腺癌等腹部肿瘤在恶性肿瘤发病率和死亡率中均位于前列。腹部肿瘤的治疗面临着诸多挑战，多学科综合治疗模式已成为腹部肿瘤治疗的最佳选择。

　　综合治疗包括局部治疗和系统治疗。其中，放射治疗是腹部肿瘤最重要的局部治疗手段之一。放射治疗是应用先进技术的学科。近年来，调强放射治疗、体部立体定向放射治疗、图像引导放射治疗和呼吸运动管理技术等的进步，推动放射治疗的精准度显著提升，正常组织得到了更好的保护，放射治疗在腹部肿瘤治疗中的作用更加显著。此外，多模态影像技术的应用在腹部肿瘤放射治疗中极大地提高了靶区勾画的精确性。然而，目前仍缺乏系统性介绍腹部肿瘤影像诊断和放射治疗全流程的专业书籍。

　　北京大学肿瘤医院放射治疗科在腹部肿瘤放射治疗中积累了丰富的经验，其学术成果也得到了同行的认可。放疗科团队在 2017 年出版了《消化系统肿瘤放疗规范和靶区定义》，至今已有 7 年余，本书以此为基础更新了近年来放射治疗的相关证据，并联合北京大学肿瘤医院医学影像科，加入影像诊断的相关内容，实现从影像诊断到治疗实施、涵盖腹部肿瘤放射治疗的全流程。

　　本书自 2023 年 12 月初开始筹备，于 2023 年 12 月 28 日召开第一次编写会，启动编写工作。经过全体编者 300 余天的辛勤工作，近 40 次集中修改，最终于 2024 年 11 月 26 日完稿。

　　全书图文并茂，结合临床具体案例，全面展示放射治疗在食管胃结合部癌、胃癌、肝癌、胰腺癌、直肠癌和肛管癌中的临床应用场景。我们相信，本书的出版将为腹部肿瘤放射治疗领域的医生、医学生及相关专业人员提供宝贵的参考和指导，推动腹部肿瘤放射治疗的不断发展，进一步提高治疗效果，改善患者预后。同时，我们也期待本书能激发更多关于腹部肿瘤放射治疗的讨论和研究，为腹部肿瘤治疗的进步贡献力量。

　　在本书的编写过程中，我们得到了众多专家学者的大力支持，在此表示衷心感谢。我们也希望广大读者能够提出宝贵的意见和建议，以便我们不断改进和完善。

王维虎　孙应实

2024 年 11 月 26 日

目　录

Radiation Oncology for
Abdominal Cancers

腹部肿瘤放射治疗学

影像诊断、治疗规范与靶区定义

英文缩写	英文全称	中文全称
^{18}F-FDG	^{18}F-fluorodeoxyglucose	氟 -18- 脱氧葡萄糖
2D	2-dimension	二维
2D cine-MRI	2-dimension cine MRI	二维电影成像 MRI
3D	3-dimension	三维
4D	4-dimension	四维
4D-CT	4-dimensional computed tomography	四维计算机断层扫描
5-Fu	5-fluorouracil	5- 氟尿嘧啶
APR	abdominal-perineal resection	腹会阴联合切除术
ABC	active breathing coordinator	主动呼吸控制
ATP	adapt to position	位置自适应
ATS	adapt to shape	形状自适应
ART	adaptive radiotherapy	自适应放射治疗
AEG	adenocarcinoma of the esophagogastric junction	食管胃结合部腺癌
ALT	alanine transaminase	丙氨酸转氨酶
ALBI	albumin-to-bilirubin	白蛋白 - 胆红素
ALP	alkaline phosphatase	碱性磷酸酶
AFP	alpha fetoprotein	甲胎蛋白
AAPM	American Association of Physicists in Medicine	美国医学物理学家协会
ACR	American College of Radiology	美国放射学会
AJCC	American Joint Committee on Cancer	美国癌症联合会
ASCO	American Society of Clinical Oncology	美国临床肿瘤学会
ASTRO	American Society for Radiation Oncology	美国放射肿瘤学会
AAA	anisotropic analytical algorithm	各向异性解析算法
ARJ	anorectal junction	肛管直肠交界
AP	anterior-posterior	前后
ADC	apparent diffusion coefficient	表观扩散系数
APHE	arterial phase hyperenhancement	动脉期高强化
AVM	arteriovenous malformation	动静脉畸形
AST	aspartate transaminase	天冬氨酸转氨酶
bSSFP	balanced steady-state free precession	平衡式稳态自由进动
btFFE	balanced transfer fast field echo	平衡式快速梯度回波
BCLC	Barcelona Clinic Liver Cancer	巴塞罗那临床肝癌分期
BEV	beam's eye view	射野方向观
BED	biological effective dose	生物效应剂量
BAP1	breast cancer susceptibility gene 1 associated protein 1	乳腺癌易感基因 1 相关蛋白 1
COMP	Canadian Organization of Medical Physicists	加拿大医学物理学家协会
CA	carbohydrate antigen	糖类抗原
CEA	carcinoembryonic antigen	癌胚抗原
cHBT	central hepatobiliary tract	中央肝胆管

英文缩写	英文全称	中文全称
CPT	charged particle therapy	带电粒子治疗
CNLC	China Liver Cancer Staging	中国肝癌分期
CSCO	Chinese Society of Clinical Oncology	中国临床肿瘤学会
CCA	cholangiocarcinoma	胆管细胞癌
CRM	circumferential resection margin	环周切缘
cCR	clinical complete response	临床完全缓解
cN	clinical lymph node staging	临床 N 分期
cM	clinical metastasis staging	临床 M 分期
CTV	clinical target volume	临床靶区
cT	clinical tumor staging	临床 T 分期
CCCS	Collapsed Cone Convolution/Superposition	简串卷积叠加
CRLM	colorectal cancer liver metastases	结直肠癌肝转移
CTCAE	Common Terminology Criteria for Adverse Events	不良事件常用术语评定标准
CR	complete response	完全缓解
CT	computed tomography	计算机体层成像
CBCT	cone-beam computed tomography	锥形束计算机断层扫描
CEUS	contrast-enhanced ultrasound	超声造影
CA	cryoablation	冷冻消融
CT-Sim	CT Simulator	CT 模拟定位机
CYFRA 21-1	cytokeratin 19 fragment antigen 21-1	细胞角蛋白 19 片段抗原 21-1
DAMPs	danger associated molecular patterns	危险相关分子模式
DWI	diffusion weighted imaging	弥散加权成像
DRR	digitally reconstructured radiograph	数字重建放射影像
DCR	disease control rate	疾病控制率
DFS	disease-free survival	无病生存
dCCA	distal cholangiocarcinoma	远端胆管细胞癌
DI	dose index	剂量指数
DLP	dose-length product	剂量长度乘积
DVH	dose-volume histogram	剂量体积直方图
DCAT	dynamic conformal arc therapy	动态适形弧形放射治疗
DCE	dynamic contrast enhanced	动态对比增强
ECOG	eastern cooperative oncology group	东部肿瘤协作组
ERE	electron return effect	电子回转效应
EPID	electronic portal imaging device	电子射野影像装置
ERCP	endoscopic retrograde cholangiopancreatography	内镜逆行胰胆管造影
EQD2	equivalent dose in 2Gy fractions	2Gy 分次的等效剂量
EUD	equivalent uniform dose	等效均匀剂量
EGJ	esophagogastric junction	食管胃结合部
EASL	European Association for the Study of the Liver	欧洲肝病研究学会
EORTC	European Organization for Research and Treatment of Cancer	欧洲癌症研究与治疗组织

缩略语表

英文缩写	英文全称	中文全称
EORTC-ROG	European Organization for Research and Treatment of Cancer-Radiation Oncology Group	欧洲癌症治疗研究组放疗协作组
ESMO	European Society for Medical Oncology	欧洲肿瘤内科学会
ESTRO	European Society for Radiotherapy and Oncology	欧洲放射肿瘤学会
eCCA	extrahepatic cholangiocarcinoma	肝外胆管细胞癌
EMVI	extramural vascular invasion	壁外血管侵犯
FM	failure mode	失效模式
FMEA	failure mode and effect analysis	失效模式与效应分析
FTA	fault tree analysis	故障树分析
FOV	field of view	视野
F-IMRT	fixed-field intensity modulated radiotherapy	固定野调强放射治疗
FFF	flattening filter free	非均整
FHR	focal hepatic response	局灶性肝脏反应
FLR	focal liver reaction	局灶性肝脏反应
FFLP	freedom from local progression	无局部进展
Gd-EOB-DTPA	gadolinium ethoxybenzyl diethylenetriamine pentaacetic acid	钆塞酸二钠
Gd-DTPA	gadolinium-diethylenetriamine pentaacetic acid	钆喷酸葡胺
GPU	graphics processing unit	图形处理器
GTV	gross tumor volume	大体肿瘤区
HP	Helicobacter pylori	幽门螺杆菌
HAIC	hepatic arterial infusion chemotherapy	肝动脉灌注化疗
HBV	hepatitis B virus	乙型肝炎病毒
HCV	hepatitis C virus	丙型肝炎病毒
HCC	hepatocellular carcinoma	肝细胞癌
HIFU	high-intensity focused ultrasound	高强度聚焦超声
HMGB1	high-mobility group protein B1	高迁移率族蛋白 B1
HIV	human immunodeficiency virus	人类免疫缺陷病毒
HPV	human papilloma virus	人乳头状瘤病毒
IG	image guided	图像引导
ICG	indocyanine green	吲哚菁绿
IMPT	intensity modulated proton therapy	质子调强放射治疗
IMRT	intensity modulated radiotherapy	调强放射治疗
ITT	intention to treat	意向性
ICAM	intercellular adhesion molecule	细胞间黏附分子
IFN	interferon	干扰素
IL	interleukin	白介素
IGTV	internal gross tumor volume	内大体肿瘤区
ITV	internal target volume	内靶区
IAEA	International Atomic Energy Agency	国际原子能机构
IPMN	intraductal papillary mucinous neoplasm	导管内乳头状黏液瘤
iCCA	intrahepatic cholangiocarcinoma	肝内胆管细胞癌

缩略语表

英文缩写	英文全称	中文全称
IVIM	intravoxel incoherent motion	体素内不相干运动
JGCA	Japanese Gastric Cancer Association	日本胃癌学会
KPS	Karnofsky Performance Scale	卡氏功能状态评分
LR	left-right	左右
LD	lethal damage	致死性损伤
LET	linear energy transfer	线性能量传递
LQ	linear quadratic	线性二次
LQL	linear-quadratic-linear	线性二次线性
LI-RADS	liver imaging reporting and data system	肝脏影像报告和数据系统
LC	local control	局部控制
LPFS	local progression-free survival	无局部进展生存率
LRR	local recurrence rate	局部复发率
LCRT	long-course chemoradiotherapy	长程放化疗
LAR	low anterior resection	低位前切除术
MR	magnetic resonance	磁共振
MRCP	magnetic resonance cholangiopancreatography	磁共振胰胆管成像
MRI	magnetic resonance imaging	磁共振成像
MRIgRT	magnetic resonance imaging-guided radiotherapy	核磁共振引导放射治疗
MHC	major histocompatibility complex	主要组织相容性复合体
MPR	major pathologic response	主要病理反应
MIP	maximum intensity projection	最大密度投影
SUVmax	maximum standardized uptake value	最大标准摄取值
MVCT	megavoltage computed tomography	兆伏级计算机断层扫描
MRF	mesorectal fascia	直肠系膜筋膜
MSI-H	microsatellite instability-high	微卫星高度不稳定
MSS	microsatellite stability	微卫星稳定
MVI	microvascular invasion	微血管侵犯
MWA	microwave ablation	微波消融
dMMR	mismatch repair deficiency	错配修复缺陷
MMC	mitomycin	丝裂霉素
MLQ	modified linear-quadratic	修正线性二次
MRE	magnetic resonance elastography	磁共振弹性成像
mRECIST	modified Response Evaluation Criteria in Solid Tumors	改良实体瘤疗效评价标准
MRS	magnetic resonance spectroscopy	磁共振波谱成像
MU	monitor units	机器跳数
SMART	MR-guided on-table adaptive radiation therapy	核磁引导的在线自适应放疗
MR-Sim	MRI Simulator	磁共振模拟定位机
mrTRG	MRI tumor regression grade	MRI 肿瘤退缩分级
MCO	multi-criteria optimization	多目标优化
MDCT	multidetector CT	多排螺旋 CT
MDT	multi-disciplinary treatment	多学科诊疗

缩略语表

英文缩写	英文全称	中文全称
MLC	multi-leaf collimator	多叶准直器
NCDB	national cancer database	美国国家癌症数据库
NCCN	National Comprehensive Cancer Network	美国国立综合癌症网络
NK	natural killer	自然杀伤
NTCP	normal tissue complication probability	正常组织并发症概率
NTD	normalized total dose	归一化总剂量
ORR	objective response rate	客观缓解率
OSG	optical surface guidance	光学体表引导
OAR	organ at risk	危及器官
OS	overall survival	总生存
PR	partial response	部分缓解
PTCOG	Particle Therapy Co-Operative Group	粒子治疗协作组
pCR	pathological complete response	病理完全缓解
pTRG	pathological tumor regression grade	病理肿瘤退缩分级
PP	per protocol	遵循研究方案
PEI	percutaneous ethanol injection	经皮酒精注射
PS	performance status	体能状态
pCCA	perihilar cholangiocarcinoma	肝门部胆管细胞癌
PGTV	planning gross tumor volume	计划大体肿瘤区
PRV	planning organ at risk volume	计划危及器官区
PTV	planning target volume	计划靶区
PVTT	portal vein tumor thrombus	门脉癌栓
PET/CT	positron emission tomography-computed tomography	正电子发射计算机断层显像
PPS	post-progression survival	进展后生存
PLD	potential lethal damage	潜在致死性损伤
PSC	primary sclerosing cholangitis	原发性硬化性胆管炎
pMMR	proficient mismatch repair	错配修复完整
PD-1	programmed death 1	程序性死亡受体 1
PD-L1	programmed death ligand 1	程序性死亡受体 - 配体 1
PFS	progression-free survival	无进展生存
PD	progressive disease	疾病进展
PSM	propensity score matching	倾向评分匹配
PIVKA-Ⅱ	protein induced by Vitamin K absence or Antagonist-Ⅱ	异常凝血酶原 - Ⅱ
PBT	proton beam therapy	质子束治疗
QA	quality assurance	质量保证
QOL	quality of life	生活质量
RTOG	Radiation Therapy Oncology Group	肿瘤放疗研究组
RILD	radiation-induced liver disease	放射性肝病
RFA	radiofrequency ablation	射频消融
RSNA	Radiological Society of North America	北美放射学会
RPM	real-time position management	实时位置监测

缩略语表

5

英文缩写	英文全称	中文全称
RFS	relapse free survival	无复发生存
ROI	region of interest	感兴趣区域
RECIST	Response Evaluation Criteria in Solid Tumors	实体瘤疗效评价标准
SIRT	selective internal radiation therapy	选择性内放射治疗
SCRT	short-course radiotherapy	短程放疗
SIB	simultaneous integrated boost	同步加量
SCC-Ag	squamous cell carcinoma antigen	鳞状细胞癌抗原
SOP	standard operation procedure	标准操作流程
SUV	standard uptake value	标准摄取值
SBRT	stereotactic body radiotherapy	体部立体定向放疗
SLD	sublethal damage	亚致死性损伤
SI	superior-inferior	上下
T_1WI	T_1 weighted imaging	T_1 加权成像
T_2WI	T_2 weighted imaging	T_2 加权成像
3D-CRT	three-dimensional conformal radiotherapy	三维适形放射治疗
TTP	time to progression	疾病进展时间
TLR4	toll-like receptor 4	Toll 样受体 4
TOMO	tomotherapy	螺旋断层放射治疗
TME	total mesorectal excision	全直肠系膜切除术
TNT	total neoadjuvant therapy	全程新辅助治疗
TACE	transcatheter arterial chemoembolization	经导管动脉化疗栓塞
TPS	treatment planning system	治疗计划系统
TCP	tumor control probability	肿瘤控制概率
TD	tumor deposit	癌结节
TNF	tumor necrosis factor	肿瘤坏死因子
UGT1A1	UDP-glucuronosyltransferase1A1	尿苷二磷酸葡糖醛酸转移酶 1A1
US	ultrasound	超声
UICC	Union for International Cancer Control	国际抗癌联盟
UKCCCR	United Kingdom Coordinating Committee for Cancer Research	英国癌症研究协作组
USC	universal survival curve	通用生存曲线
VCAM	vascular cell adhesion molecule	血管细胞黏附分子
VCD	visual coaching device	可视化训练装置
VEGF	vascular endothelial growth factor	血管内皮生长因子
VMAT	volumetric modulated arc therapy	容积调强弧形治疗
WW	watch and wait	等待观察
WHO	World Health Organization	世界卫生组织

缩略语表

Radiation Oncology for
Abdominal Cancers

第一章　食管胃结合部癌和胃癌

近年来,食管胃结合部(esophagogastric junction,EGJ)癌的发病率逐年增高。胃癌是最常见的恶性肿瘤之一。2022年我国胃癌发病率、死亡率在全部恶性肿瘤中位居第3位[1]。95%以上的胃癌病理类型为腺癌。

手术是食管胃结合部癌和胃癌的根治性治疗手段,但多数患者诊断时已处于进展期,单纯手术可能效果欠佳,患者预后较差,往往需要联合放疗、化疗、免疫治疗等综合治疗手段以提高疗效。

第一节　食管胃结合部癌和胃癌影像诊断

本节内容主要参考指南:
- 日本《胃癌处理规约》第15版;
- 2024年中国临床肿瘤学会(Chinese Society of Clinical Oncology,CSCO)胃癌诊疗指南;
- 2024年第2版美国国立综合癌症网络(National Comprehensive Cancer Network,NCCN)胃癌临床实践指南;
- 2024年第3版美国国立综合癌症网络(NCCN)食管和食管胃结合部癌临床实践指南。

一、食管胃结合部癌和胃癌常用影像学检查方式

(1)计算机体层成像:计算机体层成像(computed tomography,CT)是食管胃结合部癌和胃癌目前最广泛使用的影像学检查方式,使用液体或气体充盈胃腔后,可以准确地显示病灶的位置及范围,评价分期和治疗效果。

(2)正电子发射计算机断层显像:正电子发射计算机断层显像(positron emission tomography-computed tomography,PET/CT)用于诊断食管胃结合部癌和胃癌是否发生远处转移。

其他可以采用的检查方式包括内镜超声和磁共振成像(magnetic resonance imaging,MRI),对于胃镜检查怀疑为早期病变的患者可以采用内镜超声进一步评估,对于具有增强CT检查禁忌证或怀疑肝转移的患者可以采用MRI进一步评估。

二、胃及相关正常结构的影像学表现

(一)胃的分区

胃位于人体左上腹部,上端与食管连接处为贲门、下端与十二指肠连接处为幽门。按照自近端至远端的顺序,影像学将全胃分为胃底、胃体、胃角、胃窦。沿胃的短轴四等分划分为前壁、后壁、大弯、小弯(图1-1-1)。按照日本《胃癌处理规约》第15版,沿胃的长轴将胃大弯及小弯进行三等分,分别连接胃大弯和小弯相应的三等分点,将胃划分为胃上部(U)、中部(M)、下部(L)。

(二)胃CT的分层结构

胃壁的组织病理学分层由内向外依次为黏膜层、黏膜下层、固有肌层、浆膜下层及浆膜层。胃腔充盈良好时,上述结构可以在增强CT动脉期及门静脉期影像上显示为三层结构,由内向外依次为线样高强化的黏膜层、低强化的黏膜下层及肌层、稍高强化的浆膜层(图1-1-2)。

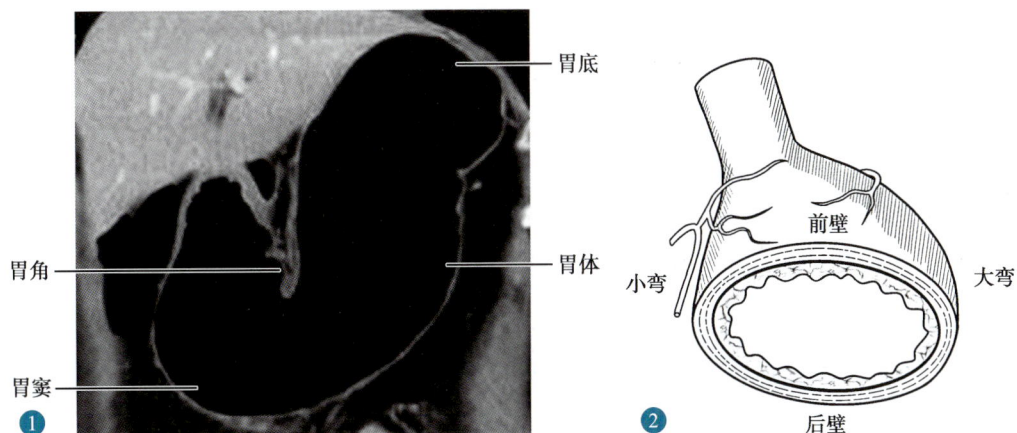

图 1-1-1　胃的分区

❶ 胃的分区冠状位 CT 图像,显示胃底、胃体、胃角、胃窦各部分(充气状态);
❷ 胃的分区示意图,沿胃的短轴四等分划分为前壁、后壁、大弯、小弯。

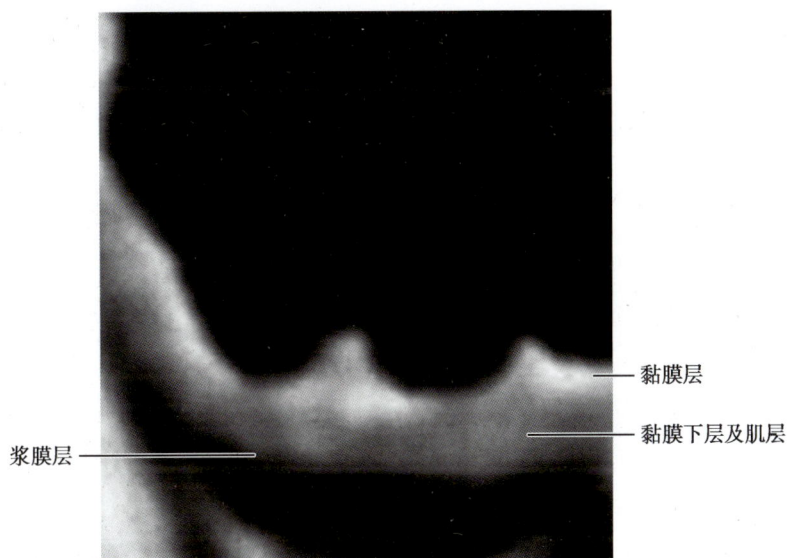

图 1-1-2　胃壁分层的增强 CT 图像

(三) 胃的淋巴结分组

与胃相关的淋巴结分组定义参照日本《胃癌处理规约》第 15 版,1~12 组和 14v 组淋巴结为胃的区域淋巴结,发生食管浸润时应将 19、20、110、111 组淋巴结作为区域淋巴结,发生十二指肠浸润时应将 13 组淋巴结作为区域淋巴结(图 1-1-3),其余淋巴结发生转移时应判定为远处转移。

三、胃癌的典型影像学表现

(一) 胃癌的 CT 表现

1. 早期胃癌　肿瘤局限于黏膜层或黏膜下层,未侵及固有肌层。充分充盈胃腔对于检出早期胃癌至关重要,增强 CT 扫描前口服产气粉(枸橼酸和碳酸氢钠混合粉末)或阴性对比剂(水),有助于清晰地显示早期胃癌病变。早期胃癌常表现为胃壁局部轻度增厚,伴有黏膜面高强化,T_{1a} 指病变强化深度未达到胃壁低强化带,T_{1b} 指病变强化深度达到<50% 的胃壁低强化带。如腺瘤恶性变等形成的早期胃癌也可以表现为蕈伞状或菜花状突向胃腔,但是基底部侵犯深度仍局限于黏膜层或黏膜下层(图 1-1-4)。

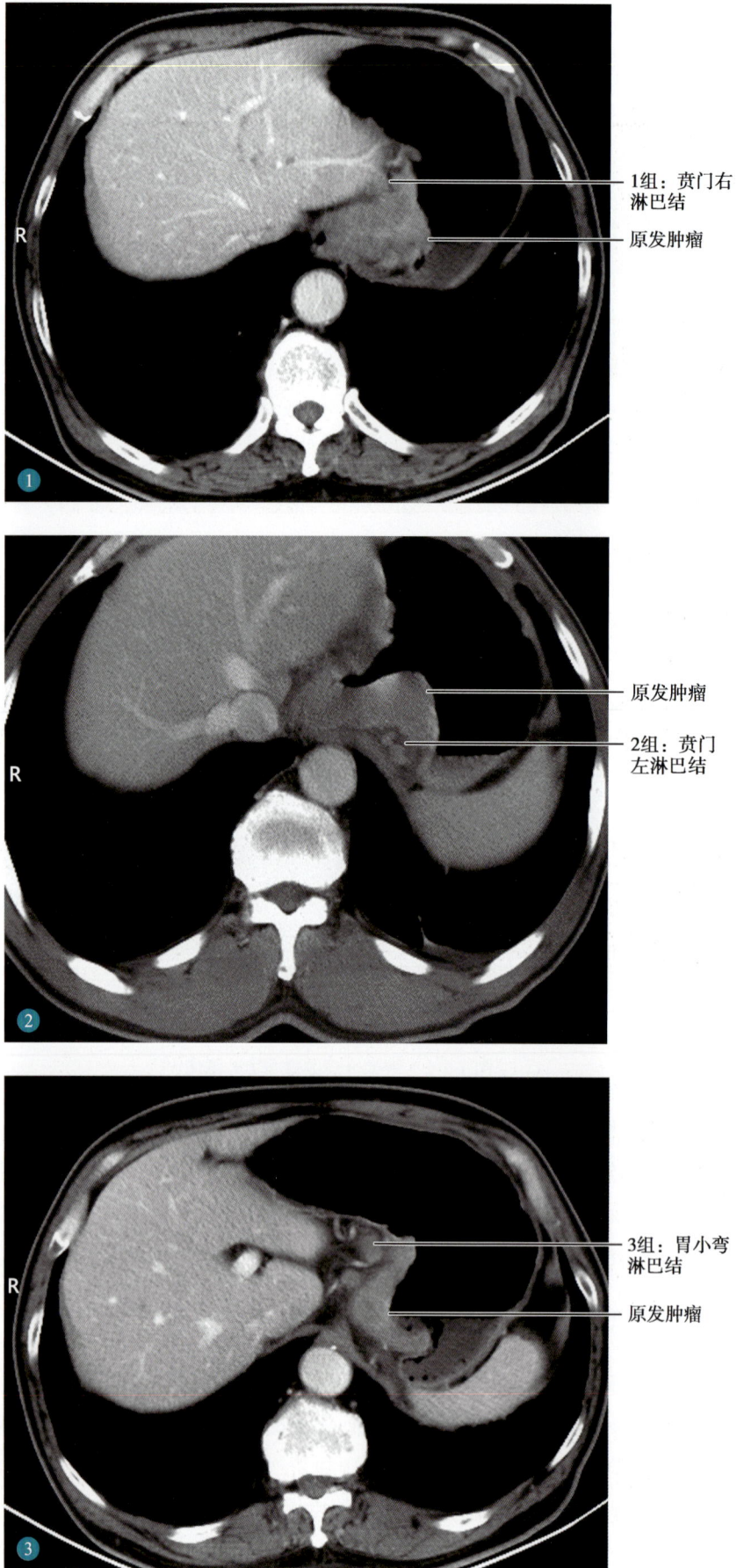

图 1-1-3 胃淋巴结分组的 CT 图像（1）

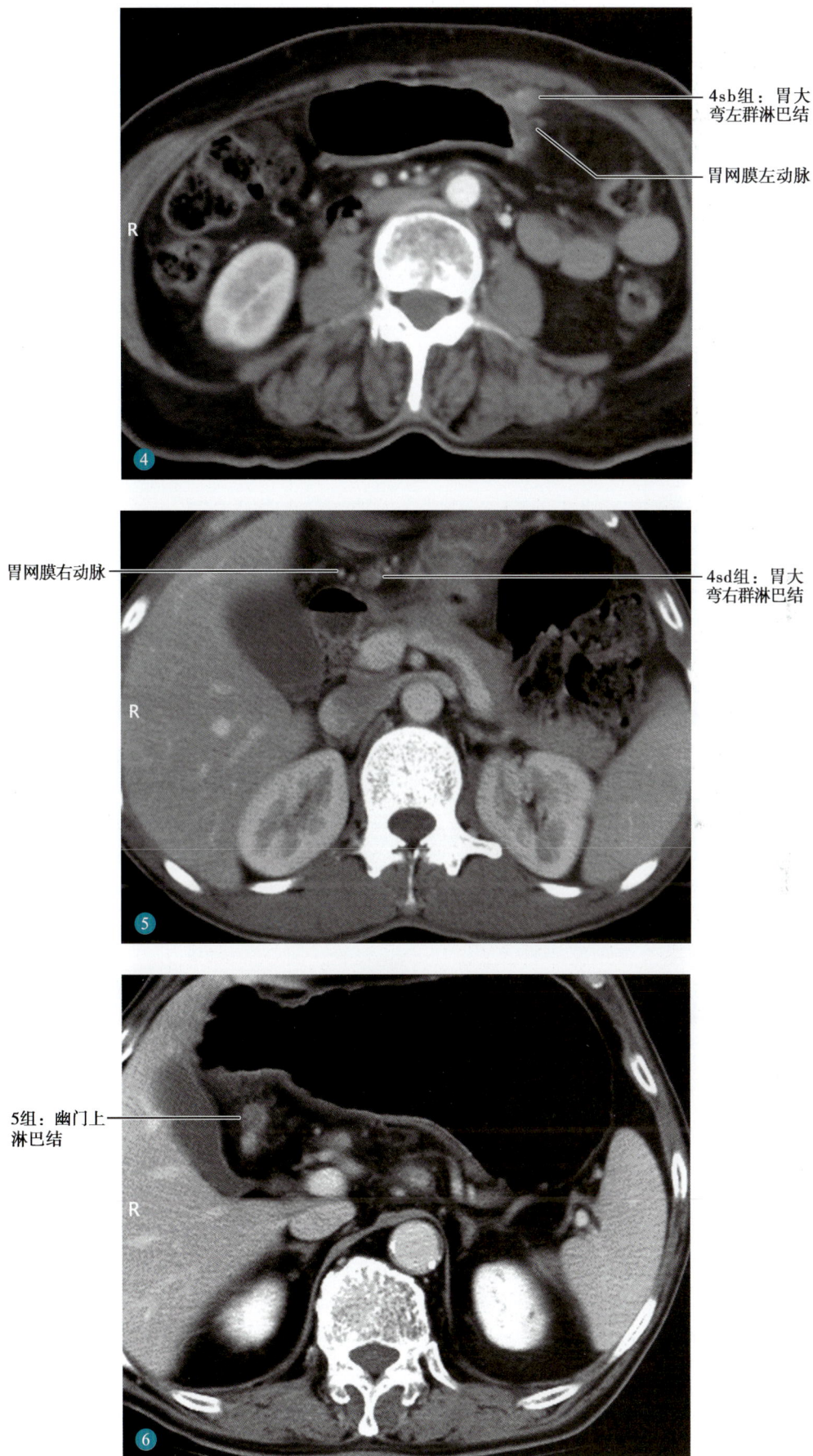

图 1-1-3 胃淋巴结分组的 CT 图像（2）

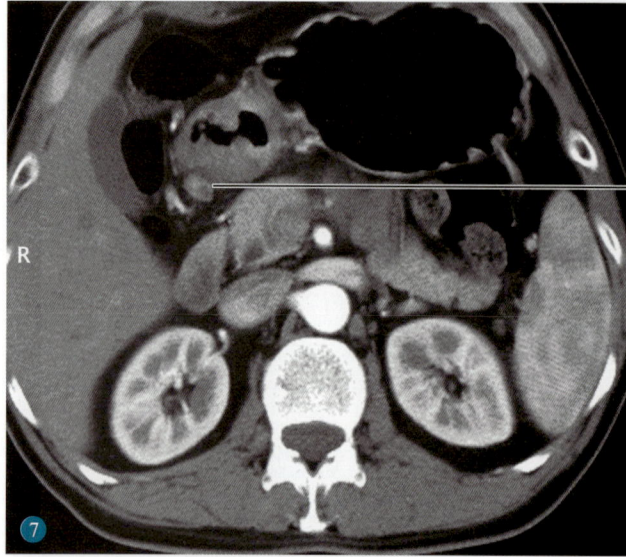

6组：幽门下淋巴结

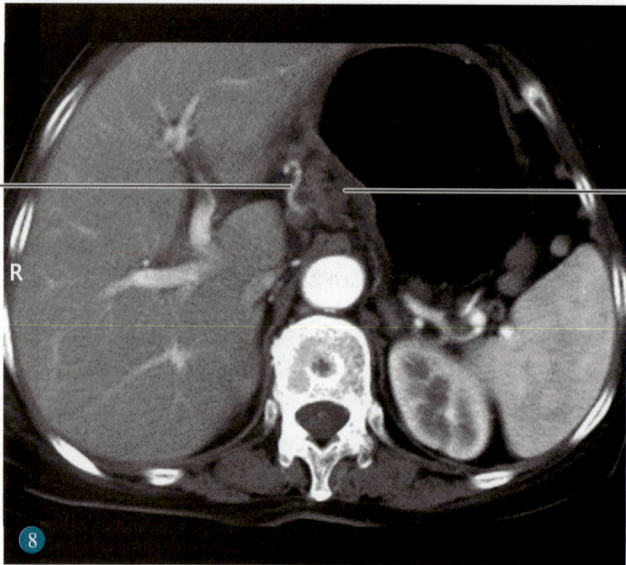

胃左动脉 7组：胃左动脉旁淋巴结

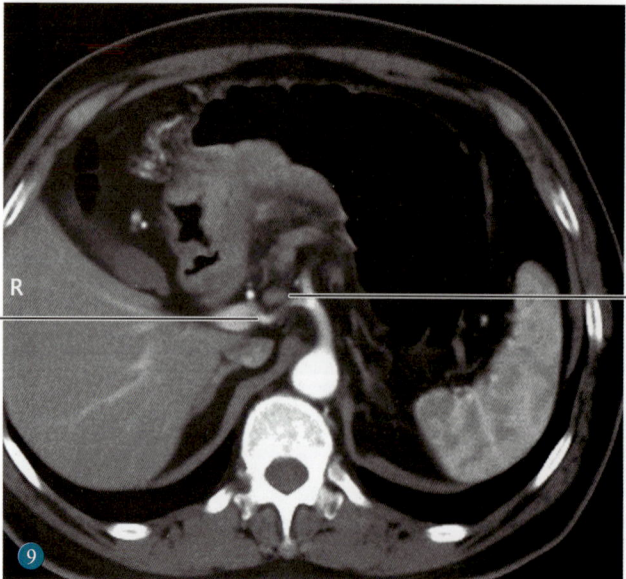

肝总动脉 8组：肝总动脉旁淋巴结

图 1-1-3　胃淋巴结分组的 CT 图像(3)

腹腔干

9组：腹腔干
旁淋巴结

10组：脾门淋
巴结

11组：脾动脉
淋巴结

脾动脉

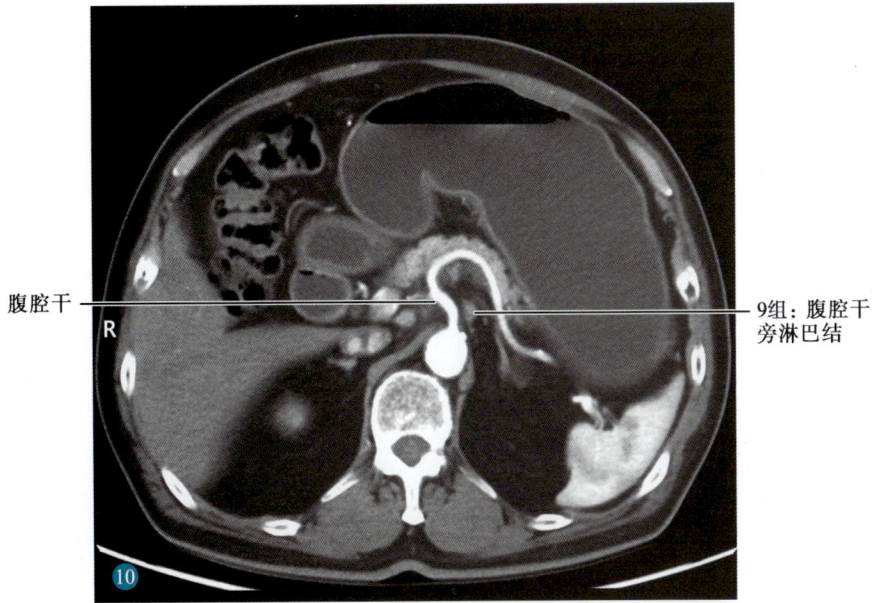

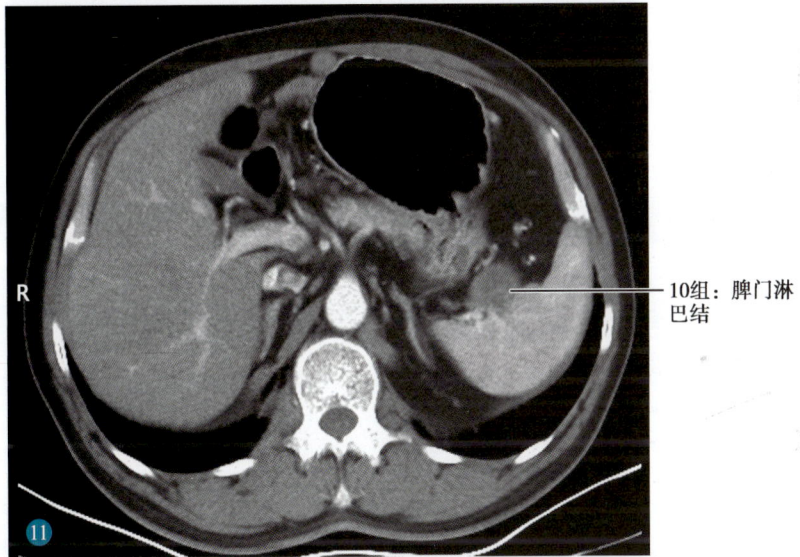

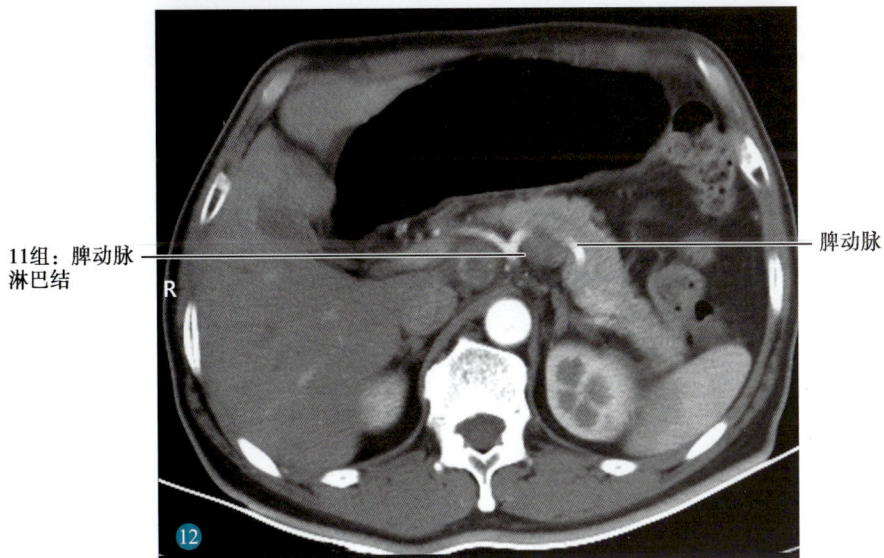

图 1-1-3 胃淋巴结分组的 CT 图像（4）

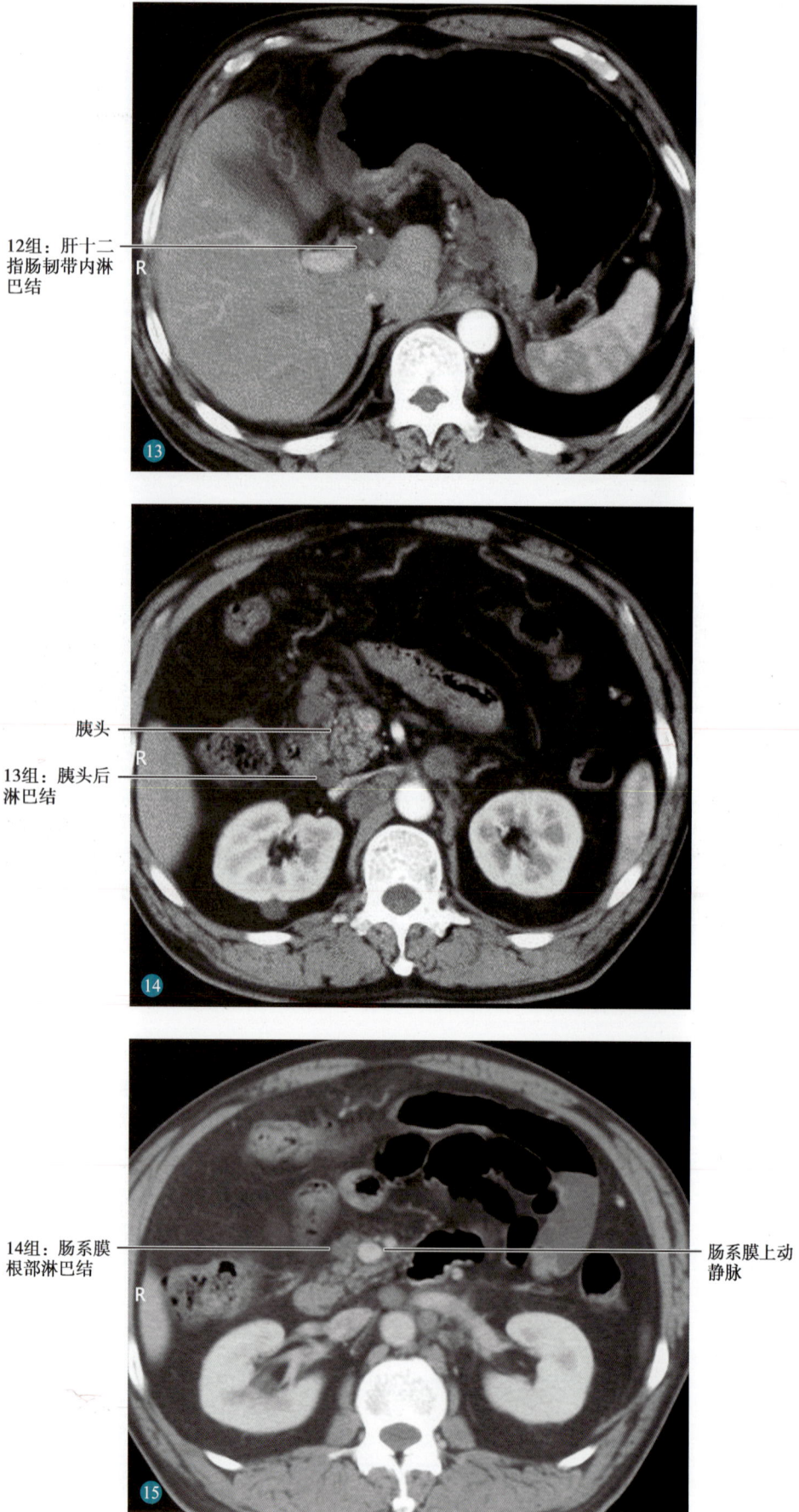

12组：肝十二
指肠韧带内淋
巴结

13

胰头

13组：胰头后
淋巴结

14

14组：肠系膜
根部淋巴结

肠系膜上动
静脉

15

图 1-1-3　胃淋巴结分组的 CT 图像(5)

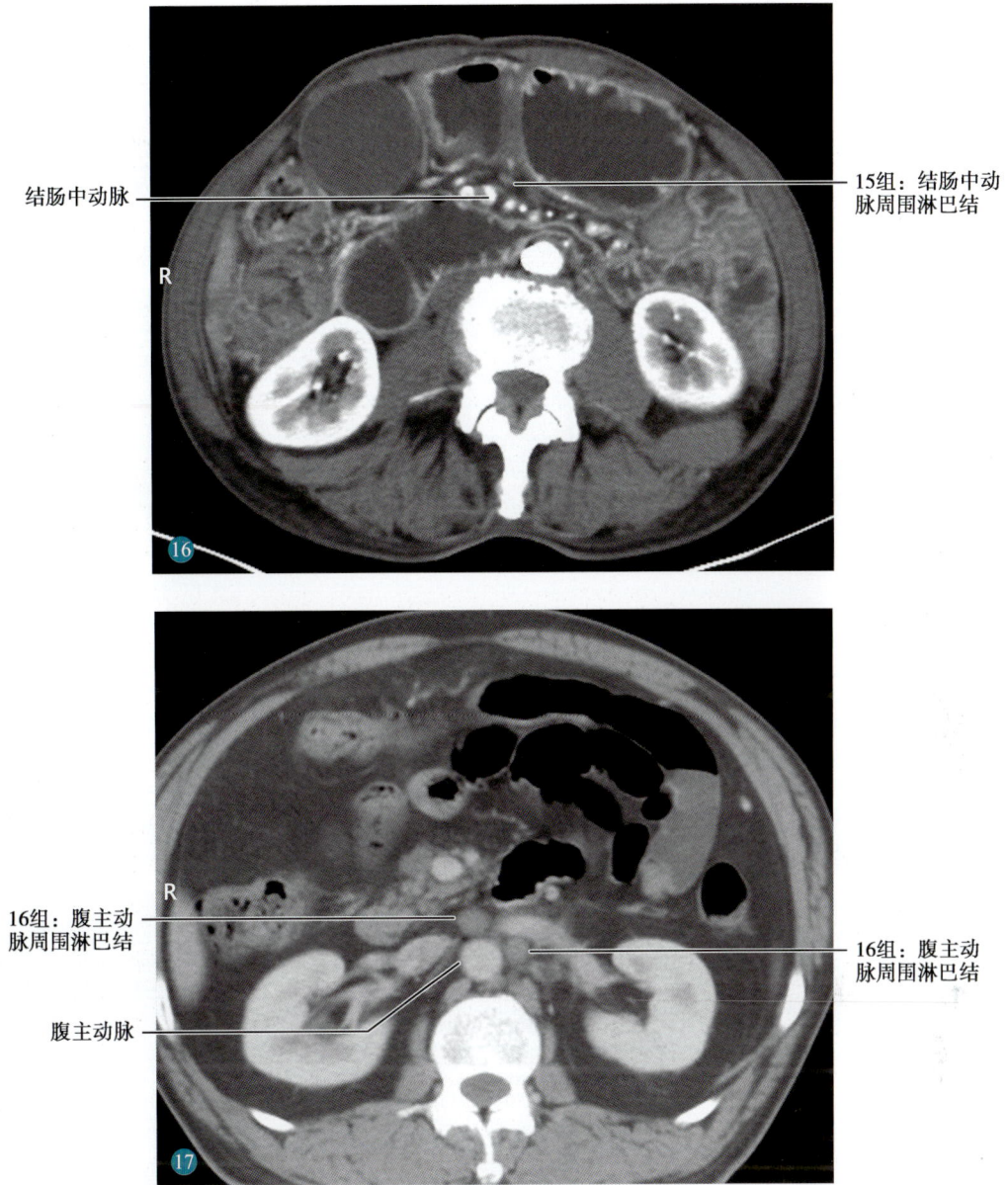

结肠中动脉

15组：结肠中动
脉周围淋巴结

R

16

16组：腹主动
脉周围淋巴结

16组：腹主动
脉周围淋巴结

腹主动脉

17

图 1-1-3 胃淋巴结分组的 CT 图像(6)

❶ T_{1a} 期胃癌矢状位 CT 表现,胃窦局部黏膜面呈线样高强化;

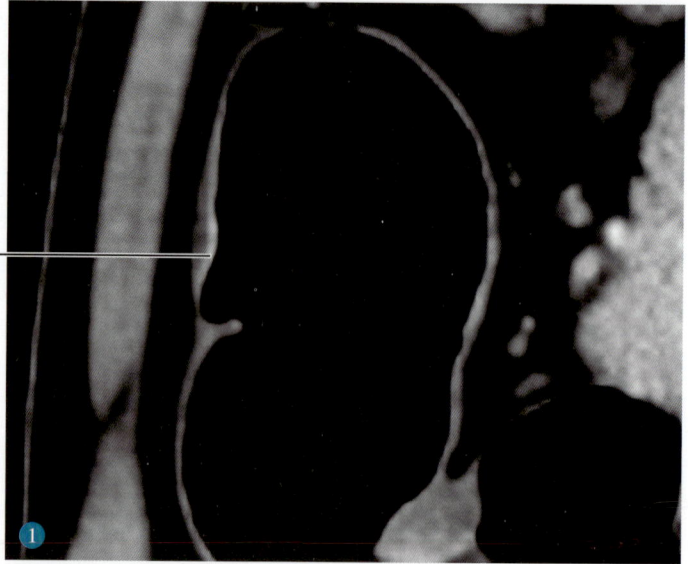

线样强化

❷ T_{1b} 期胃癌冠状位 CT 表现,胃窦近幽门区胃壁增厚,黏膜面的高强化病变累及胃壁低强化带的深度<50%,病理结果示肿瘤侵犯达黏膜下层;

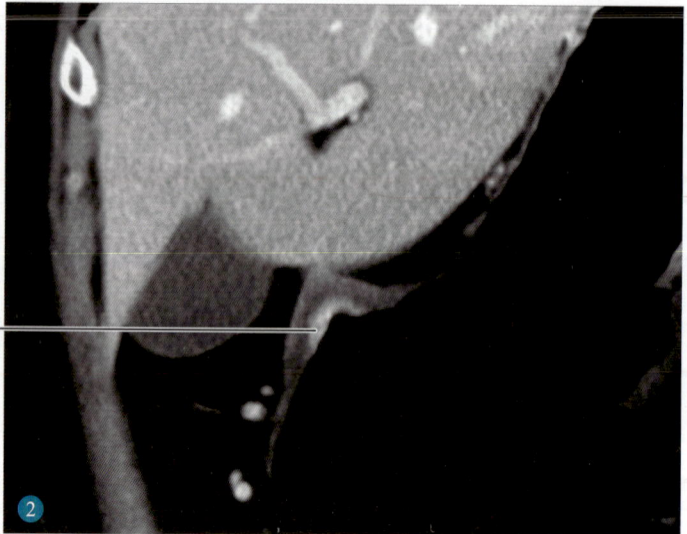

黏膜层增厚

❸ T_{1a} 期胃癌冠状位 CT 表现,胃窦部突向腔内菜花样肿块,肿块基底部呈带状与胃壁相连,病理结果为 T_{1a} 期胃癌。

肿块突向胃腔

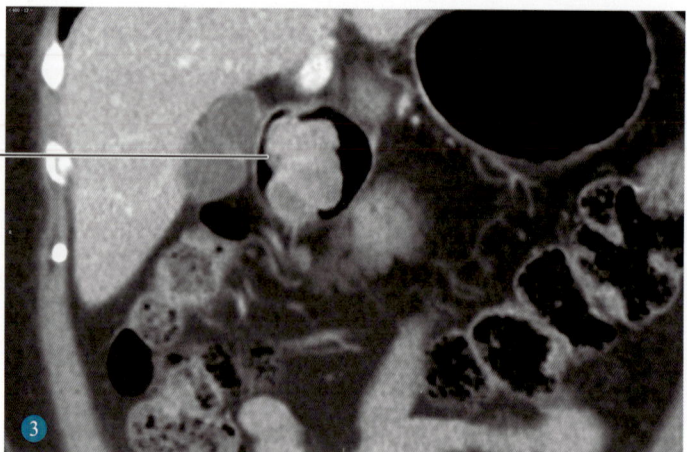

图 1-1-4　早期胃癌 CT 图像

2. 进展期胃癌　肿瘤突破黏膜下层,侵犯或侵透固有肌层,不论肿瘤大小或有无转移。影像学表现为胃壁局限性或弥漫性增厚,黏膜面呈现不同程度的凹凸不平,而根据肿瘤的不同浸润深度,浆膜面可以表现为光滑或不光滑。

平扫 CT 显示的胃腺癌瘤灶密度多与正常胃壁相近,而由于黏液腺癌内含有大量黏液样物质,多表现为弥漫性低密度改变,黏液腺癌的内部可以出现弥漫性点状钙化。

胃癌增强 CT 主要表现为胃壁异常强化,局限于黏膜层或黏膜下层的病灶于动脉期(即注射对比剂30~40 秒后)即可出现明显强化,而侵及肌层的病灶,其出现明显强化的时间一般晚于前者,常于门静脉期(即注射对比剂 50~60 秒后)出现明显强化,且延迟期(即注射对比剂 90 秒后)时比正常胃壁强化程度明显且强化时间延长。

根据肿瘤在黏膜面的形态特征和胃壁内浸润方式,Borrmann 分型将进展期胃癌分为 Ⅰ 型(结节蕈伞型)、Ⅱ 型(局部溃疡型)、Ⅲ 型(浸润溃疡型)、Ⅳ 型(弥漫浸润型)(图 1-1-5):

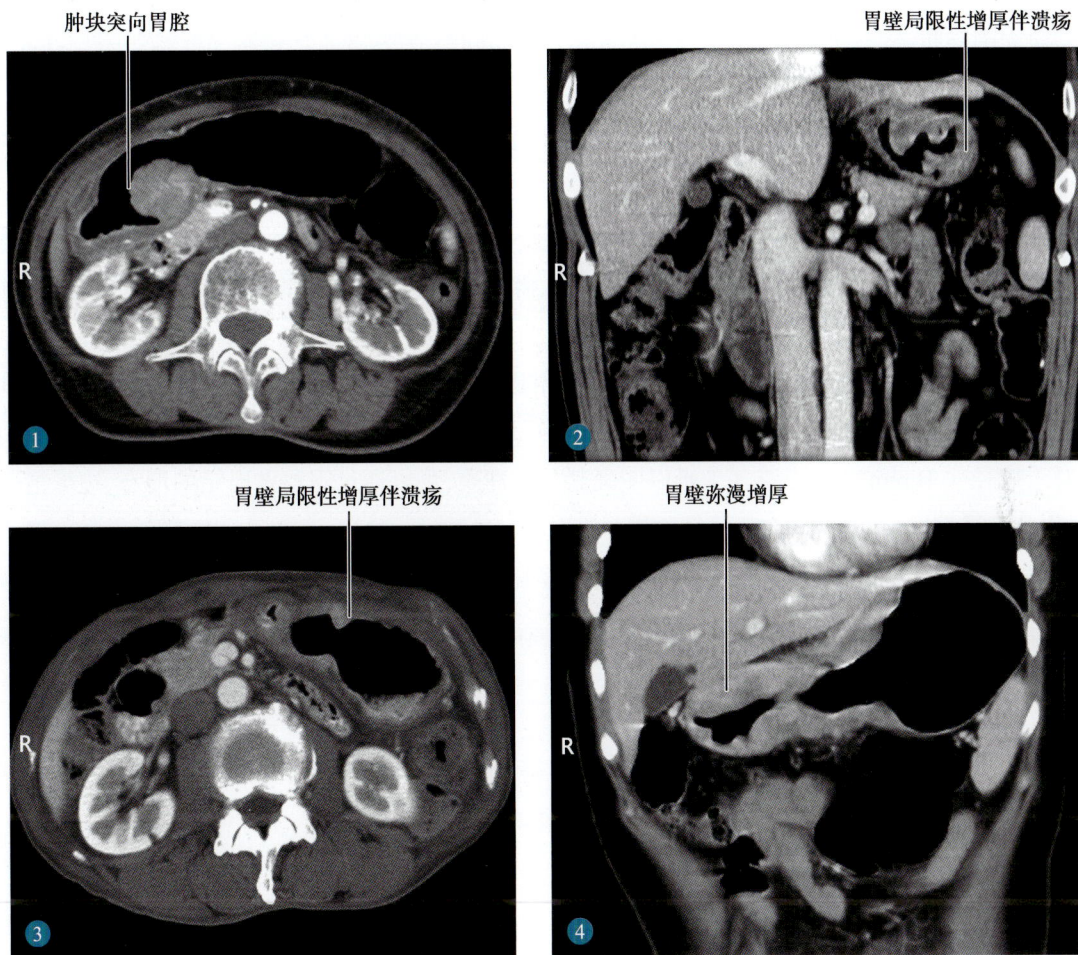

图 1-1-5　进展期胃癌各 Borrmann 分型 CT 图像

① Borrmann Ⅰ 型胃癌横轴位 CT 表现,菜花状肿物突向胃腔;
② Borrmann Ⅱ 型胃癌冠状位 CT 表现,增厚的胃壁与相邻正常胃壁分界清晰,增厚的胃壁黏膜面明显凹陷,即溃疡;
③ Borrmann Ⅲ 型胃癌横轴位 CT 表现,增厚的胃壁与相邻正常胃壁分界呈斜坡状,病变黏膜面存在溃疡凹陷;
④ Borrmann Ⅳ 型胃癌冠状位 CT 表现,胃体至胃窦部的胃壁弥漫增厚,伴有胃腔缩窄、胃壁僵硬。

Borrmann Ⅰ 型(结节蕈伞型),突向胃腔内生长,表现为孤立的隆起性改变,表面往往不光滑,可呈分叶状、结节状或菜花状。

Borrmann Ⅱ型(局部溃疡型),增厚的胃壁黏膜面呈凹陷状,并可见明显溃疡,增厚胃壁的边缘与相邻正常胃壁分界较清晰。

Borrmann Ⅲ型(浸润溃疡型),增厚的胃壁黏膜面呈凹陷状,并可见明显溃疡,增厚胃壁的边缘与相邻的正常胃壁分界不清,多呈斜坡状改变。

Borrmann Ⅳ型(弥漫浸润型),主要表现为在胃壁弥漫增厚基础上的胃腔狭窄,狭窄的胃腔边缘较为僵硬且不规则,多呈非对称性向心狭窄,伴非对称性环周胃壁增厚。三维重建可以较好地显示胃腔狭窄的程度。

(二)临床 T 分期

根据增强 CT 门静脉期影像中肿瘤强化累及的胃壁层次判断 T 分期,具体的判断标准为：T_{1a} 表现为黏膜层增厚或异常高强化,但是胃壁低强化带完整；T_{1b} 表现为肿瘤异常高强化并侵犯胃壁低强化带,侵犯深度<50%；T_2 表现为肿瘤异常高强化且侵犯胃壁低强化带的深度 ≥50%,但未达浆膜层；T_3 表现为强化的病变与浆膜层无明显分界,但是浆膜表面光滑；T_{4a} 表现为浆膜表面不规则或呈结节状,或肿瘤向周围脂肪浸润；T_{4b} 表现为胃壁与邻近器官脂肪间隙消失,或直接侵犯邻近器官(图 1-1-6)。

(三)N 分期

N 分期根据转移淋巴结的数目确定：N_0 为无淋巴结转移,N_1 为 1~2 枚淋巴结转移,N_2 为 3~6 枚淋巴结转移,N_{3a} 为 7~15 枚淋巴结转移,N_{3b} 为 ≥16 枚淋巴结转移。

淋巴结大小是影像学判定淋巴结转移的依据之一,以短径>10mm 作为诊断转移的标准,但是 CT 显示的肿大淋巴结并不一定是转移淋巴结。当肿大淋巴结出现下述表现时,提示为转移淋巴结的可能性较大：形态不规则,被膜不完整,门静脉期高强化(CT 值>85Hu),中央坏死呈低强化,或呈串珠状排列、成簇分布、多灶融合及侵犯血管等。此外,转移淋巴结较非转移淋巴结短径/长径比值更大,且增强扫描 CT 值可以明显高于非转移淋巴结。

对于短径 ≤10mm 的淋巴结,CT 难以明确其具体性质,可以通过观察淋巴结的形态、边缘情况、密度、强化及区域淋巴结的分布、数量等征象进行综合判断。

根据 2024 年中国临床肿瘤学会(CSCO)胃癌诊疗指南,推荐诊断胃癌区域淋巴结转移的常规参考指标为淋巴结短径>10mm,辅助参考指标为短径/长径比值>0.7,高强化(门静脉期 CT 值>85Hu)、强化不均匀、多发、簇状分布(图 1-1-7)。

(四)M 分期

胃癌可以种植于腹膜、大网膜及腹盆腔内脏器等；血行转移以肝脏转移最常见,肺、骨、脑、肾上腺等则相对少见。增强 CT 和 PET/CT 是判断远处转移的主要手段。

(五)食管胃结合部癌

EGJ 癌是指肿瘤中心位于食管胃交界线以上 5cm(远端食管)和以下 5cm(近端胃)范围内的恶性肿瘤。食管胃交界线指食管纵行黏膜皱襞与胃放射状黏膜皱襞的交界,而不是食管鳞状上皮和胃柱状上皮的交界。在上消化道造影中 EGJ 被定义为食管下段最狭窄的部位,可以根据胃底轮廓与食管下段成角(即 His 角)的顶点确定 EGJ,增强 CT 图像则是将冠状位胃底与食管下段成角处认定为 EGJ(图 1-1-8)。通过增强 CT 图像判定肿瘤的边界后,进一步确定肿瘤的中心位置及 Siewert 分型。其中,Siewert Ⅰ型定义为距解剖学 EGJ 上方 1~5cm 的食管下段癌,Siewert Ⅱ型为位于 EGJ 上方 1cm 至下方 2cm 范围内的贲门癌,Siewert Ⅲ型为位于 EGJ 下方 2~5cm 的贲门下癌。Siewert Ⅰ、Ⅱ型癌按照食管癌进行 TNM 分期,Siewert Ⅲ型癌按照胃癌进行 TNM 分期。

图 1-1-6 胃癌 T 分期 CT 图像（1）

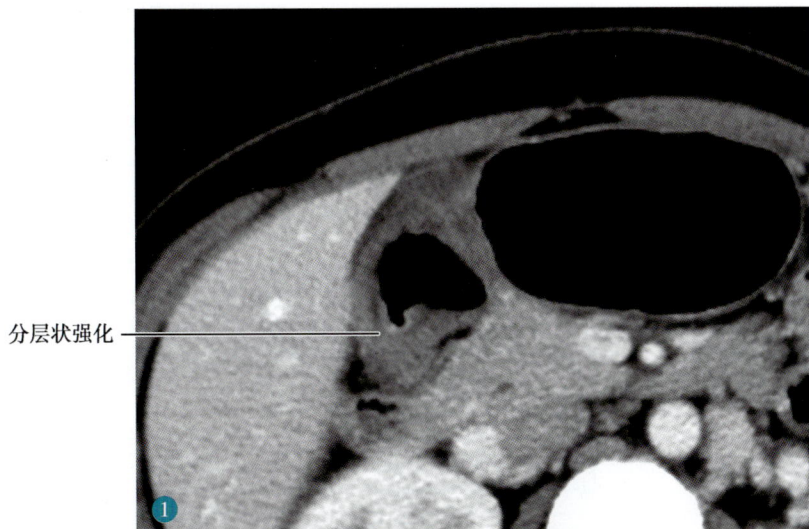

分层状强化

❶ T_{1a} 期胃癌横轴位 CT 表现，胃壁呈分层状强化，黏膜面线样高强化，诊断为 T_{1a} 期，该病例黏膜层以下层次增厚考虑为胃壁炎性水肿改变；

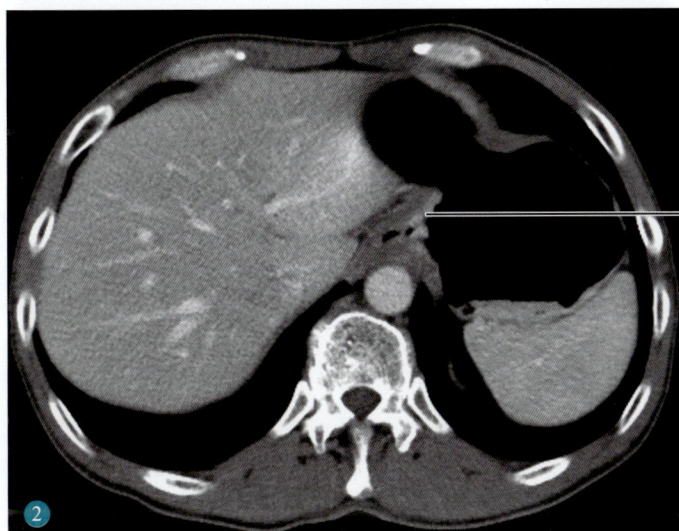

黏膜高强化

❷ T_{1b} 期胃癌横轴位 CT 表现，贲门前壁胃壁增厚，呈分层状强化，黏膜面高强化病灶累及胃壁低强化带的深度<50%，诊断为 T_{1b} 期；

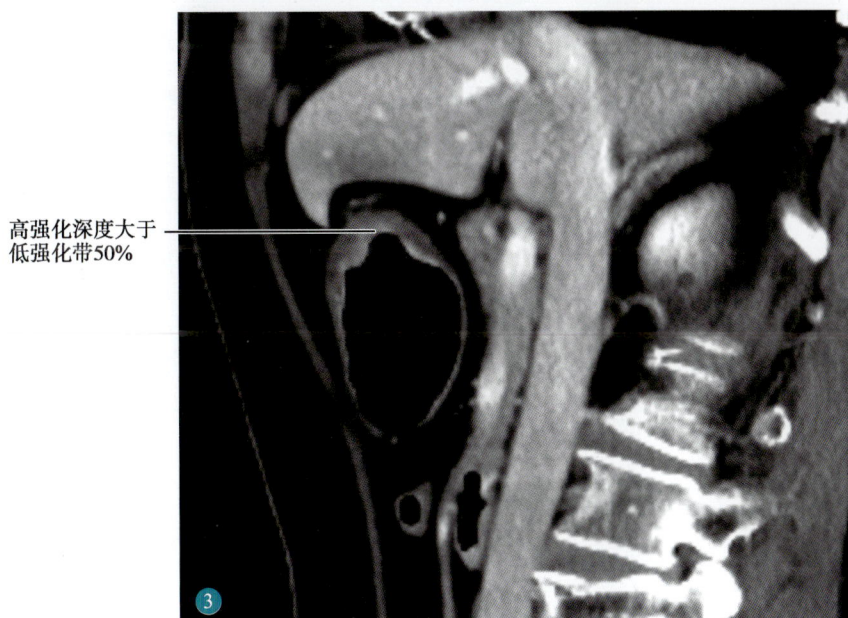

高强化深度大于低强化带50%

❸ T_2 期胃癌矢状位 CT 表现，增厚的胃壁呈分层状强化，黏膜面高强化的病灶侵及胃壁低强化带的深度>50%；

19

第一章 食管胃结合部癌和胃癌

❹ T₃期胃癌矢状位 CT 表现，胃窦部前壁至小弯侧胃壁增厚，增厚的胃壁全层均为高强化，低强化带消失，浆膜面尚光滑，诊断为 T₃ 期；

胃壁全层高强化 ——

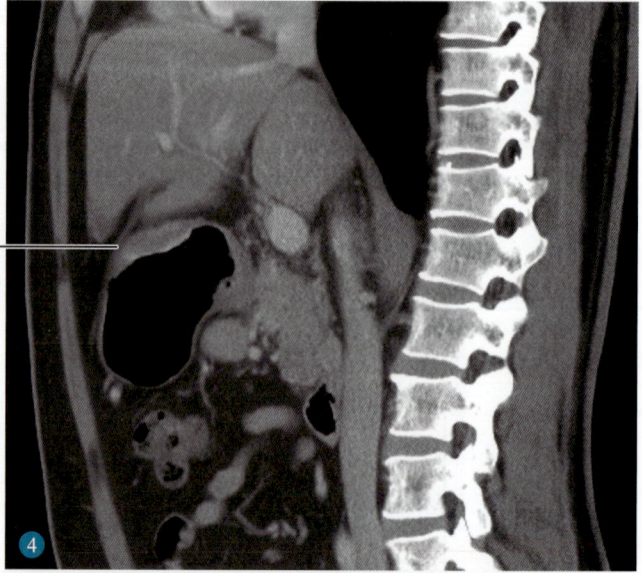

❺ T₄ₐ期胃癌横轴位 CT 表现，胃窦前壁及后壁增厚伴全层强化，前壁病变处浆膜面不光滑，可见尖角状外突，诊断为 T₄ₐ 期；

浆膜面不光滑 ——

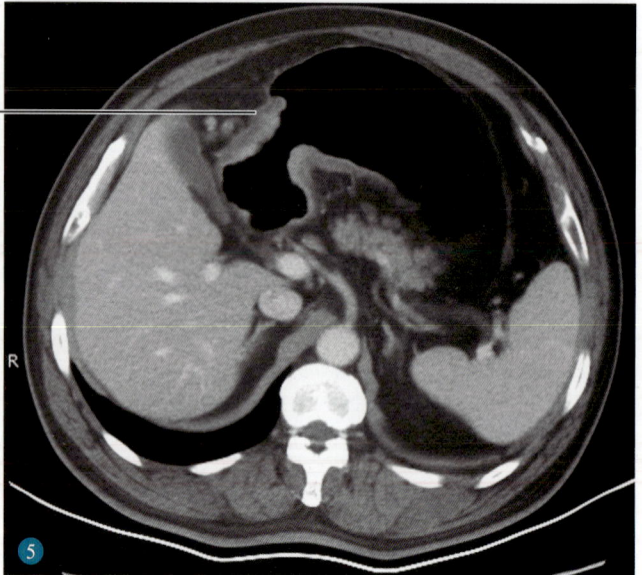

❻ T₄ᵦ期胃癌冠状位 CT 表现，胃窦部胃壁环周增厚伴强化，并向上侵犯肝脏实质。

原发肿瘤侵犯肝脏 ——

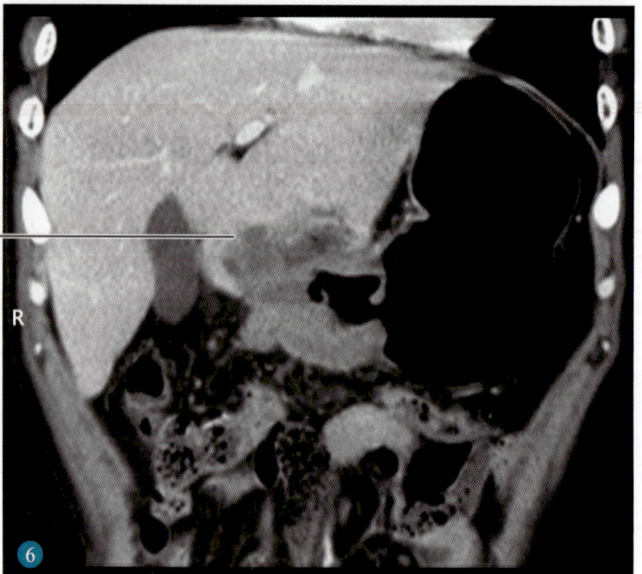

图 1-1-6　胃癌 T 分期 CT 图像（2）

幽门下淋巴结肿大 ————

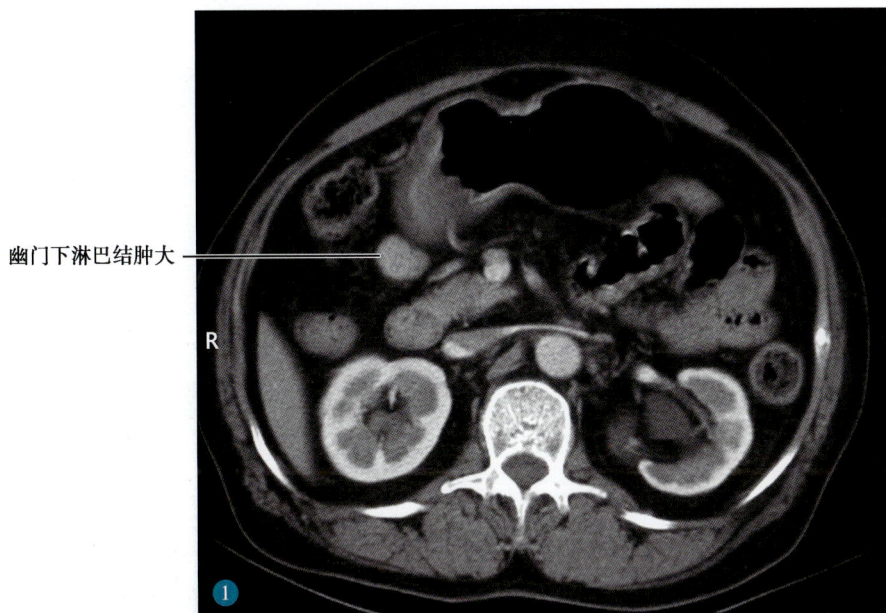

❶ 胃癌幽门下淋巴结肿大 CT 表现,短径约 15mm;

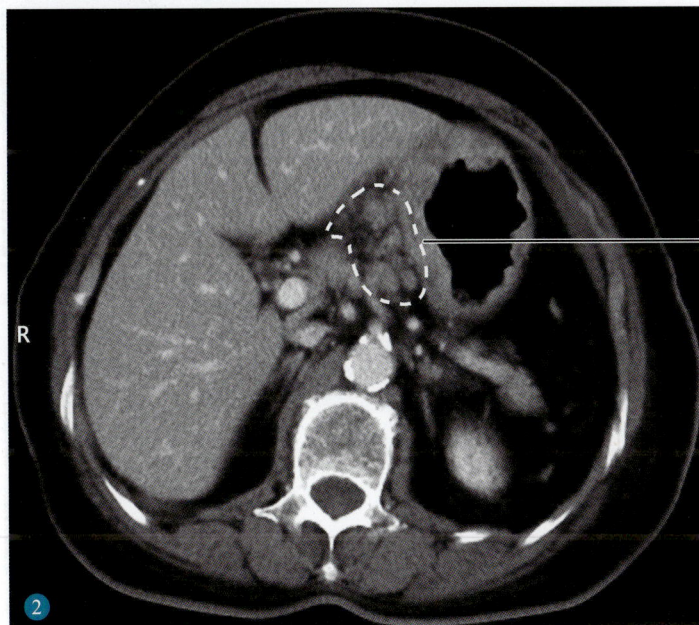

❷ 胃癌多发成簇状胃小弯淋巴结 CT 表现,短径约 5~10mm。

多发成簇状胃小弯淋巴结

图 1-1-7　胃癌转移淋巴结 CT 图像

① His 角上消化道造影检查立位像,食管下段左缘与胃底切迹形成的角即 His 角,His 角顶点处食管下段横断面的延长线即为食管胃交界线;

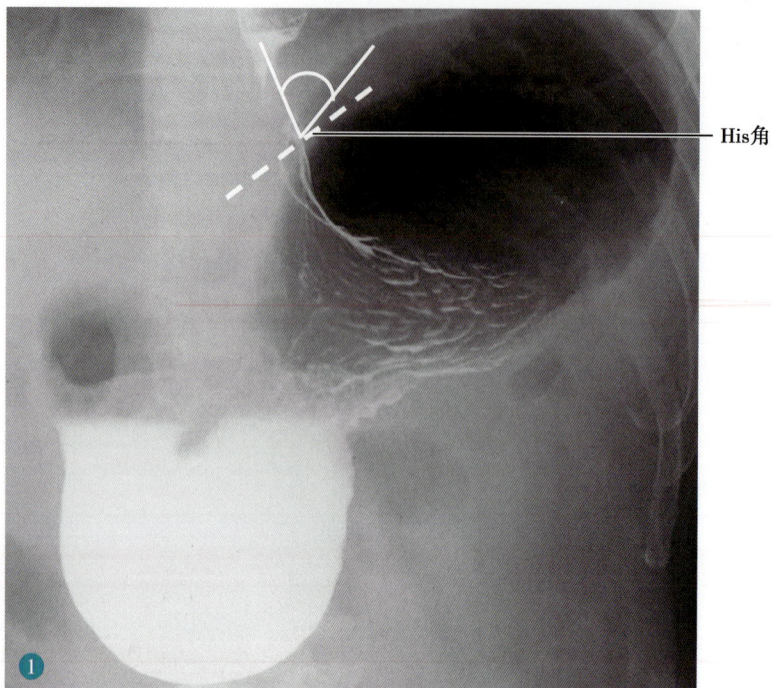

His角

② 贲门冠状位 CT 图像,食管下段与胃底部胃壁的交点即为贲门(食管胃交界点)。

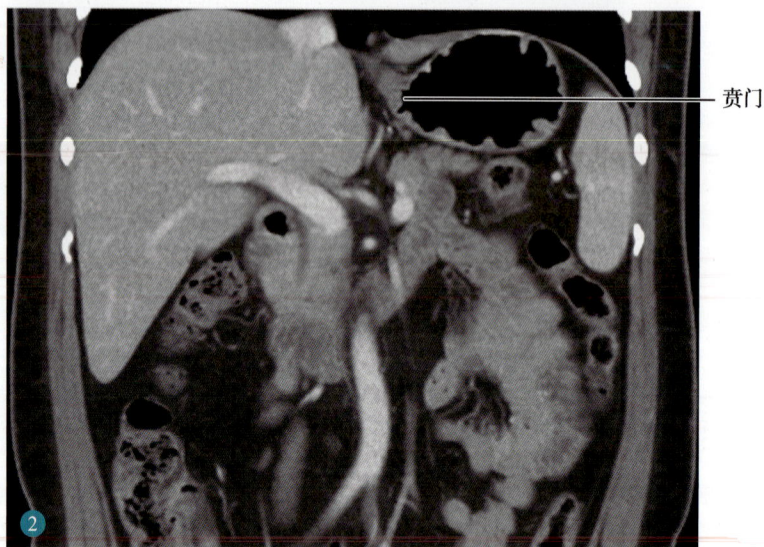

贲门

图 1-1-8　His 角及贲门

　　除分期系统存在差异之外,相比远端胃癌,食管胃结合部癌的活动度相对较小,肿瘤形态受到胃腔不同收缩和充盈状态的影响较小,因此更加适合接受放疗。勾画放疗靶区时,需要综合增强 CT 图像的轴位、冠状位及矢状位三个方位观察高强化的瘤灶与相邻正常食管壁或胃壁的分界点,以精准地判断肿瘤的边界。Borrmann Ⅰ/Ⅱ型癌的边界相对清晰锐利,容易界定;而对于 Borrmann Ⅲ/Ⅳ型癌,肿瘤可以沿着胃壁肌层浸润生长,应观察区分肿瘤高强化与两端正常胃壁的分层强化的交界,肿瘤延伸至正常强化胃壁时,即为肿瘤的边界(图 1-1-9)。

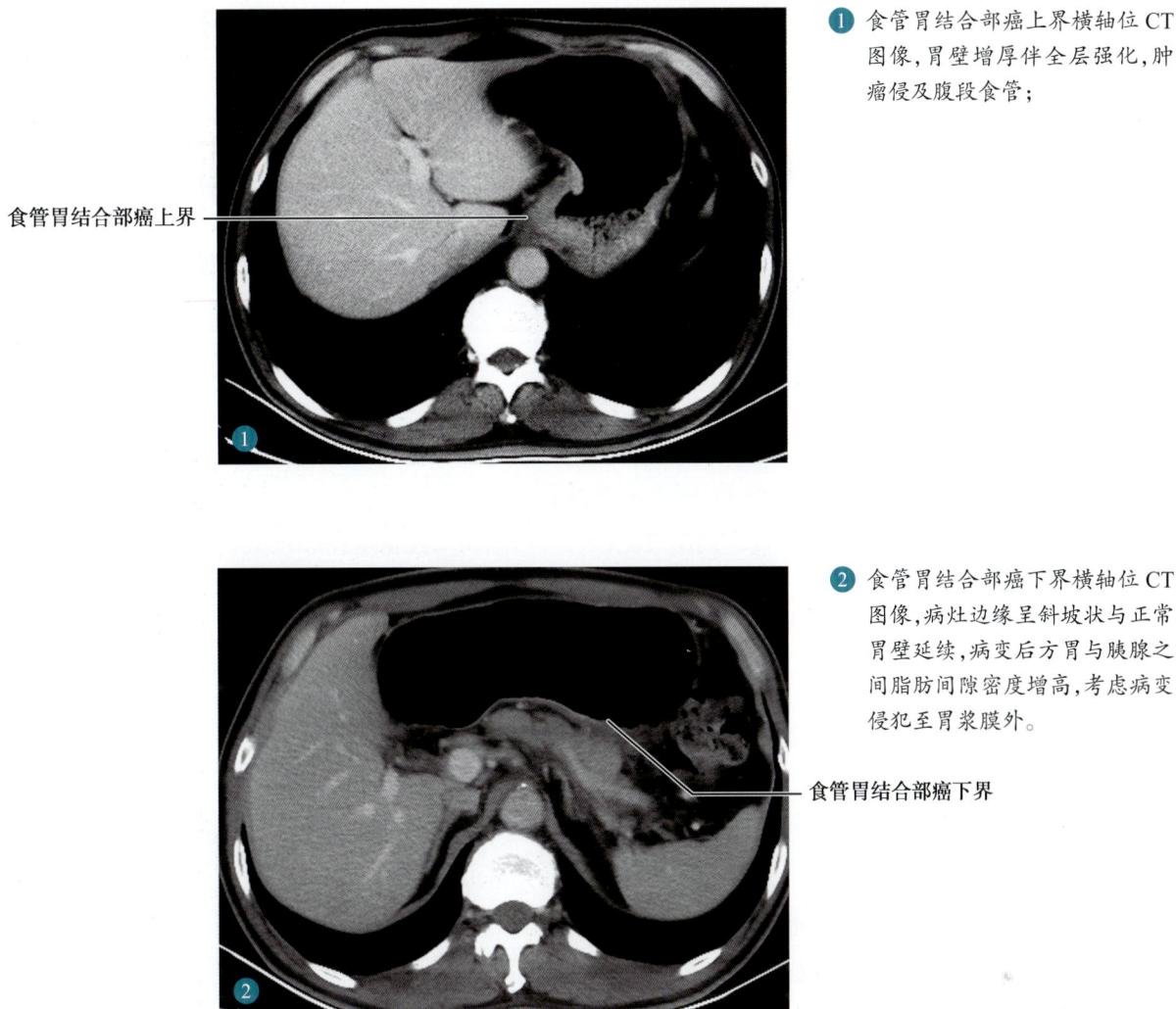

❶ 食管胃结合部癌上界横轴位CT图像，胃壁增厚伴全层强化，肿瘤侵及腹段食管；

食管胃结合部癌上界

❷ 食管胃结合部癌下界横轴位CT图像，病灶边缘呈斜坡状与正常胃壁延续，病变后方胃与胰腺之间脂肪间隙密度增高，考虑病变侵犯至胃浆膜外。

食管胃结合部癌下界

图 1-1-9　食管胃结合部癌上下界 CT 图像

四、胃癌的疗效评价

新辅助治疗有效时，胃癌原发灶和转移淋巴结大小稳定或缩小，增强扫描肿瘤的强化常减低；相反，当治疗无效时，胃癌原发灶和转移淋巴结径线增大，或出现新发转移灶。目前采用实体瘤疗效评价标准（Response Evaluation Criteria in Solid Tumors Version，RECIST）1.1 进行胃癌治疗后疗效评价，通过CT、MRI 等影像检查测量靶病灶大小的变化率，评估非靶病灶的变化情况，观察是否出现新发转移病灶，据此将治疗效果划分为完全缓解（complete response，CR）、部分缓解（partial response，PR）、疾病稳定（stable disease，SD）或疾病进展（progressive disease，PD）。需要注意的是，RECIST 1.1 规定胃癌原发灶不能作为靶病灶，原因是胃蠕动引起的胃壁收缩、CT 或 MRI 检查时胃腔的充盈程度不同可能会造成不同医生对于肿瘤大小测量不一致，胃癌原发灶的边界常与周围正常胃壁难以区分，也会导致肿瘤大小测量不准确。靶病灶可以选择短径 ≥ 15mm 的淋巴结，或长径 ≥ 10mm 的转移灶，如肝转移、肺转移、腹膜转移结节等。

功能影像学检查如磁共振弥散加权成像及 PET/CT 等，可以通过肿瘤表观扩散系数（apparent

23

diffusion coefficient，ADC）和标准摄取值（standard uptake value，SUV）帮助判断胃癌治疗效果，肿瘤 ADC 值升高和 SUV 值降低通常提示治疗有效。

（撰稿　王之龙；审校　孙应实）

第二节　食管胃结合部癌和胃癌治疗规范与放疗证据

本节治疗规范主要依据：
- 日本《胃癌治疗指南 2021 年版》（第 6 版）；
- 2024 年中国临床肿瘤学会（CSCO）胃癌诊疗指南；
- 2024 年第 2 版美国国立综合癌症网络（NCCN）胃癌临床实践指南；
- 2024 年第 3 版美国国立综合癌症网络（NCCN）食管和食管胃结合部癌临床实践指南。

一、食管胃结合部癌和胃癌的治疗规范

（一）Siewert Ⅲ型食管胃结合部癌和胃癌

1. 临床分期 $cTis$~$T_{1a}N_0M_0$　对于不适宜接受手术的患者可选择内镜下切除，对于适宜接受手术的患者可考虑手术或内镜下切除。

2. 临床分期 $cT_{1b}N_0M_0$　对于适宜接受手术、潜在可切除的患者，推荐行根治性切除术联合 D1 或 D1 + 淋巴结清扫；对于不可手术切除的患者，建议行根治性放化疗或系统治疗。

3. 临床分期 cT_{2-4} 任何 NM_0　对于适宜接受手术、潜在可切除的患者，推荐行根治性切除术联合 D2 淋巴结清扫术，并推荐联合术前化疗或术前放化疗；对于错配修复缺陷（mismatch repair deficiency，dMMR）/ 微卫星高度不稳定（microsatellite instability-high，MSI-H）的患者，可考虑联合新辅助 / 围手术期免疫检查点抑制剂治疗。对于不可手术切除的患者，建议行根治性放化疗或系统治疗。

4. 未行术前放疗，合并危险因素　对于未行术前放疗的 R1/R2 切除术后患者，应考虑行以氟尿嘧啶为基础的术后同步放化疗；对于未行术前放疗、R0 切除术后且病理分期 T_3~T_{4a}/N+ 的患者，如未行 D2 淋巴结清扫，推荐行以氟尿嘧啶为基础的术后放化疗，已行 D2 淋巴结清扫的患者推荐行术后化疗；对于 R0 切除术后、病理分期 T_2N_0 且合并肿瘤分化差、脉管浸润、神经侵犯或年龄<50 岁、未行 D2 淋巴结清扫等高危因素的患者，可考虑行术后放化疗。

（二）Siewert Ⅰ、Ⅱ型食管胃结合部癌

1. 临床分期 cT_{1b}~$T_2N_0M_0$ 且低危（病变长度<3cm，肿瘤分化好）　建议行根治性手术。

2. 临床分期 $cT_2N_0M_0$ 且高危（脉管浸润，病变长度 ≥3cm，或肿瘤分化差）、cT_{1b}~T_2N+M_0 或 cT_3~T_{4a} 任何 NM_0　首先推荐行新辅助放化疗联合根治性手术，其次可选择行根治性手术联合围手术期化疗，对于拒绝手术的患者可考虑行根治性放化疗；对于 dMMR/MSI-H 的患者，可考虑联合新辅助 / 围手术期免疫检查点抑制剂治疗。

3. 临床分期 cT_{4b} 任何 NM_0　推荐行根治性放化疗。

4. 未行术前放疗，合并危险因素　对于未行术前放疗的 R1/R2 切除术后患者，或 R0 切除术后病理分期 T_3~T_{4a}/N+ 的患者，应考虑行以氟尿嘧啶为基础的术后同步放化疗，或酌情选择术后化疗；对于

R0 切除术后病理分期 T_2N_0 且合并肿瘤分化差、脉管浸润、神经侵犯或年龄<50 岁等高危因素的患者,可考虑行术后放化疗。

二、食管胃结合部癌和胃癌的放疗证据

(一) 食管胃结合部癌和胃癌的手术方式及淋巴结清扫范围

根治性手术切除是 EGJ 癌和胃癌的重要治疗手段,原发灶切除范围和淋巴结清扫范围与肿瘤分期有关。根治性手术的原则是完全切除原发灶达到阴性切缘,并充分进行淋巴结清扫。

原发灶切除:Tis~T_{1a} 胃癌病灶可考虑行内镜下黏膜切除术或内镜下黏膜下剥离术;T_{1b}~T_3 病灶应进行充分的胃部切除以获得阴性切缘,推荐行远端胃切除术、保留幽门的胃切除术或全胃切除术,并联合淋巴结清扫。其中 T_1 病灶的大体肿瘤距切缘应>2cm,≥T_2 的 Borrmann Ⅰ / Ⅱ 型胃癌大体肿瘤距切缘应 ≥3cm,Borrmann Ⅲ / Ⅳ 型胃癌大体肿瘤距切缘应 ≥5cm,若肿瘤侵犯食管及幽门,肿瘤距切缘 ≥5cm 是非必需的,但需行术中冰冻病理检查确保切缘阴性。对于侵犯周围组织结构的 T_{4b} 病灶,应将受侵结构切除。

淋巴结清扫:推荐未经新辅助治疗的患者术后病理检出淋巴结 ≥16 枚(必要时可考虑清扫淋巴结 ≥30 枚),以达到明确病理分期和根治性切除的目的。

目前关于具体的胃切除术式及淋巴结清扫范围仍存在一定争议。对于病灶位于远端胃的患者,更推荐行远端胃切除术,能够达到与全胃切除相似的手术效果,并且手术相关并发症更少。对于病灶位于近端胃或肿瘤直径 ≤4cm、影像学检查未提示 4d、5、6 组淋巴结转移的 EGJ 癌患者,可考虑行近端胃切除或全胃切除术。淋巴结清扫范围可具体分为 D0,D1,D2。D2 淋巴结清扫是东亚地区的标准术式,其清扫范围更大,有利于获得更加准确的病理分期,日本指南推荐 cN+ 或 ≥cT_2 的肿瘤行 D2 淋巴结清扫术,cT_1N_0 肿瘤可采用 D1 或 D1+ 淋巴结清扫,但 D2 淋巴结清扫相较于 D1 淋巴结清扫能否带来生存获益仍存在一定争议。荷兰胃癌组研究[2,3]和英国医学研究委员会主导的合作研究[4]均未能证实 D2 淋巴结清扫术的生存优势,因而 D2 淋巴结清扫术在西方国家尚未成为标准术式。EGJ 癌的淋巴结清扫范围一般依据术式确定,日本食管协会 - 日本胃癌协作组开展了一项前瞻性研究[5],纳入 cT_{2-4} 的 EGJ 癌患者并通过术后病理明确其淋巴结转移情况,研究结果指出食管浸润长度与纵隔淋巴结转移率相关,食管浸润长度 ≤2cm 时发生纵隔淋巴结转移的风险较低,一般手术清扫范围应包括 1、2、3a、7、8a、9、11p、19 组淋巴结;对于食管浸润长度 2~4cm 的患者,还建议清扫下纵隔淋巴结(110 组);而对于上、中纵隔已有阳性淋巴结或食管浸润长度>4cm 的患者,清扫范围还需包括 106recR、107、108、109、111、112 组。尽管该研究尚未获得生存结局相关数据,目前日本《胃癌治疗指南 2021 年版》(第 6 版)仍基于现有结论建议尤其是 ≥cT_2 的病例,应结合食管浸润长度确定高危淋巴结区域和手术清扫范围。不同术式的淋巴结清扫范围参见《2024 年中国临床肿瘤学会(CSCO)胃癌诊疗指南》。

(二) 术前放(化)疗

1. 术前放(化)疗对比单纯手术 在二维放疗时代,Zhang 等[6]即探索了新辅助放疗在贲门癌中的应用价值,该前瞻Ⅲ期研究显示新辅助放疗可以降低肿瘤分期、提高 R0 切除率、改善肿瘤局部控制,并使患者获得远期生存获益。而 CROSS 研究[7,8]则奠定了术前同步放化疗作为局部晚期可切除食管癌和 EGJ 癌标准治疗的地位,该前瞻Ⅲ期研究纳入 cT_1N_1/$T_{2-3}N_{0-1}M_0$ 的食管癌和 EGJ 癌患者,主要研究终点是总生存(overall survival,OS),最终中位随访 147 个月,术前同步放化疗组 OS 及 R0 切除率均显著优于单纯手术组,且生存获益可长期维持。长期随访的结果还表明术前放化疗使局部复发风险降低了

20%（$P<0.001$），腹膜转移风险降低了 10%（$P<0.001$）。总体而言，该研究结果证实术前放化疗显著改善了可切除食管癌和 EGJ 癌的肿瘤局部控制及患者生存，且治疗相关严重毒副反应的发生率低，患者耐受良好。EGJ 癌术前放（化）疗对比单纯手术的主要研究见表 1-2-1。

表 1-2-1　食管胃结合部癌术前放（化）疗对比单纯手术的主要研究

研究名称（发表时间）	研究性质（入组时间）	入组人群	分组和治疗方案	主要研究结果	毒副反应	主要结论
Zhang 等（1998）	前瞻Ⅲ期（1978—1989）	可切除贲门癌	术前放疗组（171 例）：40Gy/20f，放疗后 2~4 周手术　单纯手术组（199 例）	术前放疗组比单纯手术组根治性切除率：80.1% vs. 61.8%（$P<0.001$）5 年 OS：30.10% vs. 20.26% 10 年 OS：19.75% vs. 13.30%（$P<0.01$）	术前放疗组比单纯手术组手术死亡率：0.6% vs. 2.5%（$P>0.05$）吻合口瘘发生率：1.8% vs. 4.0%（$P=0.2$）	术前放疗显著提高了病灶根治性切除率，改善了局部控制，延长了患者生存期，且未增加手术并发症的发生率
CROSS（2012、2014、2021）	前瞻Ⅲ期（2004—2008）	$cT_1N_1/T_{2~3}N_{0~1}M_0$ 可切除食管癌和 EGJ 癌（腺癌占 75%）	术前放化疗组（178 例）：41.4Gy/23f，同步卡铂 + 紫杉醇周方案化疗；结束后 4~6 周内手术　单纯手术组（188 例）	术前放化疗组比单纯手术组 R0 切除率：92% vs. 69%（$P<0.001$）5 年 OS：47% vs. 34% 中位 OS：49.4 个月 vs. 24.0 个月（$P=0.003$）10 年 OS：38% vs. 25%（$P=0.004$）	两组患者术后在院死亡率均为 4%，手术相关并发症发生率相似	术前放化疗可显著提高肿瘤 R0 切除率，并为患者带来显著远期生存获益，且患者耐受良好

注：OS，总生存；EGJ，食管胃结合部。

2. 术前放化疗对比术前 / 围手术期化疗　POET 研究[9]对比了局部晚期（$T_{3~4}N_xM_0$）食管胃结合部腺癌（adenocarcinoma of the esophagogastric junction，AEG）患者接受术前化疗或放化疗联合手术的生存获益。该前瞻性Ⅲ期研究由于入组缓慢提前关闭，最终纳入 119 例患者，随机分为术前放化疗组和术前化疗组。主要研究终点为 3 年 OS。长期随访结果[10]显示，虽然两组 OS 差异无统计学意义，但术前放化疗组患者表现出了生存获益的趋势，且无进展生存（progress-free survival，PFS）（$P=0.03$）和无局部进展生存（$P=0.01$）均获得显著改善。

Neo-AEGIS 研究[11]是第一项直接对比新辅助放化疗和围手术期化疗联合手术的国际多中心、前瞻性Ⅲ期研究，该研究提前关闭，最终纳入 377 例 $cT_{2~3}N_{0~3}M_0$ 的食管腺癌和 AEG 患者，随机分为新辅助放化疗组和围手术期化疗组，主要研究终点为 OS，次要研究终点为无病生存（disease-free survival，DFS）、病理反应等。中位随访 38.8 个月，两组 OS、DFS 差异均无统计学意义。新辅助放化疗组的病理完全缓解（pathological complete response，pCR）率（$P=0.012$）、主要病理反应（major pathologic response，MPR）率（$P<0.000\,1$）和 R0 切除率（$P=0.000\,3$）等均显著优于围手术期化疗组。而两组的复发模式、手术相关并发症及生活质量等方面的差异均无统计学意义。

TOPGEAR 研究[12]纳入ⅠB 期（仅 T_1N_1）~ ⅢC 期胃癌或 AEG（Siewert Ⅱ、Ⅲ型）患者，随机分为放化疗组（术前放疗联合围手术期化疗，放疗剂量 45Gy/25f）和围手术期化疗组，围手术期化疗方案为表柔比星 + 顺铂 +5- 氟尿嘧啶（5-fluorouracil，5-Fu），两组均有 22% 的患者出现 ≥3 级手术并发症，放化疗组和围手术期化疗组分别有 30% 和 32% 的患者出现 ≥ 3 级胃肠道毒副反应,52% 和 50% 的患者出现血液学毒副反应。该研究的安全性分析结果表明术前放化疗的毒副反应可耐受,且未增加手术相关并发症。

此外,2004 年[13]、2006[14]年发表了两项多中心、前瞻性Ⅱ期研究,证实了诱导化疗联合新辅助放化疗方案可以提高 pCR 率及手术切除率,且毒副反应可耐受。近年的 NeoRes 研究[15]作为一项多中心、前瞻性Ⅱ期研究,纳入可切除食管癌或 EGJ 癌患者,随机接受新辅助放化疗或新辅助化疗联合手术,结果提示新辅助放化疗组原发灶 pCR 率和 R0 切除率显著高于新辅助化疗组,但两组 3 年 OS 差异无统计学意义。NeoSCOPE 研究[16]是一项多中心、随机、前瞻性Ⅱ期研究,旨在探究更理想的新辅助放化疗方案。研究纳入可切除食管腺癌或 AEG 患者,随机接受放疗联合奥沙利铂 + 卡培他滨方案化疗或放疗联合紫杉醇 + 卡铂方案化疗,结果提示放疗联合紫杉醇 + 卡铂方案化疗方案在病理反应及患者生存方面可能更具优势。

食管胃结合部癌 / 胃癌术前放化疗对比术前 / 围手术期化疗主要研究见表 1-2-2。

表 1-2-2　食管胃结合部癌 / 胃癌术前放化疗对比术前 / 围手术期化疗主要研究

研究名称 (发表时间)	研究性质 (入组时间)	入组人群	治疗方案	研究结果	毒副反应	主要结论
Ajani 等 (2004)	多中心、前瞻Ⅱ期	cT_1N_1/T_{2-3} 任何 NM_0 胃癌或 AEG	共入组 33 例患者。诱导化疗(氟尿嘧啶 + 亚叶酸钙 + 顺铂)后同步放化疗(45Gy/25f,氟尿嘧啶同步化疗),放化疗后手术	pCR 率 30% R0 切除率 70% 中位 OS 33.7 个月	无患者发生 4 级毒副反应,1 例患者在术后 30 天内死亡	诱导化疗 + 新辅助放化疗病理反应较好,生存时间较长,且毒副反应可耐受
RTOG-9904 (2006)	多中心、前瞻Ⅱ期(1999—2004)	cT_1N_1/T_{2-3} $N_{0-1}M_0$ 胃癌或 AEG	共入组 43 例患者。诱导化疗(氟尿嘧啶 + 顺铂)后同步放化疗(45Gy/25f,紫杉醇 + 氟尿嘧啶周方案同步化疗),放化疗后手术	pCR 率 26% R0 切除率 77% 中位 OS 23.2 个月	21% 的患者出现 4 级毒副反应	诱导化疗 + 新辅助放化疗可提高 pCR 率和手术切除率,且毒副反应可耐受
POET (2009、2017)	前瞻Ⅲ期(2000—2005)	$T_{3-4}N_xM_0$ AEG	术前放化疗组(60 例):诱导化疗(顺铂 + 氟尿嘧啶 + 亚叶酸钙方案)后,行同步放化疗(30Gy/15f,同期顺铂 + 依托泊苷方案化疗)后手术 术前化疗组(59 例):诱导化疗(顺铂 + 氟尿嘧啶 + 亚叶酸钙方案)后手术	术前放化疗组 vs. 术前化疗组 5 年 OS:39.5% vs. 24.4% 中位 OS:30.8 个月 vs. 21.1 个月(P=0.055)	术前放化疗组 vs. 术前化疗组术后在院死亡率:10.2% vs. 3.8%(P=0.26)	该研究在提前关闭的情况下,两组 OS 差异无统计学意义,但术前放化疗组表现出了生存获益的趋势

研究名称（发表时间）	研究性质（入组时间）	入组人群	治疗方案	研究结果	毒副反应	主要结论
NeoRes (2016)	多中心、前瞻Ⅱ期（2006—2013）	$cT_{1\sim3}$任何NM_0（T_1N_0除外）可切除食管癌或EGJ癌（Siewert Ⅰ、Ⅱ型）（腺癌占72.4%）	新辅助放化疗组（90例）：顺铂+氟尿嘧啶化疗，第2~3周期时开始同步40Gy/20f放疗 新辅助化疗组（91例）：顺铂+氟尿嘧啶化疗后手术	新辅助放化疗组 vs. 新辅助化疗组 R0切除率：87% vs. 74%（$P=0.04$）原发灶pCR率：28% vs. 9%（$P=0.002$）3年OS：47% vs. 49%（$P=0.77$）	两组严重毒副反应发生率、手术相关并发症发生率差异均无统计学意义	新辅助放化疗相比新辅助化疗，可显著提高肿瘤R0切除率和原发灶pCR率，但未能改善患者生存
NeoSCOPE (2017、2021)	多中心前瞻Ⅱ期（2013—2015）	$cT_{3\sim4}/N+M_0$可切除食管腺癌或AEG	OxCapRT组（42例）：45Gy/25f，联合奥沙利铂+卡培他滨化疗 CarPacRT组（43例）：45Gy/25f，联合紫杉醇+卡铂化疗	OxCapRT组 vs. CarPacRT组 pCR率：11.1% vs.29.3% 3年OS：52% vs. 74% 5年OS：39% vs. 54% 中位OS：41.7个月 vs. 未达到（$P=0.035$）中位PFS：32.6个月 vs. 未达到（$P=0.053$）	术后6个月时，OxCapRT组3~4级毒副反应的发生率更高，但两组发生率差异无统计学意义（$P=0.069$）	两种术前放化疗方案患者均耐受性良好，CarPacRT组在肿瘤病理反应和患者生存获益方面优势更明显
Neo-AEGIS (2023)	国际多中心、前瞻Ⅲ期（2013—2020）	$cT_{2\sim3}N_{0\sim3}M_0$食管腺癌和AEG	新辅助放化疗组（178例）：CROSS方案（41.4Gy/23f，联合卡铂+紫杉醇化疗）围手术期化疗组（184例）：改良MAGIC方案（表柔比星+顺铂/奥沙利铂+5-Fu/卡培他滨），或FLOT方案（多西紫杉醇+5-Fu+亚叶酸钙+奥沙利铂）	新辅助放化疗组 vs. 围手术期化疗组 3年OS：57% vs. 55% 中位OS：49.2个月 vs. 48.0个月（$P=0.82$）中位DFS：24个月 vs. 32.4个月（$P=0.41$）	新辅助放化疗组 vs. 围手术期化疗组 3~4级中性粒细胞减少发生率：6% vs. 27% 严重毒副反应死亡率：2% vs. 1% 手术相关死亡率：2% vs. 3%	该研究在提前关闭的情况下，两组OS、DFS及治疗相关毒副反应、手术并发症发生率等差异均无统计学意义

注：AEG，食管胃结合部腺癌；EGJ，食管胃结合部；pCR，病理完全缓解；OS，总生存；DFS，无病生存；PFS，无进展生存。

近年来越来越多的证据表明，放疗联合免疫治疗可以产生良好的协同作用，目前国内多项研究尝试将免疫治疗的介入时机从术后辅助治疗或维持治疗阶段前移至术前。SHARED研究[17]是一项采用新辅助放化疗联合信迪利单抗免疫治疗的多中心、前瞻性、单臂Ⅱ期研究，研究主要纳入局部晚期（$cT_3N_{2\sim3}/cT_{4a}N+/cT_{4b}$任何$NM_0$）的胃癌和AEG患者，患者完成新辅助放化疗及免疫治疗后接受根治性手术，主要研究终点为pCR率。研究结果显示全人群R0切除率100%，pCR率38.2%，MPR率79.4%。获得pCR的患者相较于未获得pCR的患者中位DFS显著延长（20.9个月 vs. 11.1个月，$P=0.028\ 5$）。Neo-PLANET研究[18]是一项探索新辅助放化疗联合卡瑞利珠单抗在局部晚期近端胃腺癌中应用的前瞻性Ⅱ期研究,主要纳入 $cT_3 \sim T_{4a}N+M_0$ 的胃癌或 AEG(Siewert Ⅱ、Ⅲ型)患者,主要研究终点为 ypT_0 率。研究结果显示全人群和手术人群的 ypT_0 率分别为 33.3% 和 36.4%,R0 切除率分别为 91.7% 和 100%,MPR 率分别为 44.4% 和 48.5%,研究目前中位随访时间为 26.3 个月,2 年 PFS 和 OS 为 66.9% 和 76.1%。以上单臂、小样本量Ⅱ期研究的结果显示,同步放化疗联合免疫治疗可使胃癌及 AEG 患者获得较好的病理缓解,并存在将良好的治疗反应转化为生存获益的可能,这一结论为新辅助放化疗联合免疫治疗在胃癌或 AEG 患者中的应用提供了依据,但仍需前瞻Ⅲ期研究进一步验证。

(三)术后放化疗

1. 术后放化疗对比单纯手术 美国 INT0116 研究[19] 作为一项大样本量的前瞻性Ⅲ期研究,共入组 556 例胃癌及 AEG 患者,其中胃癌患者占 80%,$T_{3\sim4}$ 期患者占 68.5%,淋巴结阳性患者占 85%。10% 的患者接受了 D2 手术,36% 的患者接受了 D1 手术,54% 的患者接受了 D0 手术。研究将患者随机分至单纯手术组或术后放化疗组,中位随访 5 年的结果显示,术后放化疗组中位 OS 从单纯手术组的 27 个月提高至 36 个月,3 年 OS 从 41% 提高至 50%($P=0.005$),中位无复发生存(relapse-free survival,RFS)从 19 个月提高至 30 个月($P<0.001$)。该研究中位随访 10 年的患者生存结局表明[20],术后放化疗组的 OS($P=0.004\,6$)和 RFS($P<0.001$)均显著优于单纯手术组。

2. 术后放化疗对比围手术期化疗 / 术后化疗 韩国 ARTIST 研究[21] 是第一项探索辅助放疗在胃癌根治术 +D2 淋巴结清扫术后患者中价值的前瞻性Ⅲ期研究。研究纳入接受了 R0 切除 + D2 淋巴结清扫术后的胃癌患者,随机分至术后化疗组和术后放化疗组,主要研究终点为 DFS,次要研究终点为 OS、复发率等。该研究长期随访结果[22] 显示术后放化疗并未进一步改善患者 DFS,两组局部区域复发率及远处转移率的差异亦无统计学意义,这一阴性结果不除外与入组人群分期偏早有关。但亚组分析提示淋巴结阳性或病理类型为肠型的患者可以从术后放化疗中获益。

CRITICS 前瞻性Ⅲ期研究[23] 纳入ⅠB~ⅣA 期可切除胃癌或 AEG 患者,1∶1 随机分至化疗组和放化疗组,主要研究终点为 OS。该研究结果显示,虽然两组均有超过 10% 的患者未能接受 D1 + 及以上的淋巴结清扫,但术后放疗的加入并未进一步改善患者生存。

韩国 ARTIST2 研究[24] 进一步明确了术后放疗在Ⅱ~Ⅲ期、淋巴结阳性、D2 切除术后胃癌患者中的作用,该前瞻性Ⅲ期研究将入组患者 1∶1∶1 分为口服替吉奥组(S-1 组)、SOX 方案化疗组(SOX 组,S-1 + 奥沙利铂)和 SOX 方案同步放化疗组(SOXRT 组)。中位随访 47 个月的结果显示,SOX 组和 SOXRT 组的 DFS 均优于 S-1 组,但 SOXRT 组对比 SOX 组的 DFS 差异无统计学意义。ARTIST2 研究在 ARTIST 研究的基础上,进一步探索了术后放疗在淋巴结阳性胃癌患者中的作用,结果显示 SOX 方案化疗或同步放化疗均可降低术后复发率并改善生存,但术后放疗对比术后 SOX 方案化疗并未显著降低术后复发率。

食管胃结合部癌 / 胃癌术后放化疗对比围手术期化疗 / 术后化疗的主要研究见表 1-2-3。

(四)不可手术食管胃结合部癌 / 胃癌的放化疗

如患者出现腹膜受累(包括腹腔细胞学阳性)、远处转移或局部肿瘤深度侵犯(淋巴结 N_3、肿瘤侵犯或包绕除脾血管以外的重要血管以及心脏、椎体、气管等重要组织器官),则被认为不可切除。但由于不可切除的胃癌或 AEG 根治性放化疗的相关数据非常有限,目前根治性放化疗方案的建议大多基于不可切除食管癌的相关研究,主要推荐以氟尿嘧啶为基础的化疗方案联合放疗。

表 1-2-3　食管胃结合部癌 / 胃癌术后放化疗对比围手术期化疗 / 术后化疗的主要研究

研究名称 （发表时间）	研究性质 （入组时间）	入组人群	治疗方案	研究结果	毒副反应	主要结论
INT 0116 （2001、2012）	前瞻Ⅲ期 （1991—1998）	$T_{3\sim4}$/N＋可切除胃癌和 AEG 患者	术后放化疗组（281 例）：45Gy/25f，同步 5-Fu 化疗 单纯手术组（275 例）：单纯手术治疗	术后放化疗组 vs. 单纯手术组 中位随访 5 年时，中位 OS：36 个月 vs. 27 个月 3 年 OS：50% vs. 41%（$P=0.005$） 中位 RFS：30 个月 vs. 19 个月（$P<0.001$） 中位随访 10 年时，术后放化疗组 OS（$P=0.004\,6$）和 RFS（$P<0.001$）均显著优于单纯手术组	术后放化疗组 41% 的患者出现 3 级毒副反应，32% 的患者出现 4 级毒副反应；1% 的患者因放化疗相关毒副反应死亡	对于接受了 R0 切除术的局部晚期胃癌和 AEG 患者，术后放化疗的加入可带来持续的生存获益
ARTIST （2012、2015）	前瞻Ⅲ期 （2004—2008）	R0 切除＋D2 淋巴结清扫术后的胃癌患者	术后放化疗组（230 例）：45Gy/25f，同步口服卡培他滨；放疗前、后卡培他滨＋顺铂方案化疗各 2 周期 术后化疗组（228 例）：卡培他滨＋顺铂方案化疗 6 周期	术后放化疗组 vs. 术后化疗组 中位随访 53.2 个月时，3 年 DFS：78.2% vs. 74.2%（$P=0.086\,2$） 淋巴结阳性亚组中，3 年 DFS：77.5% vs. 72.3%（$P=0.036\,5$） 中位随访 7 年时，DFS（$P=0.092\,2$）和 OS（$P=0.527\,2$）的差异仍无统计学意义	术后放化疗组 vs. 术后化疗组：因毒副反应出现治疗延迟或剂量减低的比例：35% vs. 52%，术后辅助治疗并未明显增加手术相关并发症	两种辅助治疗手段均安全性良好，但术后放疗的加入并未进一步改善整体人群的 DFS 或 OS，亚组分析提示淋巴结阳性或病理类型为肠型的患者可能从术后放化疗中获益
CRITICS （2018）	国际、前瞻Ⅲ期（2007—2015）	ⅠB～ⅣA 期可切除胃癌或 AEG 患者	放化疗组（395 例）：术前化疗方案同化疗组，术后放疗 45Gy/25f，同步卡培他滨＋顺铂方案化疗 化疗组（393 例）：表柔比星＋顺铂 / 奥沙利铂＋卡培他滨方案的围手术期化疗	放化疗组 vs. 化疗组 中位 OS：37 个月 vs. 43 个月（$P=0.90$） 5 年 OS：40% vs. 42% 中位 EFS：25 个月 vs. 28 个月（$P=0.92$） 5 年 EFS：38% vs. 39%	放化疗组 vs. 化疗组 3~4 级毒副反应发生率：45% vs. 57%	术前化疗＋术后放化疗的治疗模式并未显著增加患者严重毒副反应的发生率，但相比围手术期化疗并未给患者带来生存获益

研究名称 (发表时间)	研究性质 (入组时间)	入组人群	治疗方案	研究结果	毒副反应	主要结论
ARTIST2 (2020)	多中心、前瞻Ⅲ期 (2013—2019)	Ⅱ~Ⅲ期、淋巴结阳性、D2切除术后的胃癌患者	S-1组(182例):S-1单药口服化疗 SOX组(181例):S-1+奥沙利铂化疗 SOXRT组(183例):45Gy/25f,同步S-1方案化疗,放化疗前、后SOX方案化疗	S-1组 vs. SOX组 vs. SOXRT组 3年 DFS: 64.8% vs. 74.3% vs. 72.8%,SOX组(P=0.042)和SOXRT组(P=0.074)的DFS均优于口服S-1化疗组,但SOXRT组对比SOX组DFS差异无统计学意义(P=0.879)	S-1组 vs. SOX组 vs. SOXRT组治疗相关毒副反应发生率:69% vs. 70% vs. 60%,均以1~2级毒副反应为主	SOX方案化疗或同步放化疗均可降低胃癌术后患者的复发率并改善生存,但术后放疗的加入并未进一步增加获益

注:OS,总生存;RFS,无复发生存;DFS,无病生存;AEG,食管胃结合部腺癌;EFS,无事件生存。

(五)食管胃结合部癌/胃癌局部区域复发模式

韩国 Nam 等[25]将术后放疗靶区包括残胃的83例患者作为A组,不包括残胃的208例患者作为B组,中位随访时间67个月,A组和B组的残胃复发率分别为7.2%和1.4%(P=0.018),A组和B组的局部(即残胃、吻合口和十二指肠残端)复发率为10.8%和5.3%,差异无统计学意义,且两组的OS和DFS差异也无统计学意义,但B组患者3~4级呕吐和腹泻的发生率显著低于A组。ARTIST研究不常规在术后放疗靶区中包括残胃,Yu等[22]针对ARTIST研究所纳入患者的放疗靶区进行了进一步分析,结果显示术后放化疗组和术后化疗组患者的局部复发率均为4.8%,全人群的吻合口复发率为2.2%,残胃复发率为2.0%,瘤床和十二指肠残端复发率分别为0.4%和0.2%。国内一项纳入776例R0切除术+D2淋巴结清扫术后胃癌患者的回顾性研究[26]报道的吻合口复发率为6.2%,瘤床复发率为1.4%。目前国内指南不常规推荐在术后放疗靶区中包括吻合口、残胃和瘤床,仅对于切缘不足的吻合口、十二指肠残端或残胃,推荐酌情将相应的部位包括在术后放疗靶区中;对于术中存在高危因素、术中有明确银夹标记、T4b肿瘤安全切缘不充分的患者,放疗靶区可酌情考虑包括瘤床。

国内回顾性研究[26]显示,最常见的区域复发淋巴结依次为16a2组(11.0%),8组(9.5%),12组(6.7%),16b1组(6.1%)和9组(5.0%),约有21.9%的区域淋巴结复发出现在D2清扫范围内。另外,原发位置不同的肿瘤出现不同淋巴结区域复发的比例也存在差异,原发于胃远端1/3的肿瘤最常见的复发淋巴结区域依次为16a2、8、12、16b1组,近端1/3胃肿瘤依次为16a2、8、16b1、9、12、16a1组,中段1/3胃肿瘤则为8、16a2、11组。韩国一项回顾性[27]研究分析了382例Ⅲ期(N3)胃癌患者D2术后的复发模式,结果显示16b(61.5%)、16a(58.2%)、12(28.6%)、14(19.8%)、13和9(均为15.4%)组为主要的复发淋巴结区域,且位于胃任一分区的原发肿瘤均最易出现16组淋巴结的复发。关于预防性照射淋巴引流区的推荐详见临床实践部分。

第三节 食管胃结合部癌和胃癌放疗临床实践

本节主要依据：
- 中国胃癌放疗指南（2020 版）；
- 2024 年中国临床肿瘤学会（CSCO）胃癌诊疗指南；
- 2024 年第 2 版美国国立综合癌症网络（NCCN）胃癌临床实践指南；
- 2024 年第 3 版美国国立综合癌症网络（NCCN）食管和食管胃结合部癌临床实践指南。

一、放疗适应证

（一）术前放疗

对于临床分期 $cT_2N_0M_0$ 且存在高危因素（脉管浸润，病变长度 ≥3cm，或肿瘤分化差）、临床分期 cT_{1b}~T_2N+M_0 或 cT_3~T_{4a} 任何 NM_0 的 EGJ 癌（Siewert Ⅰ、Ⅱ型），推荐术前放化疗后行根治性手术；对于 cT_{2-4} 任何 NM_0 的胃癌或 EGJ 癌（Siewert Ⅲ型），可考虑先行术前放化疗，治疗后评估能否行根治性手术。

（二）根治性放疗

对于肿瘤局部晚期无法切除（如 T_{4b} 侵犯大血管、心脏、气管、椎体等周围重要组织结构，无法完整切除），或因医学原因不能耐受根治性手术的患者，可以考虑行根治性放化疗。

（三）术后放疗

对于未行术前放疗的、R1/R2 术后的患者，建议行术后同步放化疗；对于未行术前放疗的、R0 切除术后病理分期 T_3~T_{4a}/N+ 的 Siewert Ⅰ、Ⅱ型 EGJ 癌患者（或符合以上条件且未行 D2 淋巴结清扫的 Siewert Ⅲ型 EGJ 癌和胃癌患者），推荐行术后放化疗；对于术后病理分期 T_2 期且合并肿瘤分化差、脉管浸润、神经侵犯或年龄<50 岁、未行 D2 淋巴结清扫等高危因素的患者，可考虑行术后放化疗。

（四）姑息性放疗

对于合并疼痛、梗阻、压迫、出血等症状，影响患者生活质量的原发灶和转移灶，或临床评估无法行根治性治疗的局部区域复发病灶，可考虑行姑息减症放疗。

二、放疗前准备

1. 患者评估 采集相关病史（包括纳差、消瘦、腹痛、乏力等）及相关家族史等；一般查体，包括体能状态评分、身高、体重、生命体征等；常规实验室检查，包括血常规、生化检查、凝血功能、血型、感染筛查、尿常规、便常规及隐血试验，幽门螺杆菌（Helicobacter pylori，HP）检测；育龄期妇女完善妊娠试验；心电图等。EGJ 癌和胃癌患者常合并营养不良、出血、消化道梗阻、疼痛等，在开始治疗前应给予患者止血、止痛、营养支持等治疗，并密切关注患者症状及营养状态变化。

2. 肿瘤评估 专科查体，包括腹部查体、锁骨上淋巴结等全身浅表淋巴结触诊；完善胃镜、病灶活检、普通病理检查、免疫组化（MMR、HER2、Claudin18.2、PD-L1 等）、基因检测（*MSI*、*HER2*、*NTRK*、*FGFR2*、*MET* 等），完善上消化道造影、胸部 CT、腹盆增强 CT 等。因超声内镜有助于明确胃壁受侵结构、分辨胃周肿大淋巴结，第 8 版美国癌症联合会（American Joint Committee on Cancer，AJCC）/ 国际抗癌联盟（Union for International Cancer Control, UICC）分期推荐其为首选分期检查。腹部 CT 检查怀疑肝转移时，建议行肝脏增强 MRI 进一步明确；怀疑腹膜转移时建议诊断性腹腔镜探查和腹腔灌洗液评价进一步明确；仅在临床怀疑有中枢神经系统转移时建议行头颅 CT 或 MRI；仅在临床怀疑有骨转移时建议行骨扫描；可选择性行 PET/CT。完善癌胚抗原（carcinoembryonic antigen, CEA）、糖类抗原（carbohydrate antigen, CA）19-9、CA125、CA242 等肿瘤标志物检测。

3. 有生育要求的患者进行治疗前生育咨询及储备。

4. 告知患者治疗方案、毒副反应和治疗期间注意事项，并签署知情同意书。

三、模拟定位

1. 定位前准备　给予饮食指导，定位前空腹 3~4 小时。

2. 体位选择和体膜固定　一般选择仰卧位，热塑体膜（腹膜）固定，必要时建议胃镜下银夹标记病灶位置。

3. 模拟 CT 定位　一般情况下，扫描上界为气管分叉处，下界为 L₄ 椎体下缘，必要时根据患者病灶实际位置调整，扫描层厚 3~5mm，有条件的单位可考虑行四维计算机断层扫描（4-dimensional computed tomography, 4D-CT）或 MRI 定位，进一步辅助靶区勾画。

四、靶区定义

靶区定义主要依据：

- 2009 年欧洲癌症治疗研究组放疗协作组（European Organization for Research and Treatment of Cancer-Radiation Oncology Group, EORTC-ROG）食管胃结合部腺癌与胃癌新辅助放疗治疗原则及靶区勾画专家共识；
- 中国胃癌放疗指南（2020 版）；
- 2024 年第 2 版美国国立综合癌症网络（NCCN）胃癌临床实践指南；
- 2024 年第 3 版美国国立综合癌症网络（NCCN）食管和食管胃结合部癌临床实践指南。

（一）术前放疗靶区定义

大体肿瘤区（gross tumor volume, GTV）包括原发肿瘤 GTVp 和转移淋巴结 GTVnd。GTVp 应参考胃镜、消化道造影、治疗前腹部增强 CT 和 MRI 等检查结果共同确定具体范围，必要时建议 CT 定位前 1 天于内镜下置入 2~4 枚银夹标记（至少标记原发灶上、下界）；GTVnd 的勾画主要参考腹部增强 CT 和超声内镜。

临床靶区（clinical target volume, CTV）为 CTVp+CTVnd + 高危淋巴引流区域。其中 CTVp 为 GTVp 基础上沿食管长轴方向外扩 3cm，其他方向外扩 ≥1cm（根据肿瘤侵犯情况及周围危及器官决定具体外扩范围），CTVnd 包括 GTVnd 外扩 0.5cm。

EGJ 癌和近端 1/3 胃癌高危淋巴引流区域：常规包括 1、2、3、4sa、7、9、11p、16a 组，选择性包括 10、11d、4sb、8、12、19、20、110、111 组；

中段 1/3 胃癌 / 胃体部癌高危淋巴引流区域：常规包括 1、2、3、4sa、5、6、7、8、9、11p、12、16a 组，选择性包括 16b1、4sb、4d、10、11d、13、14、17 组；

远端 1/3 胃癌 / 胃窦癌高危淋巴引流区域：常规包括 3、4d、5、6、7、8、9、11p、12、13、16a 组，选择性包括 16b1、4sb、14、17、1 组。

计划靶区（planning target volume，PTV）：根据各单位的摆位误差大小来确定。

（二）术后放疗靶区定义

CTV 应包括切缘不足的吻合口、切缘不足的十二指肠残端或残胃，如术中存在高危因素、T$_{4b}$ 肿瘤安全切缘不充分等，建议术中银夹标记并酌情包括瘤床区域。高危淋巴引流区域包括未清扫的 D2 范围的淋巴引流区域、胰腺周围淋巴引流区域和腹主动脉旁淋巴引流区域等。

EGJ 癌和近端 1/3 胃癌：常规包括 7、9、11p、16a 组，选择性包括 8、12、10、11d、19、20、110、111、16b1 组等，对于淋巴结清扫不充分或淋巴结转移比例>25% 的患者酌情考虑包括胃周淋巴结。

胃体和胃窦癌：常规包括 7、8、9、11p、12、13、16a、16b1 组，选择性包括 16b2、14、17 组。

（三）根治性放疗靶区定义

靶区定义参考术前放疗靶区范围。

（四）食管胃结合部癌和胃癌相关淋巴结分组及定义

自 2010 年日本胃癌学会（Japanese Gastric Cancer Association，JGCA）出版日本《胃癌处理规约》第 14 版开始，AJCC/UICC 和 JGCA 两大分期系统获得了统一。虽然目前主要采用转移淋巴结数目作为分期标准，但淋巴结的解剖学分组对于手术淋巴结清扫和放疗靶区设计仍具有重要意义。依据第 15 版《日本胃癌处理规约》《中国胃癌放疗指南（2020 版）》《局部进展期胃癌规范化淋巴结清扫范围中国专家共识（2022 版）》，此处列举目前临床上主要采用的食管胃结合部癌和胃癌相关淋巴结解剖学分组及定义。

1 组（贲门右淋巴结）：位于贲门区右侧脂肪间隙内，与 3 组淋巴结的分界是胃左动脉上行支进入胃壁的第 1 支；

2 组（贲门左淋巴结）：位于贲门左侧脂肪间隙内，沿左膈下动脉的贲门食管支分布；

3 组（胃小弯淋巴结）：位于胃小弯血管周围，分为两个亚组，3a 组沿胃左动脉分支分布；3b 组沿胃右动脉第 2 支和远端分布，与 5 组淋巴结的分界是胃右动脉向胃小弯发出的第 1 支；

4 组（胃大弯淋巴结）：位于胃大弯血管周围，分为 3 个亚组，4sa 组沿胃短动脉分布（含胃短动脉根部），4sb 组沿胃网膜左动脉分布，上至胃网膜左动脉进入胃大弯的第 1 支，下至胃大弯侧无血管区域，4d 组沿胃网膜右动脉分布，上至胃大弯侧无血管区域，下方与 6 组的分界是胃网膜右动脉进入胃大弯的第 1 支；

5 组（幽门上淋巴结）：位于幽门上方、沿胃右动脉根部和胃右动脉向胃小弯发出的第 1 支分布；

6 组（幽门下淋巴结）：位于胃网膜右动脉进入胃大弯的第 1 支与胃网膜右静脉和胰十二指肠前下静脉的汇合部之间；

7 组（胃左动脉旁淋巴结）：沿胃左动脉分布，自胃左动脉根部至上行支的分支处；

8 组（肝总动脉旁淋巴结）：分布于肝总动脉周围，分为两个亚组，位于肝总动脉前方与上方的为 8a 组，位于后方者为 8p 组。勾画时常常难以明确区分两个亚组，一般沿肝总动脉三维外扩 0.5~1cm；

9 组（腹腔干旁淋巴结）：腹腔干起始部至其分支（胃左动脉、肝总动脉、脾动脉）根部的淋巴结，勾画时沿腹腔干及三条动脉根部三维外扩 0.5~1cm；

10 组（脾门淋巴结）：位于脾门和胰尾末端之间，包括胰尾远端脾动脉周围、胃短动脉根部及胃网膜左动脉第一胃支近端的淋巴结；

11 组（脾动脉淋巴结）：沿脾动脉分布，分为两个亚组，近端淋巴结（11p 组）和远端淋巴结（11d 组）的分界为脾动脉发出点与胰尾间的中点；

12 组（肝十二指肠韧带内淋巴结）：位于肝十二指肠韧带内，分为 3 个亚组，12a 组沿肝固有动脉分

布,12b 组沿胆管分布,12p 组沿门静脉分布;

13 组(胰头后淋巴结):胰头后方淋巴结,内侧界为门静脉左缘,上界为胰腺上缘;

14 组(肠系膜根部淋巴结):沿肠系膜上动静脉分布的淋巴结,14v 组和 14a 组淋巴结分别沿肠系膜上静脉和动脉分布,勾画时沿血管外扩 0.5~1cm;

15 组(结肠中动脉周围淋巴结):位于横结肠系膜内、结肠中动脉周围;

16 组(腹主动脉周围淋巴结):分布于腹主动脉周围,上界为膈主动脉裂孔,下界为主动脉分叉。以左肾静脉下缘为界,分为 16a、16b 区。又以腹腔干水平,将 16a 区分为 16a1、16a2 组;以肠系膜下动脉水平,将 16b 区分为 16b1、16b2 组;

17 组(胰头前淋巴结):位于胰头前部,附着于胰腺及胰腺被膜下;

18 组(胰下淋巴结):位于胰体下缘;

19 组(膈下淋巴结):位于膈肌腹腔面,沿膈下动脉分布;

20 组(食管裂孔部淋巴结):位于食管膈肌裂孔部、食管周围。

此外,还可能涉及的分组包括 110 组(胸下段食管旁淋巴结)、111 组(膈上淋巴结)、112 组(后纵隔淋巴结)等。

(五) 危及器官

食管胃结合部癌及胃癌放疗靶区涉及的主要危及器官包括:双肺、心脏、食管、双侧肾脏、肝脏、十二指肠、小肠、结肠、脊髓等。

五、放疗技术选择

推荐采用 6~10MV X 线、调强放疗(intensity modulated radiotherapy,IMRT)或三维适形放疗(three-dimensional conformal radiotherapy,3D-CRT)技术,对于有条件的单位,可考虑应用容积调强弧形治疗(volumetric modulated arc therapy,VMAT)技术。

六、处方剂量

国内指南推荐术前放疗处方剂量 41.4~45Gy/23~25f,对于局部晚期、不可切除的肿瘤可考虑局部加量;推荐术后放疗处方剂量 45~50.4Gy/25~28f,对于 R1/R2 切除的患者,在正常器官可耐受的情况下可考虑局部加量至 50~60Gy。

七、放疗相关毒副反应的监测与处理

根据不良事件常用术语评定标准(Common Terminology Criteria for Adverse Events,CTCAE)5.0 对治疗过程中出现的毒副反应进行评级。

建议患者高蛋白、低脂肪饮食,戒烟戒酒,避免进食生冷、辛辣刺激食物,注意休息;放疗期间每周至少 1 次门诊随诊,复查血常规、肝肾功能,特别对于同步化疗的患者应密切关注其血液学指标的变化,并给予及时处理;治疗过程中可能出现的其他毒副反应包括:乏力;放射性食管炎,以使用食管黏膜保护剂及营养支持治疗为主,辅以抑酸、止痛治疗;放射性胃肠炎,以止吐、抑酸、保护胃肠道黏膜及营养支持治疗为主。

如出现 ≥3 级毒副反应,应积极对症处理,必要时需考虑暂停放化疗,给予患者充分对症支持治疗,待患者毒副反应降至 0~2 级后,经临床评估酌情恢复放化疗。

八、疗效评价与随访

治疗后前 2 年内每 3 个月进行 1 次复查随访,第 3~5 年每 6 个月随访 1 次,5 年后每年复查随访 1 次。随访内容包括患者临床症状、体格检查、血液学检查(包括血常规、生化检查、肿瘤标志物)、Hp 检测及胸腹盆 CT 等。对于有消化道症状的患者,可以考虑行内镜检查。对于术后,尤其是全胃切除术后的患者,需重点关注患者的营养状况。

第四节　食管胃结合部癌和胃癌放疗典型病例

【简要病史】

68 岁男性,主因"进食哽噎半年余"就诊。查体:东部肿瘤协作组(eastern cooperative oncology group,ECOG)评分 1 分。双侧颈部、锁骨上区浅表淋巴结未触及肿大,未触及腹部包块,上腹部轻度深压痛,无反跳痛,肝脾未触及肿大,移动性浊音阴性。胃镜检查示:贲门口狭窄、僵硬,可见环周新生物,黏膜粗糙,触之易出血,考虑病灶为 Siewert Ⅱ 型。Hp 阳性。活检病理示:中分化腺癌,Lauren 分型:肠型。PD-L1 CPS=5,EBER(−),pMMR,HER2(1+),Ki-67 60%。腹盆增强 CT 示:贲门 - 胃底胃壁增厚伴局部向胃腔突起,最厚约 13mm,病灶边缘与相邻胃壁分界不清,浆膜层尚光整,受累胃壁增强后呈不均匀强化,考虑病灶为 Borrmann Ⅲ 型;胃周(考虑为胃小弯侧)可见 2 枚肿大淋巴结,较大者约 11mm×10mm,考虑转移。胸部平扫 CT 未见远处转移征象。肿瘤标志物 CEA、CA19-9、CA125、CA242 均升高:CEA 10.2ng/ml,CA19-9 88.2U/ml,CA125 48.4U/ml,CA242 62.58U/ml。既往体健,吸烟、饮酒史 30 余年,否认肿瘤家族史。

【初步诊断】

食管胃结合部中分化腺癌 $cT_3N_1M_0$ Ⅲ期(AJCC 第 8 版)

　　胃周淋巴结转移

　　Siewert Ⅱ 型 Borrmann Ⅲ 型

　　pMMR

【放疗适应证】

患者诊断为局部晚期食管胃结合部腺癌,免疫组化提示 pMMR,推荐行术前新辅助放化疗。

【诊疗计划】

推荐行术前新辅助放化疗,疗后评估手术。

经多学科诊疗(multi-disciplinary treatment,MDT)讨论,与患者及家属充分沟通后,给予患者术前新辅助放化疗,疗后进一步评估手术时机。

【靶区定义】

患者空腹 4 小时,仰卧位,热塑体膜固定,采用 CT 模拟定位,给予食管胃结合部腺癌术前放疗。

放疗技术及射线选择:VMAT,6MV X 线。

GTV:GTVp 为模拟定位影像上可见的食管胃结合部原发肿瘤,GTVnd 为胃周转移淋巴结。GTV 的勾画主要依据增强 CT 图像,必要时可结合内镜下银夹标记所示的原发肿瘤位置,有条件的单位也可适当参考 MRI 定位图像。

CTV：CTVp 为 GTVp 沿胃壁黏膜方向外扩 1cm，沿食管长轴方向外扩 3cm，CTVnd 为 GTVnd 外扩 0.5cm，CTVp、CTVnd 以及 1、2、3、4sa、7、9、11p、16a 组淋巴引流区共同形成 CTV。

PTV：根据各单位的摆位误差大小来确定。

【处方剂量】

95% PGTVp 50Gy/25f，95% PGTVnd 50Gy/25f，95% PTV 45Gy/25f。

【同步药物治疗方案】

奥沙利铂 85mg/m^2 d1、d15、d29，共 3 周期；联合卡培他滨 625mg/m^2 b.i.d.，放疗日口服。

【靶区勾画】

见图 1-4-1~ 图 1-4-11。

■ GTVp
在增强 CT 图像上勾画原发大体肿瘤。

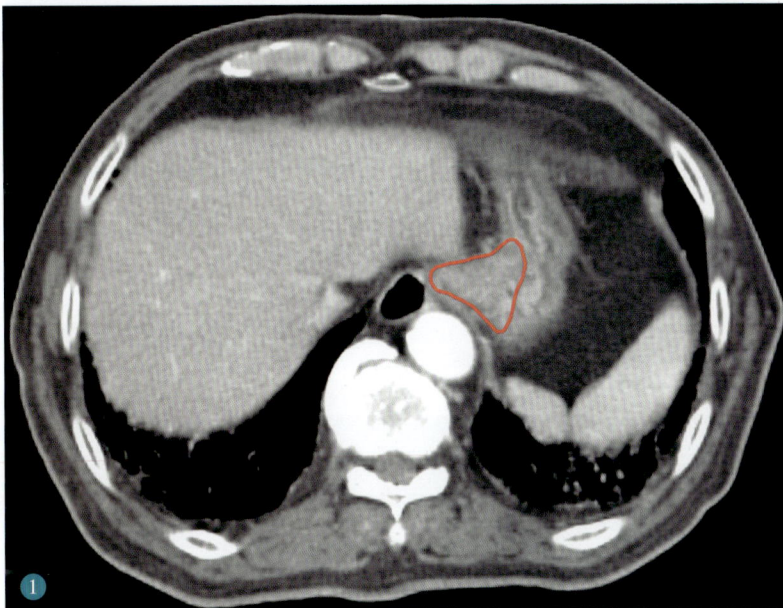

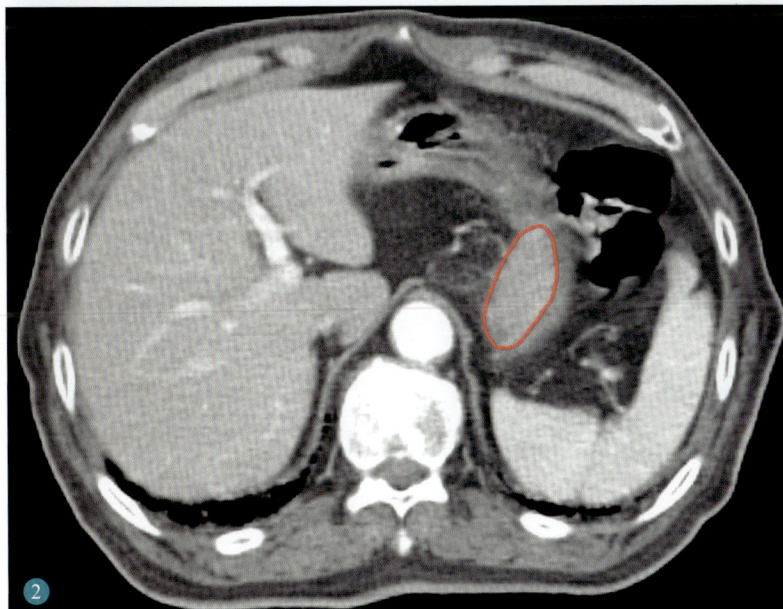

图 1-4-1　原发大体肿瘤

GTVnd

在增强 CT 图像上勾画转移淋巴结。

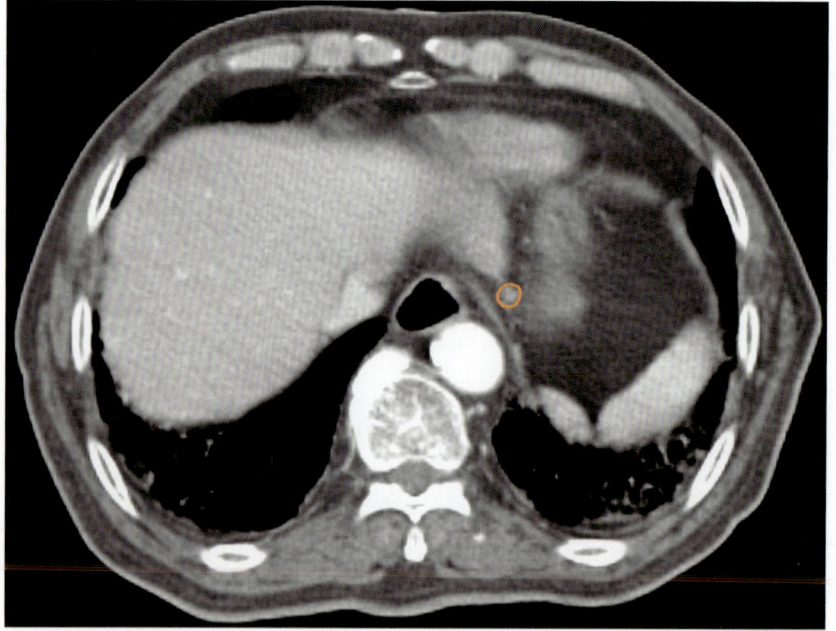

图 1-4-2　转移淋巴结

CTV

CTVp 上界为 GTVp 上界基础上沿食管长轴方向外扩 3cm。

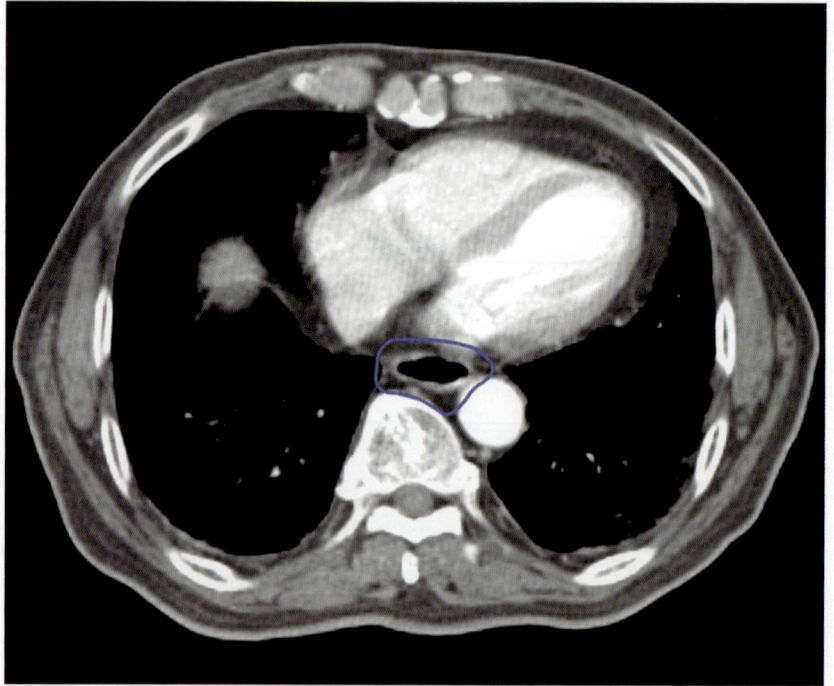

图 1-4-3　CTV 上界

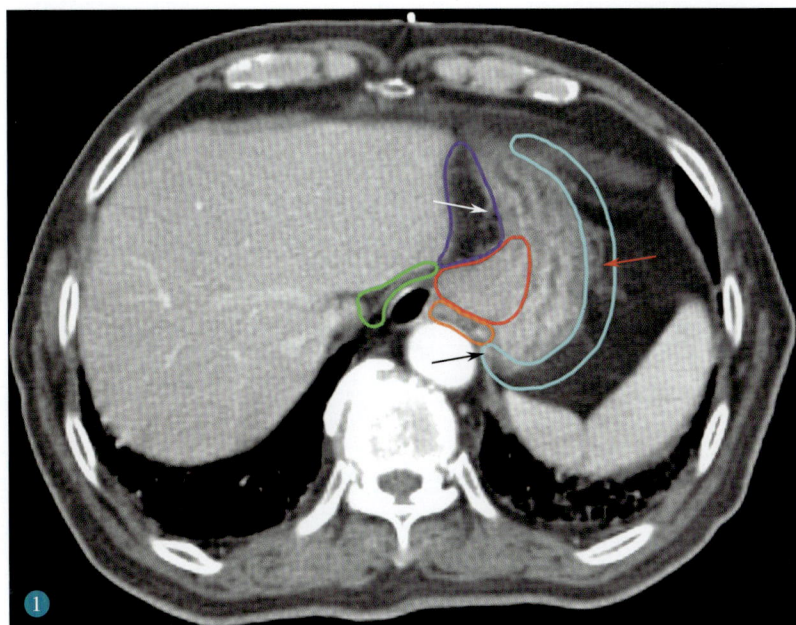

GTVp
1 组 贲门右淋巴引流区
2 组 贲门左淋巴引流区
3 组 胃小弯淋巴引流区
4 组 胃大弯淋巴引流区
白色箭头示 胃左动脉
红色箭头示 胃网膜左动脉
黑色箭头示 胃短动脉第 1 支

❶ 1 组 贲门右淋巴引流区，位于贲门的右上方；2 组 贲门左淋巴引流区，位于贲门的左后方；3 组胃小弯淋巴引流区，沿胃小弯分布，包括胃左动脉、胃右动脉沿小弯的分支周围的淋巴结区；4 组胃大弯淋巴引流区，沿胃大弯分布，包括胃短动脉、胃网膜左动脉及胃网膜右动脉沿大弯的分支周围的淋巴结区；

GTVp
CTV

❷ 该层面 CTV 包括 GTVp 基础上沿黏膜方向外扩 1cm，以及 1、2、3、4sa 组淋巴引流区。

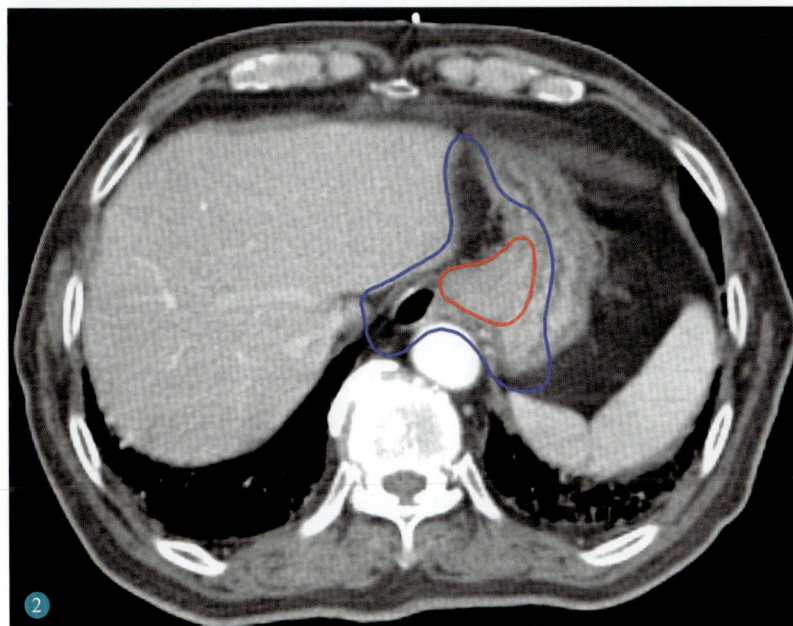

图 1-4-4　贲门水平淋巴引流区及同层面 CTV

■ GTVp

■ 3 组 胃小弯淋巴引流区

■ 7 组 胃左动脉旁淋巴引流区

白色箭头示 胃左动脉

❶ 7 组 胃左动脉旁淋巴引流区，
沿胃左动脉分布，包括自胃左
动脉根部至上行支的分支处周
围的淋巴结区；

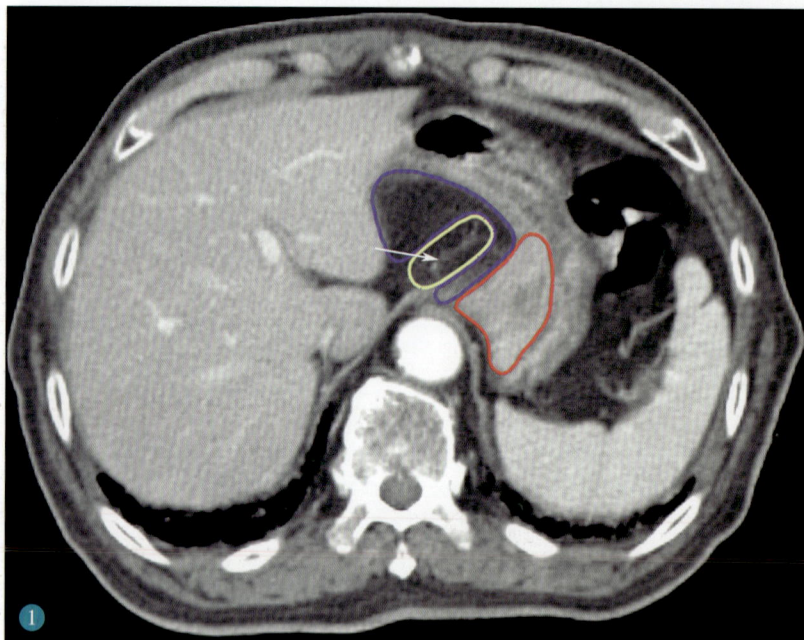

■ GTVp

■ CTV

❷ 该层面 CTV 包括 GTVp 基础
上沿黏膜方向外扩 1cm，以及
3、7 组淋巴引流区。

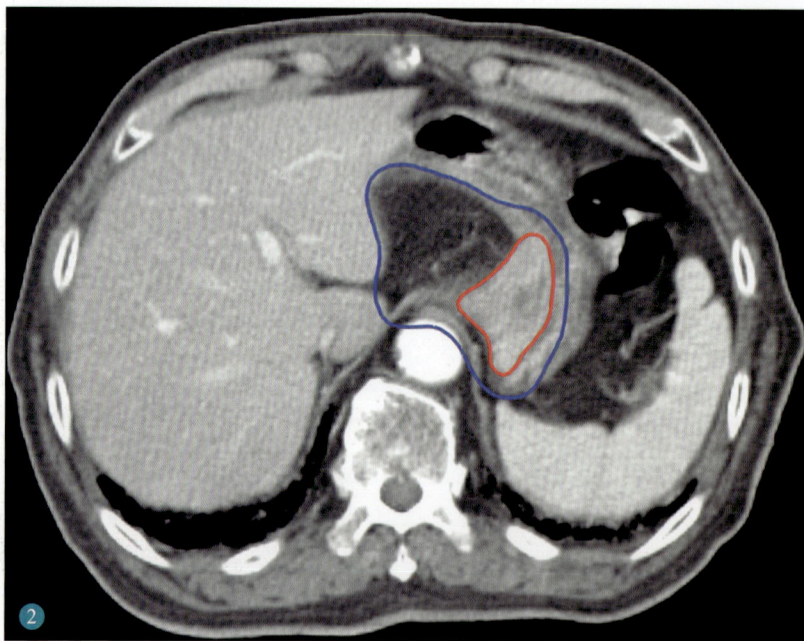

图 1-4-5　胃左动脉主干水平淋巴引流区及同层面 CTV

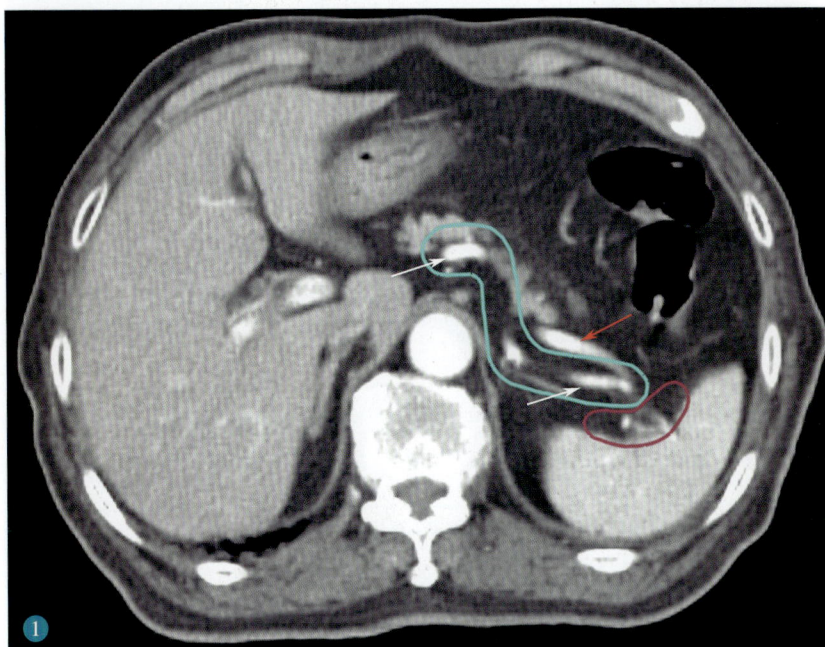

■ 10 组 脾门淋巴引流区
■ 11 组 脾动脉淋巴引流区
白色箭头示 脾动脉
红色箭头示 脾静脉

❶ 10 组 脾门淋巴引流区,包括胰尾远端脾动脉周围、胃短动脉根部及胃网膜左动脉第一胃支近端的淋巴结区;11 组 脾动脉淋巴引流区,沿脾动脉主干分布,分为 11p 和 11d 两个亚组;

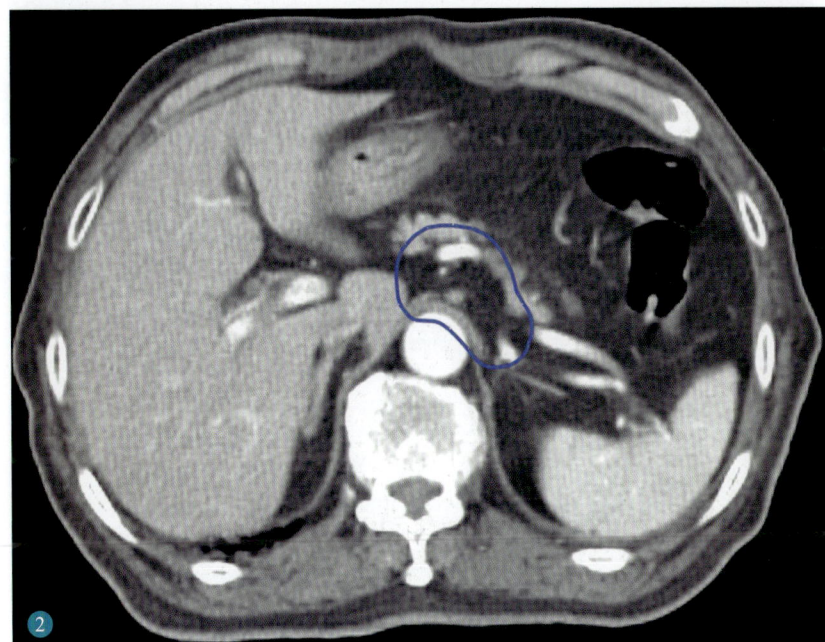

■ CTV
❷ 该层面 CTV 包括 GTVp 基础上向尾端外扩 1cm,以及 11p 组淋巴引流区。

图 1-4-6 脾动脉水平淋巴引流区及同层面 CTV

■ 9 组 腹腔干旁淋巴引流区
■ 11 组 脾动脉淋巴引流区
■ 12 组 肝十二指肠韧带内淋巴引
流区
白色箭头示 门静脉
红色箭头示 腹腔干

❶ 9 组 腹腔干旁淋巴引流区,包
括腹腔干起始部至其分支根
部的淋巴结区;12 组 肝十二
指肠韧带内淋巴引流区,位于
肝十二指肠韧带内;

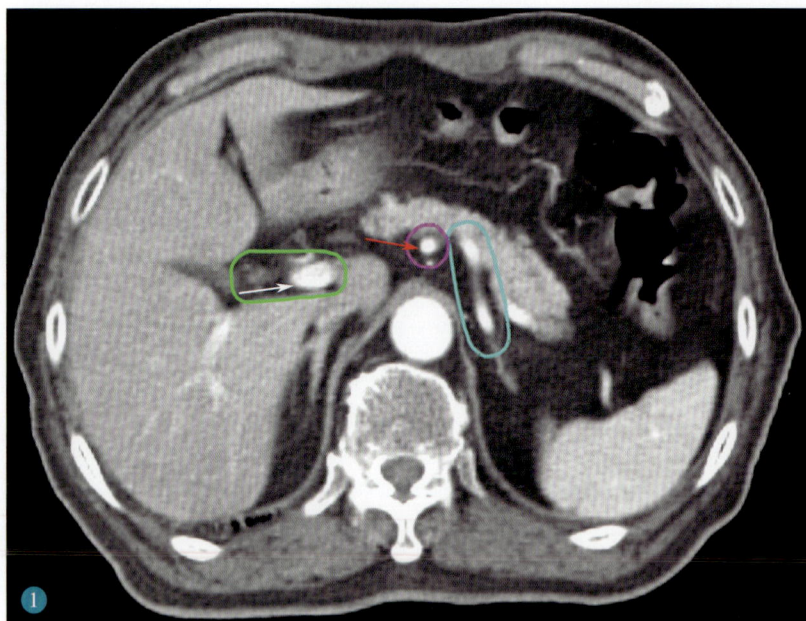

■ CTV
❷ 该层面 CTV 包括 9、11p 组淋
巴引流区。

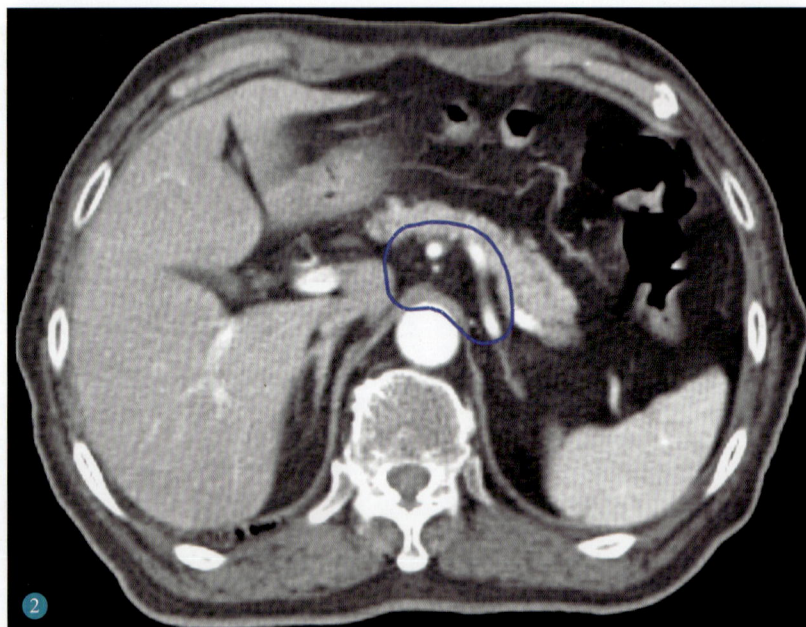

图 1-4-7　门静脉水平淋巴引流区及同层面 CTV

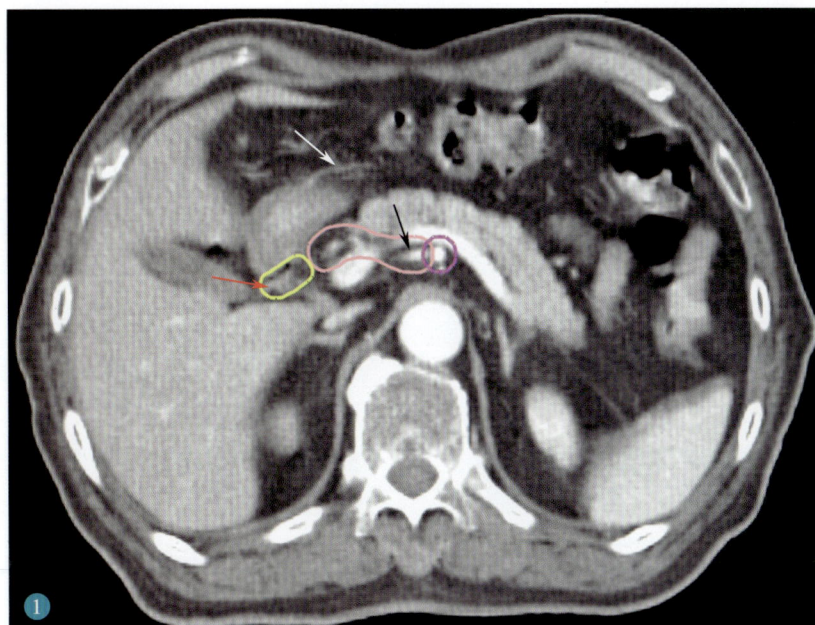

■ 5组 幽门上淋巴引流区
■ 8组 肝总动脉旁淋巴引流区
■ 9组 腹腔干旁淋巴引流区
黑色箭头示 肝总动脉
红色箭头示 胃右动脉
白色箭头示 胃网膜右动脉

❶ 5组 幽门上淋巴引流区,位于
幽门上方、沿胃右动脉根部和
胃右动脉向胃小弯发出的第1
支分布;8组 肝总动脉旁淋巴
引流区,沿肝总动脉分布;

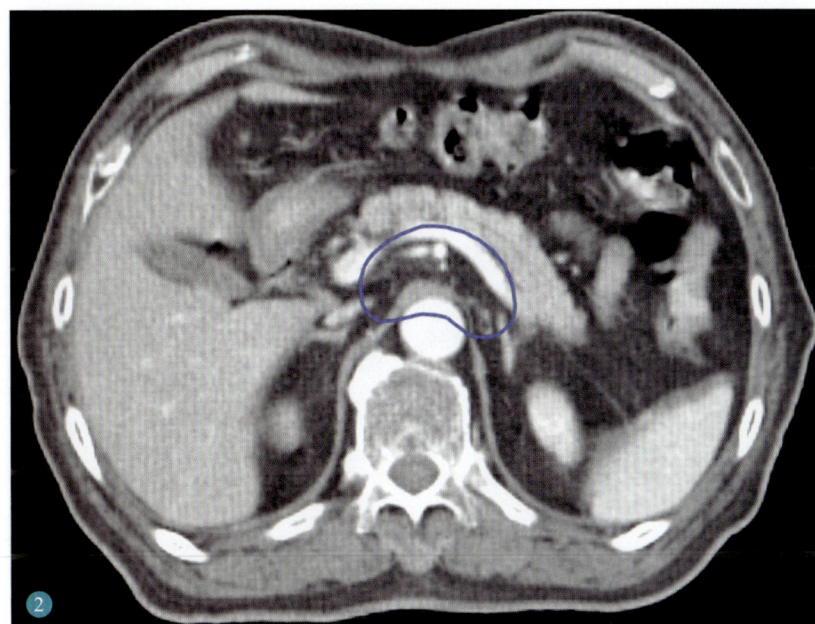

■ CTV
❷ 该层面CTV主要包括9组淋
巴引流区。

图 1-4-8　幽门上水平淋巴引流区及同层面 CTV

■ 4组 胃大弯淋巴引流区
■ 9组 腹腔干旁淋巴引流区
■ 13组 胰头后淋巴引流区
■ 16组 腹主动脉周围淋巴引流区
红色箭头示 胃网膜右动脉
黄色箭头示 胃右动脉
白色箭头示 腹主动脉

❶ 4组 该层面所示为4d组,沿胃
　网膜右动脉分布;13组 胰头
　后淋巴引流区,位于胰头后方,
　内侧界为门静脉左缘,上界为
　胰腺上缘;16组 腹主动脉周
　围淋巴引流区,分布于腹主动
　脉周围,该层面所示为16组上
　界即膈主动脉裂孔水平;

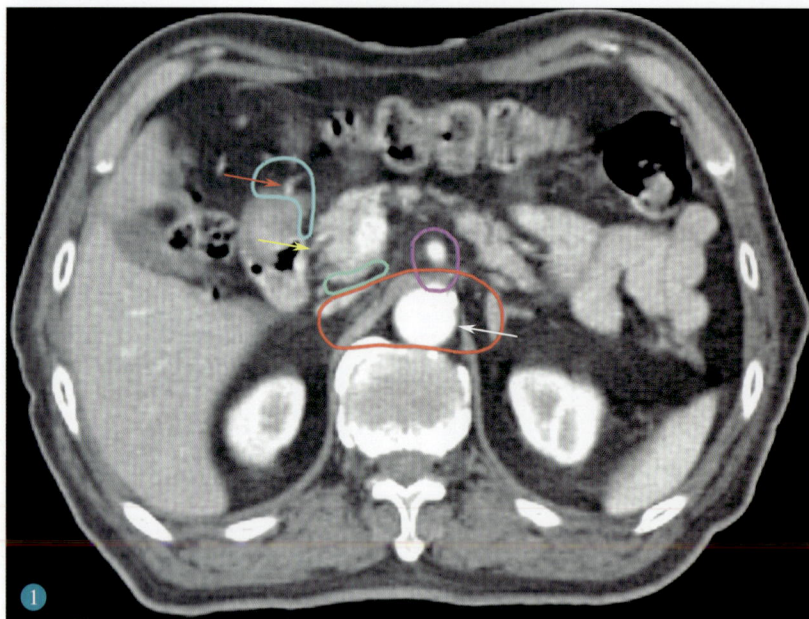

■ CTV
❷ 该层面CTV包括9、16组淋巴
　引流区。

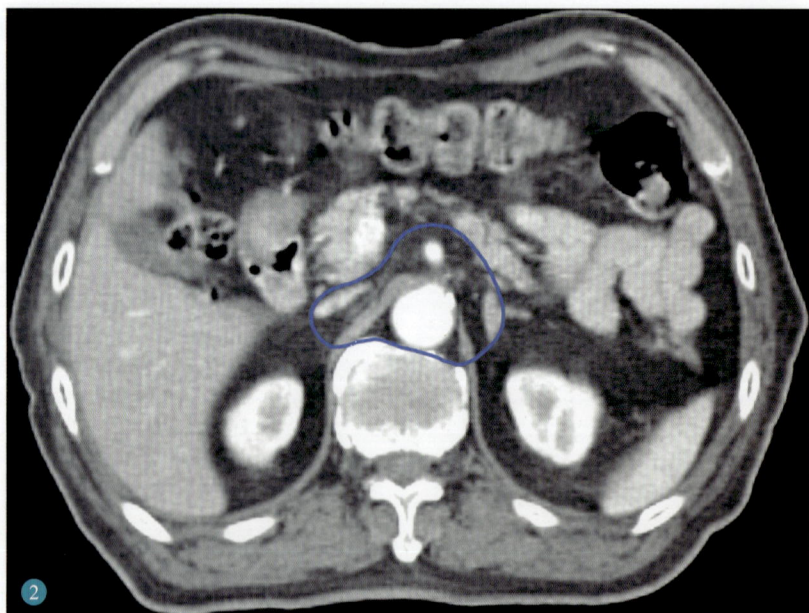

图1-4-9　腹腔干水平淋巴引流区及同层面CTV

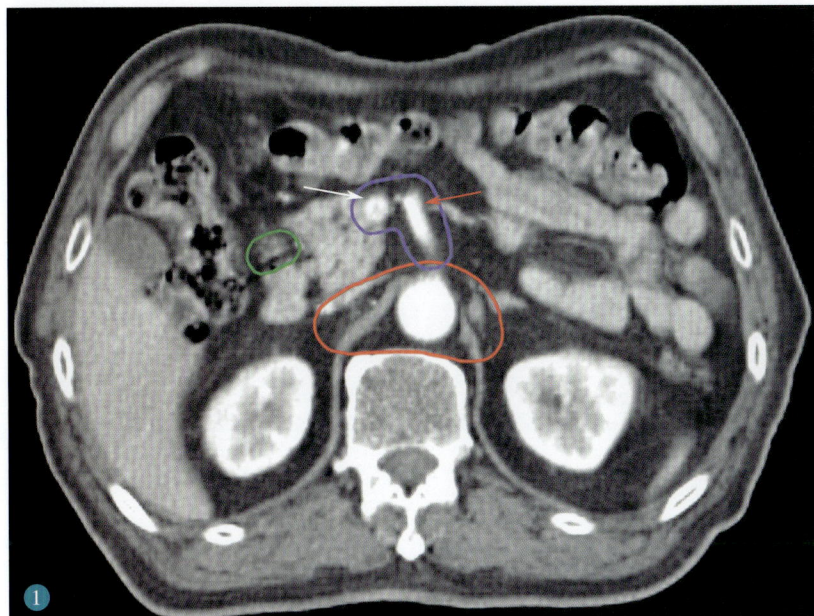

■ 6组 幽门下淋巴引流区
■ 14组 肠系膜根部淋巴引流区
■ 16组 腹主动脉周围淋巴引流区
白色箭头示 肠系膜上静脉
红色箭头示 肠系膜上动脉

❶ 6组 幽门下淋巴引流区,位于幽门下方;14组 肠系膜根部淋巴引流区,沿肠系膜上动静脉分布,可分为14a和14v两个亚组;

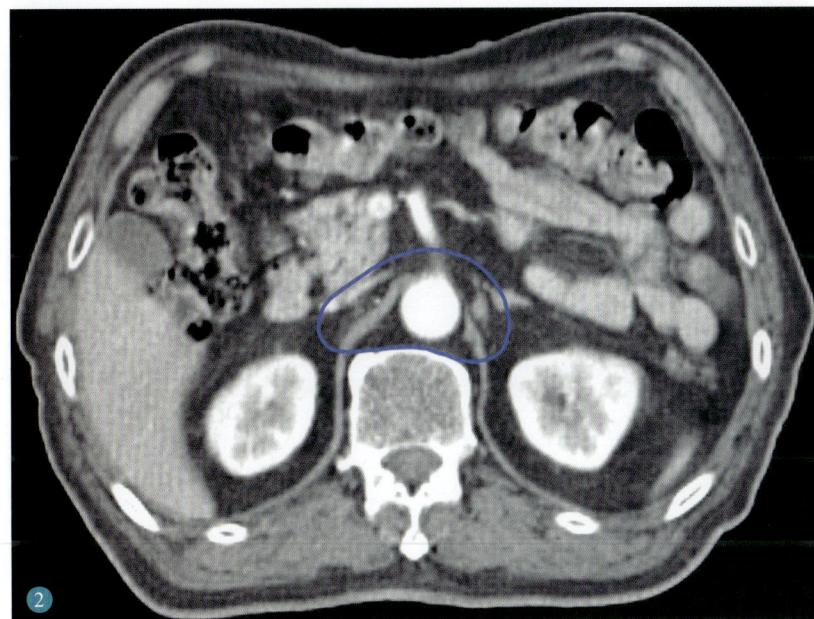

■ CTV
❷ 该层面CTV包括16组淋巴引流区。

图 1-4-10　肠系膜上动脉起始水平淋巴引流区及同层面 CTV

■ 16 组 腹主动脉周围淋巴引流区
红色箭头示 左肾静脉

① 16 组 腹主动脉周围淋巴引流区,上界为膈主动脉裂孔,下界为主动脉分叉。以左肾静脉下缘为界,分为 16a、16b 组;

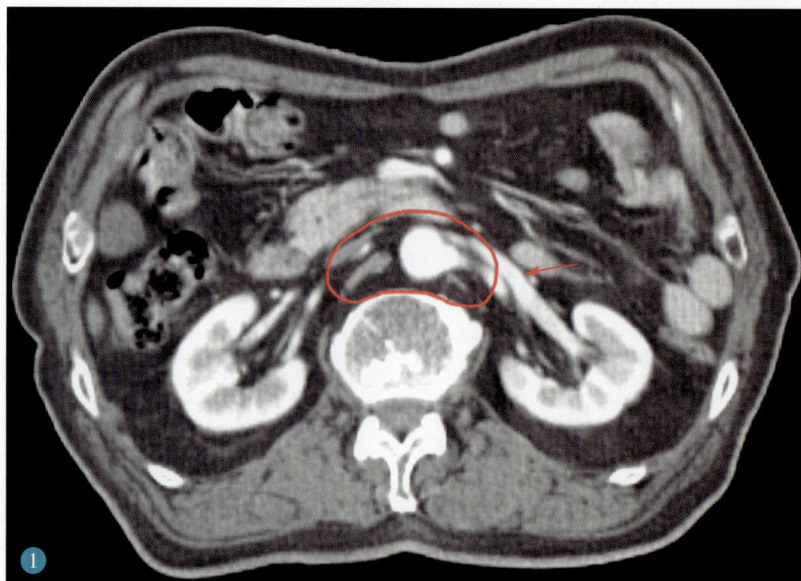

■ CTV
② 该层面所示为 CTV 下界即 16a 组淋巴引流区下界水平。

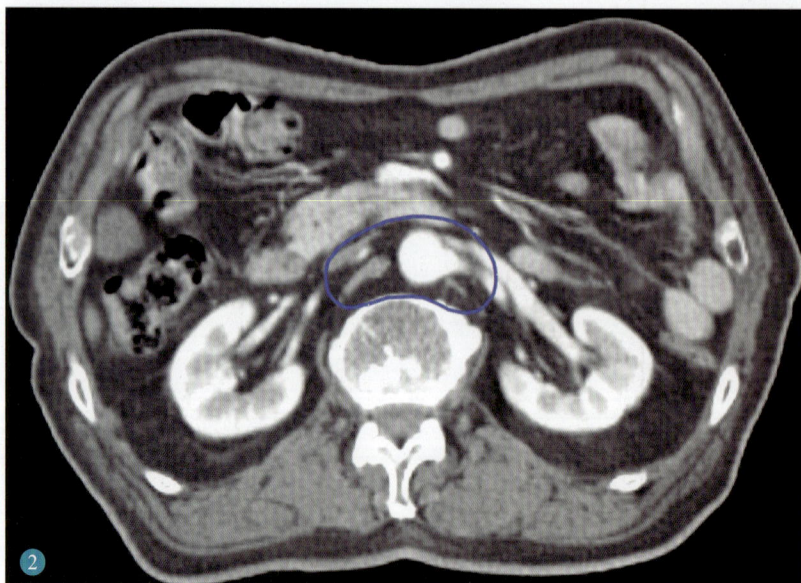

图 1-4-11 CTV 下界即左肾静脉下缘水平

【治疗结局】

放疗结束后 6 周,患者复查肿瘤标志物降至正常,复查胸部 CT 未见转移征象,腹盆增强 CT 与基线 CT 对比:贲门 - 胃底处胃壁略僵硬,增厚较前好转,现约 5mm,胃周原肿大淋巴结较前缩小,现较大者短径约 4mm。经 MDT 讨论,给予患者全胃切除术 + D2 淋巴结清扫,术后病理示:胃壁肌层可见少量肿瘤细胞残留,大部分区域间质纤维化伴炎细胞浸润,符合治疗后改变,病理肿瘤退缩分级(pathological tumor regression grade,pTRG)1 级,未见脉管内癌栓及神经侵犯,食管及十二指肠断端未见癌;淋巴结未见癌转移(0/23);术后病理分期:ypT_2N_0(图 1-4-12)。

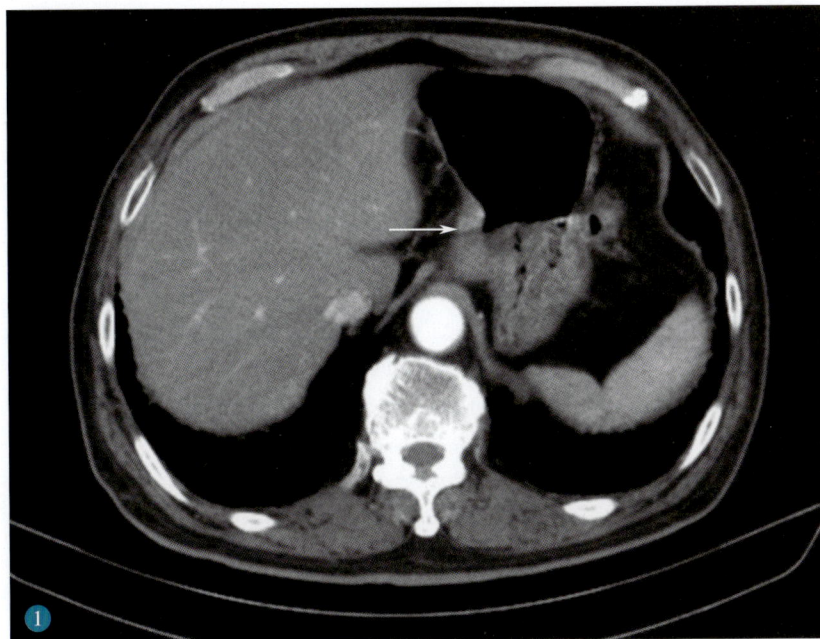

① 疗前增强 CT 表现,贲门 - 胃底处可见明显增厚,增强后不均匀强化;

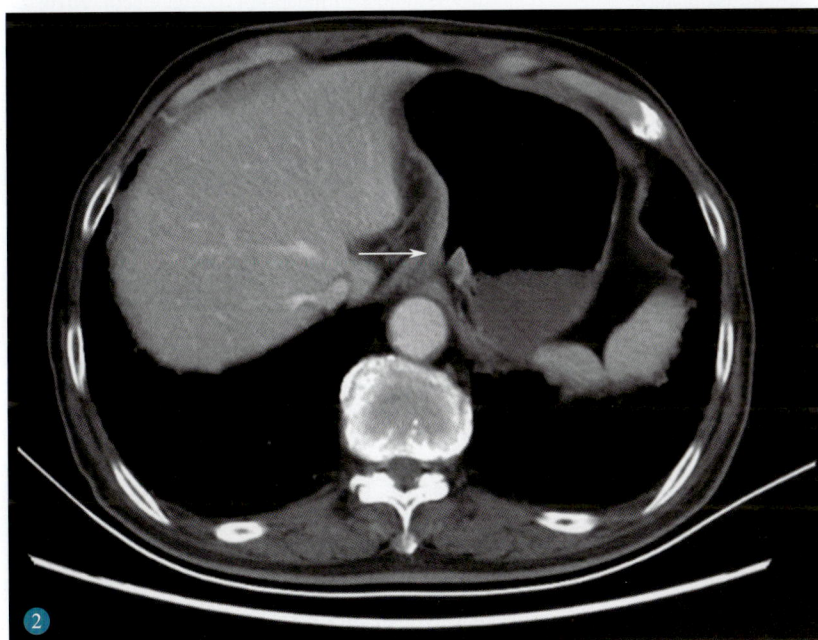

② 疗后增强 CT 表现,胃壁增厚较前明显减轻。

图 1-4-12 食管胃结合部癌治疗前后增强 CT 图像
白色箭头所示为原发肿瘤。

(撰稿 杜荣旭;审校 耿建昊 李永恒 王维虎 吴昊)

参考文献

[1] XIA C, DONG X, LI H, et al. Cancer statistics in China and United States, 2022: profiles, trends, and determinants [J]. Chin Med J (Engl), 2022, 135 (5): 584-590.

[2] HARTGRINK H H, VAN DE VELDE C J, PUTTER H, et al. Extended lymph node dissection for gastric cancer: who may benefit ? Final results of the randomized Dutch gastric cancer group trial [J]. J Clin Oncol, 2004, 22 (11): 2069-2077.

［3］ SONGUN I, PUTTER H, KRANENBARG E M, et al. Surgical treatment of gastric cancer: 15-year follow-up results of the randomised nationwide Dutch D1D2 trial [J]. Lancet Oncol, 2010, 11 (5): 439-449.

［4］ CUSCHIERI A, WEEDEN S, FIELDING J, et al. Patient survival after D1 and D2 resections for gastric cancer: long-term results of the MRC randomized surgical trial. Surgical Co-operative Group [J]. Br J Cancer, 1999, 79 (9/10): 1522-1530.

［5］ KUROKAWA Y, TAKEUCHI H, DOKI Y, et al. Mapping of lymph node metastasis from esophagogastric junction tumors: a prospective nationwide multicenter study [J]. Ann Surg, 2021, 274 (1): 120-127.

［6］ 张志贤, 谷铣之, 殷蔚伯, 等. 贲门癌术前放疗的价值 (附 370 例随机分组研究)[J]. 中华放射肿瘤学杂志, 1998, 07 (02): 70-74.

［7］ VAN HAGEN P, HULSHOF M C, VAN LANSCHOT J J, et al. Preoperative chemoradiotherapy for esophageal or junctional cancer [J]. N Engl J Med, 2012, 366 (22): 2074-2084.

［8］ OPPEDIJK V, VAN DER GAAST A, VAN LANSCHOT J J, et al. Patterns of recurrence after surgery alone versus preoperative chemoradiotherapy and surgery in the CROSS trials [J]. J Clin Oncol, 2014, 32 (5): 385-391.

［9］ STAHL M, WALZ M K, STUSCHKE M, et al. Phase III comparison of preoperative chemotherapy compared with chemoradiotherapy in patients with locally advanced adenocarcinoma of the esophagogastric junction [J]. J Clin Oncol, 2009, 27 (6): 851-856.

［10］ STAHL M, WALZ M K, RIERA-KNORRENSCHILD J, et al. Preoperative chemotherapy versus chemoradiotherapy inlocally advanced adenocarcinomas of the oesophagogastric junction (POET): Long-term results ofa controlled randomised trial [J]. Eur J Cancer, 2017, 81: 183-190.

［11］ REYNOLDS J V, PRESTON S R, O'NEILL B, et al. Trimodality therapy versus perioperative chemotherapy in the management of locally advanced adenocarcinoma of the oesophagus and oesophagogastric junction (Neo-AEGIS): an open-label, randomised, phase 3 trial [J]. Lancet Gastroenterol Hepatol, 2023, 8 (11): 1015-1027.

［12］ LEONG T, SMITHERS B M, HAUSTERMANS K, et al. TOPGEAR: A randomized, phase III trial of perioperative ECF Chemotherapy with or without preoperative chemoradiation for resectable gastric cancer: interim results from an international, intergroup trial of the AGITG, TROG, EORTC and CCTG [J]. Ann Surg Oncol, 2017, 24 (8): 2252-2258.

［13］ AJANI J A, MANSFIELD P F, JANJAN N. Multi-institutional trial of preoperative chemoradiotherapy in patients with potentially resectable gastric carcinoma [J]. J Clin Oncol, 2004, 22 (14): 2774-2780.

［14］ AJANI J A, WINTER K, OKAWARA G S, et al. Phase II trial of preoperative chemoradiation in patients with localized gastric adenocarcinoma (RTOG 9904): quality of combined modality therapy and pathologic response [J]. J Clin Oncol, 2006, 24 (24): 3953-3958.

［15］ KLEVEBRO F, ALEXANDERSSON VON DÖBELN G, WANG N, et al. A randomized clinical trial of neoadjuvant chemotherapy versus neoadjuvant chemoradiotherapy for cancer of the oesophagus or gastro-oesophageal junction [J]. Ann Oncol, 2016, 27 (4): 660-667.

［16］ MUKHERJEE S, HURT C, RADHAKRISHNA G, et al. Oxaliplatin/capecitabine or carboplatin/paclitaxel-based preoperative chemoradiation for resectable oesophageal adenocarcinoma (NeoSCOPE): long-term results of a randomised controlled trial [J]. Eur J Cancer, 2021, 153: 153-161.

［17］ WEI J, LU X, LIU Q, et al. Neoadjuvant sintilimab in combination with concurrent chemoradiotherapy for locally advanced gastric or gastroesophageal junction adenocarcinoma: a single-arm phase 2 trial [J]. Nat Commun, 2023, 14 (1): 4904.

［18］ TANG Z, WANG Y, LIU D, et al. The Neo-PLANET phase II trial of neoadjuvant camrelizumab plus concurrent chemoradiotherapy in locally advanced adenocarcinoma of stomach or gastroesophageal junction [J]. Nat Commun, 2022, 13 (1): 6807.

［19］ MACDONALD J S, SMALLEY S R, BENEDETTI J, et al. Chemoradiotherapy after surgery compared with surgery alone for adenocarcinoma of the stomach or gastroesophageal junction [J]. N Engl J Med, 2001, 345 (10): 725-730.

［20］ SMALLEY S R, BENEDETTI J K, HALLER D G, et al. Updated analysis of SWOG-directed intergroup study 0116: a phase III trial of adjuvant radiochemotherapy versus observation after curative gastric cancer resection [J]. J Clin Oncol, 2012, 30 (19): 2327-2333.

［21］ LEE J, LIM D H, KIM S, et al. Phase III trial comparing capecitabine plus cisplatin versus capecitabine plus cisplatin with concurrent capecitabine radiotherapy in completely resected gastric cancer with D2 lymph node dissection: the ARTIST trial [J]. J Clin Oncol, 2012, 30 (3): 268-273.

[22] YU J I, LIM D H, AHN Y C, et al. Effects of adjuvant radiotherapy on completely resected gastric cancer: a radiation oncologist's view of the ARTIST randomized phase Ⅲ trial [J]. Radiother Oncol, 2015, 117 (1): 171-177.

[23] CATS A, JANSEN E P M, VAN GRIEKEN N C T, et al. Chemotherapy versus chemoradiotherapy after surgery and preoperative chemotherapy for resectable gastric cancer (CRITICS): an international, open-label, randomised phase 3 trial [J]. Lancet Oncol, 2018, 19 (5): 616-628.

[24] PARK S H, LIM D H, SOHN T S, et al. A randomized phase Ⅲ trial comparing adjuvant single-agent S1, S-1 with oxaliplatin, and postoperative chemoradiation with S-1 and oxaliplatin in patients with node-positive gastric cancer after D2 resection: the ARTIST 2 trial [J]. Ann Oncol, 2021, 32 (3): 368-374.

[25] NAM H, LIM D H, KIM S, et al. A new suggestion for the radiation target volume after a subtotal gastrectomy in patients with stomach cancer [J]. Int J Radiat Oncol Biol Phys, 2008, 71 (2): 448-455.

[26] XU J, SHEN L, SHUI Y, et al. Patterns of recurrence after curative D2 resection for gastric cancer: implications for postoperative radiotherapy [J]. Cancer Med, 2020, 9 (13): 4724-4735.

[27] CHANG J S, LIM J S, NOH S H, et al. Patterns of regional recurrence after curative D2 resection for stage Ⅲ (N$_3$) gastric cancer: Implications for postoperative radiotherapy [J]. Radiother Oncol, 2012, 104 (3): 367-373.

第二章　肝细胞癌

原发性肝癌是常见恶性肿瘤,其发病率具有较大的地域差异性。肝癌是全球和我国范围内常见的恶性肿瘤之一,2022 年我国肝癌发病率居恶性肿瘤第四位,死亡率居第二位[1]。在发病因素方面,原发性肝癌可能与乙型肝炎病毒(hepatitis B virus,HBV)感染、丙型肝炎病毒(hepatitis C virus,HCV)感染、过度饮酒、肝脂肪变性或代谢功能障碍相关性肝病、饮食中黄曲霉毒素 B1 的暴露等相关。在我国,大部分原发性肝癌的发病与 HBV 感染相关,约 90% 的患者曾发生 HBV 感染,约 10% 的患者曾发生 HCV 感染[2]。在病理学方面,原发性肝癌主要包括肝细胞癌(hepatocellular carcinoma,HCC)、肝内胆管细胞癌和混合性肝细胞 - 胆管细胞癌。三者在发病机制、生物学行为、治疗方法和预后等方面有较大差异。其中,HCC 最为常见,约占 75%~85%。本章中的肝癌仅指 HCC。

HCC 的治疗强调综合治疗,针对不同患者合理、有序地整合手术、消融、介入、放疗和系统治疗等才可使获益最大化。近年来,随着放疗技术的进步,放疗在 HCC 中的应用逐渐增多。相较于二维放疗,3D-CRT 和 IMRT 提高了治疗的精确性,更好地保护了正常组织。体部立体定向放疗(stereotactic body radiotherapy,SBRT)联合先进的呼吸运动管理技术,可在短期内给予肝脏肿瘤更高剂量照射,同时肿瘤周围剂量快速跌落,在很大程度上降低了周围正常组织受量,在肝癌放疗中的应用越来越广泛,而且疗效越来越好。目前,放疗在 HCC 中的应用主要包括:小肝癌潜在根治性 SBRT 治疗,包括放疗在内的综合治疗,如围手术期放疗、中晚期肝癌经导管动脉化疗栓塞(transcatheter arterial chemoembolization,TACE)联合放疗、靶向免疫治疗联合放疗以及晚期肝癌姑息性放疗等。

第一节　肝细胞癌影像诊断

本节内容主要参考指南:

- 肝脏影像报告和数据系统(Liver Imaging Reporting And Data System,LI-RADS)2018 版;
- 实体瘤疗效评价标准(RECIST 1.1);
- 改良实体瘤疗效评价标准(Modified Response Evaluation Criteria In Solid Tumors,mRECIST);
- 欧洲肝病研究学会(European Association for the Study of the Liver,EASL)标准;
- 国家卫健委原发性肝癌诊疗指南(2024 年版)。

一、肝细胞癌常用影像学检查方式

(1)超声显像。

(2)计算机体层成像:CT 是诊断肝脏疾病重要的检查手段之一。通过注射碘对比剂,获得动脉期(注射对比剂后 25~30 秒)、门静脉期(注射对比剂后 60~80 秒)和延迟期(注射对比剂后 180 秒)图像,可了解肝内病变强化程度随时间的变化及其血供情况。此外,通过多平面重建等后期处理技术,有助于显示肝内病变与血管、胆管的关系。

(3)磁共振成像:通过 T_1 加权成像(T_1 weighted imaging,T_1WI)、T_2 加权成像(T_2 weighted imaging,T_2WI)、弥散加权成像(diffusion weighted imaging,DWI)和增强扫描等多种序列,能够获得不同的组织特征信息。采用肝细胞特异性对比剂钆塞酸二钠(Gd-EOB-DTPA),可以进一步提高 HCC 检出率和诊断准确率。

(4)正电子发射计算机断层显像:PET/CT 能够全面反映肿瘤原发灶和远处转移的情况。但由于肝脏本身具有高代谢的特点,PET/CT 对于 HCC 的诊断灵敏度和特异度并不理想,且考虑到检查普及性和卫生经济学因素,目前尚不推荐将其作为 HCC 的常规检查方式,可作为评价疗效的方法之一或其他检查方式的补充。

二、肝脏及相关结构的正常影像学表现

(一) 正常结构

肝脏位于右上腹,其上方、前方和外侧为横膈,内侧与胃、十二指肠和横结肠毗邻。肝脏表面具有一层致密的结缔组织,即脏层腹膜。膈肌下方的壁层腹膜与肝脏表面的脏层腹膜折叠形成冠状韧带,冠状韧带左右支在肝脏表面的矢状沟内融合为镰状韧带,其内下部包含肝圆韧带(前身为脐静脉)。肝门是肝脏脏面的重要结构,为一横行的沟裂,其内含有门静脉、肝固有动脉和肝管,又称第一肝门(图 2-1-1)。肝门右前方、后方分别为胆囊窝和腔静脉沟,内部分别容纳胆囊和下腔静脉,肝左、中、右静脉汇入下腔静脉的位置又称为第二肝门,位于肝脏膈面顶部(图 2-1-2)。结缔组织包绕门静脉、肝固有动脉和肝内胆管的各级分支并在肝内走行构成 Glisson 系统。

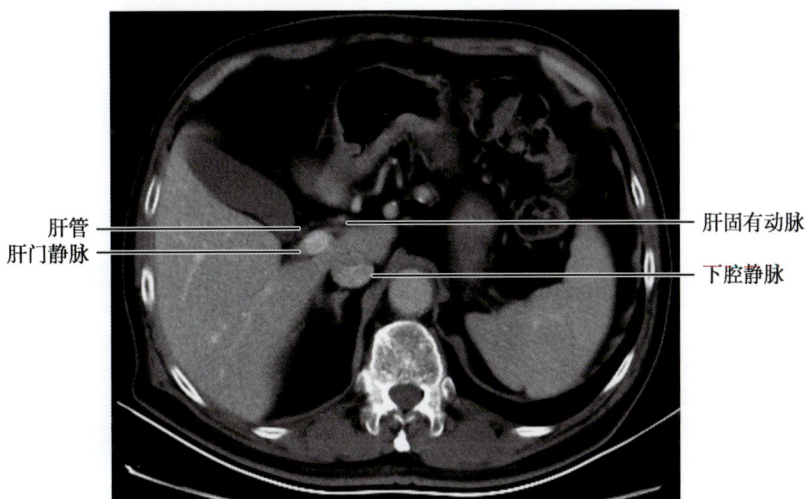

图 2-1-1　肝脏第一肝门层面 CT 图像

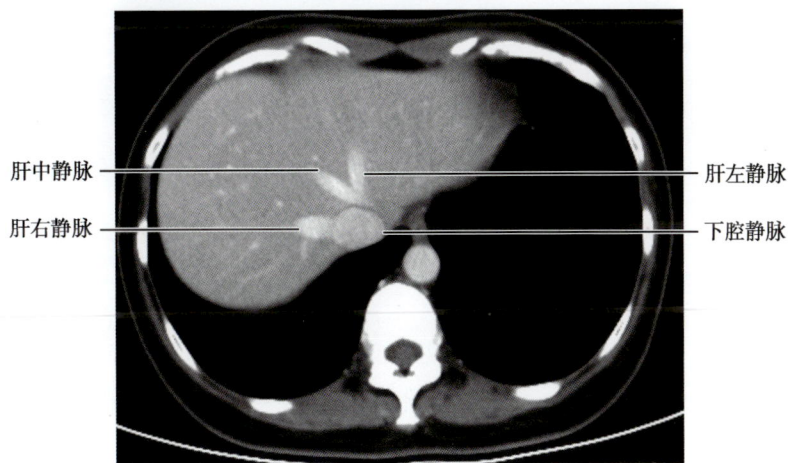

图 2-1-2　肝脏第二肝门层面 CT 图像

(二) 肝脏血供

肝脏接受肝动脉和门静脉的双重血供,约 1/4 为肝动脉供血,约 3/4 为门静脉供血。

门静脉主要收集来自胃肠道静脉和脾静脉的血液回流,门静脉分为左右支,在肝内反复分支,汇入

肝血窦。肝脏的静脉血由肝静脉引流至下腔静脉,肝左、肝中及肝右静脉汇入下腔静脉肝上段,另有数条尾状叶静脉经尾状叶中部直接汇入下腔静脉。

肝总动脉起源于腹腔干,发出肝固有动脉、胃十二指肠动脉及胃右动脉。其中肝固有动脉在进入肝门前又分为肝左动脉和肝右动脉。肝左动脉和肝右动脉入肝后经多次分支,形成小叶间动脉,与门静脉在肝内反复分支形成的小叶间静脉将血液输入肝血窦。

(三) 肝脏淋巴引流

肝脏的淋巴液主要来自肝血窦,经过浅、深两组引流至膈上和膈下淋巴结。浅组位于肝脏浆膜下,形成淋巴管网。膈面淋巴管分为三组,分别注入下腔静脉周围淋巴结、贲门周围淋巴结和主动脉前淋巴结;脏面淋巴管大多在肝门处注入肝淋巴结。深组淋巴结由肝内细小淋巴管融合形成较大的主干,随后分为升、降两支,升支出第二肝门,经腔静脉孔,注入纵隔淋巴结,而降支由肝门穿出注入肝淋巴结。

(四) 肝脏影像解剖

目前使用的肝脏解剖学分段以 Bismuth-Couinaud 系统为基础,根据肝静脉和 Glisson 系统的走行,将肝脏分为尾状叶、左外叶、左内叶、右前叶和右后叶共 5 叶,I～VIII亚段共 8 段(图 2-1-3)。其中,I 段

❶ 肝脏顶部层面增强 CT 门静脉期表现;

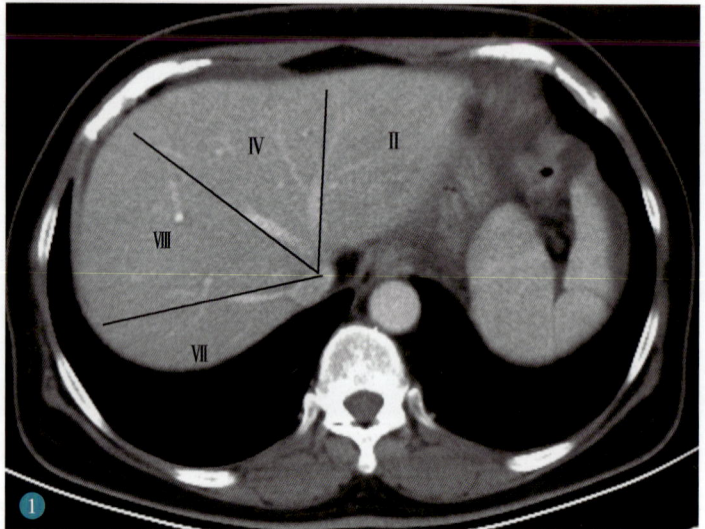

❷ 门静脉上方层面增强 CT 门静脉期表现;

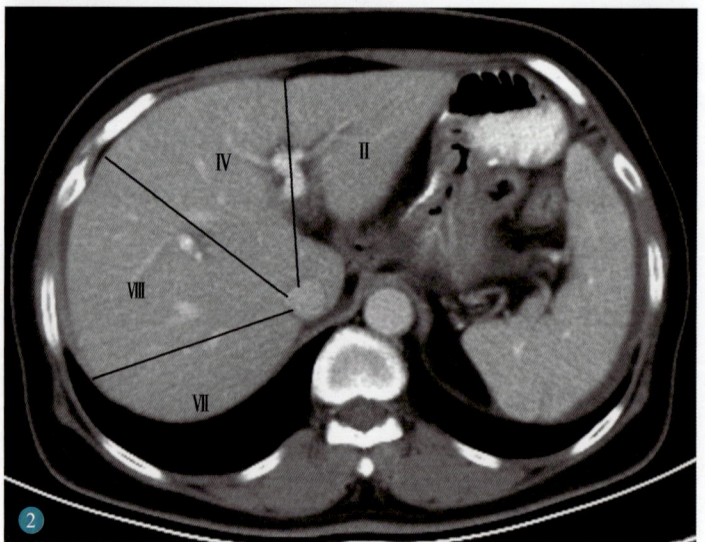

图 2-1-3 肝脏 Couinaud 分段 CT 图像(1)

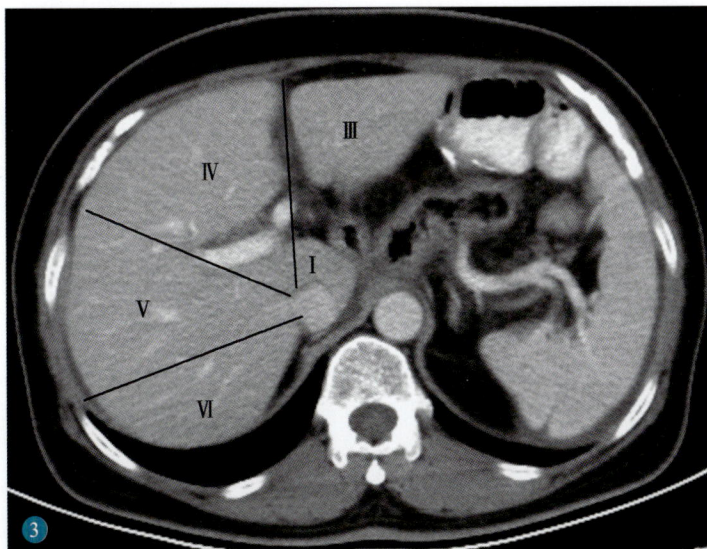

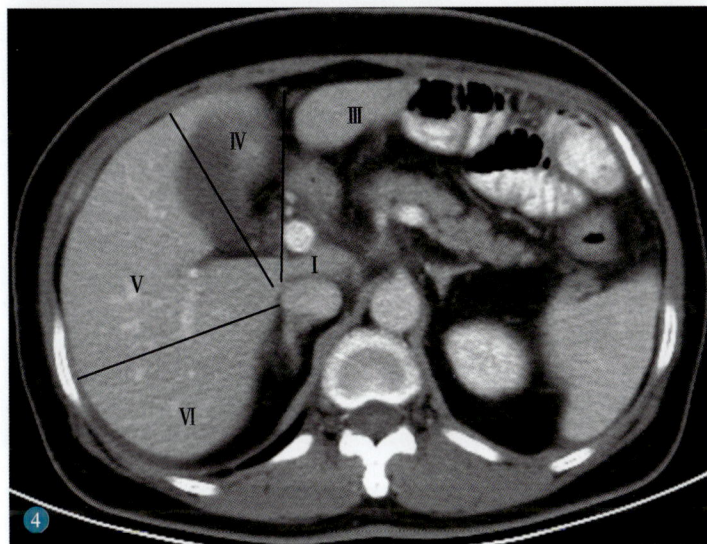

④ 门静脉下方层面增强 CT 门静脉期表现。

图 2-1-3　肝脏 Couinaud 分段 CT 图像（2）

对应解剖学的尾状叶，位于肝右叶内侧，门静脉与下腔静脉之间。Ⅱ 段和 Ⅲ 段位于肝左静脉的外侧，其中 Ⅱ 段位于门静脉所在平面的上方，而 Ⅲ 段位于其下方，二者共同组成左外叶。Ⅳ 段即左内叶，位于肝中静脉与肝左静脉之间，又分为门静脉所在平面上方的 Ⅳa 段和下方的 Ⅳb 段。Ⅴ 段和 Ⅷ 段位于肝右静脉与肝中静脉之间，其中 Ⅷ 段位于门静脉所在平面的上方，而 Ⅴ 段位于其下方，二者共同组成右前叶。Ⅵ 段和 Ⅶ 段分别位于肝右静脉的外侧和右侧，其中 Ⅶ 段位于门静脉所在平面上方，而 Ⅵ 段位其于下方，二者共同组成右后叶。

三、肝癌的典型影像学表现

（一）肝癌的影像学表现

肝癌平扫 CT 表现为低密度结节或肿块，内部可见更低密度的坏死区、极低密度的脂肪成分和高密度出血改变等。由于 HCC 以肝动脉供血为主，因此典型表现为动脉晚期非环形高强化，门静脉期及延迟期强化程度相对减低，称为"廓清"。病灶周围常见假包膜，动脉期呈等或低强化，延迟期强化程度增

55

高(图 2-1-4)。此外,肝内静脉管腔内出现软组织密度影,增强扫描可见强化,伴或不伴管腔扩张,提示可能合并癌栓。

肝癌 MRI 表现为 T_1WI 低信号、T_2WI 中 - 高信号,由于肿瘤内部可能存在出血、坏死、脂肪变性等,因此内部信号可不均匀,表现为 T_1WI 等信号或高信号(出血、脂肪变性),T_2WI 高信号(坏死)。与增强 CT 表现相似,采用钆对比剂的 MRI 增强扫描典型表现为动脉晚期非环形高强化,门静脉期及延迟期强化相对减低,即廓清。对于伴有癌栓的病变,T_2WI 表现为血管流空信号消失,管腔内存在中等信号,增强扫描可见强化。

① HCC 平扫 CT 表现,显示肝右叶不均匀稍低密度病灶;

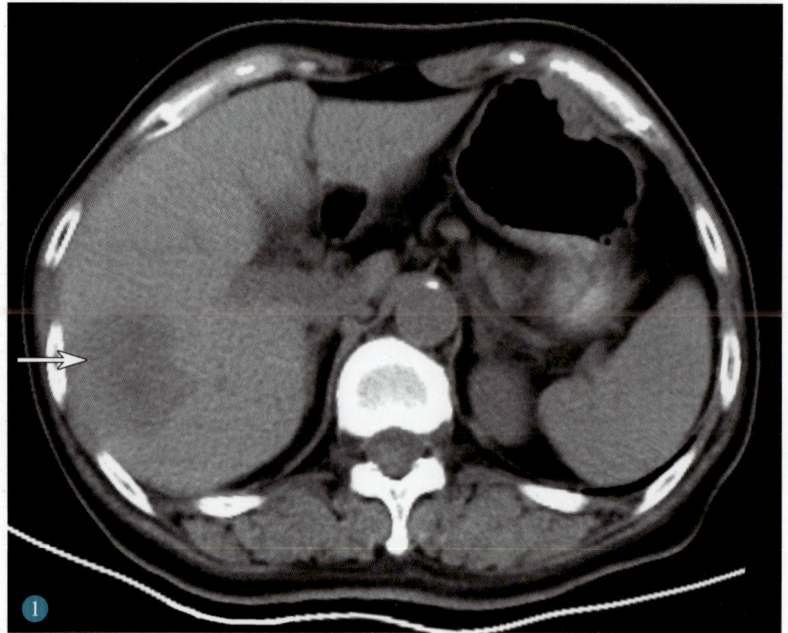

② HCC 增强 CT 动脉期表现,病灶内部可见明显高强化;

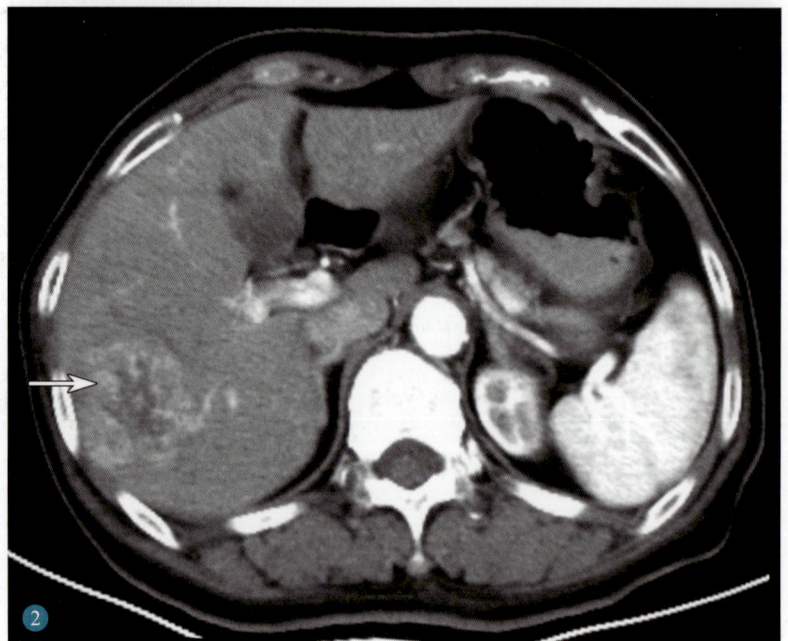

图 2-1-4 HCC 的典型表现 CT 图像(1)

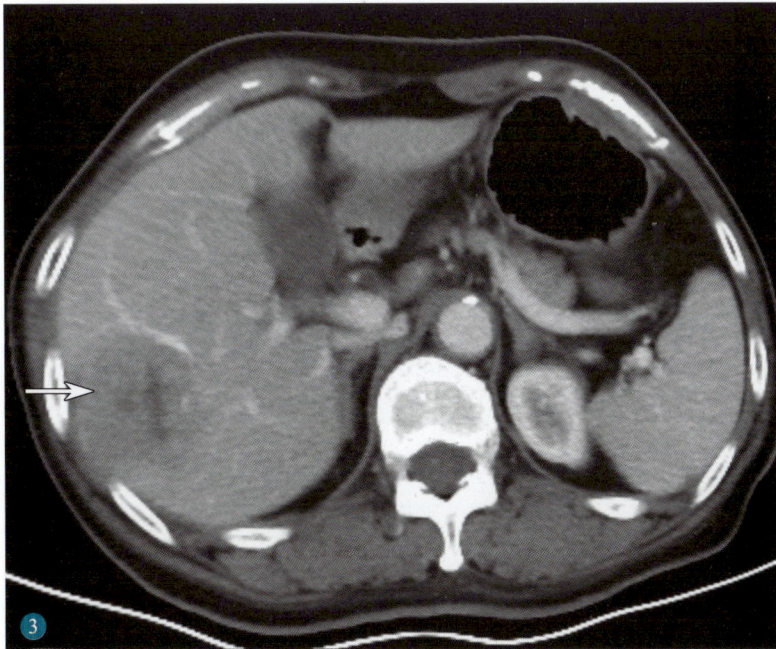

❸ HCC 增强 CT 门静脉期表现;

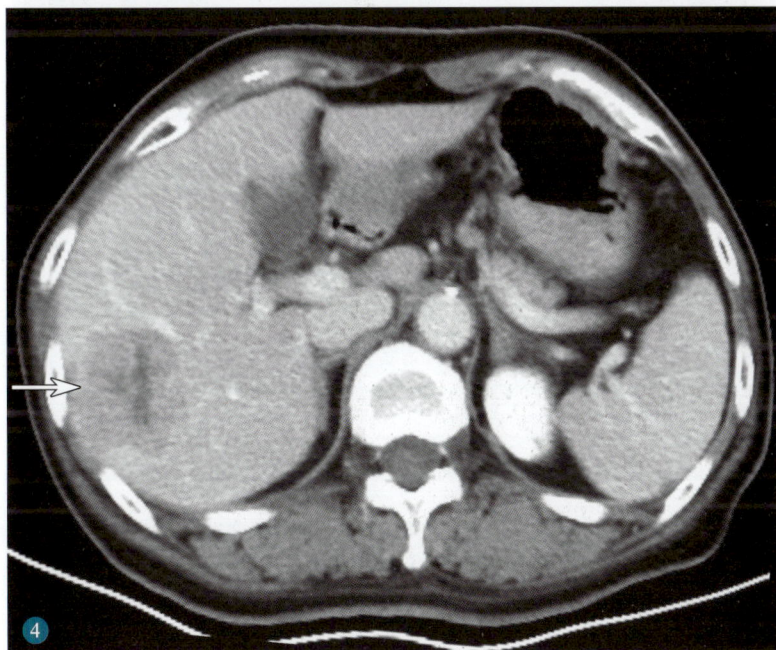

❹ HCC 增强 CT 延迟期表现,可见廓清。

图 2-1-4 HCC 的典型表现 CT 图像(2)
白色箭头所示为原发肿瘤。

注射 Gd-EOB-DTPA 后扫描获得肝胆特异期图像,有助于提高典型 HCC 的诊断灵敏度和特异度,提高不典型 HCC 的检出率。由于肿瘤细胞无法摄取对比剂,注射对比剂 15~20 分钟后,肝胆特异期病变呈低信号(图 2-1-5)。少数 HCC 由于分化程度较高,肝胆特异期呈等或稍高信号(相对于正常肝实质)。

(二) 肝癌诊断评分系统

该系统根据主要影像征象的数目诊断 HCC,主要征象包括:动脉期非环形高强化、门静脉期或延迟期非边缘廓清、"假包膜"强化(图 2-1-6)、病灶增大(随访 6 个月内病灶大小增大 50% 或以上)。

❶ HCC MRI T₂WI 表现，肝 S7
病灶呈稍高信号；

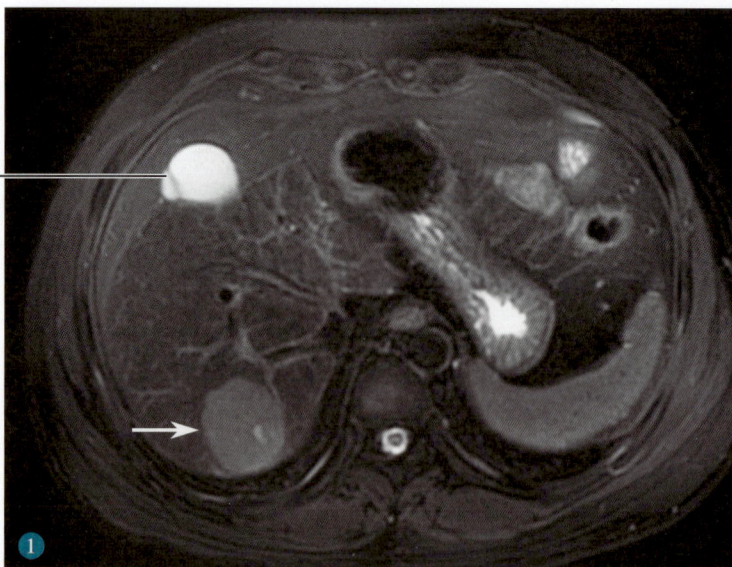

胆囊

❷ HCC MRI T₁WI 表现，病灶
呈低信号；

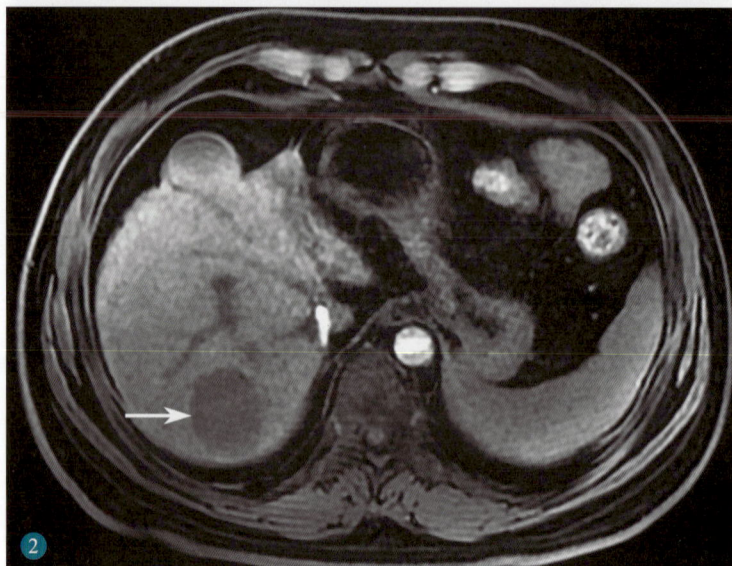

❸ HCC 增强 MRI 动脉期表
现，病灶呈明显高强化；

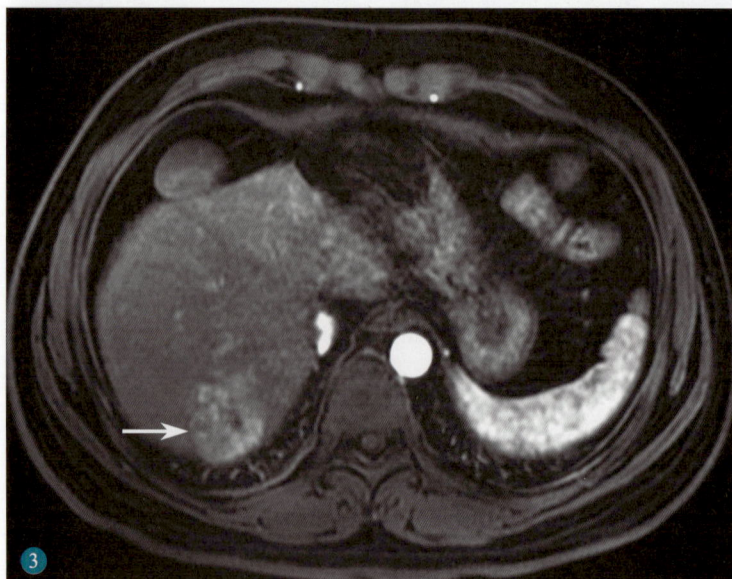

图 2-1-5　HCC 的典型表现 MRI 图像(1)

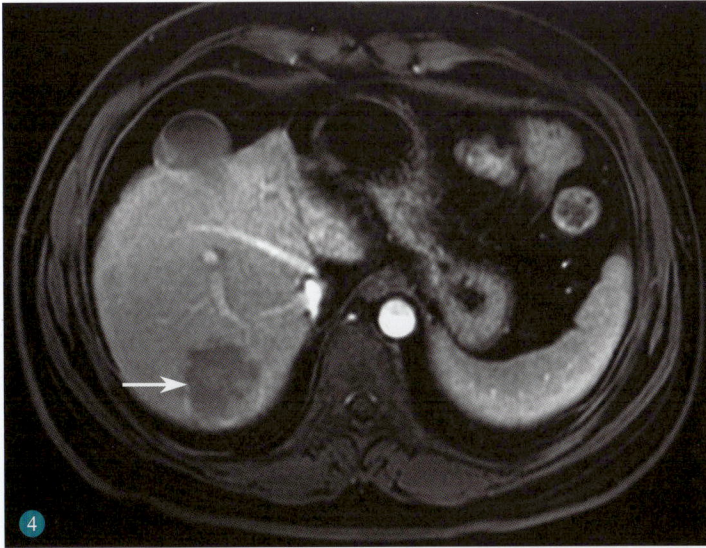

④ HCC 增强 MRI 门静脉期表现；

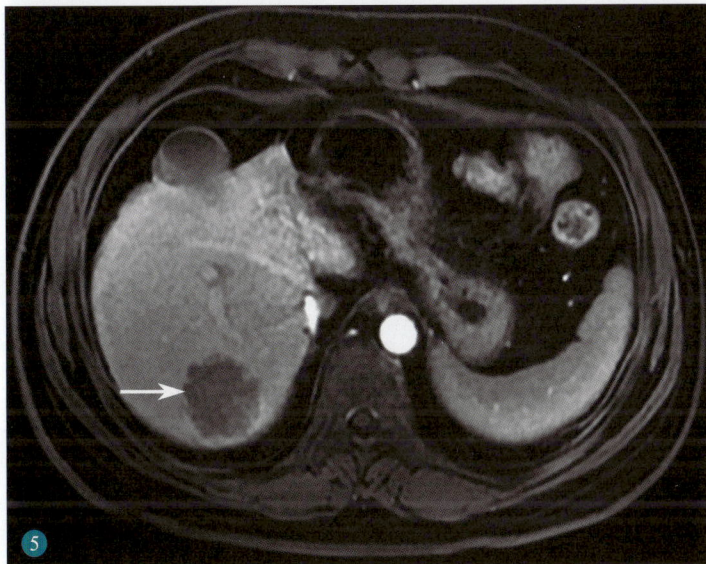

⑤ HCC 增强 MRI 延迟期表现，可见廓清；

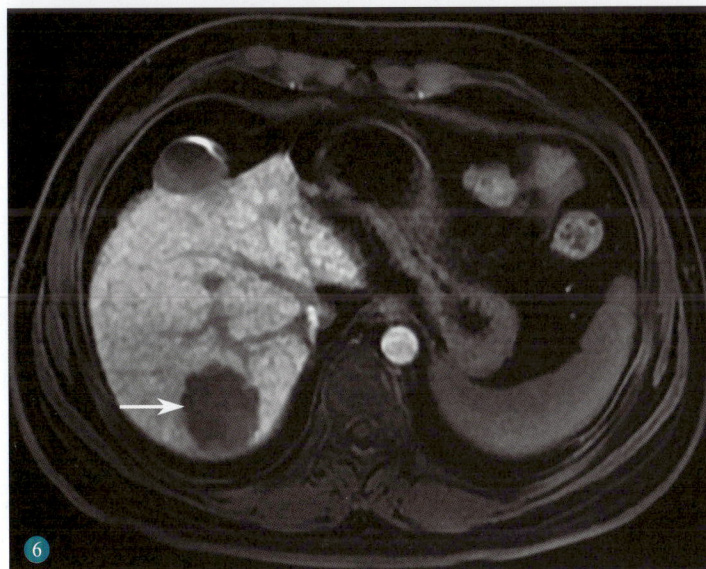

⑥ HCC 增强 MRI 肝胆特异期，病灶呈低信号。

图 2-1-5 HCC 的典型表现 MRI 图像（2）
白色箭头所示为原发肿瘤。

综合病灶大小和主要影像征象数目，LI-RADS 2018 版将肝脏病变分为 8 个诊断类别：LR-1（肯定为良性）、LR-2（可能为良性）、LR-3（中度可能为恶性）、LR-4（可能为 HCC）、LR-5（肯定为 HCC）、LR-NC（因图像质量不佳或不完整而不能分类）、LR-M（可能或肯定为恶性，但是 HCC 影像学特征不特异）、LR-TIV（静脉内癌栓）（表 2-1-1）。

❶ HCC 平扫 CT 表现，显示肝 S5 不均匀稍低密度病灶；

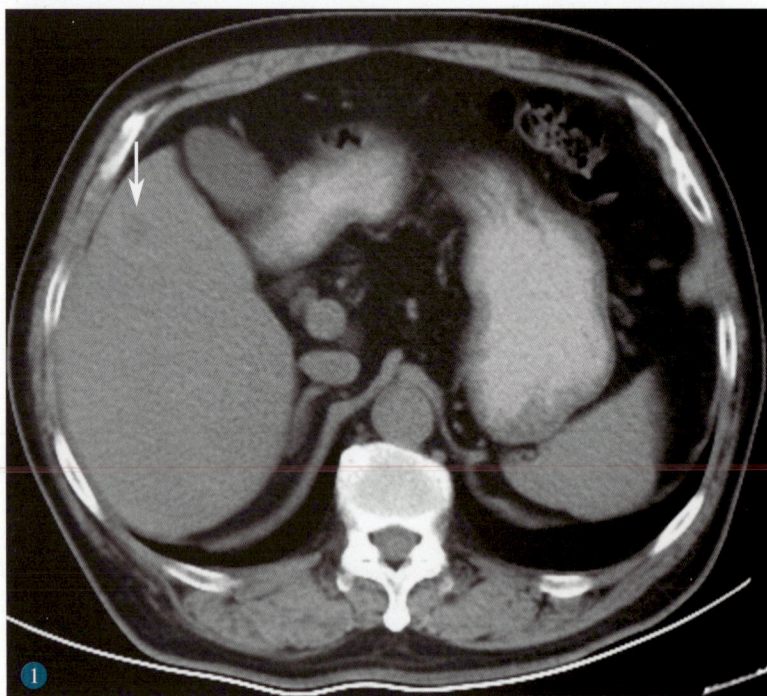

❷ HCC 增强 CT 动脉期表现，病灶非环形高强化；

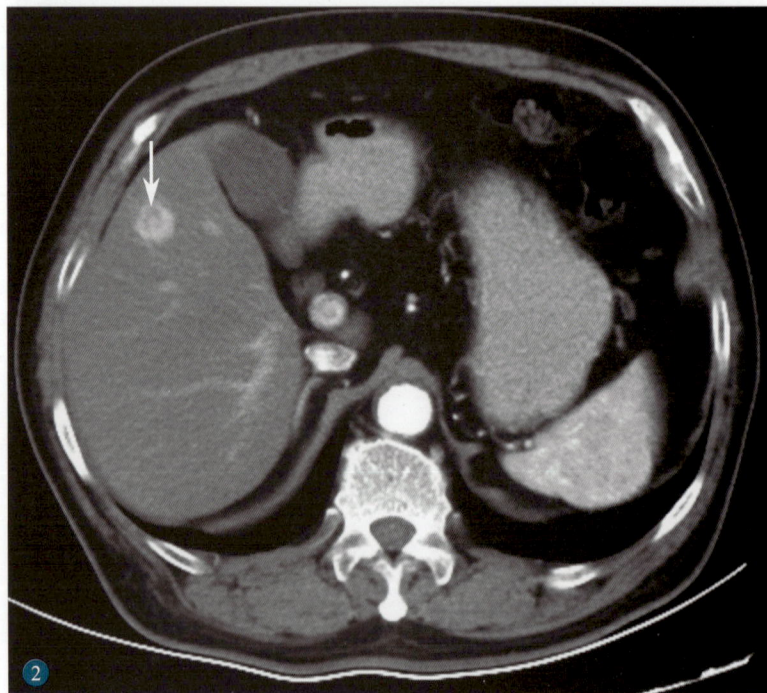

图 2-1-6　HCC 诊断的主要征象 CT 图像（1）

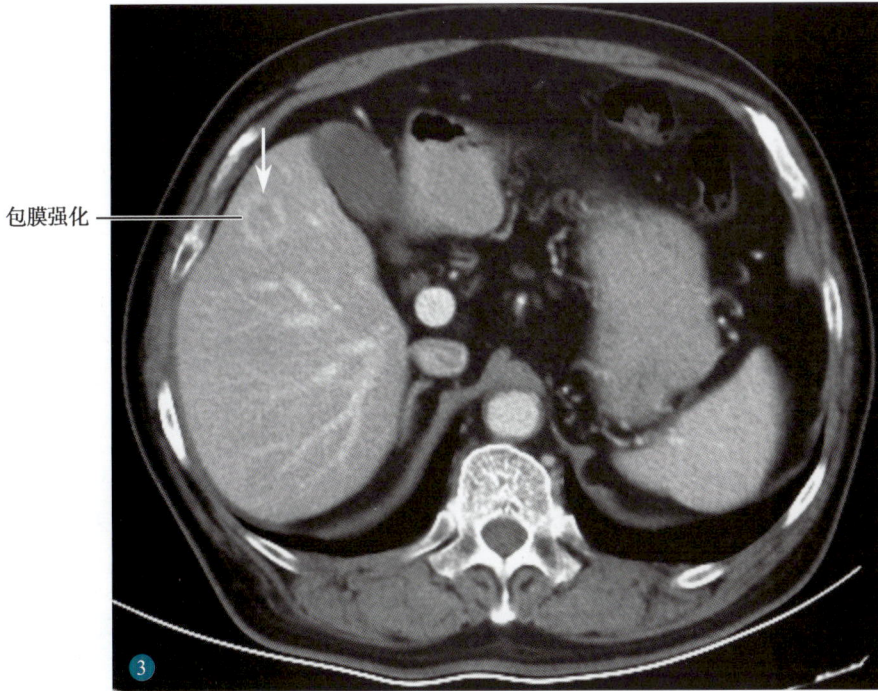

包膜强化 ————

❹ HCC 增强 CT 延迟期
表现，可见非边缘廓
清、包膜强化。

包膜强化 ————

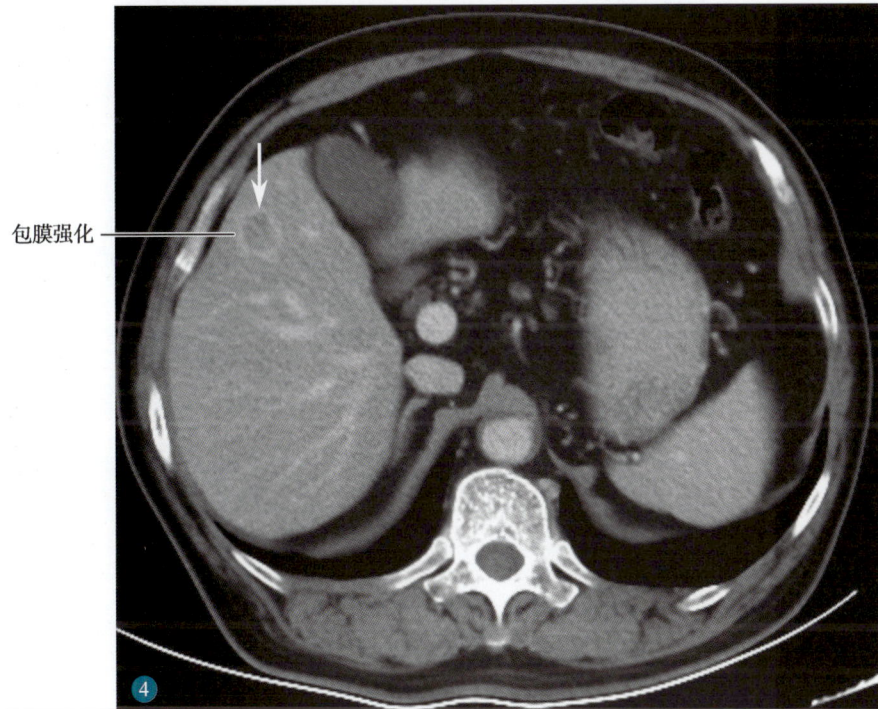

图 2-1-6 HCC 诊断的主要征象 CT 图像（2）
白色箭头所示为原发肿瘤。

第二章 肝细胞癌

61

表 2-1-1　CT/MRI LI-RADS 2018 版诊断评分

		无动脉期高强化		非环形动脉期高强化		
病灶大小 /mm		<20	≥20	<10	10~19	≥20
主要征象的数目	无	LR-3	LR-3	LR-3	LR-3	LR-4
非边缘廓清；"假包膜" 强化；	1 个	LR-3	LR-4	LR-4	LR-4/LR-5	LR-5
病灶增大	≥2 个	LR-4	LR-4	LR-4	LR-5	LR-5

（三）肝癌的分期

肝癌的分期对于患者治疗方案的选择、预后评估有重要影响。常用的分期方案有巴塞罗那临床肝癌（Barcelona clinic liver cancer，BCLC）分期，中国肝癌分期（China liver cancer staging，CNLC）。这两个分期系统都是根据患者体能状态（performance status，PS）、肝脏肿瘤数目、大小和肝功能情况建立的。

BCLC 分期系统将 HCC 分为 0 期（极早期）、A 期（早期）、B 期（中期）、C 期（晚期）及 D 期（终末期）共 5 期，见表 2-1-2。CNLC 分期系统将 HCC 患者分为Ⅰa、Ⅰb、Ⅱa、Ⅱb、Ⅲa、Ⅲb 及Ⅳ期，见表 2-1-3。部分分期患者的典型影像图像见图 2-1-7 及图 2-1-8。

❶ MRI T_2WI 表现，肝 S5/8 交界区病灶呈稍高信号；

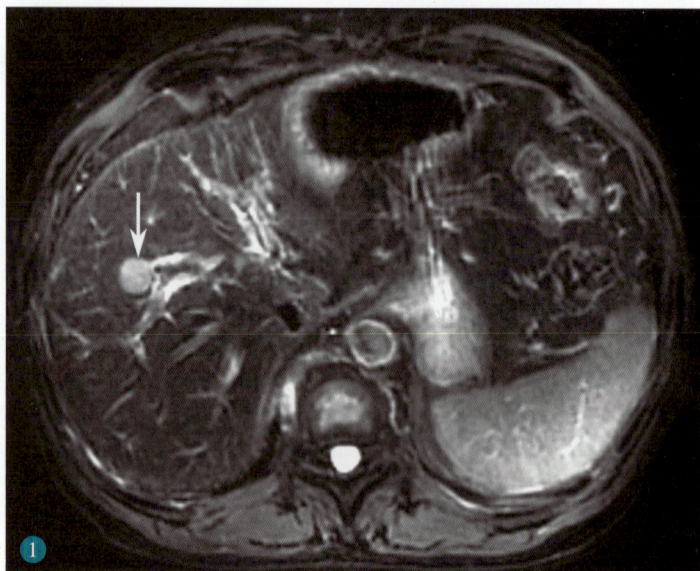

❷ MRI T_1WI 表现，病灶呈低信号；

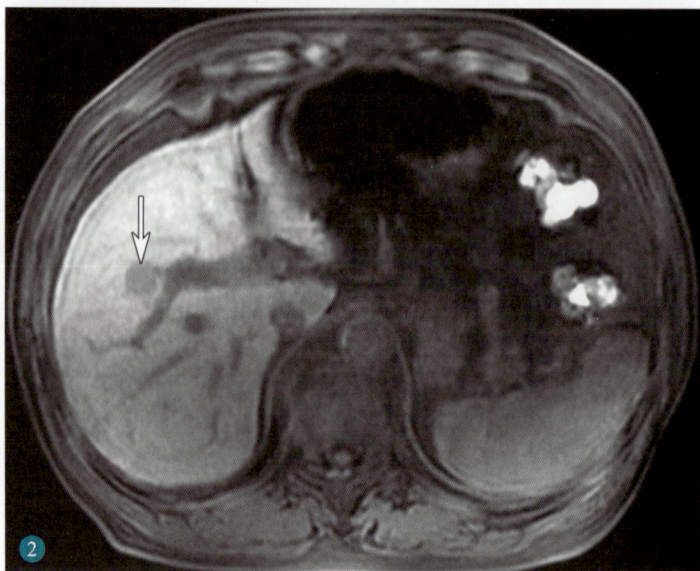

图 2-1-7　HCC BCLC A 期、CNLC Ⅰb 期 MRI 图像（1）

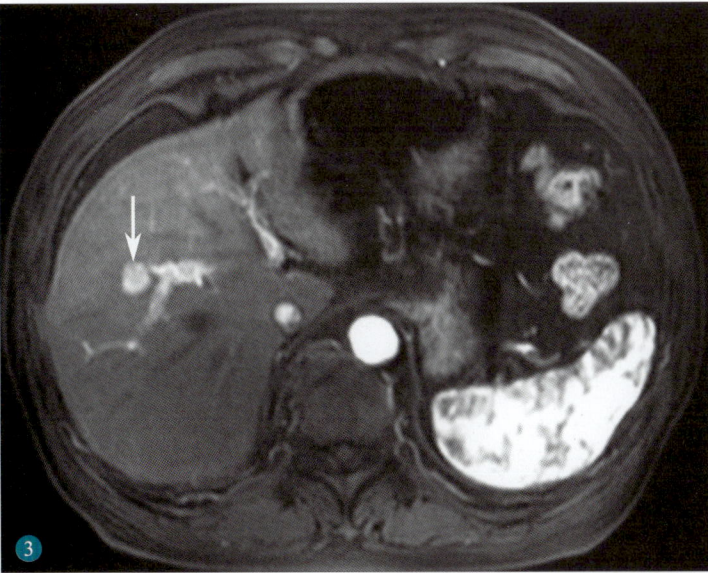

❸ 增强 MRI 动脉期表现,病灶呈明显高强化;

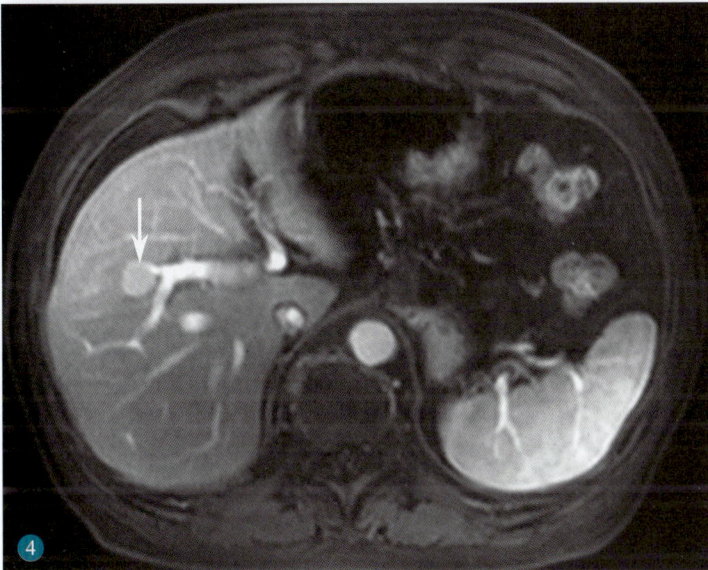

❹ 增强 MRI 门静脉期表现;

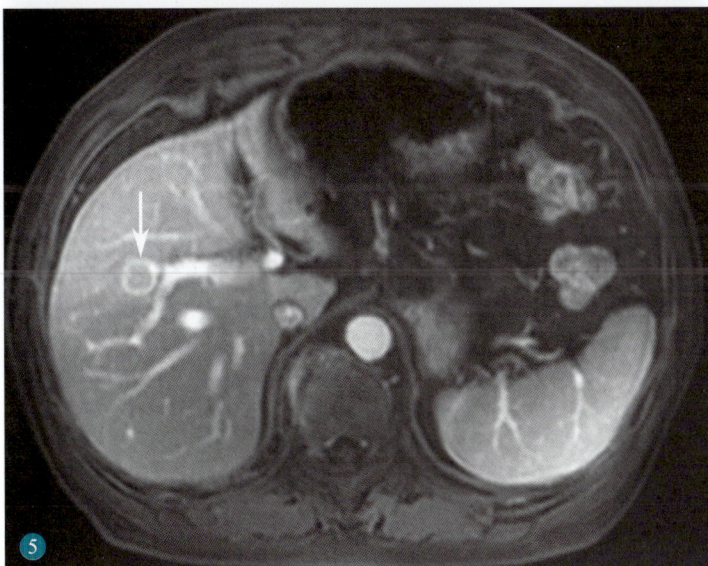

❺ 增强 MRI 延迟期表现,可见廓清;

图 2-1-7　HCC BCLC A 期、CNLC Ⅰb 期 MRI 图像(2)

图 2-1-7　HCC BCLC A 期、CNLC Ⅰb 期 MRI 图像(3)

⑥ MRI T$_2$WI 表现,肝 S6 病灶呈稍高信号;

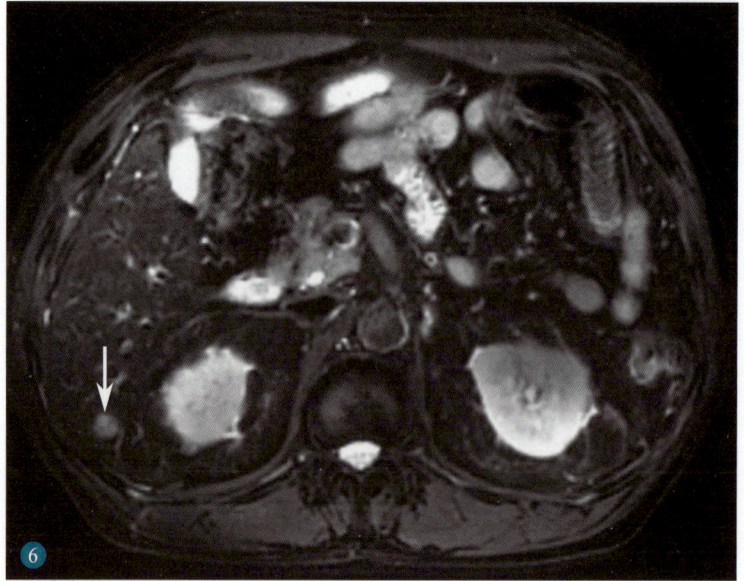

⑦ MRI T$_1$WI 表现,肝 S6 病灶呈低信号;

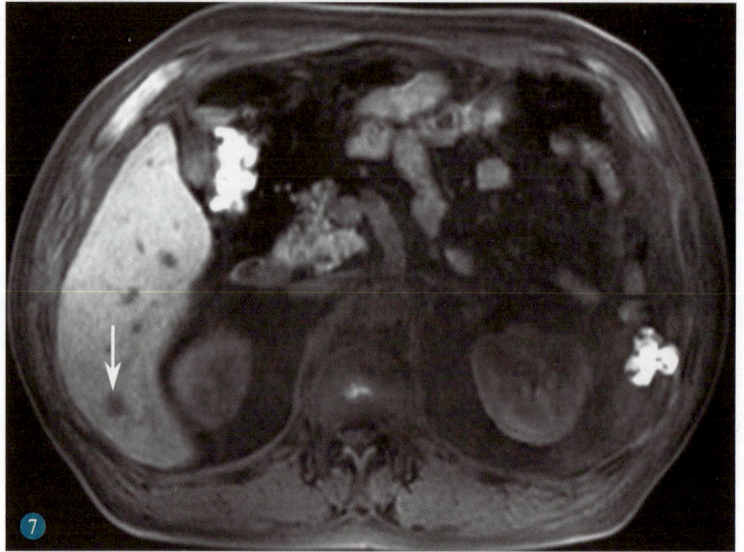

⑧ 增强 MRI 动脉期表现,病灶边缘明显高强化;

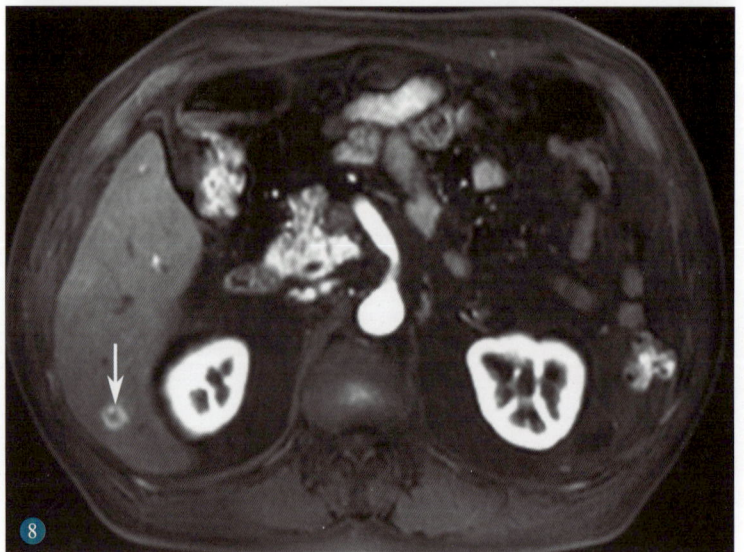

图 2-1-7　HCC BCLC A 期、CNLC Ⅰb 期 MRI 图像(3)

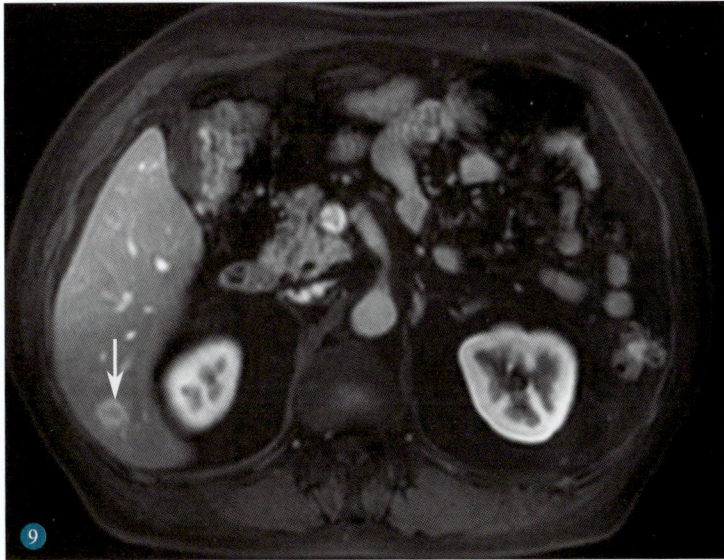

⑨ 增强 MRI 门静脉期表现;

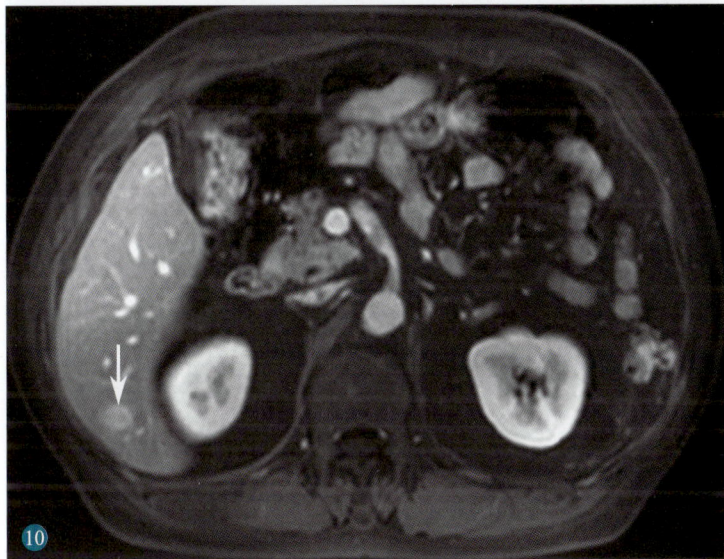

⑩ 增强 MRI 延迟期表现,病灶边缘稍高强化。

图 2-1-7　HCC BCLC A 期、CNLC Ⅰb 期 MRI 图像(4)

病灶大小分别约 1.7cm、1.1cm,无血管侵犯及远处转移,患者 PS 评分为 0,Child-Pugh A 级。白色箭头所示为原发肿瘤。

表 2-1-2　BCLC 分期评分系统

肝癌分期	PS 评分	肝功能	肿瘤数目	肿瘤大小	血管侵犯 / 远处转移情况
0 期	0	储备良好	单发	≤2cm	无
A 期	0	储备良好	单发	>2cm	无
		储备良好	2~3 个	≤3cm	无
B 期	0	储备良好	2~3 个	>3cm	无
		储备良好	>3 个	不限	
C 期	1~2	储备良好	不限	不限	血管侵犯和 / 或肝外转移
D 期	3~4	终末期	不限	不限	不限

① 平扫 CT 表现,肝脏内多发病灶为不均匀稍
低密度改变(白色箭头所示);

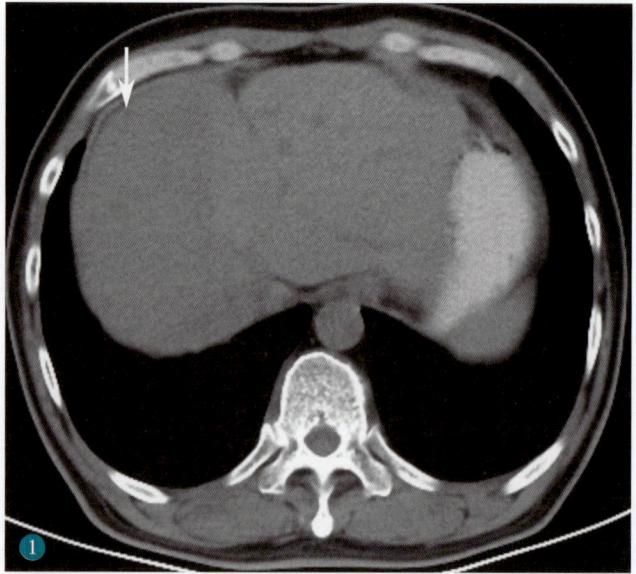

② 增强 CT 动脉期表现,病灶呈不均匀非环形
高强化(白色箭头所示);

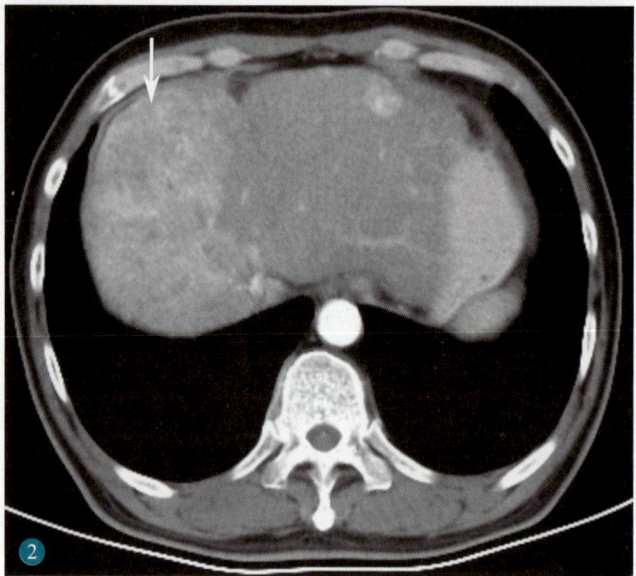

③ 增强 CT 门静脉期表现;

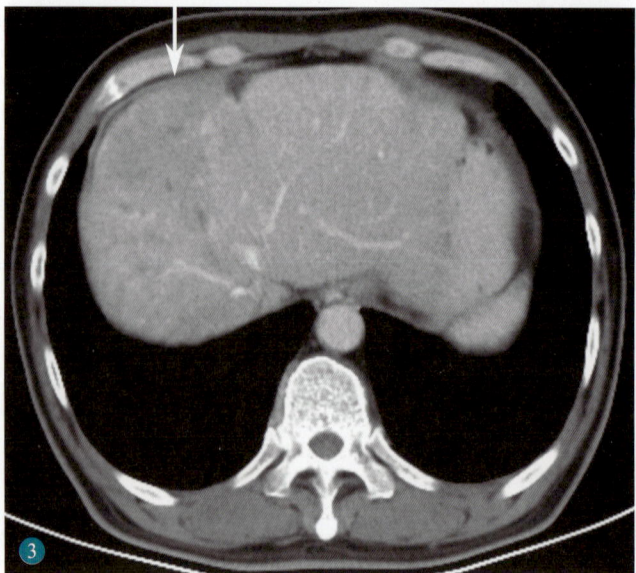

图 2-1-8　HCC BCLC C 期、CNLC Ⅲa 期 CT 图像(1)

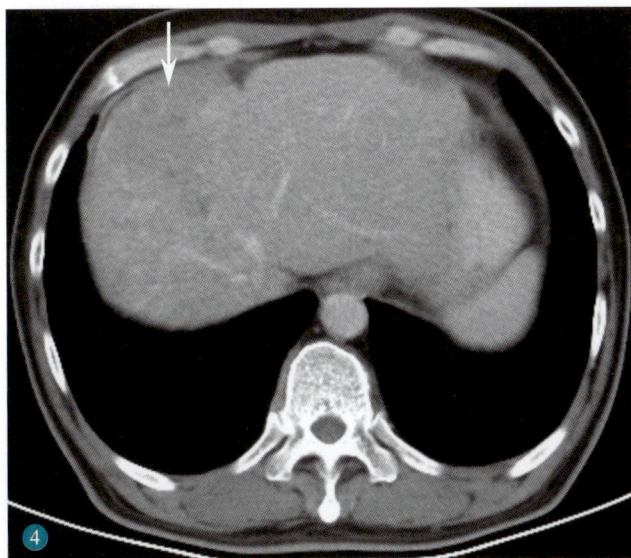

④ 增强 CT 延迟期表现,可见非边缘廓清(白色箭头所示);

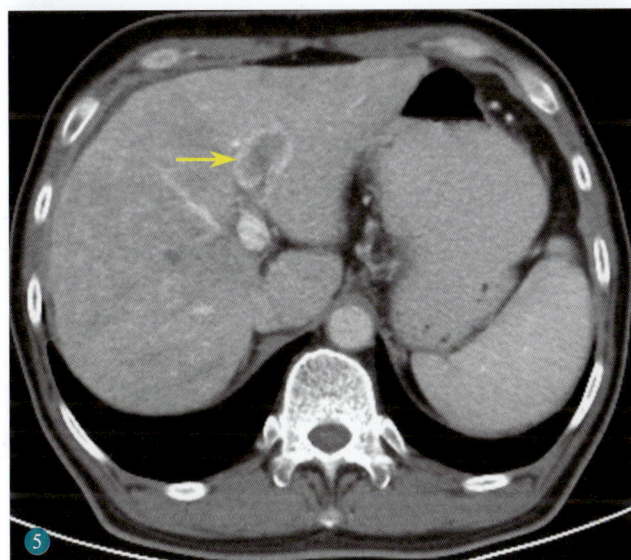

⑤ 增强 CT 门静脉期表现,门静脉左支可见癌栓形成(黄色箭头所示);

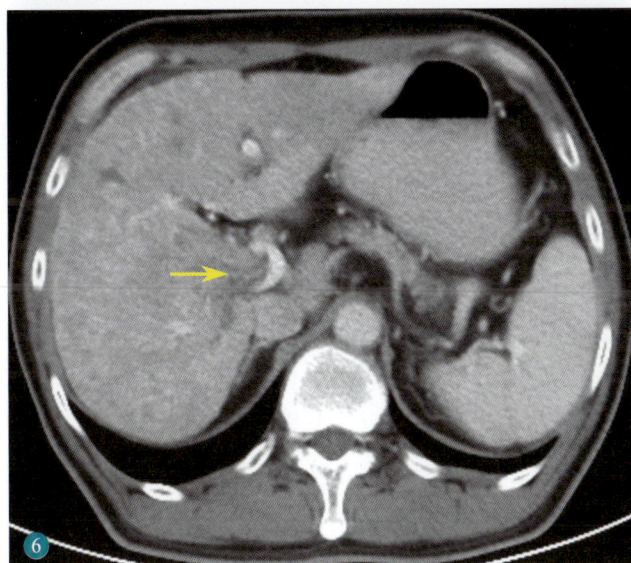

⑥ 增强 CT 门静脉期表现,门静脉右支可见癌栓形成(黄色箭头所示)。

图 2-1-8 HCC BCLC C 期、CNLC Ⅲa 期 CT 图像(2)
无远处转移,患者 PS 评分为 1,Child-Pugh A 级。

表 2-1-3　CNLC 分期方案

肝癌分期	PS 评分	Child-Pugh 分级	肿瘤数目	肿瘤大小	血管癌栓 / 远处转移情况
Ⅰa	0~2	A/B	单发	≤5cm	无
Ⅰb	0~2	A/B	单发	>5cm	无
			2~3 个	≤3cm	无
Ⅱa	0~2	A/B	2~3 个	>3cm	无
Ⅱb	0~2	A/B	≥4	不限	无
Ⅲa	0~2	A/B	不限	不限	有血管癌栓,无肝外转移
Ⅲb	0~2	A/B	不限	不限	有 / 无血管癌栓,有肝外转移
Ⅳ	3~4	C	不限	不限	不限

四、肝癌的疗效评价

(一) 肝癌放疗后影像学表现

HCC 放疗后的影像学改变包括靶病灶和周围肝实质两方面的变化。放疗后靶病灶内部出现凝固性坏死,其内的肿瘤组织逐渐减少或消失,最终部分或完全被纤维化组织取代。因此,靶病灶的影像学评价包括:病灶大小的变化、病灶内部强化特征的变化和内部坏死区域的变化。由于受到辐射损伤的影响,靶病灶周围肝实质会出现类似静脉闭塞性疾病的表现,与未受辐射的正常肝组织之间存在明显界限。正确区分放疗后靶病灶内部肿瘤活性成分和其周围肝实质有助于准确评价 HCC 的治疗效果。

1. 肝癌放疗后靶病灶的影像学表现　靶病灶的变化过程包括急性期(治疗后 1~3 个月)、亚急性期(治疗后 3~6 个月)和慢性期(治疗后 6 个月以上)。靶病灶治疗反应良好的影像学表现为强化程度减低、病变体积缩小、T_1WI 和 T_2WI 信号减低、DWI 信号减低和 ADC 增加。

靶病灶强化程度减低是最早出现的影像学变化,通常发生在亚急性期初期,常早于病灶体积的变化。治疗后,随着时间推移,靶病灶的强化程度会持续减低,大部分治疗有效的靶病灶最终表现为无明显强化。约 75% 的靶病灶在亚急性期可以表现为持续性动脉期高强化(arterial phase hyperenhancement,APHE)和门静脉期廓清,该表现通常在慢性期逐渐消失(图 2-1-9)。靶病灶放疗后 APHE 程度减低提示治疗有效,然而部分治疗有效的病灶早期仍然存在持续性 APHE 和门静脉期廓清,因此治疗后持续性 APHE 并不意味着靶病灶存在活性;放疗后 APHE 程度先减低后增加或者先消失后重新出现,则高度提示靶病灶存在活性。此外,急性期和亚急性期靶病灶周围出现的动脉期和门静脉期环形强化,需要与治疗后肿瘤残留或复发相鉴别。

亚急性期,病灶体积逐渐缩小,常晚于病灶内部坏死的出现。慢性期,靶病灶体积可以保持不变或略有缩小,但是通常不会增大,且病灶内部出现坏死的程度较病灶体积缩小的程度更加显著(图 2-1-10)。因此,如治疗后靶病灶体积变化不明显,也不应认为是活性病灶,但是治疗后靶病灶体积持续增大,则高度提示肿瘤存在活性或者复发。

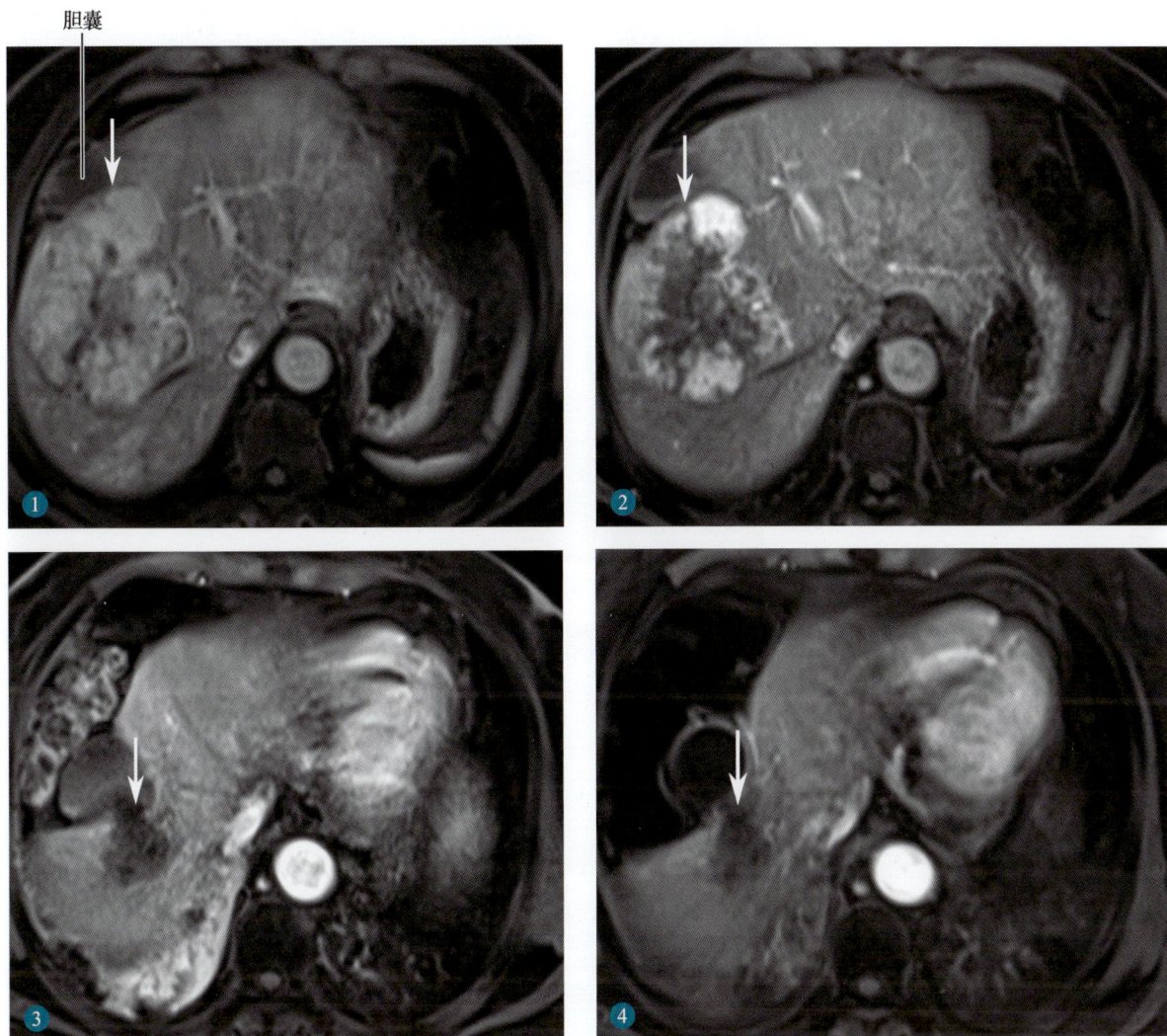

胆囊

图 2-1-9　放疗前、放疗后 1 个月、4 个月和 7 个月 MRI 图像

白色箭头所示为原发肿瘤。

① 放疗前增强 MRI 动脉期表现,肝 S5/8 病灶呈明显高强化;

② 放疗后 1 个月增强 MRI 动脉期表现,仍可见动脉期高强化;

③ 放疗后 4 个月增强 MRI 动脉期表现,病灶动脉期高强化消失;

④ 放疗后 7 个月增强 MRI 动脉期表现,病灶未见明显强化。

2. 肝癌放疗后靶病灶邻近周围肝实质的影像学表现　放疗后靶病灶邻近周围肝实质出现的特征性影像学表现称为局灶性肝脏反应(focal liver reaction,FLR),有时难与治疗后的靶病灶区分。随着时间推移,靶病灶体积缩小和坏死范围增大可以持续数月或数年,靶病灶周围出现的高信号可能是 FLR 或纤维化改变,而并非肿瘤活性区域。因此,准确区分 FLR 与残留或复发的肿瘤活性区域至关重要。

与靶病灶变化过程相似,FLR 也分为急性期、亚急性期和慢性期。急性期 FLR 常表现为 T_2WI 高信号,增强扫描动脉期高强化,门静脉期强化程度减低或呈持续高强化,延迟期强化程度与周围正常肝脏组织相似(图 2-1-11)。

亚急性期 FLR 表现为增强扫描动脉期和门静脉期呈低强化,延迟期呈渐进性强化或高强化(图 2-1-12)。

❶ 放疗前增强 MRI 动脉期表现,肝右叶病灶呈不均匀明显高强化;

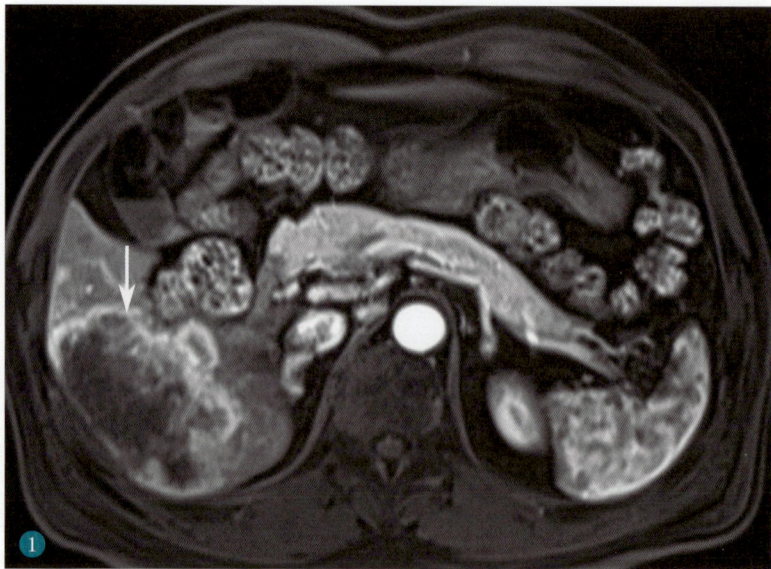

❷ 放疗后7个月增强 MRI 动脉期表现,高强化较前减低,内部坏死成分(无强化区域)增加,而病灶体积无明显缩小。

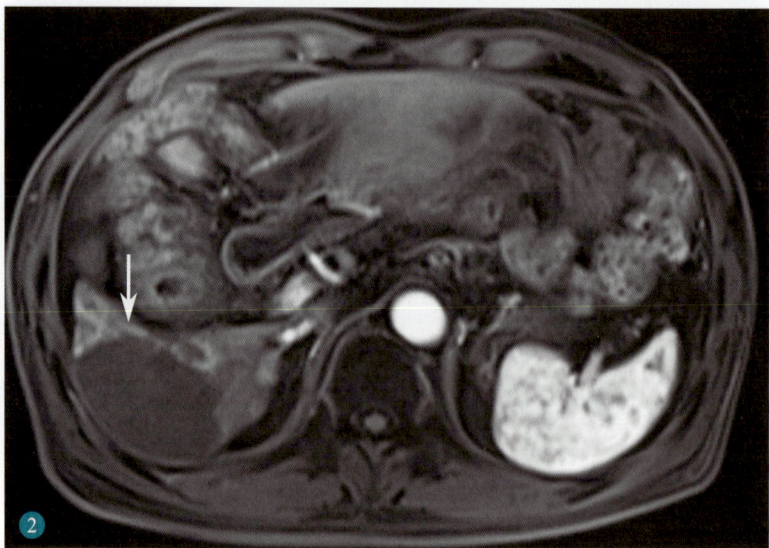

图 2-1-10　放疗前和放疗后7个月 MRI 图像
白色箭头所示为原发肿瘤。

　　慢性期由于治疗过程中肝脏体积缩小和纤维化改变,如病变位于肝被膜下,可以出现肝脏局部萎缩和肝被膜皱缩。FLR 常表现为增强扫描动脉期轻度强化,少数动脉期、门静脉期仍可见高强化,延迟期呈渐进性高强化(图 2-1-13)。肝胆特异期 FLR 常表现为边界清楚的局灶性低信号(图 2-1-14),提示放疗后靶病灶周围肝组织功能减低。

　　需要注意的是,表现为动脉期高强化的 FLR,有时难以与肿瘤进展鉴别,可能提示为 FLR 的征象包括:FLR 无占位效应、DWI 低信号;FLR 多呈条带状或楔形分布,而肿瘤进展常表现为结节样 APHE;FLR 动脉期高强化一般会在治疗后 6~9 个月逐渐消失。

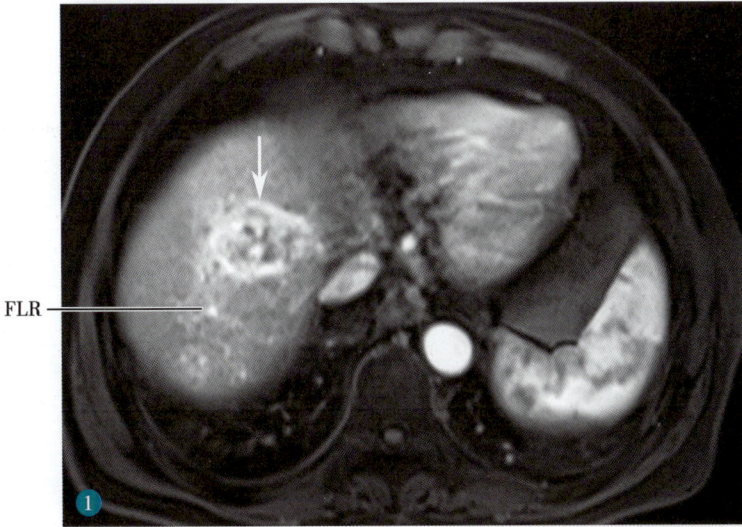

❶ 增强 MRI 动脉期表现,肝 S4/8 病灶放疗后仍呈高强化、邻近肝实质 FLR 呈片状高强化;

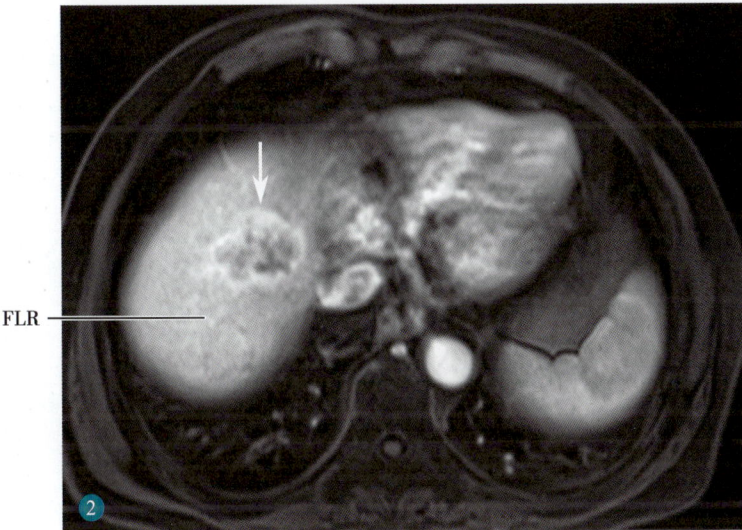

❷ 增强 MRI 门静脉期表现;

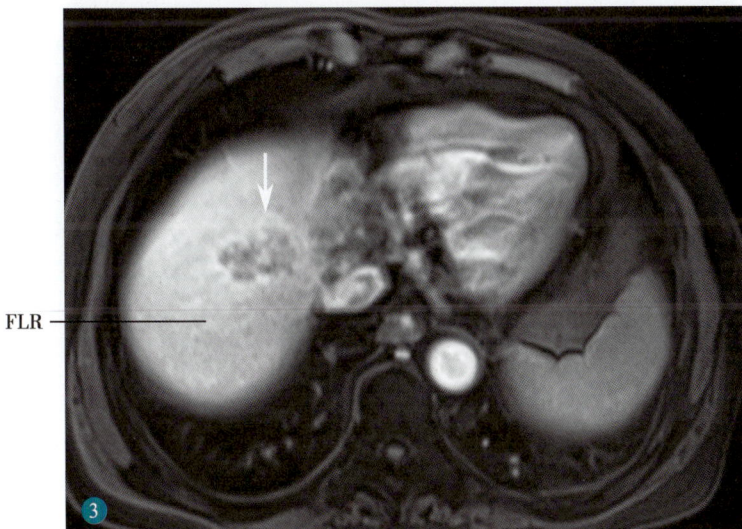

❸ 增强 MRI 延迟期表现,邻近肝实质 FLR 呈等强化。

图 2-1-11　放疗后 1.5 个月 MRI 图像
白色箭头所示为原发肿瘤。

① 增强 MRI 动脉期表现,肝右叶病灶后缘强化减低、邻近肝实质可见片状低强化区;

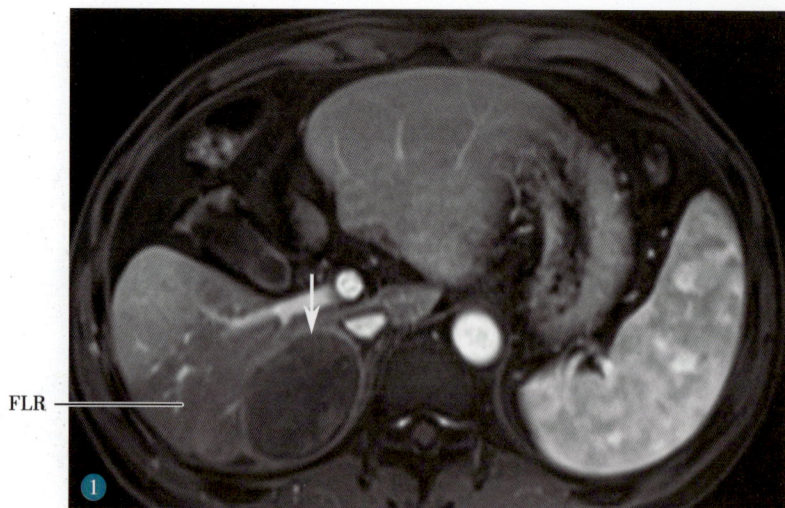

② 增强 MRI 门静脉期表现,邻近肝实质仍可见片状低强化区;

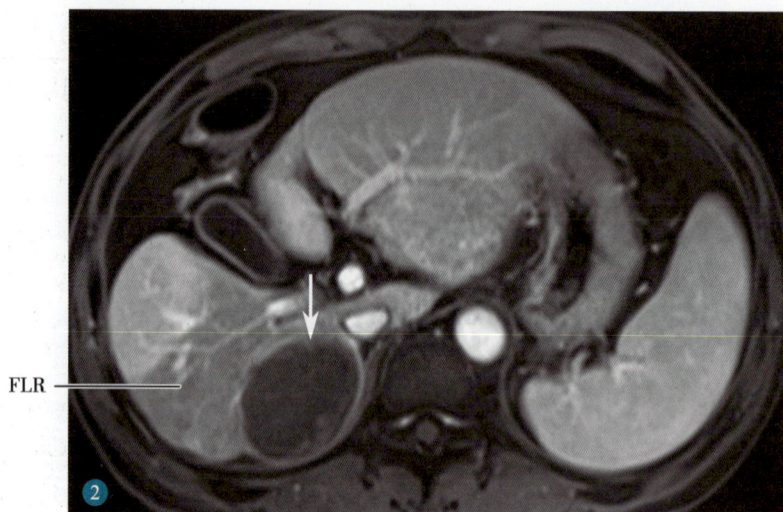

③ 增强 MRI 延迟期表现,邻近肝实质强化稍增高、仍低于周围肝实质。

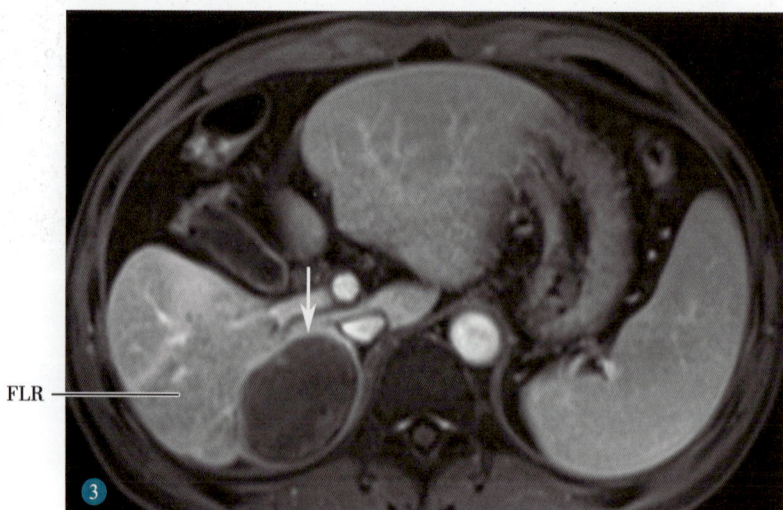

图 2-1-12　放疗后 4 个月 MRI 图像
白色箭头所示为原发肿瘤。

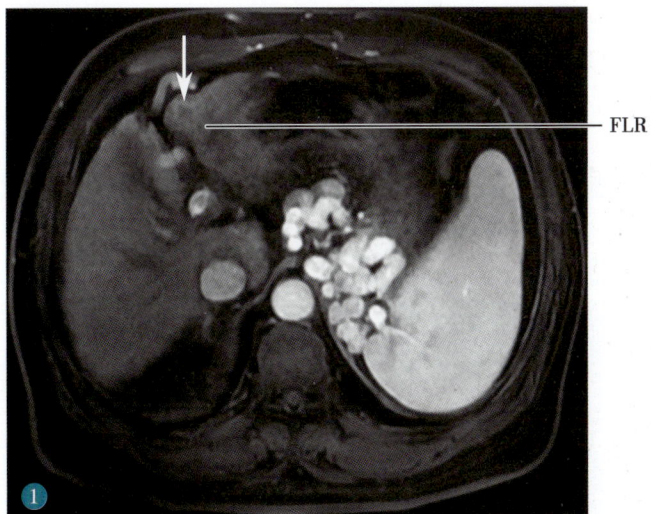

❶ 增强 MRI 动脉期表现，肝 S3 病灶呈环形稍高
强化，邻近肝实质可见轻微强化；

FLR

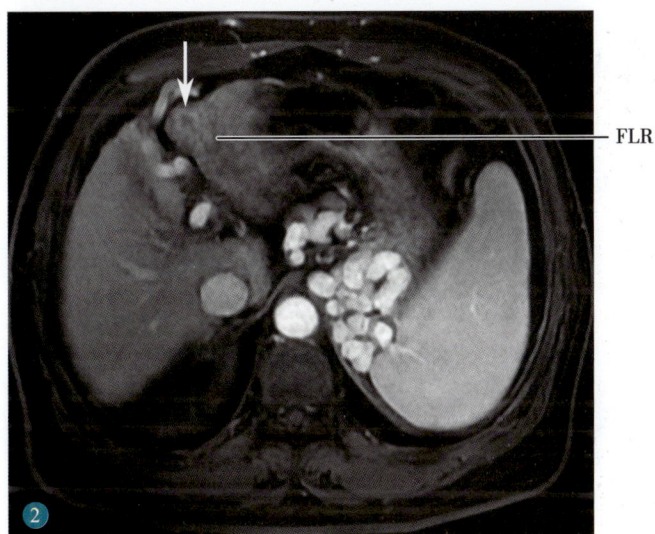

❷ 增强 MRI 门静脉期表现；

FLR

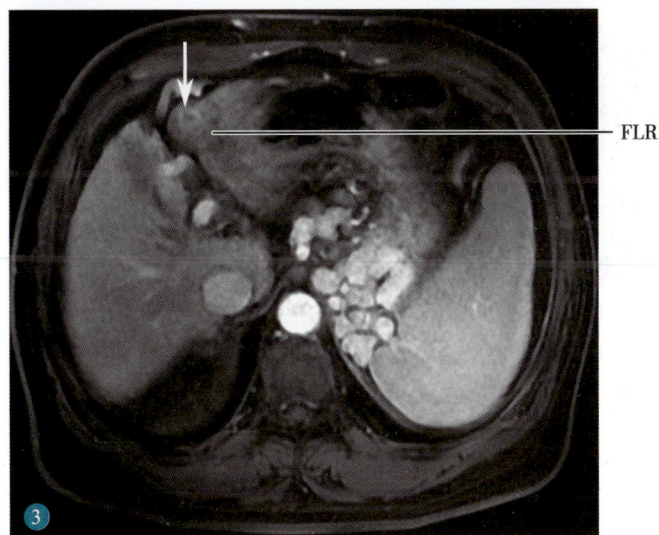

❸ 增强 MRI 延迟期表现，邻近肝实质呈稍低强化。

FLR

图 2-1-13　放疗后 10 个月 MRI 图像
白色箭头所示为原发肿瘤。

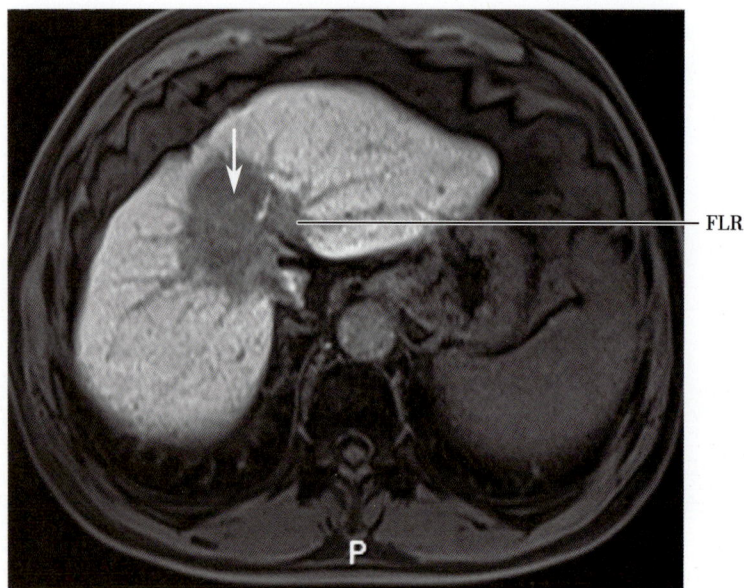

图 2-1-14　放疗后 12 个月增强 MRI

肝 S4 病灶肝胆特异期呈低信号，邻近肝实质呈低信号。白色箭头所示为原发肿瘤。

（二）肝癌疗效评价标准

由于治疗早期肿瘤病灶大小和强化程度变化不明显，且靶病灶邻近周围肝组织 FLR 常表现为动脉期高强化，因而推荐在急性期后进行首次疗效评价。目前临床常用的 HCC 局部治疗后疗效评价标准见表 2-1-4。

表 2-1-4　肝癌局部治疗后疗效评价标准

评价标准	完全缓解	部分缓解	疾病稳定	疾病进展
RECIST 1.1	靶病灶消失	靶病灶长径减少 ≥30%	靶病灶介于部分缓解与疾病进展之间	靶病灶长径增大 ≥20% 或出现新增病灶
mRECIST	靶病灶强化区域消失	靶病灶强化区域长径减少 ≥30%	靶病灶介于部分缓解与疾病进展之间	靶病灶强化区域长径增大 ≥20% 或出现新增病灶
EASL	靶病灶强化区域消失	靶病灶强化面积减少 ≥50%	靶病灶介于部分缓解与疾病进展之间	靶病灶强化面积增大 ≥25%

注：RECIST 1.1，实体瘤疗效评价标准；mRECIST，改良实体瘤疗效评价标准；EASL，欧洲肝病研究学会。

RECIST 1.1 是基于肿瘤大小变化进行评价，但是无法反映治疗后肿瘤活性情况。mRECIST、EASL 和 2018 版 LI-RADS 治疗反应评价方法是基于增强扫描动脉期肿瘤强化范围的变化评估肿瘤活性。治疗后，由于病灶体积及肿瘤内部强化区域大小的变化情况不同，所以依据不同的指南得到的评效结果不同（图 2-1-15~ 图 2-1-17）。

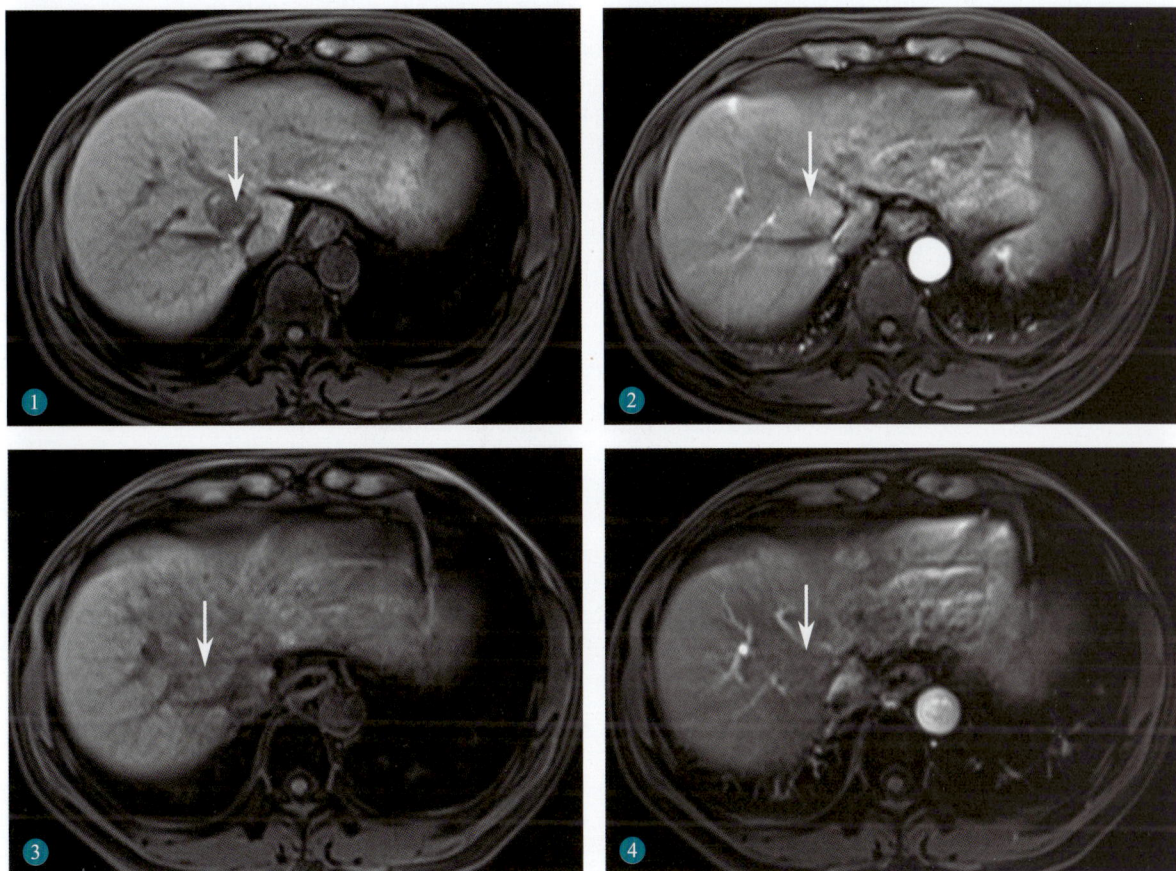

图 2-1-15　RECIST 1.1 和 mRECIST 评价均为完全缓解的示例 MRI 图像

白色箭头所示为原发肿瘤。

① 放疗前 MRI T₁WI 表现,肝 S8 病灶呈低信号;

② 放疗前增强 MRI 动脉期表现,病灶呈非环形高强化;

③ 放疗后 6 个月 MRI T₁WI 表现;

④ 放疗后 6 个月增强 MRI 动脉期表现,靶病灶和强化区域消失,RECIST 1.1 和 mRECIST 评价均为完全缓解。

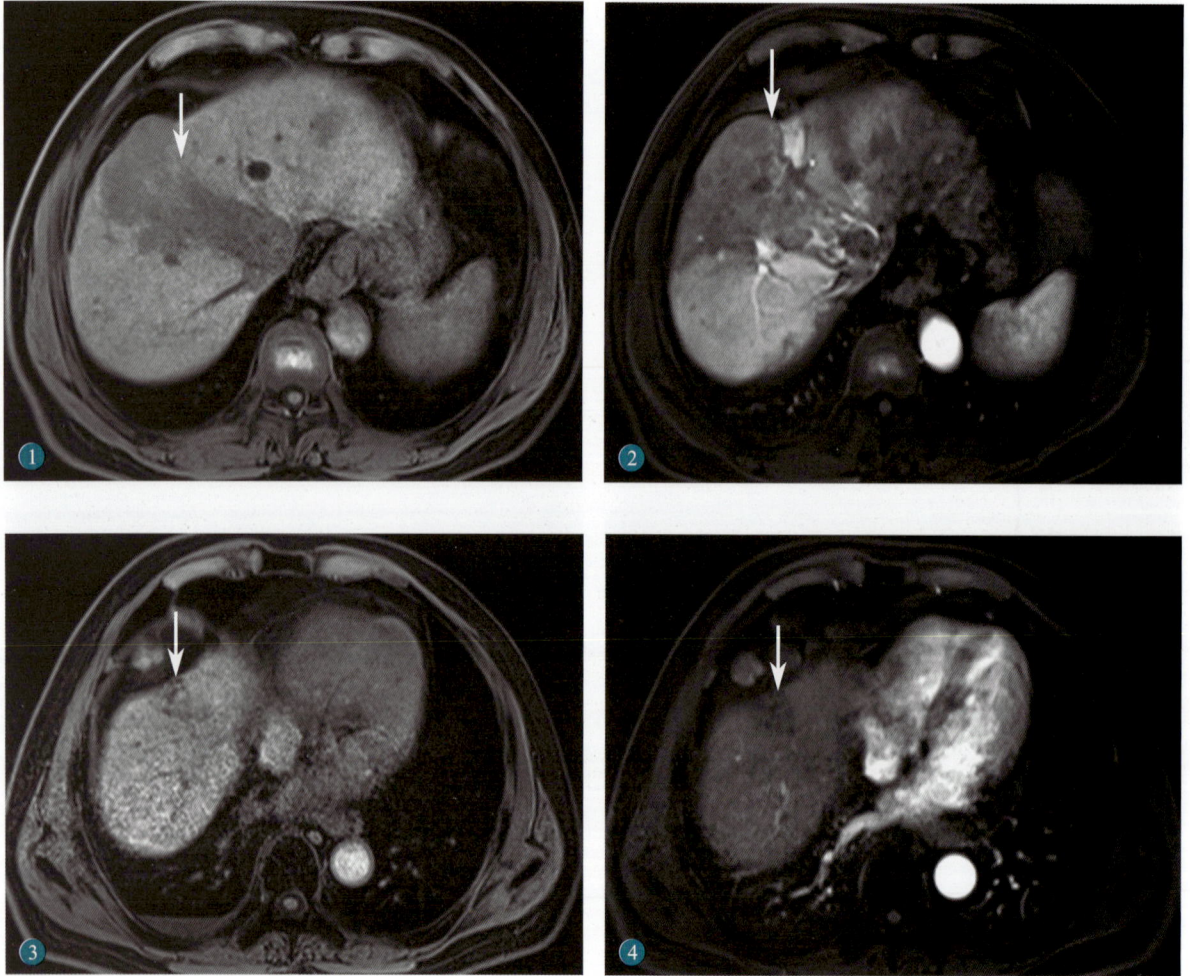

图 2-1-16　RECIST 1.1 评价为部分缓解、mRECIST 评价为完全缓解的示例 MRI 图像

白色箭头所示为原发肿瘤。

① 放疗前 MRI T₁WI 表现,肝 S4/8 交界区病灶呈低信号;

② 放疗前增强 MRI 动脉期表现,病灶呈不均匀稍高强化,病灶长径约 7.7cm;

③ 放疗后 3 个月 MRI T₁WI 表现,病灶呈低信号;

④ 放疗后 3 个月增强 MRI 动脉期表现,病灶未见明确强化,病灶长径约 3.7cm;靶病灶长径减少 52%,RECIST 1.1 评价为部分缓解;靶病灶强化区域消失,mRECIST 评价为完全缓解。

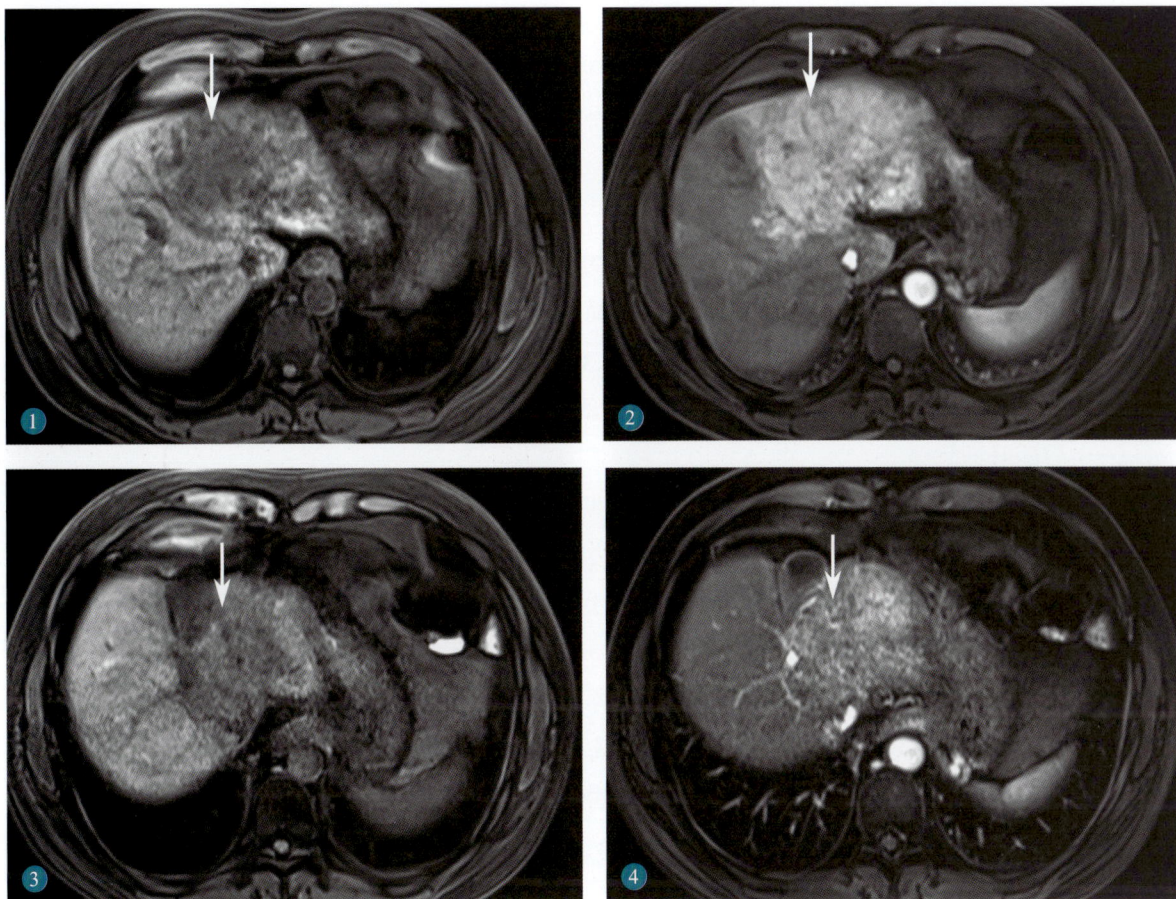

图 2-1-17　RECIST 1.1 评价为疾病稳定、mRECIST 评价为部分缓解的示例 MRI 图像

白色箭头所示为原发肿瘤。

❶ 放疗前 MRI T₁WI 表现，肝左叶病灶呈低信号；
❷ 放疗前增强 MRI 动脉期表现，病灶呈不均匀高强化，病灶长径约 10.0cm；
❸ 放疗后 10 个月 MRI T₁WI 表现，病灶呈低信号；
❹ 放疗后 10 个月增强 MRI 动脉期表现，病灶呈稍高强化，病灶长径约 8.8cm，强化区域长径约 6.8cm；靶病灶长径减少 12%，RECIST 1.1 评价为疾病稳定，靶病灶强化区域长径减少 32%，mRECIST 评价为部分缓解。

（撰稿　邢倩　谷小磊；审校　崔湧）

第二节　肝细胞癌治疗规范与放疗证据

本节治疗规范主要参考：

• 中国原发性肝细胞癌放射治疗指南（2020 年版）；

• 2022 年美国放射肿瘤学会（American Society for Radiation Oncology，ASTRO）原发性肝癌外照射临床实践指南；

• 2022 年巴塞罗那临床肝癌（BCLC）预后与治疗推荐；

• 2023 年美国肝病研究协会（American Association for the Study of Liver Diseases，AASLD）肝癌诊疗指南；

- 2024 年中国临床肿瘤学会(CSCO)原发性肝癌诊疗指南；
- 国家卫健委原发性肝癌诊疗指南(2024 年版)；
- 2024 年第 2 版美国国立综合癌症网络(NCCN)肝细胞癌临床实践指南。

一、肝细胞癌的治疗规范

MDT 模式对 HCC 的诊疗至关重要。通过 MDT,可明确患者的诊断和分期,促进不同学科专家的沟通,为患者确定最佳治疗模式,从而改善临床结局。研究提示,MDT 提高了患者的治疗接受率、缩短了从诊断到接受治疗的时间,且提高了 OS[3,4]。HCC 患者的多学科治疗选择包括手术切除、肝移植、消融、介入、放疗和系统治疗等。不同分期 HCC 的主要治疗原则如下。

(一) 早期肝细胞癌

主要对应 BCLC 0 期、A 期或 CNLC Ⅰa、Ⅰb 期患者。这部分患者以手术、消融、肝移植等根治性治疗手段为主。对于不能或不愿接受上述治疗方法的患者,可考虑行 TACE 治疗。此外,SBRT 可取得根治性治疗效果,现有证据支持 SBRT 作为不适合手术、消融治疗患者的有效替代治疗方案。

(二) 中期肝细胞癌

主要对应 BCLC B 期或 CNLC Ⅱa、Ⅱb 期患者,这部分患者异质性较大。对于部分符合手术或肝移植标准者,可行手术或肝移植。对于不可手术或不符合肝移植标准者,TACE 为主要治疗手段。此外,TACE 联合放疗可进一步提高疗效。对于肝内病灶广泛的患者,需考虑加入系统治疗。

(三) 进展期肝细胞癌

主要对应 BCLC C 期或 CNLC Ⅲa、Ⅲb 期患者。系统治疗是这部分患者的主要治疗手段。在系统治疗的基础上,可加入放疗、TACE 等局部治疗手段行综合治疗。其中,放疗在治疗癌栓和肝外转移灶方面具有独特优势。

(四) 终末期肝细胞癌

主要对应 BCLC D 期或 CNLC Ⅳ期患者。这部分患者对治疗的耐受性差,应以姑息治疗和对症支持治疗为主。

二、肝细胞癌的放疗证据

(一) 小肝癌的 SBRT 治疗

近年来,HCC 的早期诊断率在一些国家地区已有所提高,部分国家的早期 HCC 患者比例可达 60%~65%[5]。对于早期小肝癌,肝切除术、肝移植和消融治疗都是根治性治疗手段。但由于肿瘤所在位置、患者年龄、肝功能情况和伴随疾病等因素的影响,约 40% 的患者无法接受手术治疗[6]。对于不适合手术的早期肝癌,消融治疗成为重要的治疗选择。一些研究表明,射频消融(radiofrequency ablation,RFA)在治疗小肝癌方面的疗效和安全性与手术治疗基本相当[7]。尽管如此,当肿瘤紧邻大血管、胆管、膈肌或肿瘤直径较大时,消融治疗的应用和疗效明显受限。

SBRT 是最先进的放疗技术之一,在 HCC 中的应用越来越广泛。近年来,SBRT 治疗小肝癌(一般指肿瘤直径 ≤5cm,部分研究中定义为肿瘤直径 ≤6cm)已有诸多证据。以下将概述 SBRT 在治疗小肝癌方面的重要研究证据,并对比其与 RFA 的疗效和毒副反应。

1. SBRT 治疗小肝癌的疗效　多项前瞻性研究和回顾性研究探索了 SBRT 治疗小肝癌的疗效和安全性,主要研究见表 2-2-1。

表 2-2-1 小肝癌 SBRT 应用研究

作者（发表时间）	研究性质（入组时间）	入组人群	病灶大小	放疗剂量/次数	近期疗效 /%	局部疗效 /%	RFS 或 PFS/%	OS/%	毒副反应 /%
Lasley 等[16] (2015)	前瞻 Ⅰ～Ⅱ期 (2005—2012)	不适合手术，单发或多发 (59 例)	体积 2.0~107cm³	36~48Gy/3f 40Gy/5f (80%~90% 等剂量线)	DCR: CP A: 89 CP B: 95	3 年 LC: CP A: 91 CP B: 82	3 年 PFS: CP A: 47.8 CP B: 22.9	3 年 OS: CP A: 61.3 CP B: 26.1	CP 等级升高: CP A: 50.0 CP B: 33.3 ≥3 级肝脏 AE: CP A: 10.5 CP B: 38
Sun 等[17] (2019)	回顾 (2011—2014)	不适合其他治疗，单发初治 (108 例)	直径 2.3cm (0.7~4.9cm)	48Gy/8f 49Gy/7f 50Gy/5f 54Gy/6f (60%~86% 等剂量线)	CR: 60.19 PR: 27.78 SD: 3.70 PD: 8.33 (mRECIST, 6 个月)	3 年 LC: 95.1	3 年 PFS: 60.6	3 年 OS: 80.6	RILD: 7.4
Durand-Labrunie 等[9] (2020)	前瞻 Ⅱ期 (2009—2014)	不适合手术，CP A~B，病灶数目 1~3 (43 例)	直径 2.8cm (1.0~6.0cm)	45Gy/3f (80% 等剂量线)	CR: 25 PR: 55 SD: 18 PD: 3 (RECIST, 6 个月)	2 年 LC: 94	2 年 PFS: 48	2 年 OS: 69	≥3 级急性 AE: 31
Park 等[18] (2020)	回顾 (2007—2013)	不适合手术或 RFA，CP A~B，病灶数目 1~3 (290 例)	直径 1.7cm (0.7~6cm)	30~60Gy/3~4f	NR	5 年 LC: 91.3	NR	5 年 OS: 44.9	≥3 级肝脏 AE: 2.8 CP 评分升高>2: 5.5
Yoon 等[19] (2020)	前瞻 Ⅱ期 (2013—2016)	不适合其他治疗，病灶数目 1~3 (50 例)	直径 1.3cm (0.7~3.1cm)	45Gy/3f (91%~100% 等剂量线)	CR: 84.9 PR: 7.5 SD: 5.7 PD: 0 (mRECIST, 6 个月)	5 年 LC: 97.1	5 年 RFS: 26.8	5 年 OS: 77.6	≥3 级 AE: 0 CP 评分升高>2: 4
Kimura 等[10] (2021)	前瞻 (2014—2018)	不适合手术或 RFA，单发初治 (36 例)	直径 2.3cm (1~5cm)	40Gy/5f (95% PTV)	NR	3 年 LC: 90	NR	3 年 OS: 78	≥3 级 AE: 11 CP 评分升高≥2: 34.3

注：SBRT，体部立体定向放疗；RFS，无复发生存；PFS，无进展生存；OS，总生存；AE，不良事件；NR，未报告；LC，局部控制；CP，Child-Pugh；DCR，疾病控制率；PTV，计划靶区；RFA，射频消融；PR，部分缓解；mRECIST，改良实体瘤疗效评价标准；SD，疾病稳定；PD，疾病进展；RILD，放射性肝病；RECIST，实体瘤反应评价标准；CR，完全缓解。

第二章 肝细胞癌

2021 年一项系统性综述[8]汇总了 14 项研究共 1 238 名 HCC 患者(≤3 个病灶,最大径 ≤6cm)接受 SBRT 治疗的数据。汇总的 1 年和 3 年 OS 分别为 93.0% 和 72.0%,汇总的 1 年和 3 年局部控制率分别为 96.0% 和 91.0%。在毒副反应方面,≥3 级肝脏相关毒副反应和放射性肝病(radiation-induced liver disease,RILD)的发生率分别为 4.0% 和 14.7%。多数研究的 3 年局部控制率在 85% 以上。

此外,两项前瞻性研究在初治小肝癌患者中探索了 SBRT 的疗效和毒副反应。2020 年法国一项多中心 II 期临床研究纳入了 43 例不可手术、肿瘤直径 1~6cm 的单发 HCC 患者,接受 45Gy/3f(80% 等剂量线)的 SBRT 治疗[9]。中位随访 4.0 年,18 和 24 个月局部控制率分别为 98% 和 94%,18 和 24 个月 OS 分别为 72% 和 69%,中位生存时间为 3.5 年。共 31% 的患者出现 ≥3 级毒副反应。同一时期发表的 SRTSPH 研究[10]纳入 36 例初治、单发、1~5cm、Child-Pugh 评分 ≤7 分的不适合手术和 RFA 的 HCC 患者,接受 95% PTV 40Gy/5f 的 SBRT 治疗,中位随访 20.8 个月,3 年 OS 为 78%,3 年的无局部进展生存率(local progression-free survival,LPFS)为 73%,3 年局部控制率为 90%。4 例(11%)患者出现 ≥3 级 SBRT 相关毒副反应。目前,多数指南仍推荐手术和 RFA 作为初治小肝癌的首选治疗手段。在既往报道中,手术治疗小肝癌的 3 年 OS 约为 75%~90%[11-13],RFA 治疗小肝癌的 3 年 OS 为 70%~80%,3 年 RFS 为 40%~50%,3 年局部肿瘤进展率为 21.4%[11,12,14,15]。在上述两项前瞻性研究中,法国研究的 2 年局部控制率和 OS 分别为 94% 和 69%,SRTSPH 研究 3 年局部控制率和 OS 分别为 90% 和 78%,与手术和 RFA 的疗效接近。这两项前瞻性研究提示 SBRT 具有较好的疗效和较轻的毒副反应,是初治小肝癌潜在一线治疗选择之一。

目前,SBRT 在小肝癌治疗中的应用逐渐增多,除了不适合手术和其他局部治疗手段的复发、残存病灶外,SBRT 作为一线治疗手段在初治早期 HCC 中也有了一些探索。根据目前的研究数据,SBRT 无论在初治患者还是复发、残存患者中均展现出良好的局部疗效,前瞻性研究中的远期生存情况也不劣于目前标准一线治疗手段。尽管仍需进一步开展大型 III 期随机对照研究,但目前的研究结果提示,SBRT 可作为手术、消融等一线治疗手段的替代治疗方案,是小肝癌的潜在根治性治疗手段之一。

2. 小肝癌 SBRT 对比 RFA Wahl 等[20]2016 年发表的回顾性研究纳入 224 例不可手术、无转移的 HCC 患者,其中 161 例接受 RFA 治疗,63 例接受 SBRT 治疗。结果提示两组的 OS、无局部进展(freedom from local progression,FFLP)率、≥3 级毒副反应相当。在肿瘤直径 ≥2cm 的亚组中分析发现,SBRT 的 FFLP 要优于 RFA,而在 <2cm 的亚组中,两种治疗手段疗效差异无统计学意义。该研究提示,RFA 和 SBRT 都是不可手术 HCC 的有效局部治疗手段,但肿瘤直径 ≥2cm 时 SBRT 可能更有优势。2019 年一项日本的回顾性研究对比了 SBRT 和 RFA 在病灶直径 ≤3cm、数目不超过 3 个的早期 HCC 患者中的疗效[21],纳入 374 例患者,231 例接受 RFA 治疗,143 例接受 SBRT 治疗。SBRT 组患者相比于 RFA 组肿瘤更大、距重要组织器官更近、分期更晚、一般情况更差。尽管如此,经过治疗后,SBRT 组的 3 年局部复发率(local recurrence rate,LRR)为 5.3%,显著优于 RFA 组的 12.9%($P<0.01$)。对于距离血管 ≤1mm 的肿瘤,SBRT 组和 RFA 组的 3 年 LRR 分别为 5.2% 和 25.5%($P<0.01$),对于距离血管 2~5mm 的肿瘤,两组的 3 年 LRR 差异无统计学意义($P=0.29$)。两组的 OS 差异无统计学意义($P=0.11$)。该研究也提示 SBRT 是早期 HCC 的有效局部治疗手段,且在肿瘤邻近血管的情况下更具优势。除此之外,2020 年的一项亚洲多中心研究在更大的队列中对比了 RFA 与 SBRT 治疗不可手术 HCC 的疗效[22],共纳入 7 家中心的 2 064 例患者,1 568 例患者接受 RFA,496 例患者接受 SBRT,接受 SBRT 治疗的患者在基线上分期更晚、肿瘤更大且既往接受了更多的前期治

疗。研究结果显示,SBRT 组和 RFA 组的 3 年累积 LRR 分别为 21.2% 和 27.9%($P < 0.001$),两组 $\geqslant 3$ 级的毒副反应相当。亚组分析显示,SBRT 在膈下大病灶(>3cm)和 TACE 治疗后进展的患者中局部控制更佳。

比较 SBRT 与 RFA 的主要研究见表 2-2-2。根据目前的研究结果,SBRT 在局部控制上可能比 RFA 更有效,尤其是对于病灶 $\geqslant 2cm$ 和毗邻血管、靠近膈肌的病灶,而在 OS 和毒副反应方面,两者差异无统计学意义。根据目前研究结果,SBRT 可作为不能接受 RFA 治疗患者的有效替代手段,但两种治疗手段究竟孰优孰劣仍需随机对照研究来回答。在临床实践中,RFA 的应用存在一定的局限性,如 RFA 可能对邻近的膈肌、胃肠道、大血管和胆管造成损伤;在治疗靠近大血管的肿瘤时,RFA 的效果可能会受到热沉效应的干扰;对于直径超过 2cm 的肿瘤,RFA 的疗效可能下降。相比之下,SBRT 受解剖结构的限制较小,大血管和软组织对放射治疗的耐受更好,且对于较大的肿瘤也能提供较好的控制效果。但 SBRT 对胃肠道和正常肝脏组织的损伤也是需要考虑的因素。此外,SBRT 的治疗周期比 RFA 长,对治疗设备和技术的要求较高。在确定治疗方案时,临床医生需要考虑肿瘤的大小、位置、邻近正常组织结构以及两种治疗方法的特点,为患者提供适合的治疗建议。

(二)围手术期放疗

手术是 HCC 最重要的根治性治疗手段。然而,HCC 大多起病隐匿,大部分患者在确诊时已失去手术机会,仅不到 30% 的患者可行根治性手术治疗[25]。对于接受了根治性手术的患者,术后 5 年累积复发率达 60%~70%,5 年 OS 在 50% 左右[26-29]。围手术期综合治疗是目前的研究热点之一。近年来,放疗在围手术期的应用也越来越多,在术前放疗、术后放疗和肝移植前的桥接治疗中均有应用。

1. 术前放疗 目前,针对 HCC 的术前放疗研究主要集中在中央型肝癌和合并门脉癌栓(portal vein tumor thrombus,PVTT)的肝癌两方面。

中央型肝癌指紧邻肝门,距离主要血管结构<1cm 的肝癌,通常位于 Couinaud Ⅰ、Ⅳ、Ⅴ、Ⅷ段,或者位于中央段的交界处[30]。对于中央型肝癌,单纯手术难以完全切除肿瘤或获得足够的切缘,术后复发风险高。据报道,中央型肝癌术后 5 年 OS 仅 40% 左右[31]。一项前瞻性 Ⅱ 期临床研究探索了新辅助放疗联合手术在中央型肝癌患者中的疗效[32],纳入 38 例中央型肝癌患者,首先接受 50~60Gy/25~30f 的放疗,在放疗后 4~12 周行手术治疗。术后 34.2% 的患者获得了主要病理学缓解,13.2% 的患者达到了完全病理缓解。长期随访结果显示,该组患者 5 年 OS 达 69.1%,5 年 DFS 率达 41.0%。该研究提示,新辅助放疗联合手术治疗中央型肝癌具有良好的疗效和耐受性,是这类患者有前景的治疗手段。此外,Tao 等[33]使用该前瞻性研究数据与其中心接受单纯手术切除的 130 例中央型肝癌患者的疗效进行比较。中位随访 50 个月,新辅助放疗联合手术组的 5 年 DFS 为 39%,而单纯手术组的 5 年 DFS 为 24%($P=0.005$)。经倾向评分匹配方法校正混杂因素后,两组的 DFS 仍有显著差异($P=0.002\,4$),提示新辅助放疗联合手术相较于单纯手术可改善中央型肝癌患者的 DFS。

合并 PVTT 的肝癌患者大多预后较差。国内一项多中心随机对照研究[34]比较了术前放疗联合手术和单纯手术治疗可切除 PVTT 患者的疗效。两组分别纳入了 82 例患者。放疗剂量为 18Gy/6f,放疗后 14.6% 的患者程氏分型下降,术后 17 例患者(20.7%)病理达部分缓解。放疗显著提高了患者的 2 年 OS(27.4% vs. 9.4%,$P < 0.001$)和 2 年 DFS(13.3% vs. 3.3%,$P < 0.001$),并且未增加手术并发症及术后死亡率。

表 2-2-2　SBRT 与 RFA 的比较研究

作者（发表时间）	研究性质（入组时间）	入组人群/例	中位病灶大小/cm	放疗剂量/次数（Gy/f）	局部疗效/%	OS/%	毒副反应/%	主要结论
Wahl 等[20] (2016)	回顾性 (2004—2012)	RFA: 161 SBRT: 63	RFA: 1.8 (0.6~7.0) SBRT: 2.2 (0~10.0) (P=0.14)	27~60/3~5 (75%~85% 等剂量线)	RFA vs. SBRT 2 年 FFLP: 80.2 vs. 83.8 (P>0.05)	RFA vs. SBRT 2 年 OS: 53 vs. 46 (P>0.05)	RFA vs. SBRT ≥3 级急性 AE: 11 vs. 5 (P=0.31)	RFA 和 SBRT 都是不可手术 HCC 有效的局部治疗选择，SBRT 在≥2cm 病灶中更具优势
Hara 等[21] (2019)	回顾性 (2012—2016)	RFA: 231 SBRT: 143	RFA: 1.4 (0.4~3.0) SBRT: 1.7 (1.0~3.0) (P<0.01)	35~40/5 或 36~45/12~15 (60%~80% 等剂量线)	RFA vs. SBRT 3 年 LRR: 12.9 vs. 5.3 (P<0.01)	RFA vs. SBRT 3 年 OS: 72.2 vs. 63.6 (P=0.11)	RFA vs. SBRT CP 评分升高 ≥2: 10.2 vs. 8.2 (P=0.23)	对于不适合 RFA 的患者，SBRT 是可接受的替代治疗选择
Kim 等[23] (2019)	回顾性 (2012—2016)	RFA: 668 SBRT: 105	RFA: 1.6 (0.5~4.6) SBRT: 2.4 (0.7~5.5) (P<0.001)	36~60/4~5 (95% PTV)	RFA vs. SBRT 2 年 FFLP: 70.2 vs. 76.3 (P=0.248)	RFA vs. SBRT 2 年 OS: 79.8 vs. 74.8 (P=0.504)	RFA vs. SBRT ≥3 级 AE: 3.7 vs. 0 SBRT 组 RILD: 6.7%	SBRT 是 RFA 的有效的替代治疗手段，SBRT 在膈下病灶和>2cm 病灶中局部控制更佳
Kim 等[22] (2020)	回顾性 (2010—2016)	RFA: 1 568 SBRT: 496	RFA: 1.9 (IQR: 1.5~2.5) SBRT: 3.0 (IQR: 1.8~5.2) (P<0.001)	BED 86.4 (IQR: 78.8~105.6) (70%~85% 等剂量线)	RFA vs. SBRT 3 年 LRR: 27.9 vs. 21.2 (P<0.001)	RFA vs. SBRT 2 年 CMR: 18.9 vs. 25.7 (P<0.001)	RFA vs. SBRT ≥3 级急性 AE: 2.6 vs. 1.6 (P=0.268)	SBRT 是不可手术 HCC 的有效替代治疗，在膈下大病灶（>3cm）和 TACE 治疗后进展的患者中更具优势
Jeong 等[24] (2021)	回顾性 (2013)	RFA: 179 SBRT: 87	RFA: 1.5 (0.5~3.0) SBRT: 1.5 (0.8~2.8) (P=0.441)	30~60/3~4	RFA vs. SBRT 4 年 LCR: 92.7 vs. 95.0 (P=0.535)	RFA vs. SBRT 4 年 OS: 78.1 vs. 64.1 (P=0.012)	RFA vs. SBRT ≥3 级 AE: 0.6 vs. 1.1	对于肿瘤位置不适合行 RFA 的小肝癌，SBRT 是可行的替代治疗

注：SBRT，体部立体定向放疗；RFA，射频消融；OS，总生存；FFLP，无局部进展；AE，不良事件；HCC，肝细胞癌；LRR，局部复发率；CP，Child-Pugh；PTV，计划靶区；RILD，放射性肝病；IQR，四分位数间距；BED，生物效应剂量；CMR，累积死亡率；LCR，局部控制率。

术前放疗在 HCC 治疗中已有一定的应用,初步结果显示其在中央型肝癌和合并 PVTT 肝癌患者中疗效良好,但大多数研究为回顾性研究或小样本前瞻性研究,仍需进一步开展大规模研究,为患者提供更有效治疗选择。此外,术前放疗的患者选择、放疗范围、处方剂量等问题也值得进一步探索。

2. 术后放疗　目前,针对 HCC 的术后放疗研究主要集中在窄切缘术后放疗、微血管侵犯(microvascular invasion,MVI)阳性患者术后放疗和 PVTT 术后放疗三个方面。

窄切缘(<1.0cm)手术是 HCC 的不良预后因素之一[35],但由于肿瘤位置、肝脏体积、基础肝病、肝功能状况和手术技术等因素的影响,部分患者充足的切缘难以保证。据报道,单纯窄切缘手术术后 3 年的 RFS 仅 36.9%[36]。2015 年一项回顾性研究探索了邻近大血管 HCC 患者接受窄切缘手术联合术后放疗的疗效和安全性[37],共纳入 181 名患者,其中 33 名患者接受了窄切缘手术和术后放疗(50~60Gy/25~30f),83 名仅接受窄切缘手术,剩余 65 名接受了宽切缘根治手术(≥1.0cm)。结果显示,窄切缘手术联合术后放疗可取得与宽切缘根治手术相当的 3 年 OS(89.1% vs. 86.0%,P=0.957)和 DFS(64.2% vs. 60.1%,P=0.972),而仅进行窄切缘手术的患者 3 年 OS(67.7%)和 DFS(52.2%)显著低于窄切缘手术联合术后放疗组和宽切缘根治手术组,且术后放疗的安全性可接受。基于此,一项前瞻性 II 期临床研究进一步评估了术后放疗在接受窄切缘手术患者中的作用[38]。该研究纳入了 76 例窄切缘术后的 HCC 患者,接受 50~60Gy(中位 60Gy)的辅助放疗后,全组患者 5 年 OS 达 72.2%,5 年 DFS 达 51.6%,未出现边缘复发且患者耐受性良好。这项研究表明,对于接受窄切缘手术的 HCC 患者,辅助放疗有效且安全,可能提高这组患者的远期生存。此外,近期一项 II 期多中心随机对照研究(NCT03732105)入组了 148 例接受窄切缘手术的 HCC 患者,1:1 随机分为术后放疗组和单纯手术组,前期结果显示,术后放疗组的 2 年 RFS 为 78.37%,显著优于单纯手术组的 57.43%(P=0.028)。

MVI 指镜下、血管内可见癌细胞,是 HCC 术后的另一项不良预后因素,与肿瘤的侵袭性、复发风险和较差的生存率密切相关[39]。两项回顾性研究显示,与 TACE 相比,术后给予瘤床放疗(54~60Gy/27~30f)可提高 RFS[40,41]。在此基础上进行的前瞻性研究纳入了 59 名术后 MVI 阳性的 HCC 患者[42],其中 29 名在术后接受了辅助放疗,另外 30 名患者仅接受抗病毒和营养支持治疗。研究结果显示,接受放疗的患者 3 年的 RFS 和 OS 分别达到了 63.4% 和 80.7%,而未接受放疗的患者 3 年 RFS 为 36.1%,3 年 OS 为 50.0%,提示辅助放疗可显著提高疗效。这些结果表明,对于 MVI 阳性的 HCC 患者,术后辅助放疗是一种有效的治疗选择,或可改善患者的远期预后。另一项前瞻性研究[43]纳入了 76 例接受边缘性切除(切缘阳性或<1mm)、MVI 阳性的 HCC 患者,1:1 随机分为术后 SBRT 组(35Gy/5f)和单纯手术组。结果显示,SBRT 能显著提高患者的 DFS,两组患者 5 年 DFS 分别为 56.1% 和 26.3%(P=0.005),SBRT 有提高 OS 的趋势,但差异无统计学意义。该研究支持 SBRT 作为边缘性切除、MVI 阳性患者的辅助治疗手段。

部分经选择的、合并 PVTT 的 HCC 患者可行手术切除,但术后复发率仍较高[44]。两项研究探索了术后放疗在合并 PVTT 患者中的疗效。2016 年一项回顾性研究首先比较了辅助放疗、辅助 TACE 和保守治疗在 PVTT 术后患者中的疗效[45]。研究共纳入了 92 名 HCC 患者,分为放疗组(10 人)、TACE 组(31 人)和保守治疗组(51 人)。所有患者均为 I~II 型 PVTT。放疗组对手术切缘和门静脉进行放疗,处方剂量 32~48Gy/2~3Gy。研究结果显示,接受术后 TACE 或放疗的患者中位生存时间显著优于仅接受肝切除术的患者(放疗组 14.53 个月,TACE 组 21.91 个月,保守治疗组 8.99 个月),而 TACE 和放疗组之间的差异无统计学意义(P=0.716)。三组间的中位 DFS 也有同样的趋势(放疗组 14.03 个月,TACE 组 13.98 个月,保守治疗组 6.51 个月)。该研究提示,对于伴有 PVTT 的 HCC 患者,术后辅助放疗和 TACE

都是潜在可行的选择。另一项前瞻性随机对照研究[46]纳入了52例I~IV型PVTT患者,对于I~II型患者行部分肝切除术,对于III~IV型患者则行部分肝切除术联合门静脉断端取栓术。患者术后随机分配至辅助放疗组和对照组,放疗范围同样包括手术切缘和门静脉,处方剂量50Gy/25f。结果显示,接受辅助放疗的患者中位DFS和OS分别为9.1个月和18.9个月,显著优于对照组的4.1个月(P=0.001)和10.8个月(P=0.005)。这两项研究的结果均提示,术后辅助放疗可改善合并PVTT患者的远期生存。

总体而言,对于HCC患者,术后放疗在窄切缘手术、术后MVI阳性和PVTT术后患者中均显示出潜在获益。这些研究结果为术后放疗在HCC患者中的应用提供了一定的证据,但这些研究存在样本量小,证据级别低的问题,还需要开展更大规模的研究来评估术后放疗在HCC患者中的价值。

3. 肝移植前桥接治疗 肝移植是HCC患者的最佳根治性治疗手段之一,不但可根治肿瘤,还可以治疗患者的基础肝脏疾病,成功移植的患者5年OS可达70%[47,48]。但因肝源紧缺,患者往往需要长时间等待才能匹配到合适的肝源。在等待期间,大多数患者需要接受桥接治疗,以控制局部病灶,防止因病情进展而失去移植机会。传统的桥接治疗手段包括消融和TACE,近年来,SBRT在桥接治疗中显示出较好的应用前景。近期两项前瞻性研究显示,SBRT在疗效和脱落(失去肝移植机会)率等方面不劣于传统的桥接治疗手段。

2017年Sapisochin等发表的一项回顾性研究对比了TACE、RFA和SBRT作为肝移植前桥接治疗手段的疗效[48],共入组379例患者,244例接受RFA、99例接受TACE、36例接受SBRT。仅在患者因肝功能、血小板减少、技术限制(如动脉狭窄)或TACE、RFA治疗后进展而不符合再程治疗的条件时,才考虑对患者行SBRT治疗(中位处方剂量36Gy/6f)。研究结果显示,三组间的脱落率相当,SBRT组、TACE组和RFA组分别有16.7%、20.2%和16.8%的患者在等待过程中失去移植机会(P=0.7)。接受移植手术后,RFA组有49.2%的患者术后病理提示肿瘤完全坏死,显著高于TACE组的23%和SBRT组的13%(P<0.001),这一方面与RFA的治疗效果好有关,另一方面可能也与SBRT组病灶较大,处方剂量相对较低有关。三组的术后并发症发生率相当。在远期疗效方面,SBRT组、TACE组和RFA组自纳入移植等待队列的5年OS分别为61%、56%和61%,移植后的5年OS分别为75%、69%和73%,差异均无统计学意义。该研究说明,除RFA和TACE外,SBRT也可能是肝移植前可行的桥接治疗手段。

另外,Wong等于2021年报道了一项SBRT作为肝移植前桥接治疗的前瞻性研究[49]。该研究纳入40例接受SBRT作为移植前桥接治疗的患者,并将其疗效与该中心既往使用TACE和高强度聚焦超声(high-intensity focused ultrasound,HIFU)作为桥接治疗手段的疗效进行比较。中位放疗剂量为50Gy/5f。研究结果显示,SBRT组的肿瘤控制率、肿瘤进展时间和OS均优于另外两组,而三组之间的并发症发生率相当。另外,SBRT组的病理完全缓解率为48.1%,也高于TACE组的25%和HIFU组的17.9%,同时因采用了更高的放疗剂量,该组患者SBRT后的病理完全缓解率也高于Sapisochin等[48]研究中SBRT组的数据,与RFA组持平。这项研究同样提示,SBRT可作为传统桥接治疗的有效替代治疗方法。

结合目前的研究,SBRT作为肝移植前的桥接治疗手段是安全有效的。在上述研究中,接受SBRT治疗的患者大多为其他局部治疗进展后或不适合其他局部治疗的患者,这些患者经过SBRT治疗后,可取得与传统桥接治疗手段相似甚至更好的脱落率、病理缓解率和远期疗效,提示SBRT桥接治疗有效且安全,可用于不能耐受其他治疗的患者。另外,相比于TACE和RFA,SBRT为无创治疗手段,对患者损伤更小,与肝移植结合理论上安全性更佳。然而,尽管有前瞻性证据支持,但相关研究仍较少,还需要更多高级别证据来得到肯定答案。

（三）放疗联合 TACE 在不可手术局部晚期 HCC 中的疗效

TACE 是不可手术局部晚期 HCC 的常用治疗手段。TACE 通过将化疗药物直接注入肿瘤的供血动脉，并使用栓塞剂阻断供血动脉，从而减少肿瘤的血供并使肿瘤细胞受到化疗药物的直接作用。然而，由于 HCC 通常具有肝动脉和门静脉的双重血供，这种双重血供机制使得 TACE 治疗难以实现肿瘤的完全缺血坏死，即使肝动脉被成功栓塞，肿瘤仍可能通过门静脉继续获得血液供应。现有证据表明，放疗联合 TACE 在内的综合治疗可改善这类患者的疗效，部分研究结果归纳于表 2-2-3。

表 2-2-3　放疗联合 TACE 在不可手术局部晚期 HCC 中的部分研究

研究名称（发表时间）	研究性质（入组时间）	入组人群	分组和治疗方案	研究结果	≥3 级毒副反应	主要结论
Choi 等[56]（2014）	前瞻性Ⅱ期（2008—2010）	BCLC B 或 C 期不可切除 HCC	不完全 TACE +RT（31 例）：30~59.4Gy/1.8~2Gy	CR：22.6% PR：61.3% ORR：83.9%（mRECIST） 2 年 PFS：29.0% 2 年 TTP：36.6% 2 年 OS：61.3%	血液学毒副反应：12.9% 肝脏毒副反应：22.6%	不完全 TACE 后行放疗是安全可行的治疗选择
Zhang 等[57]（2016）	回顾性（2009—2014）	不可切除 HCC	TACE+RT（54 例）：44~70Gy/1.8~2.0Gy	CR：20.4% PR：53.7% ORR：74.1%（mRECIST） 中位 PFS：10.5 个月 3 年 PFS：14.6% 中位 OS：20.2 个月 3 年 OS：36.7%	血液学毒副反应：18.5% 肝脏毒副反应：5.6%	对于不可切除 HCC，TACE 后行放疗是安全可行的治疗选择
Yoon 等[53]（2018）	随机对照（2013—2016）	初治,伴大血管侵犯的 HCC	TACE + RT（45 例）：45Gy/2.5~3Gy 索拉非尼（45 例）	TACE + RT 组 vs. 索拉非尼组 12 周 ORR：28.9% vs. 4.4%（P=0.002）（RECIST 1.1） 中位 PFS：30.0 周 vs. 11.3 周（P<0.001） 中位 TTP：31.0 周 vs. 11.7 周（P<0.001） 中位 OS：55.0 周 vs. 43.0 周（P=0.04）	TACE + RT 组 vs. 索拉非尼组 15.6% vs. 27.3%	对于晚期伴大血管侵犯的 HCC，TACE + RT 比索拉非尼疗效更佳
Kim 等[58]（2019）	回顾性（2010—2015）	初治,伴大血管侵犯的 HCC	TACE + RT（639 例）：24~50Gy/2~5Gy	2 年 OS：23.9% 中位 OS：10.7 个月	转氨酶升高：8.1% 胆红素升高：1.5% 胃肠道出血：1.6%	TACE + RT 是伴大血管侵犯 HCC 的有效一线治疗选择

研究名称 (发表时间)	研究性质 (入组时间)	入组人群	分组和治疗方案	研究结果	≥3级毒副反应	主要结论
Féray 等[59] (2023)	前瞻性Ⅱ期 随机对照 (2011—2017)	不适合手术、消融HCC	TACE + RT(56例): 54Gy/3Gy TACE(64例)	TACE + RT组 vs. TACE 18个月肝内PFS(ITT人群):36% vs. 19%(P=0.17) 18个月肝内PFS(PP人群):39% vs. 19%(P=0.076) 中位OS:22个月 vs. 30个月(P=0.29)	TACE+RT组vs.TACE急性毒副反应:39% vs. 38%(P=0.84) 晚期毒副反应:38% vs. 22%(P=0.060)	在西方HCC人群中,TACE+RT较单纯TACE有提高局部控制的趋势,但未改善PFS和OS,且毒副反应更高

注:HCC,肝细胞癌;TACE,经导管动脉化疗栓塞;RT,放疗;OS,总生存;BCLC,巴塞罗那临床肝癌分期;CR,完全缓解;PR,部分缓解;ORR,客观缓解率;PFS,无进展生存;mRECIST,改良实体瘤疗效评价标准;RECIST,实体瘤疗效评价标准;TTP,疾病进展时间;ITT,意向性;PP,遵循研究方案。

2009年和2015年分别有两项荟萃分析对比了放疗联合TACE和单纯TACE治疗不可手术HCC患者的疗效[50,51],均提示放疗联合TACE治疗可提高患者的客观缓解率(objective response rate,ORR)和OS。在2015年Huo等[51]的研究中,TACE联合放疗组汇总的中位生存时间为22.7个月,明显优于单纯TACE组的13.5个月(P<0.001),但放疗联合TACE治疗在一定程度上增加了胃肠道溃疡和肝脏毒副反应的发生率。

另有研究对于放疗和TACE的顺序进行了探讨[52],该随机对照研究共纳入120名合并PVTT的HCC患者,随机分为TACE前放疗(放疗+TACE)和TACE后放疗(TACE+放疗)两组,各60例患者。结果显示,放疗+TACE组的中位PFS为6.6个月,显著优于TACE+放疗组的4.2个月(P=0.030);放疗+TACE组的中位OS为15.4个月,TACE+放疗组的中位OS为11.5个月,先放疗组有获益的趋势(P=0.054)。在Ⅲ/Ⅳ型PVTT患者中,先放疗组的OS和PFS都显著优于后放疗组。这项研究提示,对于合并PVTT的HCC患者,如行TACE联合放疗,TACE前放疗可能更有助于改善预后。

TACE联合放疗主要针对局部晚期不可手术的HCC患者,系统治疗也是这部分患者的主要治疗选择,部分研究对比了TACE联合放疗与系统治疗的疗效。在靶向治疗年代,2018年一项随机对照研究对比了TACE联合放疗与索拉非尼在合并大血管侵犯HCC患者中的疗效[53],该研究纳入90例初治患者,1:1随机分配至TACE联合放疗组和索拉非尼组。结果显示,TACE联合放疗组在12周PFS、缓解率、疾病进展时间和OS方面均显著优于索拉非尼组。此外,TACE联合放疗组还有5例患者(11.1%)经过治疗后降期并接受根治性手术切除。该研究提示,对于合并大血管侵犯的HCC患者,TACE联合放疗作为一线治疗比索拉非尼系统治疗疗效更佳。随着免疫治疗与靶向治疗在晚期HCC中的进展,TACE联合放疗与靶免治疗相比疗效优势不再突出。近期韩国一项真实世界研究对比了TACE联合放疗和阿替利珠单抗联合贝伐珠单抗在合并PVTT的HCC患者中的疗效[54]。该研究中37例接受了阿替利珠单抗联合贝伐珠单抗治疗,60例接受了TACE联合放疗。结果显示,靶免治疗组的1年OS显著高于TACE联合放疗组(79.7% vs. 50.3%,P=0.041),靶免治疗组的1年PFS也有改善的趋势(74.4% vs. 42.4%,P=0.12)。经倾向评分匹配分析后,靶免治疗的1年OS和PFS均优于TACE联合放疗组。这一结果提示在系统治疗更有效的情况下,局部晚期HCC仅行局部治疗缺乏优势。在靶免治疗年代,HCC的治疗应更强调综合治疗,如何在系统治疗中整合局部治疗是目前研究的热点之一。START-FIT研究探索了TACE联合SBRT后序贯阿维鲁单抗(PD-L1抑制剂)作为局部晚期、不可手术HCC患者转化治疗的作用[55]，共纳入 33 例患者，首先接受 1 周期 TACE 治疗，随后在第 28 天接受 SBRT(27.5~40Gy/5f)，放疗完成后第 14 天开始接受阿维鲁单抗治疗(每两周一次)。结果显示，治疗后 33 例患者中有 18 例(55%)适合进一步接受根治性治疗。其中，4 例患者(12%)接受了根治性治疗(手术切除 2 例，RFA2 例)，14 例患者(42%)达到了影像学完全缓解并选择密切随访。11 例(33%)患者出现了 ≥3 级治疗相关毒副反应，最常见的为 TACE 后转氨酶升高(15%)。该研究提示，免疫治疗联合 TACE 和 SBRT 是这类患者较有前景的转化治疗手段。

- 对于不可手术 HCC 患者，已有多项荟萃分析提示放疗联合 TACE 的疗效要优于单纯 TACE 治疗。
- 随着靶向联合免疫治疗在局部晚期 HCC 中的广泛应用，单纯局部治疗的优势正在减弱。
- 初步研究结果表明，放疗、TACE 与系统治疗(如免疫检查点抑制剂)相结合的综合治疗方案可为患者带来获益。

(四)门脉癌栓放疗

伴 PVTT 的 HCC 患者预后差，接受保守治疗者预期寿命仅 2~4 个月[60]。目前证据显示，放疗是 PVTT 最有效的治疗手段之一，包括放疗在内的综合治疗在合并 PVTT 的 HCC 患者中取得了较好的疗效。

放疗在合并 PVTT 的患者中有着广泛应用，包括术前放疗、术后放疗和不可手术患者的综合治疗等。术前、术后放疗的相关研究已在前文提及，对于不可手术的 PVTT 患者，放疗在近年来也积累了较多证据，部分相关研究结果见表 2-2-4。2017 年一项荟萃分析评估了 TACE 或肝动脉灌注化疗(hepatic arterial infusion chemotherapy，HAIC)联合放疗对比单纯 TACE 或 HAIC 治疗合并 PVTT 的 HCC 的疗效和安全性[61]，共纳入 8 项研究、1760 名患者。结果显示，介入 + 放疗组 PVTT 的 ORR 在 42.86%~75%，单纯介入治疗组 PVTT 的 ORR 在 13.79%~45.45%，介入联合放疗显著提高了合并 PVTT 患者的 ORR。在 OS 方面，介入 + 放疗组的中位 OS 为 7.5~13.02 个月，而单纯介入治疗组仅为 4.1~9.1 个月，介入联合放疗同样提高了患者的 OS。但在毒副反应方面，联合治疗组的 ≥3 级白细胞、血小板减少的发生率要高于单纯介入治疗组。2018 年一项网状荟萃分析进一步评估了不同治疗模式对于伴 PVTT 不可手术晚期 HCC 的疗效和安全性[62]，结果提示，放疗联合 TACE 或 HAIC 相较于单纯放疗、介入、索拉非尼有着更佳的疗效。这两项荟萃分析的结果提示，对于晚期合并 PVTT 的 HCC 患者，包括放疗在内的综合治疗策略可提供更好的治疗效果，但毒副反应的发生风险有增加的趋势。

随着 SBRT 技术的逐渐成熟，部分研究者也尝试将 SBRT 应用于 PVTT 的治疗。一项回顾性研究纳入 104 例伴 PVTT 的 HCC 患者[69]，45 例接受 SBRT 治疗(中位剂量 45Gy/6~12.5Gy)，59 例接受常规分割放疗(中位剂量 51.5Gy/1.8~3Gy)。结果显示，SBRT 组 ORR(62.2% 比 33.8%)、1 年 OS(34.9% 比 15.3%)和野内无进展生存率(69.6% 比 32.2%)均显著优于常规分割组。多因素分析显示，接受 SBRT 治疗和 BED ≥65Gy 是 OS 的独立预测因素。另有一项荟萃分析[70]比较了 SBRT、3D-CRT 和选择性内照射治疗(selective internal radiotherapy，SIRT)的疗效与安全性，该研究共纳入了 37 项研究、2 513 例合并 PVTT 的 HCC 患者数据。结果显示，SBRT 组有更高的局部控制率(86.9%)和有效率(70.7%)，其次是 3D-CRT 组(局部控制率 82.8%，有效率 51.3%)和 SIRT 组(局部控制率 57.5%，有效率 33.3%)。SBRT、3D-CRT 和 SIRT 组的 1 年 OS 分别为 48.5%、43.8% 和 46.5%，差异无统计学意义(P=0.635)。毒副反应方面，3D-CRT 和 SIRT 组中最常见的 ≥3 级毒副反应分别为淋巴细胞减少和胆红素异常，而 SBRT 组中 ≥3 级毒副反应较少见。以上研究提示，SBRT 治疗伴有 PVTT 的 HCC 患者可取得较高的局部控制率，并可能提高生存率。与常规分割放疗相比，SBRT 的 BED 更高、治疗时间更短且毒副反应未明显增加，使得 SBRT 可能成为部分合并 PVTT 的 HCC 患者有前景的治疗选择。

表 2-2-4　HCC 伴 PVTT 放疗的部分研究

研究名称 （发表时间）	研究性质 （入组时间）	入组 人群	分组	放疗方案	研究结果	≥3 级毒 副反应	主要结论
Yu 等[63] （2011）	回顾性 （1998—2008）	伴 PVTT 的 HCC	RT （281 例）	PVTT ± 原发灶 30~54Gy/ 1.8~4.5Gy	总体 ORR*：53.8% 中位 OS：11.6 个月 2 年 OS：26.9%	AST 升高： 14.2% ALT 升高： 5.3% 消化道溃疡： 0.4%	ECOG 评分、Child-Pugh 分级、肿瘤大小、数目、门脉主干受累、门脉阻塞程度和淋巴结转移是伴 PVTT 的 HCC 放疗后 OS 的预后因素
Fujino 等[64] （2015）	回顾性 （2000—2013）	伴 PVTT 的 HCC	HAIC+RT （41 例） HAIC （42 例）	癌栓 30~45Gy/ 10~15f	HAIC+RT vs. HAIC PVTT ORR**： 56.1% vs. 33.3% （$P=0.013$） 全组 PPS、TTF、OS 差异无统计学意义 HAIC 无反应者： 中位 PPS：5.3 个月 vs. 1.5 个月 （$P=0.000\ 1$） 中位 TTF：5.0 个月 vs. 2.7 月 （$P=0.002\ 4$） 中位 OS：8.6 个月 vs. 5.0 个月 （$P=0.000\ 2$）	HAIC+RT vs. HAIC 白细胞减少： 12.2% vs. 2.4% 血小板减少： 14.3% vs. 4.8% 转氨酶升高： 12.2% vs. 2.4% 胆红素升高： 14.3% vs. 2.4% （差异无统计学意义）	放疗联合 HAIC 相较于单纯 HAIC 可改善对 HAIC 无反应者的 OS
Wu 等[65] （2016）	回顾性 （2000—2013）	伴 PVTT 的 HCC	TACE （74 例） RT（68 例） TACE+RT （40 例）	原发灶 + 癌栓 28~63Gy/ 2~8Gy	TACE vs. RT vs. TACE+RT 总体 ORR*：39.2% vs. 35.3% vs. 50.0% （$P=0.315$） 中位 OS：6 个月 vs. 7 个月 vs. 13 个月 （$P=0.017$）	无 4 级或 5 级毒副反应	TACE 联合 RT 是伴 PVTT 的 HCC 有效安全的治疗手段，其疗效优于单一治疗手段
Li 等[66] （2016）	回顾性 （2004—2012）	伴 PVTT、下腔静脉癌栓的 HCC	TACE+RT （112 例） TACE （735 例）	癌栓 40~62Gy/ 2~2.5Gy	TACE + RT vs. TACE 肝内肿瘤 ORR： 66.1% vs. 50.2% （$P=0.002$） （mRECIST） PVTT ORR***： 72.3% vs. 34.7% （$P<0.001$） 中位 OS：11.0 个月 比 4.8 个月（$P<0.001$）	TACE + RT vs. TACE 81.3% vs. 64.2%（差异无统计学意义，未分级）	TACE+RT 相较于 TACE 能显著提高伴 PVTT 的不可切除 HCC 的生存

研究名称（发表时间）	研究性质（入组时间）	入组人群	分组	放疗方案	研究结果	≥3级毒副反应	主要结论
Im 等[67]（2017）	多中心回顾性（1998—2011）	伴 PVTT 的 HCC	RT ± 介入（985 例）	癌栓 ± 原发灶 12~66Gy/1.8~17.0Gy	原发灶 ORR：52.8%（mRECIST）PVTT ORR*：51.8% 2年 PVTT 进展率：36.0% 中位 OS：10.2 个月 2年 OS：21.6%	NA	EQD2 ≥ 45Gy 或放疗联合其他治疗可改善伴 PVTT 的 HCC 的 OS，提高 PVTT 控制率
Abulimiti 等[68]（2021）	回顾性（2014—2019）	伴 PVTT 的 HCC	RT+索拉非尼（36 例）RT（46 例）	原发灶 + 癌栓 40.0~62.5Gy/2~2.5Gy	RT+索拉非尼 vs. RT ORR：61.1% vs. 45.7%（P=0.120）（RECIST 1.1）中位 OS：11 个月 vs. 9 个月（P=0.036）中位 PFS：6.0 个月 vs. 3.0 个月（P=0.012）	RT+索拉非尼 vs. RT 白细胞减少：8.3% vs. 2.2% 血小板减少：13.9% vs. 13.0% 贫血：2.8% vs. 0.0%	与单独 RT 相比，RT 联合索拉非尼能改善伴 PVTT 的 HCC 的远期疗效，且不增加毒副反应

注：PVTT，门脉癌栓；HCC，肝细胞癌；RT，放疗；TACE，经导管动脉化疗栓塞；ORR，客观缓解率；OS，总生存；PPS，进展后生存；AST，天冬氨酸转氨酶；ALT，丙氨酸转氨酶；ECOG，东部肿瘤协作组；RECIST，实体瘤疗效评价标准；HAIC，肝动脉灌注化疗；TTF，治疗失败时间；mRECIST，改良实体瘤疗效评价标准。

*：缓解率评价标准为研究者自行定义

**：测量 PVTT 最大径，参考 RECIST 1.1 评价

***：未提及 PVTT 疗效评价方法

目前证据表明，放疗是治疗 PVTT 的有效手段之一，在介入治疗的基础上加入放疗能够显著提高患者的 ORR 和 OS。SBRT 或可成为未来主流放疗模式。但在靶免治疗年代，合并 PVTT 的 HCC 患者系统治疗疗效也有较大的提高，放疗作为 PVTT 的有效局部治疗手段，如何将其与系统治疗整合是目前研究的热点之一。

（五）放疗联合免疫、靶向治疗

IMbrave150 研究确立了免疫联合靶向治疗在不可手术 HCC 中的一线治疗地位，标志着不可手术 HCC 进入免疫靶向治疗时代。在系统治疗疗效大大提高的背景下，局部治疗对于这部分患者的重要性也随之上升。局部治疗方法如消融、TACE、放疗等直接针对肿瘤组织发挥作用，而免疫靶向治疗则对全身范围内的肿瘤细胞和肿瘤微环境产生影响。这种局部与系统治疗的联合应用能够产生协同作用。此外，局部治疗还能通过释放肿瘤特异性抗原来促进免疫反应，激活免疫系统，为免疫治疗创造更有利的条件。同时，多学科综合治疗模式有助于克服肿瘤对单一治疗的耐药性，从而提高整体疗效。放疗作为 HCC 的有效局部治疗手段，在免疫靶向治疗年代有着重要地位，同时也面临诸多挑战，部分研究已对靶免治疗联合放疗的疗效进行了探索，相关研究结果见表 2-2-5。

两项前瞻性研究对于合并 PVTT 的晚期 HCC 常规分割放疗联合免疫靶向治疗的疗效进行了探索。Wang 等[71]探索了阿替利珠单抗和贝伐珠单抗联合调强放疗治疗伴有肝外 PVTT 的 HCC 患者的疗效和安全性。这项多中心前瞻性研究共纳入 30 名患者，患者首先接受肝外 PVTT 放疗，处方剂量 52~56Gy/2Gy，放疗完成后 3 ± 1 天开始系统治疗。中位随访时间为 7.4 个月。研究结果显示，

表 2-2-5　HCC 放疗联合免疫靶向治疗部分研究

研究名称 (发表时间)	研究性质 (入组时间)	入组 人群	分组和 治疗方案	放疗方案	研究结果	≥3 级毒 副反应	主要结论
Zhong 等[76] (2021)	回顾性 (2017—2020)	BCLC C 期	放疗(常规分割、大分割或 SBRT)+靶向(VEGF 抑制剂、多靶点 TKI)+免疫治疗(PD-1/PD-L1 抑制剂)(16 例)	肝内、癌栓或肝外转移灶 中位剂量 43.5Gy(30~60Gy) 常规分割、大分割或 SBRT	ORR: 40.0% DCR: 86.7% (RECIST 1.1) 中位 PFS: 140 天 中位 OS: 637 天	25%	三联疗法治疗 BCLC C 期 HCC 安全可行
Su 等[77] (2022)	回顾性 (2019—2022)	BCLC B/C 期	PD-1 抑制剂+抗血管生成药物+放疗(54 例) PD-1 抑制剂+抗血管生成药物(143 例)	肝内病变 48Gy/3Gy	靶免+RT 组 vs. 靶免组 ORR: 42.6% vs. 24.5%(P=0.013)(mRECIST) 中位 PFS: 8.7 个月 vs. 5.4 个月(P=0.001) 中位 OS: 20.1 个月 vs. 13.3 个月(P=0.009)	放疗加入靶免治疗未显著提高治疗毒副反应	三联疗法是晚期 HCC 有前景的治疗方案
Wang 等[71] (2023)	多中心前瞻性单臂(2021)	伴肝外 PVTT 的 HCC	阿替利珠单抗+贝伐珠单抗+RT(30 例)	肝外 PVTT 52~56Gy/2Gy	ORR: 76.6% (RECIST 1.1) ORR: 90.0% (mRECIST) 中位 PFS: 8.0 个月 中位 OS: 9.8 个月	27%	RT 联合阿替利珠单抗+贝伐珠单抗治疗伴肝外 PVTT 的 HCC 局部疗效较好,安全性可接受
Hu 等[75] (2023)	多中心随机非对照	初治伴 PVTT 的 HCC	卡瑞利珠单抗+阿帕替尼+SBRT(40 例) 卡瑞利珠单抗+阿帕替尼(20 例)	PVTT±原发灶 36~40Gy/6~8Gy	靶免+SBRT 组: ORR: 47.5% (RECIST 1.1) 中位 PFS: 4.6 个月 中位 OS: 12.7 个月 靶免组: ORR: 20.0% (RECIST 1.1) 中位 PFS: 2.5 个月 中位 OS: 8.6 个月	靶免+SBRT 组:22.5% 靶免组:20.0%	卡瑞利珠单抗+阿帕替尼联合 SBRT 作为伴 PVTT 的 HCC 一线治疗可临床获益、安全性可接受
Zhu 等[72] (2024)	多中心、单臂、Ⅱ期 (2021—2023)	初治、术后复发未治伴 PVTT 的 HCC	信迪利单抗+贝伐珠单抗+RT(46 例)	PVTT+原发灶 30~50Gy/10f	ORR: 58.7% (RECIST 1.1) 2 年局部控制率:80.4% 中位 PFS: 13.8 个月 中位 OS: 24.0 个月	65.2%	信迪利单抗+贝伐珠单抗联合放疗作为伴 PVTT 的 HCC 一线治疗手段,显示出较好的生存结果和可接受的安全性

研究名称 (发表时间)	研究性质 (入组时间)	入组 人群	分组和 治疗方案	放疗方案	研究结果	≥3级毒 副反应	主要结论
Xiao 等[78] (2024)	回顾性 (2019—2022)	伴 PVTT 的 HCC	仑伐替尼＋信迪 利单抗＋RT 后行 肝切除术或肝移 植(14 例)	原发灶＋ 癌栓 30~60Gy/ 2~4.5Gy	原发灶 PR: 57.14% (RECIST) PVTT PR*: 50% 原发灶 PCR: 21.42% PVTT PCR: 78.57%	转氨酶升 高: 14.29% 白细胞减 少: 7.14% 血小板减 少: 7.14%	放疗联合靶免 治疗可能是合 并 PVTT 的 HCC 有前景的 降期治疗手段

注: BCLC,巴塞罗那临床肝癌分期; SBRT,体部立体定向放疗; VEGF,血管内皮生长因子; TKI,酪氨酸激酶抑制剂; PD-1,程序性死亡受体 1; PD-L1,细胞程序性死亡受体 - 配体 1; ORR,客观缓解率; DCR,疾病控制率; RECIST,实体瘤疗效评价标准; OS,总生存; PFS,无进展生存; HCC,肝细胞癌; mRECIST,改良实体瘤疗效评价标准; RT,放疗; PVTT,门脉癌栓; PR,部分缓解; PCR,病理完全缓解。

*: 研究中描述 PVTT 使用 RECIST 标准评价疗效。

患者的 ORR 为 76.6%,中位 OS 为 9.8 个月,中位 PFS 为 8.0 个月,中位进展时间(time to progression,TTP)未达到。毒副反应方面,8 例(27%)患者出现 3~4 级毒副反应。Zhu 等[72]在一项前瞻性Ⅱ期多中心研究中探索了信迪利单抗和贝伐珠单抗联合放疗在合并 PVTT 的 HCC 患者中的作用。这项研究共纳入 46 例患者,在接受两周期信迪利单抗和贝伐珠单抗治疗后开始放疗,放疗范围同时包括原发肿瘤和 PVTT,处方剂量 30~50Gy/10f。中位随访 26 个月,全组患者中位 OS 为 24.0 个月,中位PFS 为 13.8 个月,研究中共 30 例(65.2%)患者出现 3~4 级毒副反应,以血小板减少和高血压较为常见。两项研究尽管都采用了放疗联合靶免治疗,但疗效和毒副反应差距较大。一方面,Wang 等的研究入组患者总体偏晚,所有患者均合并肝外癌栓,23 名(76.7%)患者肝内肿瘤体积≥50% 的肝脏总体积,16 名(53.3%)患者合并肝外转移,而 Zhu 等的研究中无肝外转移患者。另一方面,Wang 等的研究仅针对癌栓进行放疗,而 Zhu 等的研究同时针对原发灶和癌栓进行放疗,因此尽管前者的毒副反应较轻,但疗效不及后者。北京大学肿瘤医院团队开展的卡瑞利珠单抗和阿帕替尼联合 IMRT 治疗不可手术 HCC 的Ⅱ期临床研究已完成入组。这项研究共纳入 44 名患者,放疗范围包括原发灶、癌栓和转移淋巴结,处方剂量 50~60Gy/25-30f。中位随访 27.7 个月,初步结果提示中位 PFS 为 13.8 个月,中位OS 未达到,但 3-4 级毒副反应发生率达 79.5%。以上结果提示,对于放疗联合靶免治疗,疗效与毒副反应相关,采取更大的照射范围、更高的照射剂量,在更好地控制疾病的同时,也将面临联合治疗更强的毒副反应。在临床实践和未来的临床研究设计中,应平衡患者的疗效和毒副反应,从而使患者获益最大化。

相较于常规分割放疗,SBRT 在诱导免疫反应方面表现出更强的潜力。SBRT 能更有效地引起肿瘤细胞免疫原性死亡,释放肿瘤特异性抗原,从而激活和增强全身性的免疫反应。此外,SBRT 可改变肿瘤微环境,增加局部细胞毒性 T 细胞的同时减少免疫抑制细胞的数量,为免疫治疗创造更有利的条件[73,74]。在与免疫、靶向联合治疗中,SBRT 可能是更有前景的放疗模式。Hu 等[75]开展了一项前瞻性、多中心、非对照性随机研究,纳入 60 名未接受过系统治疗的合并 PVTT 的 HCC 患者,按2:1 随机分组,接受卡瑞利珠单抗和阿帕替尼联合或不联合 SBRT(处方剂量 36~40Gy/6~8Gy)。37例患者 SBRT 仅针对 PVTT,3 例患者 SBRT 同时针对 PVTT 和肝原发灶。81.7% 的患者癌栓为程氏Ⅱ/Ⅲ型(49 例),75.0% 为肝内多发病灶(43 例),71.7% 具有肝外转移(32 例)。SBRT 组的中位 OS 为

12.7个月,中位PFS为4.6个月,ORR为47.5%,DCR为72.5%。非SBRT组的中位OS为8.6个月,中位PFS为2.5个月,ORR为20.0%,DCR为40.0%。SBRT组常见的治疗相关毒副反应包括高血压(57.5%)、胆红素升高(55.0%)和白细胞、血小板减少(52.50%),其中22.5%的患者出现≥3级毒副反应。这项研究表明,对于晚期HCC,SBRT联合免疫检查点抑制剂和抗血管生成药物治疗是一种有前景的治疗策略。但这项研究中大部分患者仅针对PVTT行SBRT,尽管治疗相关毒副反应发生率较低,但疗效也欠佳。未来的研究还需要进一步探索联合治疗策略,优化SBRT的剂量分割模式和照射范围。

(六) 肝外转移灶放疗

HCC常见的肝外转移部位包括淋巴结、骨、肺、肾上腺、脑等。放疗是HCC肝外转移的重要局部治疗手段,在控制局部转移灶、缓解患者症状、提高患者生活质量方面可取得较好的效果。现有证据显示,放疗治疗淋巴结转移的CR率在10%~30%,ORR在60%~100%,治疗肺转移的ORR在75%~80%,治疗肾上腺转移的ORR在55%~75%,治疗脑转移的局部控制率在80%左右,治疗骨转移的疼痛缓解率在70%~90%。

在放疗剂量方面,Zhang等[79]对比了图像引导IMRT(image guided-IMRT,IG-IMRT)与非IG-IMRT在治疗HCC腹膜后淋巴结转移的疗效。IG-IMRT组的平均生物等效剂量(BED_{10})显著高于非IG-IMRT组[(67.23±8.48)Gy vs.(63.43±5.01)Gy,$P=0.008$],IG-IMRT组的2年局部控制率为69%,高于非IG-IMRT组的47%($P=0.019$)。Wang等[80]探讨SBRT和常规分割放疗对HCC腹部淋巴结转移的治疗疗效,共114名患者接受了SBRT,34名接受了常规分割放疗。结果提示,SBRT组OS更佳,且相较于接受BED<60Gy的患者,接受BED≥60Gy治疗者的2年FFLP和2年OS更高。以上两项研究提示,对于肝外转移灶的放疗,也需要优化放疗技术、探索合适的放疗剂量,以期为这些患者带来更好的治疗效果。

SABR-COMET研究提示对于寡转移患者行SBRT治疗可改善患者的OS和PFS,但这项研究未针对HCC进行。两项研究探索了SBRT在寡转移HCC患者中的应用。Kim等[81]的回顾性研究纳入了100名1~5个转移病灶的患者,且在一个器官中不超过3个转移病灶,最常见的转移部位是骨(40%),其次为肺(38%),SBRT的剂量为30~60Gy/3~8f。全组患者中位OS为16个月,2年OS为40%,16%患者出现局部失败。Choi等[82]的单臂Ⅱ期前瞻性研究纳入了40名1~5个转移病灶的患者,最常见的转移部位是肺(48.4%),其次是淋巴结(22.6%)、骨(17.7%),允许患者在接受SBRT的同时或后续接受系统治疗。对于周围型肺转移灶,常用剂量分割方案为48~60Gy/4f;对于脊柱转移,常用剂量分割方案为24Gy/3f;对于中央型肺转移灶、淋巴结和肾上腺,常用剂量分割方案为48~64Gy/8f。中位随访15.5个月后,2年OS为80%,中位PFS为5.3个月,1年和2年的PFS分别为21.2%和0%。ORR为75.8%,DCR为98.4%。10%的患者出现急性毒副反应,7.5%的患者出现晚期毒副反应,未发生≥3级的毒副反应且SBRT没有对患者的生活质量(quality of life,QOL)评分产生不利影响。

◆ 放疗对于控制肝外转移灶可取得较好的效果,除缩小局部转移灶、缓解症状和提高生活质量外,部分研究还提示针对寡转移患者行SBRT可取得较好的远期生存结局。

◆ 目前针对HCC肝外转移、寡转移放疗的研究仍较少,需要进一步优化放疗技术、放疗剂量,探索放疗与系统治疗的联合模式。

第三节　肝细胞癌放疗临床实践

本节主要依据：
◆ 中国原发性肝细胞癌放射治疗指南（2020年版）；
◆ 2022年美国放射肿瘤学会（ASTRO）原发性肝癌外照射临床实践指南；
◆ 2024年中国临床肿瘤学会（CSCO）原发性肝癌诊疗指南；
◆ 2024年第2版美国国立综合癌症网络（NCCN）肝细胞癌临床实践指南。

一、放疗适应证

SBRT可作为小肝癌（≤5cm）的潜在根治性治疗手段，是不可或无法耐受手术、RFA患者的有效替代方案。

在以手术为主的综合治疗中，放疗可作为中央型HCC、合并PVTT的HCC患者的术前新辅助治疗手段，也是术后窄切缘（<1cm）、MVI阳性和合并PVTT患者术后的重要辅助治疗手段；放疗也可在肝移植前作为桥接治疗。

对不可手术切除的HCC，尤其是伴有癌栓的患者，放疗联合TACE较单一治疗能提高局部控制率和生存率；放疗联合免疫、靶向治疗在不可手术切除HCC患者中可能具有良好的应用前景。

另外，转移性HCC患者可进行转移灶的姑息性放疗，缓解症状，改善生活质量。对于寡转移病灶，也可行SBRT治疗。

二、放疗前准备

1. 患者评估　采集相关病史（包括腹痛、腹胀、消瘦、厌食、黄疸等）及相关家族史、合并症、肝炎病史、饮酒、用药史等；营养状态评估；一般查体，包括体能状态评分、身高、体重、生命体征等；常规实验室检查，包括血常规、尿常规、便常规、凝血功能、生化检查、感染筛查、乙型肝炎病毒DNA、丙型肝炎病毒RNA；心电图等。

2. 肿瘤评估　专科查体，包括肝硬化、门静脉高压体征，明确肝脏、脾脏有无增大，有无腹水、下肢水肿、腹壁静脉曲张，皮肤、巩膜有无黄染，有无肝掌、蜘蛛痣等；完善普通病理检查、免疫组化等；完善超声/超声造影、颈胸腹盆CT、肝脏增强MRI/肝细胞特异性对比剂（普美显）增强MRI；骨扫描仅在临床怀疑有骨转移时进行；选择性行PET/CT检查；完善甲胎蛋白（alpha fetoprotein，AFP）、异常凝血酶原-Ⅱ（Protein Induced by Vitamin K Absence or Antagonist-Ⅱ，PIVKA-Ⅱ）、CEA、CA 19-9等肿瘤标志物检测。

3. 肝功能分级　根据Child-Pugh分级标准（表2-3-1）对患者的肝功能进行分级。也可计算白蛋白-胆红素（albumin-to-bilirubin，ALBI）评分，根据评分对患者肝功能进行分级。

4. 处理患者合并症　包括贫血、血小板减少的纠正；保肝和营养支持治疗；抗病毒治疗；处理腹水、肝性脑病等肝硬化相关并发症。

5. 治疗方案、毒副反应和注意事项告知及知情同意书签署。

表 2-3-1　Child-Pugh 肝功能分级

指标	评分		
	1	2	3
肝性脑病(期别)	无	1~2	3~4
腹水	无	轻度	中、重度
白蛋白(g/L)	>35	28~35	<28
凝血酶原时间延长(秒)	<4	4~6	>6
总胆红素(μmol/L)	<34	34~51	>51

注：A 级 5~6 分；B 级 7~9 分；C 级 10~15 分。

三、模拟定位

1. 呼吸运动管理　肝脏紧邻膈肌，其位置和形态会随着患者的呼吸运动发生变化。在对肝脏肿瘤进行放疗时(尤其是行 SBRT 时)，考虑到肝脏随呼吸而产生的位置变化，需采取有效的呼吸运动管理方法，以确保精确地照射病灶区域，同时最大限度地保护周围正常组织。根据美国医学物理学家协会(American Association of Physicists in Medicine，AAPM) TG76 号报告，呼吸运动管理方法大体分为五种：运动涵盖法、腹部加压法、呼吸门控法、屏气法和肿瘤实时追踪法。

运动涵盖法也称内靶区(internal target volume，ITV)法，在 GTV 或 CTV 基础上外扩生成内大体肿瘤区(internal gross tumor volume，IGTV)或 ITV，以此代表 GTV 或 CTV 可能的运动区域，通过对 ITV 实施照射来补偿呼吸运动对治疗靶区的影响。使用 ITV 法需在模拟定位时采集患者的肝脏呼吸动度信息，从而个体化定义 ITV。临床常用的呼吸动度测量手段有 4D-CT、四维磁共振成像(4-dimensional magnetic resonance imaging，4D-MRI)、动态 MRI 等。

腹部加压法是指在模拟定位和每次治疗前，使用腹部加压板、腹压带等装置对患者上腹部进行压迫，将自由呼吸变为浅呼吸，达到限制病灶呼吸动度的目的。腹部加压是一种简单易行的呼吸运动管理方式，但其仅起到限制呼吸动度的作用。既往研究显示病灶的上下运动幅度仍能达到 5mm 以上，因此可联合 ITV 法确定病灶的实际呼吸动度。

呼吸门控法是指将放疗的实施限定在呼吸周期的某个或某几个特定时相。呼吸门控要求治疗的全流程都在门控状态下进行，需要在模拟定位时采集患者呼吸信号和 4D-CT 图像。门控治疗窗通常占呼吸周期的 20%~40%，且通常选在呼气末，因此时吸气肌处在放松状态，呼吸运动幅度相对平坦。使用呼吸门控方式治疗时，需根据选定的治疗窗进行靶区勾画和边界外放。治疗中需根据门控治疗窗设定治疗阈值，加速器只在设定的呼吸阈值内出束治疗，如超出限定范围，则立即停止出束。呼吸门控法对正常组织的保护较好，但对于呼吸运动的重复性要求高，因此患者宣教、呼吸训练和配合度非常重要。

屏气法属于呼吸门控的一种，要求患者屏气，并在屏气状态下对肿瘤实施照射。相较于呼吸门控，该方法通常要求患者保持屏气状态至少大于 15 秒，因此单次治疗时间更长，对患者的配合度和呼吸训练要求也较高。

肿瘤实时追踪法可在整个呼吸周期内实时追踪肿瘤位置变化，并对束流做动态调整，从而最大程度实现靶区精准定位和剂量精准照射。目前临床应用较为成熟的肿瘤实时追踪照射系统为射波刀同步呼吸追踪系统 Synchrony，此外，TrueBeam 平台上触发成像/自动射束保持技术也能实现肿瘤追踪精准治疗。以上两种技术都需要在治疗前行金标植入，属于有创操作，且需相应设备支持。

2. 定位前准备 定位前一般应空腹 4 小时。于定位前 30 分钟口服 100ml 左右稀释后的对比剂以显示十二指肠和部分小肠，在定位前即刻口服 50ml 左右稀释后的对比剂以显示胃。之后每次放疗前需尽量口服相同体积的饮用水。

3. 模拟定位 根据所选择的呼吸运动管理方法调整定位方式。一般情况下，患者取仰卧位，双手抱肘置于额前，热塑体膜或真空垫固定，层厚 3~5mm 扫描，扫描范围从膈上 4~5cm 至 L$_4$ 椎体下缘，也可根据大体肿瘤范围做适当调整，应用静脉增强对比剂。相较于 CT 图像，MRI 图像在 HCC 中有更高的软组织分辨率，因此建议有条件的单位同时行定位 CT 和定位 MRI，并进行图像融合。定位 CT 和MRI 图像采集时患者应采取同一固定体位。

四、放疗靶区定义

（一）靶区定义

GTV：需结合平扫、增强定位 CT、多模态 MRI 图像（首选定位 MRI 图像，也可将诊断 MRI 图像与定位 CT 图像融合）来确定 GTV 范围。建议对 HCC 原发肿瘤和癌栓分别进行勾画。原发肿瘤多在动脉期进行勾画，而癌栓在静脉期或延迟期显示较清晰。

CTV：对于肝内原发肿瘤，在没有明确病理分级、非 SBRT 技术情况下，建议 GTV 外扩 5mm 形成CTV；如行 SBRT，因靶区周围递减的剂量已足够控制亚临床病变，一般不需要外放 CTV；癌栓多局限在管壁内，一般不需要外放 CTV；由于 HCC 区域淋巴结转移少见，CTV 一般不包括淋巴引流区，但对于已经出现淋巴结转移的患者，建议 CTV 包括相应淋巴引流区。

ITV：在 GTV 或 CTV 的基础上考虑呼吸或器官运动形成 ITV。可通过 4D-CT、4D-MRI 或 Cine-MRI 等协助 ITV 勾画。

PTV：根据各单位的摆位误差大小来确定。

（二）危及器官

危及器官主要包括脊髓、正常肝脏、食管、胃、十二指肠、小肠、结肠、肾脏、肺、心脏等。其中，正常肝脏定义为肝脏体积减去大体肿瘤体积，即 Liver-GTV。

五、放疗技术选择

在精准放疗年代，IMRT、VMAT 是 HCC 的主流放疗技术。SBRT 可在较少的分割次数中给予肿瘤很高的剂量，特别适合用于小肝癌的治疗，此外，SBRT 在大肝癌和 PVTT 的治疗中也有所应用。IGRT 使用实时成像技术对治疗位置进行验证，对确保治疗的精准实施至关重要。在进行 SBRT 治疗时，由于单次剂量高，因此每次治疗前都需要进行 IGRT，以确保治疗的准确性和安全性。肝癌患者往往有肝炎、肝硬化背景，因此在选择放疗技术时需特别强调对正常肝脏的保护，应严格限制正常肝脏的受照剂量，即便是低剂量照射区也应尽量减少。

六、处方剂量与正常组织限量

HCC 放疗的最佳剂量和分割模式尚无统一标准。根据 2024 年第 2 版美国国立综合癌症网络（NCCN）肝细胞癌临床实践指南，一般而言，行常规分割放疗时，多采用总剂量 50~66Gy/25~33f 的剂量分割模式。大分割放疗剂量一般为 37.5~72Gy/10~15f 的剂量分割模式。对于行 SBRT 治疗的患者，需结合患者的肝功能状况、病变的大小、数量、位置、与正常器官的毗邻关系等因素进行选择。若肿瘤≤5cm、肝功能分级 Child-Pugh A 级、距离重要危及器官较远(一般指>1cm)时,可采用总剂量 40~60Gy/3~5f 完成;若肿瘤>5cm 或邻近胃肠道等重要危及器官时,单次剂量可以减少为 5~5.5Gy/10f 左右。对于 Child-Pugh B 级 7 分的 HCC 患者进行放疗时需谨慎,需要调整处方剂量并进行更严格的危及器官剂量限制。

2022 年美国放射肿瘤学会(ASTRO)原发性肝癌外照射临床实践指南对 HCC 放疗的处方剂量和正常组织限量做出了推荐[83]。其中剂量分割推荐见表 2-3-2,正常组织器官限量推荐见表 2-3-3。此外,对于实施 SBRT 的患者,正常组织器官限量也可参考 2017 年版与 2022 年版的 SBRT 正常组织剂量限制英国专家共识(表 2-3-4)。

表 2-3-2 美国放射肿瘤学会 HCC 放疗剂量分割推荐

分割模式	总剂量/次数	BED$_{10}$
大分割(SBRT)	无肝硬化:4 000~6 000cGy/3~5f	7 200~18 000cGy
	Child-Pugh A 级:4 000~5 000cGy/3~5f	7 200~12 500cGy
	Child-Pugh B 级 7 分:3 000~4 000cGy/5f	4 800~7 200cGy
中等分割	4 500~6 750cGy/15f	5 900~9 800cGy
常规分割	5 040cGy/28f	5 947cGy
	6 000cGy/30f	7 200cGy

注:SBRT,体部立体定向放疗;BED,生物效应剂量。

表 2-3-3 美国放射肿瘤学会 HCC 放疗正常组织器官限量推荐

正常组织器官	3f	5f	15f	≥20f
正常肝脏 无肝硬化	D_{mean}<1 200~1 500cGy ≥700cc<1 900cGy	D_{mean}<1 500~1 800cGy ≥700cc<2 100cGy	D_{mean}<2 400cGy	D_{mean}<3 200cGy
正常肝脏 Child-Pugh A 级	D_{mean}<1 000~1 200cGy	D_{mean}<1 300~1 500cGy ≥700cc<1 500cGy	D_{mean}<2 000cGy	D_{mean}<3 000cGy
正常肝脏 Child-Pugh B 级 7 分	不推荐	D_{mean}<800~1 000cGy ≥500cc<1 000cGy	D_{mean}<1 600cGy	D_{mean}<2 400cGy
中央胆管	$D_{0.03cc}$<3 570cGy	$D_{0.03cc}$<4 050cGy	—	—
胃	$D_{0.03cc}$<2 200cGy D_{10cc}<1 650cGy	$D_{0.03cc}$<3 200cGy D_{10cc}<1 800cGy	$D_{0.03cc}$<4 200cGy	$D_{0.03cc}$<5 400cGy V_{45Gy}<33.3% V_{40Gy}<66.7%
十二指肠	$D_{0.03cc}$<2 200cGy D_{5cc}<1 650cGy	$D_{0.03cc}$<3 200cGy D_{5cc}<1 800cGy	$D_{0.03cc}$<4 500cGy	$D_{0.03cc}$<5 400cGy
小肠	$D_{0.03cc}$<2 500cGy D_{5cc}<1 800cGy	$D_{0.03cc}$<3 200cGy D_{5cc}<1 950cGy	$D_{0.03cc}$<4 500cGy	$D_{0.03cc}$<5 400cGy V_{45Gy}<195cc
大肠	$D_{0.03cc}$<2 800cGy D_{20cc}<2 400cGy	$D_{0.03cc}$<3 400cGy D_{20cc}<2 500cGy	$D_{0.03cc}$<4 500cGy	$D_{0.03cc}$<6 000cGy V_{55Gy}<5cc V_{45Gy}<60cc V_{35Gy}<150cc V_{30Gy}<200cc

注:D_{mean},平均剂量;V_{XGy},接受 XGy 或以上剂量照射的体积;D_{Xcc},接受最大剂量的 Xcc 体积中的最小剂量。

表 2-3-4 2017 年与 2022 年 SBRT 正常组织剂量限制英国专家共识推荐的正常组织限量

器官	2022 年 SBRT 正常组织剂量限制英国专家共识[84]					2017 年 SBRT 正常组织剂量限制英国专家共识[85]				
		1次	3次	5次	8次		1次	3次	5次	8次
胸壁	$D_{0.1cc}$	30Gy	36.9Gy	43Gy		$D_{0.5cc}$		37Gy	39Gy	39Gy
	D_{30cc}		30Gy			D_{30cc}		30Gy	32Gy	35Gy
食管	$D_{0.1cc}$	15.4Gy	25.2Gy	35Gy	40Gy	$D_{0.5cc}$		25.2Gy	32~34Gy	40Gy
大血管	$D_{0.1cc}$	30Gy	45Gy	53Gy	60~65Gy	$D_{0.5cc}$		45Gy	53Gy	
心脏/心包	$D_{0.1cc}$	22Gy	26~30Gy	29~38Gy	40~46Gy	$D_{0.5cc}$		24~26Gy	27~29Gy	50~60Gy
肺	V_{20Gy}	10%~15%	10%~15%	10%~15%	10%~15%	V_{20Gy}		10%	10%	10%
	D_{mean}	8Gy	8Gy	8Gy	8Gy					
皮肤	$D_{0.1cc}$	26Gy	33Gy	39.5Gy	48Gy					
	D_{10cc}	23Gy	30Gy	36.5Gy	44Gy					
胆总管	$D_{0.1cc}$	30Gy	50Gy	50Gy		$D_{0.5cc}$		50Gy	50Gy	
胃	$D_{0.1cc}$	12.4Gy	22.2Gy	33~35Gy		$D_{0.5cc}$		22.2Gy	33~35Gy	
	D_{10cc}	11.2Gy	16.5Gy	25Gy		D_{10cc}		16.5Gy	25Gy	
	D_{50cc}			12Gy		D_{50cc}			12Gy	
十二指肠	$D_{0.1cc}$	12.4Gy	22.2Gy	33~35Gy		$D_{0.5cc}$		22.2Gy	35Gy	
	D_{10cc}	9Gy	11.4Gy	25Gy		D_{10cc}		11.4Gy	25Gy	
小肠	$D_{0.1cc}$	15.4Gy	25.2Gy	30~35Gy		$D_{0.5cc}$		25.2Gy	30~35Gy	
	D_{5cc}	11.9Gy	17.7Gy			D_{5cc}		17.7Gy	25Gy	
	D_{10cc}			25Gy		D_{10cc}			25Gy	
结肠	$D_{0.1cc}$	18.4Gy	28.2Gy	38Gy		$D_{0.5cc}$		28.2Gy	32Gy	
肾	D_{mean}		8.5Gy	10Gy		D_{mean}			10Gy	
	$D_{\geqslant 200cc}$	8.4Gy	16Gy	17.5Gy		$D_{\geqslant 200cc}$		16Gy		
脊髓 PRV (椎体病灶) 或椎管(非椎体病灶)	$D_{0.035cc}$	12.4~14Gy	20.3Gy	25.3Gy	32Gy	$D_{0.1cc}$	10~14Gy	18~21.9Gy	23~30Gy	25~32Gy
						D_{1cc}	7Gy	12.3Gy	14.5Gy	
正常肝	$D_{\geqslant 700cc}$	9.1Gy	15~17Gy	15Gy		$D_{\geqslant 700cc}$		15~19.2Gy		
	V_{10Gy}			70%		V_{10Gy}			70%	
	D_{mean}		13~15Gy	13~15.2Gy		D_{mean}			13~15.2Gy	

注：D_{mean}，平均剂量；V_{XGy}，接受 XGy 或以上剂量照射的体积；D_{Xcc}，接受最大剂量的 Xcc 体积中的最小剂量；$D_{\geqslant Xcc}$，大于等于 Xcc 体积的受照剂量。

七、放疗相关毒副反应的监测与处理

通常根据 CTCAE 5.0 对治疗过程中出现的毒副反应进行评级，并参考分级对患者的毒副反应进行处理。肝癌放疗中常见的急性毒副反应及其处理见下。

1. 肝功能损伤 主要通过监测丙氨酸转氨酶(alanine transaminase，ALT)、天冬氨酸转氨酶(aspartate transaminase，AST)和血清胆红素的水平变化来评估肝功能损伤。ALT 主要存在于肝细胞，对肝损伤较为敏感；而 AST 则存在于多种组织中，特异性相对较低。单纯直接胆红素升高通常与胆道梗阻有关，单纯间接胆红素升高则可能由溶血等肝前性因素引起，肝癌放疗导致肝细胞损伤时可表现为直接胆红素和间接胆红素同时升高。对于 1、2 级的肝功能异常,可采用口服保肝药物治疗;对于 3 级及以上的肝功能异常,则可能需要静脉保肝治疗,并在必要时暂停放疗。

2. 血细胞减少 HCC 患者常伴有肝硬化,引起门静脉高压和脾功能亢进,可导致全血细胞减少。此外,放疗和系统治疗也对血细胞有一定的影响。其中,血小板减少的处理相对复杂,对治疗的连续性影响较大。对于 1 级血小板减低,可给予口服升血小板药物治疗,并密切监测其变化趋势。对于短期内血小板减少从 1 级变为 2~3 级的患者,可及早给予皮下注射重组人促血小板生成素或重组人白介素 -11,一般在 4~7 天内见效,其间需密切监测血小板水平。此外,也可口服血小板生成素受体激动剂升血小板处理。对于因脾功能亢进导致严重血小板减少的患者,可考虑行脾切除术或脾栓塞术[86]。对于白细胞减少、贫血的患者,可分别予对症升白细胞、血红蛋白的药物治疗。

3. 消化道溃疡 / 出血 肝硬化患者容易发生食管胃底静脉曲张,上消化道溃疡、出血风险高。在对肝脏肿瘤进行放疗时,由于肿瘤经常与胃肠道毗邻,很难避免消化道损伤。此外,如果患者在接受放疗的同时使用靶向、免疫药物,可能进一步增加消化道溃疡和出血的风险。消化道溃疡和出血是肝癌放疗需重点关注的并发症。消化道溃疡 1 级可给予口服抑酸药、胃黏膜保护剂对症处理,2 级及以上建议给予静脉补液及抑酸治疗,严重时需禁食、静脉营养支持治疗,必要时行内镜下处理或外科手术处理。对于粪便隐血阳性但无症状的患者可给予抑酸药、胃黏膜保护剂,补充铁剂并监测血红蛋白。若出现黑便、呕血等症状,必要时可给予输血、内镜下止血、介入栓塞或外科手术处理。

4. 胃肠道反应 出现恶心呕吐时,可给予甲氧氯普胺(胃复安)、5- 羟色胺 3 受体阻滞剂等药物治疗;出现腹泻和胃肠炎时,可给予口服蒙脱石散、盐酸洛哌丁胺等;出现食欲下降、进食困难时,可根据具体情况给予补液、营养支持治疗。

5. 皮肤反应 肝癌放疗一般皮肤反应较轻,一般为 1~2 级皮肤反应。应嘱患者避免局部皮肤物理、化学刺激,多数皮肤反应可在放疗后 1 个月左右恢复。对于较为严重的湿性皮肤反应,必要时可给予局部皮肤保护剂处理。

6. RILD RILD 是放疗后发生的一种严重并发症,是肝脏放疗最主要的剂量限制性毒副反应之一,可分为典型性和非典型性两种类型。典型 RILD 主要表现为碱性磷酸酶升高>正常值上限 2 倍、无黄疸性腹腔积液、肝大;非典型 RILD 主要表现为碱性磷酸酶>正常值上限 2 倍、丙氨酸转氨酶>正常值上限或治疗前水平 5 倍、肝功能 Child-Pugh 评分增加 ≥2 分,但是无肝大和腹腔积液。诊断 RILD 需要明确的放疗史,并排除其他原因引起的肝功能损伤,如肿瘤进展、病毒性肝炎或药物因素。预防是 RILD 管理的关键,治疗前应对患者的基础疾病和肝脏功能进行充分评估,并在制定放疗方案时尽量减少正常肝脏的受照体积和受照剂量。一旦发生 RILD,应采取有效的对症支持治疗和保肝治疗措施,包括使用糖皮质激素、利尿剂、保肝药等,并可能需要反复抽取腹水并补充人血清白蛋白。

八、随访

一般建议在放疗后 1 个月复查,以后 2 年内每 3 个月复查 1 次,3~5 年内每半年复查 1 次,5 年后每年复查 1 次,出现肿瘤进展相关症状随时复查。对于行 SBRT 治疗的病灶,治疗后前几个月病灶在影像学上可能会表现为持续的动脉期强化,这可能是早期的炎症反应导致,因此疗效评价时间点可选在 3 个月以后。

肝癌放疗后复查项目包括:临床症状;体格检查;营养状态评估;早晚期毒副反应评价;血液学检查,包括血、尿、便常规、生化、凝血功能、病毒指标、肿瘤标志物(AFP、PIVKA-Ⅱ、CEA、CA199)等;胸腹部 CT、MRI 等影像学检查。

第四节 肝细胞癌放疗典型病例

病例1: 早期小肝癌包绕肝中静脉

【简要病史】

67岁男性,主因"体检发现肝占位1月余"就诊。查体:ECOG 0分,皮肤巩膜无黄染,未见肝掌、蜘蛛痣,浅表淋巴结未触及肿大,未见腹壁静脉曲张,腹平软,无压痛、反跳痛,肝脾未触及,未触及腹部包块,移动性浊音阴性,肠鸣音正常,无下肢水肿。肝脏增强MRI示:肝S4段见稍长T_2信号结节灶,约30mm×25mm,DWI呈高信号,增强扫描动脉期高强化,门静脉期及延迟期造影剂廓清,病灶毗邻门静脉左支,包绕肝中静脉,考虑为肝细胞癌。胸部平扫及腹盆增强CT检查未见远处转移征象。AFP升高,20.5ng/ml。既往史:慢性乙型病毒性肝炎30余年,目前HBV DNA稍高,10.9IU/ml。吸烟30余年,否认饮酒史,否认肿瘤家族史。

【初步诊断】

原发性肝细胞癌 BCLC A期,CNLC Ⅰa期

慢性乙型病毒性肝炎

  Child-Pugh A级5分

【放疗适应证】

患者临床诊断为原发性肝细胞癌,病灶位于肝S4段,大小30mm×25mm,病灶毗邻门静脉左支,包绕肝中静脉,手术切除困难、消融风险高。SBRT可作为小肝癌(≤5cm)的潜在根治性治疗手段,是不可或无法耐受手术、消融患者的有效替代方案。

【诊疗计划】

早期小肝癌首选根治性局部治疗手段。经MDT讨论,考虑患者手术切除困难、消融风险高,建议行根治性放疗。与患者沟通后同意行SBRT。

【靶区定义】

患者空腹4小时,仰卧于真空垫,采用CT及MRI模拟定位,使用4D-MRI联合腹部加压进行呼吸运动管理。以大体肿瘤层面肝脏外轮廓为参考,将模拟CT图像和模拟MRI图像进行融合配准。

GTV:GTV为模拟定位CT、MRI图像上显示的肝S4段肿瘤原发灶。GTV的勾画需参考平扫、增强定位CT、多模态MRI图像。

IGTV:包括各呼吸时相大体肿瘤范围。

PTV:IGTV的基础上进一步外扩形成PTV,PTV大小根据各单位的摆位误差来确定。

放疗技术及射线选择:VMAT,10MV X线。

【处方剂量】

95% PTV 45Gy/5f。

【靶区勾画】

见图2-4-1及图2-4-2。

【治疗结局】

患者治疗后规律复查肝脏增强 MRI（图 2-4-3）、胸部 CT、肿瘤标志物、肝肾功能和血常规等。放疗后 3 个月，AFP 降至正常，肝脏增强 MRI 提示肿瘤较前明显缩小，增强扫描强化程度降低，RECIST 标准疗效评价为 PR，mRECIST 标准疗效评价为 PR。末次随访为放疗后 2 年，其间肝脏增强 MRI 提示原病灶区域仍呈低强化，未见肝内、肝外进展，肝功能评价均为 Child-Pugh A 级 5 分。

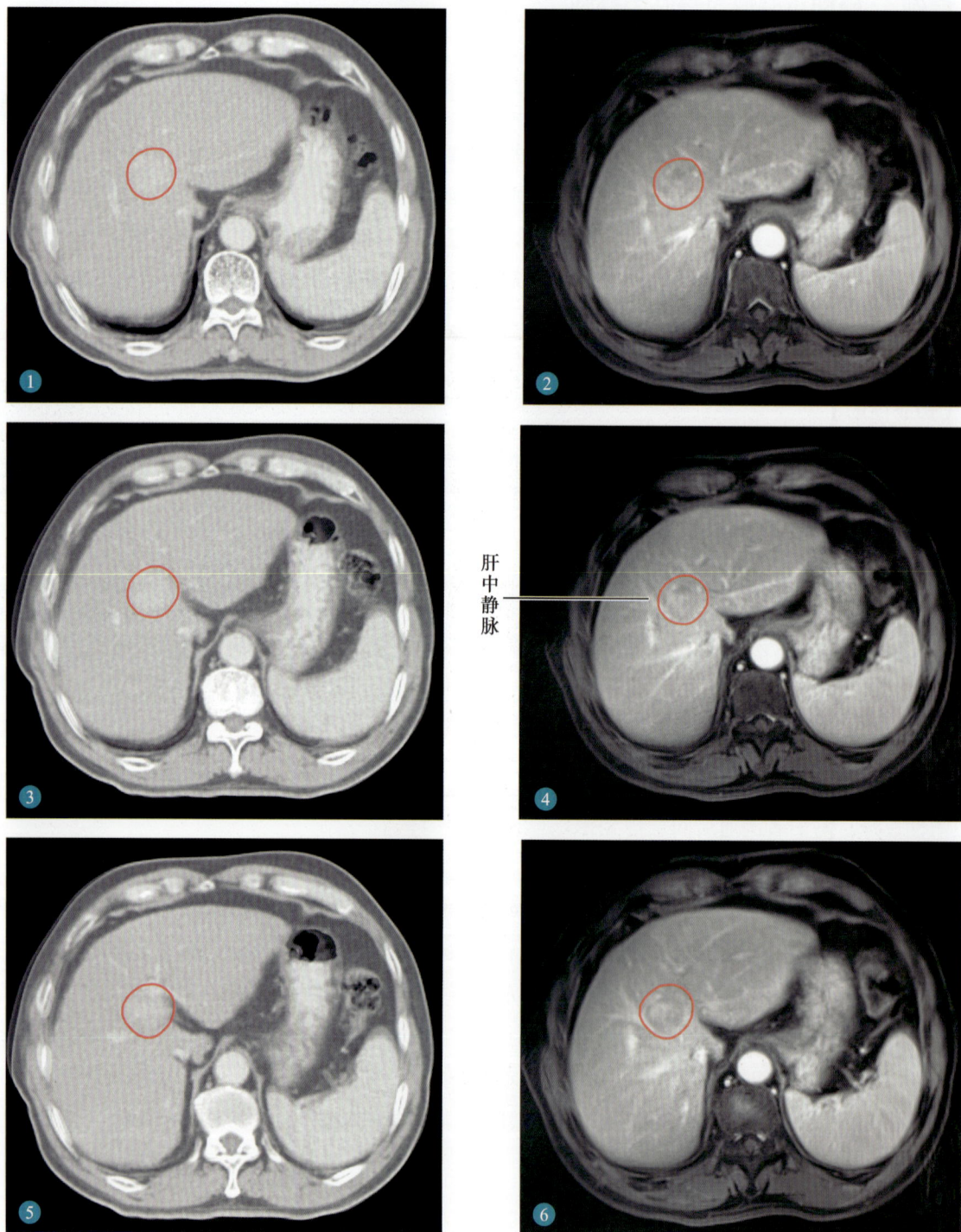

图 2-4-1 模拟 CT、MRI 图像上不同层面的 GTV

■ GTV

①、③、⑤ 模拟 CT 图像上勾画原发大体肿瘤； ②、④、⑥ 模拟 MRI 图像上勾画原发大体肿瘤。

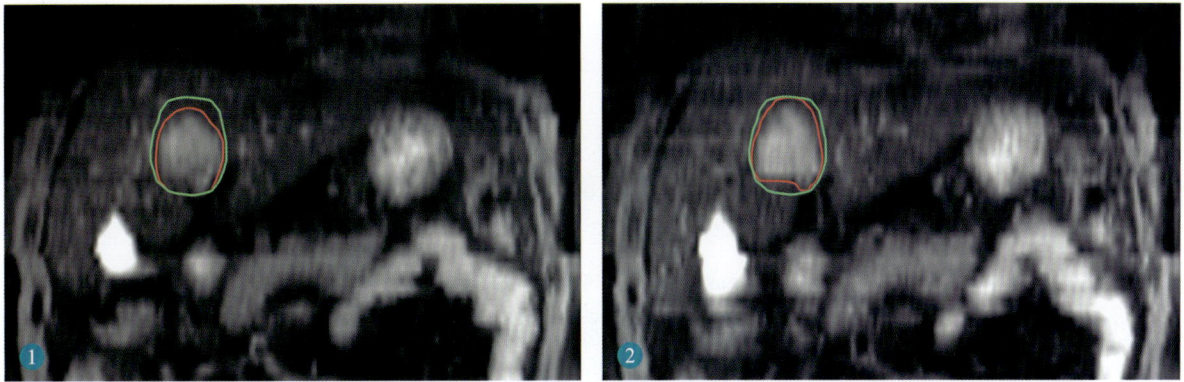

图 2-4-2　不同呼吸时相的 GTV 和 IGTV

■ GTV　　■ IGTV

❶ 腹部加压,应用呼吸触发 MRI 定位(吸气相)冠状位 MRI T_2WI 图像;

❷ 腹部加压,应用呼吸触发 MRI 定位(呼气相)冠状位 MRI T_2WI 图像。

肝中静脉

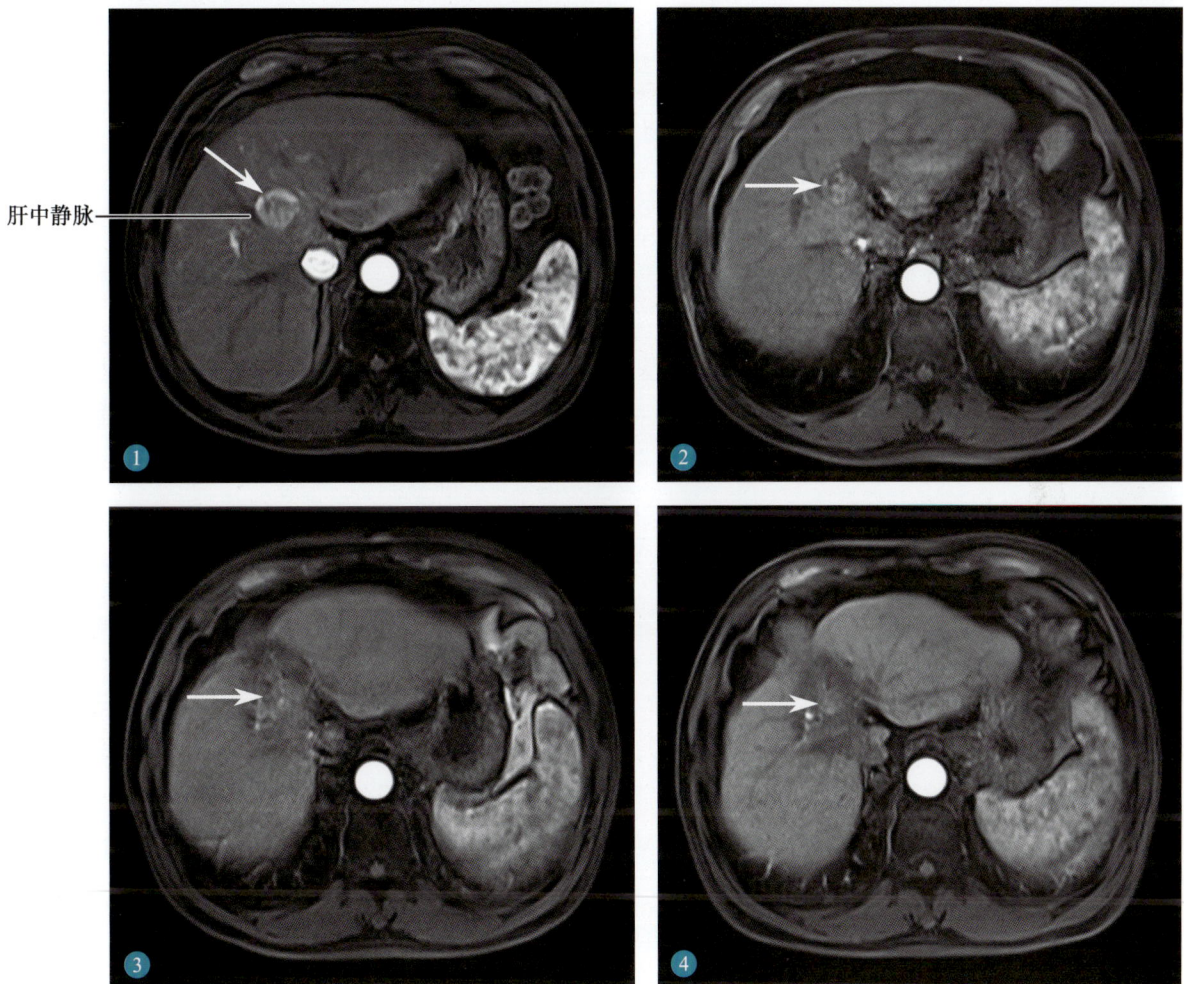

图 2-4-3　病例 1 放疗前后 MRI 图像

白色箭头所示为大体肿瘤区域。

❶ 放疗前 MRI T_1WI 动脉期表现,肝 S4 段可见大体肿瘤,动脉期高强化;

❷ 放疗后 3 个月 MRI T_1WI 动脉期表现,肝脏 S4 段病灶缩小,动脉期强化程度减低。RECIST 标准评效 PR,mRECIST 标准评效 PR。

❸ 放疗后 10 个月 MRI T_1WI 动脉期表现,肝 S4 段病灶区域动脉期强化较前减低。

❹ 放疗后 2 年 MRI T_1WI 动脉期表现,肝 S4 段病灶区域动脉期强化进一步减低。

病例 2：局部晚期合并门脉癌栓的肝癌

【简要病史】

39 岁男性，主因"右上腹隐痛 2 月余，发现肝占位 1 月余"就诊。查体：ECOG 0 分，皮肤巩膜无黄染，未见肝掌、蜘蛛痣，浅表淋巴结未触及肿大，未见腹壁静脉曲张，腹平软，右上腹轻压痛，无反跳痛，肝脾未触及，未触及腹部包块，移动性浊音阴性，肠鸣音正常，无下肢水肿。肝脏增强 MRI 示：肝右叶可见混杂长 - 短 T_1、稍长 - 长 T_2 信号肿块，约 85mm×27mm，上下径约 92mm，DWI 呈不均匀高信号，增强扫描动脉期病变可见不均匀强化，门静脉期及延迟期强化减低；门静脉右支及分支腔内可见稍长 T_2 信号充盈缺损，考虑为肝细胞癌伴门静脉右支及分支癌栓。胸部平扫及腹盆增强 CT 检查未见远处转移征象。AFP 2 076.2ng/ml。既往史：慢性乙型病毒性肝炎 10 余年，目前 HBV DNA 210IU/ml。吸烟 10 余年、饮酒 10 余年，否认肿瘤家族史。

患者先行 TACE 治疗 1 次，3 周后复查肝脏增强 MRI 提示：肝右叶病灶较前略缩小，现 80mm×25mm，增强扫描病变不均匀强化程度较前减低，门静脉右支及分支腔内稍长 T_2 信号充盈缺损同前。考虑介入治疗后病变仍有活性。

【初步诊断】

原发性肝细胞癌 BCLC C 期，CNLC Ⅲa 期

　　　门静脉右支及分支癌栓

慢性乙型病毒性肝炎

　　　Child-Pugh A 级 5 分

【放疗适应证】

患者临床诊断为原发性肝细胞癌，伴门静脉右支及分支癌栓，介入治疗后仍有活性。对伴有癌栓的 HCC 患者，放疗是最有效的治疗手段之一，放疗联合 TACE 较单一治疗能提高局部控制率和生存率。

【诊疗计划】

合并 PVTT 的 HCC 建议行综合治疗。经 MDT 讨论，局部治疗方面，患者介入治疗后病灶仍有活性，建议进一步联合局部放疗。系统治疗方面，建议行靶向联合免疫治疗。

【靶区定义】

患者空腹 4 小时，仰卧于真空垫，采用 CT 及 MRI 模拟定位，使用 4D-MRI 联合腹部加压进行呼吸运动管理。以大体肿瘤层面肝脏外轮廓为参考，将模拟 CT 图像和模拟 MRI 图像进行融合配准。

GTV：GTV1 为模拟定位 CT、MRI 图像上显示的肝右叶肿瘤原发灶。GTV2 为模拟定位 CT、MRI 图像上显示的门静脉右支及其分支癌栓。GTV 的勾画需参考介入治疗后碘油沉积区域，结合平扫、增强定位 CT、多模态 MRI 图像来确定。

CTV：GTV1 三维外扩 5mm 并根据解剖边界适当修饰形成 CTV1。GTV2 为癌栓，不外扩 CTV。

ITV1：ITV1 包括各呼吸时相 CTV1 范围。

IGTV2：IGTV2 包括各呼吸时相 GTV2 范围。

ITV1 和 IGTV2 的基础上进一步外扩形成 PTV1 和 PTV2，PTV 大小根据各单位的摆位误差来确定。

放疗技术及射线选择：VMAT，10MV X 线。

【处方剂量】

95% PTV1 50Gy/25f,95% PTV2 50Gy/25f。

【系统治疗方案】

程序性死亡受体 1 联合酪氨酸激酶抑制剂。

【靶区勾画】

见图 2-4-4 及图 2-4-5。

【治疗结局】

患者规律复查肝脏增强 MRI(图 2-4-6)、胸腹部 CT、肿瘤标志物、肝肾功能和血常规等。放疗后 1 月余,靶向联合免疫治疗 4 周期后复查肝脏增强 MRI 示:肝右叶混杂信号肿块较前缩小,约 54mm×43mm,上下径约 33mm,DWI 呈不均匀高信号,增强扫描动脉期病变可见轻度强化;门静脉右支及分支腔内充盈缺损缩小,强化减低。未见肝内、肝外进展,肝功能仍为 Child-Pugh A 级 5 分。经 MDT 讨论,患者介入、放疗联合靶向、免疫治疗后原发肿瘤、门静脉右支癌栓较前明显缩小,肝功能可,肝左叶体积足够,可尝试行右半肝切除术。放疗后 54 天,患者行肝右叶切除术 + 胆囊切除术,术中未扪及门静脉右支癌栓。术后病理:大量坏死物,伴纤维组织增生,周边多量慢性炎细胞浸润、小胆管增生、含铁血黄素沉积,未见癌残留,达 pCR。术后继续免疫治疗至满 2 年。末次随访为放疗后 3 年,未见肝内、肝外进展,其间肝功能评价均为 Child-Pugh A 级 5 分。

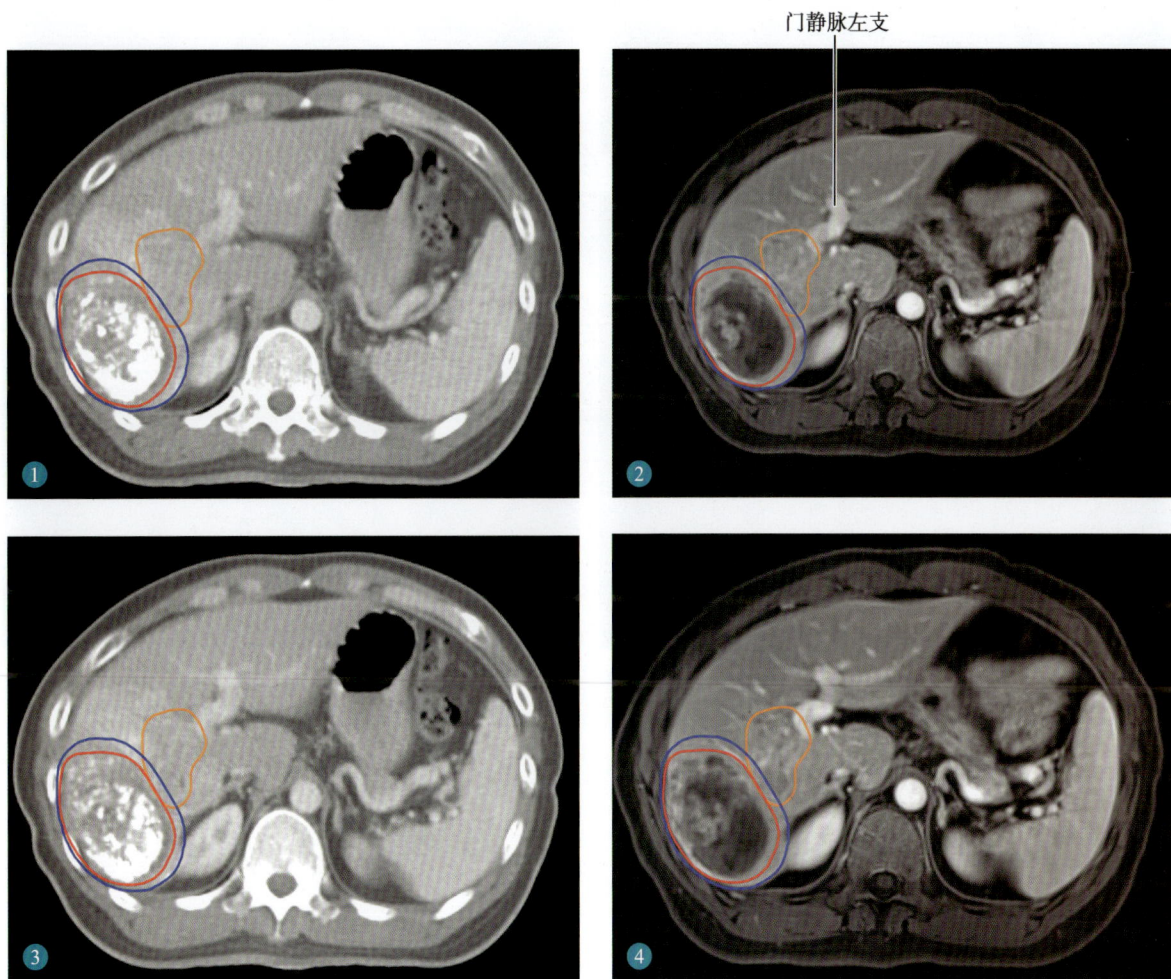

门静脉左支

图 2-4-4　模拟 CT、MRI 图像上不同层面的 GTV 和 CTV(1)

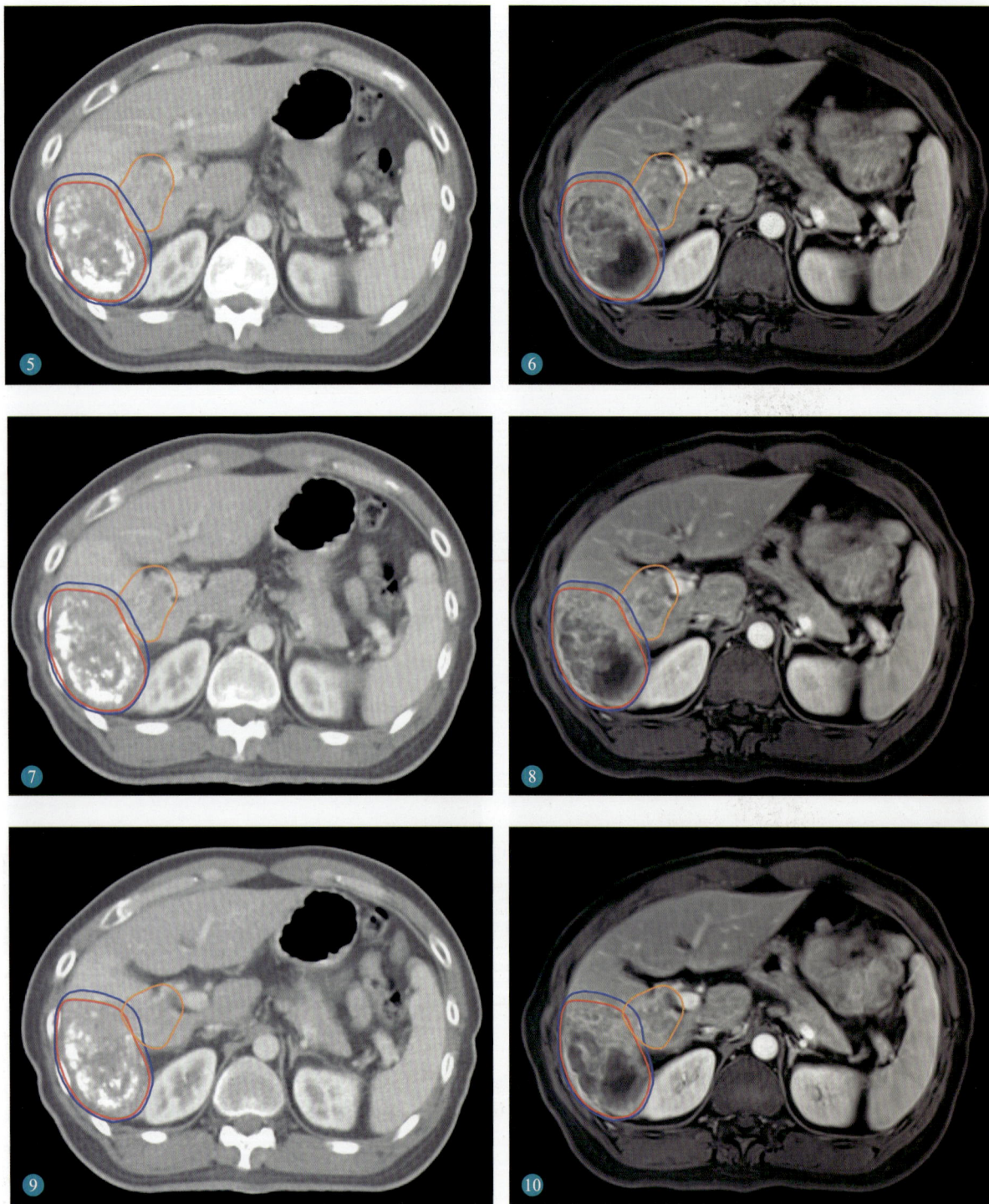

图 2-4-4　模拟 CT、MRI 图像上不同层面的 GTV 和 CTV（2）

■ GTV1　■ GTV2　■ CTV

①、③、⑤、⑦、⑨ 模拟 CT 图像上勾画 GTV1、GTV2 及 CTV；

②、④、⑥、⑧、⑩ 模拟 MRI 图像上勾画 GTV1、GTV2 及 CTV。

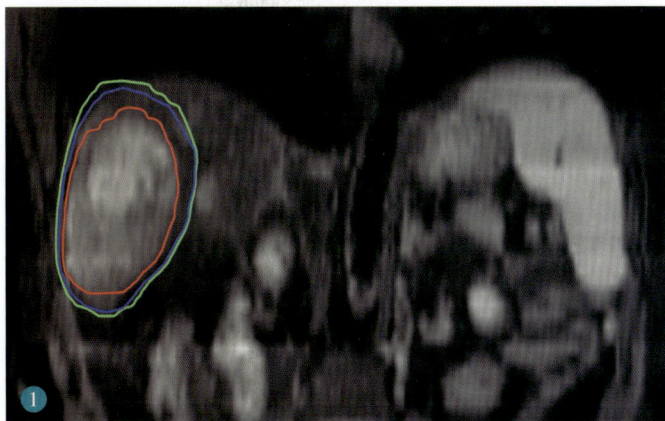

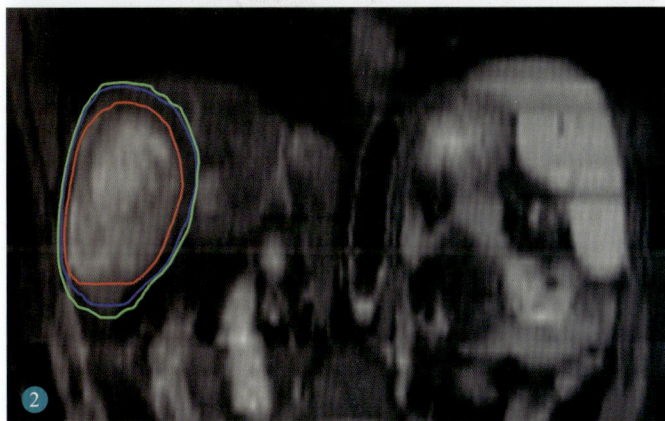

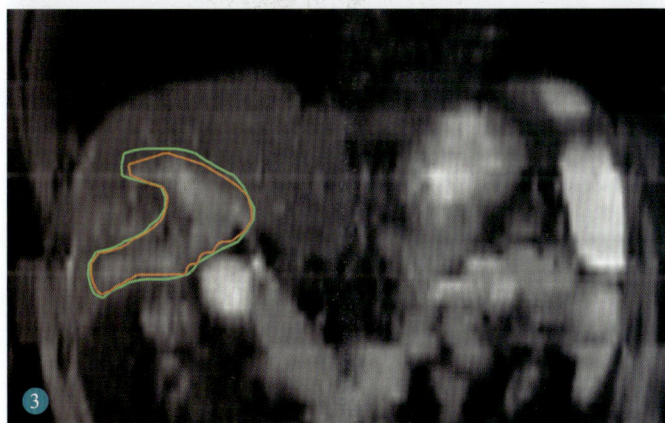

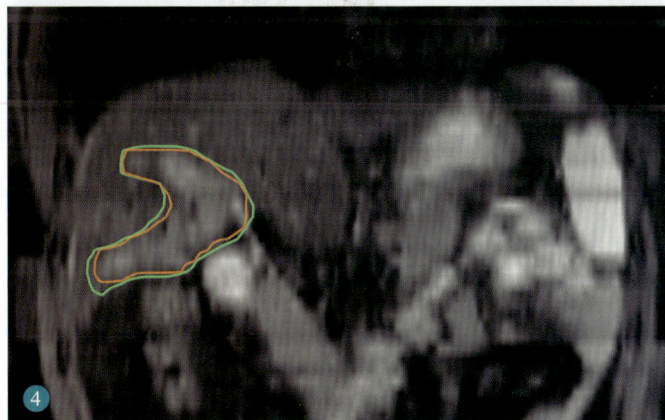

图 2-4-5　模拟 **MRI T$_2$WI** 冠状位图像

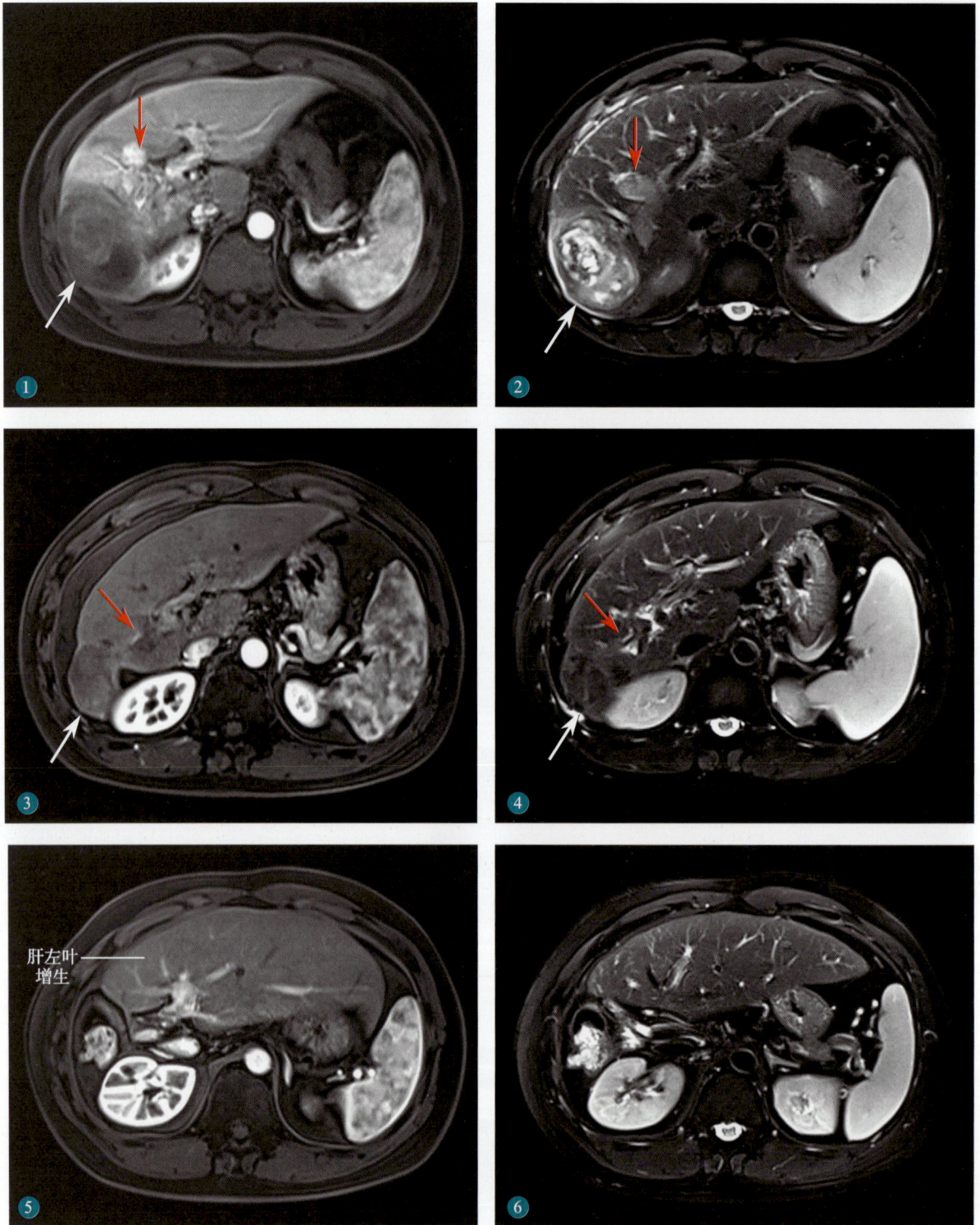

肝左叶
增生

图 2-4-6　病例 2 治疗前后 MRI 图像

❶,❷ 放疗前 MRI 表现,可见肝右叶不均匀强化大体肿瘤(白色箭头所示)和门静脉右支及分支癌栓(红色箭头所示);

❸,❹ 手术前 MRI 表现,大体肿瘤(白色箭头所示)和癌栓(红色箭头所示)较前缩小;

❺,❻ 放疗后 3 年 MRI 表现,肝内未见肿瘤征象,肝左叶增生。

（撰稿　郑宣；审校　王洪智　董德左　王维虎　吴昊）

参考文献

[1]　SUNG H, FERLAY J, SIEGEL R L, et al. Global cancer statistics 2020: GLOBOCAN estimates of incidence and mortality worldwide for 36 cancers in 185 countries [J]. CA Cancer J Clin, 2021, 71 (3): 209-249.

[2]　WANG M, WANG Y, FENG X, et al. Contribution of hepatitis B virus and hepatitis C virus to liver cancer in China north areas: experience of the Chinese National Cancer Center [J]. Int J Infect Dis, 2017, 65: 15-21.

[3]　YOPP A C, MANSOUR J C, BEG M S, et al. Establishment of a multidisciplinary hepatocellular carcinoma clinic is associated with improved clinical outcome [J]. Ann Surg Oncol, 2014, 21 (4): 1287-1295.

[4]　SERPER M, TADDEI T H, MEHTA R, et al. Association of Provider specialty and multidisciplinary care with hepatocellular carcinoma treatment and mortality [J]. Gastroenterology, 2017, 152 (8): 1954-1964.

[5]　KUDO M. Management of hepatocellular carcinoma in Japan as a world-leading model [J]. Liver Cancer, 2018, 7 (2): 134-147.

[6]　NATHAN H, HYDER O, MAYO S C, et al. Surgical therapy for early hepatocellular carcinoma in the modern era: a 10-year SEER-medicare analysis [J]. Ann Surg, 2013, 258 (6): 1022-1027.

[7]　JIA Z, ZHANG H, LI N. Evaluation of clinical outcomes of radiofrequency ablation and surgical resection for hepatocellular carcinoma conforming to the Milan criteria: a systematic review and meta-analysis of recent randomized controlled trials [J]. J Gastroenterol Hepatol, 2021, 36 (7): 1769-1777.

[8]　LONG Y, LIANG Y, LI S, et al. Therapeutic outcome and related predictors of stereotactic body radiotherapy for small liver-confined HCC: a systematic review and meta-analysis of observational studies [J]. Radiat Oncol, 2021, 16 (1): 68.

[9]　DURAND-LABRUNIE J, BAUMANN A S, AYAV A, et al. Curative irradiation treatment of hepatocellular carcinoma: a multicenter phase 2 trial [J]. Int J Radiat Oncol Biol Phys, 2020, 107 (1): 116-125.

[10]　KIMURA T, TAKEDA A, SANUKI N, et al. Multicenter prospective study of stereotactic body radiotherapy for previously untreated solitary primary hepatocellular carcinoma: the STRSPH study [J]. Hepatol Res, 2021, 51 (4): 461-471.

[11]　FENG K, YAN J, LI X, et al. A randomized controlled trial of radiofrequency ablation and surgical resection in the treatment of small hepatocellular carcinoma [J]. J Hepatol, 2012, 57 (4): 794-802.

[12]　KUDO M, IZUMI N, KUBO S, et al. Report of the 20th nationwide follow-up survey of primary liver cancer in Japan [J]. Hepatol Res, 2020, 50 (1): 15-46.

[13]　SUH Y J, JIN Y J, JEONG Y, et al. Resection or ablation versus transarterial therapy for Child-Pugh A patients with a single small hepatocellular carcinoma [J]. Medicine (Baltimore), 2021, 100 (43): e27470.

[14]　HUANG J, YAN L, CHENG Z, et al. A randomized trial comparing radiofrequency ablation and surgical resection for HCC conforming to the Milan criteria [J]. Ann Surg, 2010, 252 (6): 903-912.

[15]　KIM Y S, LIM H K, RHIM H, et al. Ten-year outcomes of percutaneous radiofrequency ablation as first-line therapy of early hepatocellular carcinoma: analysis of prognostic factors [J]. J Hepatol, 2013, 58 (1): 89-97.

[16]　LASLEY F D, MANNINA E M, JOHNSON C S, et al. Treatment variables related to liver toxicity in patients with hepatocellular carcinoma, Child-Pugh class A and B enrolled in a phase 1-2 trial of stereotactic body radiation therapy [J]. Pract Radiat Oncol, 2015, 5 (5): e443-e449.

[17]　SUN J, ZHANG T, WANG J, et al. Biologically effective dose (BED) of stereotactic body radiation therapy (SBRT) was an important factor of therapeutic efficacy in patients with hepatocellular carcinoma (≤ 5 cm)[J]. BMC Cancer, 2019, 19 (1): 846.

[18]　PARK S, JUNG J, CHO B, et al. Clinical outcomes of stereotactic body radiation therapy for small hepatocellular carcinoma [J]. J Gastroenterol Hepatol, 2020, 35 (11): 1953-1959.

[19]　YOON S M, KIM S Y, LIM Y S, et al. Stereotactic body radiation therapy for small (≤ 5 cm) hepatocellular carcinoma not amenable to curative treatment: Results of a single-arm, phase Ⅱ clinical trial [J]. Clin Mol Hepatol, 2020, 26 (4): 506-515.

[20]　WAHL D R, STENMARK M H, TAO Y, et al. Outcomes after stereotactic body radiotherapy or radiofrequency ablation for hepatocellular carcinoma

[J]. J Clin Oncol, 2016, 34 (5): 452-459.

［21］ HARA K, TAKEDA A, TSURUGAI Y, et al. Radio-therapy for hepatocellular carcinoma results in comparable survival to radiofrequency ablation: a propensity score analysis [J]. Hepatology, 2019, 69 (6): 2533-2545.

［22］ KIM N, CHENG J, JUNG I, et al. Stereotactic body radiation therapy vs. radiofrequency ablation in Asian patients with hepatocellular carcinoma [J]. J Hepatol, 2020, 73 (1): 121-129.

［23］ KIM N, KIM H J, WON J Y, et al. Retrospective analysis of stereotactic body radiation therapy efficacy over radiofrequency ablation for hepatocellular carcinoma [J]. Radiother Oncol, 2019, 131: 81-87.

［24］ JEONG Y, LEE K J, LEE S J, et al. Radiofrequency ablation versus stereotactic body radiation therapy for small (≤3cm) hepatocellular carcinoma: a retrospective comparison analysis [J]. J Gastroenterol Hepatol, 2021, 36 (7): 1962-1970.

［25］ MORISE Z, KAWABE N, TOMISHIGE H, et al. Recent advances in liver resection for hepatocellular carcinoma [J]. Front Surg, 2014, 1: 21.

［26］ IMAMURA H, MATSUYAMA Y, TANAKA E, et al. Risk factors contributing to early and late phase intra-hepatic recurrence of hepatocellular carcinoma after hepatectomy [J]. J Hepatol, 2003, 38 (2): 200-207.

［27］ PORTOLANI N, CONIGLIO A, GHIDONI S, et al. Early and late recurrence after liver resection for hepatocellular carcinoma: prognostic and therapeutic implications [J]. Ann Surg, 2006, 243 (2): 229-235.

［28］ LEE E C, KIM S H, PARK H, et al. Survival analysis after liver resection for hepatocellular carcinoma: a consecutive cohort of 1002 patients [J]. J Gastroenterol Hepatol, 2017, 32 (5): 1055-1063.

［29］ FAN S T, MAU LO C, POON R T, et al. Continuous improvement of survival outcomes of resection of hepatocellular carcinoma: a 20-year experience [J]. Ann Surg, 2011, 253 (4): 745-758.

［30］ 中华医学会数字医学分会, 中国研究型医院学会数字智能化外科专业委员会, 中国医师协会肝癌专业委员会. 中央型肝癌三维可视化精准诊疗中国专家共识 (2020 版)[J]. 中国实用外科杂志, 2020, 40 (4): 361-368.

［31］ QIU J, CHEN S, WU H, et al. The prognostic value of a classification system for centrally located liver tumors in the setting of hepatocellular carcinoma after mesohepatectomy [J]. Surg Oncol, 2016, 25 (4): 441-447.

［32］ WU F, CHEN B, DONG D, et al. Phase 2 evaluation of neoadjuvant intensity-modulated radiotherapy in centrally located hepatocellular carcinoma: a nonrandomized controlled trial [J]. JAMA Surg, 2022, 157 (12): 1089-1096.

［33］ TAO C, WU F, WANG H, et al. Clinical benefits of neoadjuvant radiotherapy on the postoperative recurrence of centrally locatedhepatocellular carcinoma: a real-world evidence based on phase Ⅱ clinical trial [J]. J Hepatocell Carcinoma, 2023, 10: 753-764.

［34］ WEI X, JIANG Y, ZHANG X, et al. Neoadjuvant three-dimensional conformal radiotherapy for resectable hepatocellular carcinoma with portal vein tumor thrombus: a randomized, open-label, multicenter controlled study [J]. J Clin Oncol, 2019, 37 (24): 2141-2151.

［35］ ZHONG F P, ZHANG Y J, LIU Y, et al. Prognostic impact of surgical margin in patients with hepatocellular carcinoma: a meta-analysis [J]. Medicine (Baltimore), 2017, 96 (37): e8043.

［36］ LIU L, SHUI Y, YU Q, et al. Narrow-margin hepatectomy resulted in higher recurrence and lower overall survival for R0 resection hepatocellular carcinoma [J]. Front Oncol, 2020, 10: 610636.

［37］ WANG W H, WANG Z, WU J X, et al. Survival benefit with IMRT following narrow-margin hepatectomy in patients with hepatocellular carcinoma close to major vessels [J]. Liver Int, 2015, 35 (12): 2603-2610.

［38］ CHEN B, WU J X, CHENG S H, et al. Phase 2 study of adjuvant radiotherapy following narrow-margin hepatectomy in patients with HCC [J]. Hepatology, 2021, 74 (5): 2595-2604.

［39］ LIM K C, CHOW P K, ALLEN J C, et al. Microvascular invasion is a better predictor of tumor recurrence and overall survival following surgical resection for hepatocellular carcinoma compared to the Milan criteria [J]. Ann Surg, 2011, 254 (1): 108-113.

［40］ WANG L, WANG W, YAO X, et al. Postoperative adjuvant radiotherapy is associated with improved survival in hepatocellular carcinoma with microvascular invasion [J]. Oncotarget, 2017, 8 (45): 79971-79981.

［41］ WANG L, CHEN B, LI Z, et al. Optimal postoperative adjuvant treatment strategy for HBV-related hepatocellular carcinoma with microvascular invasion:

a propensity score analysis [J]. Onco Targets Ther, 2019, 12: 1237-1247.

[42] WANG L, WANG W, RONG W, et al. Postoperative adjuvant treatment strategy for hepatocellular carcinoma with microvascular invasion: a non-randomized interventional clinical study [J]. BMC Cancer, 2020, 20 (1): 614.

[43] SHI C, LI Y, GENG L, et al. Adjuvant stereotactic body radiotherapy after marginal resection for hepatocellular carcinoma with microvascular invasion: a randomised controlled trial [J]. Eur J Cancer, 2022, 166: 176-184.

[44] SHI J, LAI E C H, LI N, et al. Surgical treatment of hepatocellular carcinoma with portal vein tumor thrombus [J]. Ann Surg Oncol, 2010, 17 (8): 2073-2080.

[45] BAI T, CHEN J, XIE Z B, et al. The efficacy and safety of postoperative adjuvant transarterial embolization and radiotherapy in hepatocellular carcinoma patients with portal vein tumor thrombus [J]. Onco Targets Ther, 2016, 9: 3841-3848.

[46] SUN J, YANG L, SHI J, et al. Postoperative adjuvant IMRT for patients with HCC and portal vein tumor thrombus: An open-label randomized controlled trial [J]. Radiother Oncol, 2019, 140: 20-25.

[47] MOHAMED M, KATZ A W, TEJANI M A, et al. Comparison of outcomes between SBRT, yttrium-90 radioembolization, transarterial chemoembolization, and radiofrequency ablation as bridge to transplant for hepatocellular carcinoma [J]. Adv Radiat Oncol, 2016, 1 (1): 35-42.

[48] SAPISOCHIN G, BARRY A, DOHERTY M, et al. Stereotactic body radiotherapy vs. TACE or RFA as a bridge to transplant in patients with hepatocellular carcinoma. An intention-to-treat analysis [J]. J Hepatol, 2017, 67 (1): 92-99.

[49] WONG T C, LEE V H, LAW A L, et al. Prospective study of stereotactic body radiation therapy for hepatocellular carcinoma on waitlist for liver transplant [J]. Hepatology, 2021, 74 (5): 2580-2594.

[50] MENG M B, CUI Y L, LU Y, et al. Transcatheter arterial chemoembolization in combination with radiotherapy for unresectable hepatocellular carcinoma: a systematic review and meta-analysis [J]. Radiother Oncol, 2009, 92 (2): 184-194.

[51] HUO Y R, ESLICK G D. Transcatheter arterial chemoembolization plus radiotherapy compared with chemoembolization alone for hepatocellular carcinoma: a systematic review and meta-analysis [J]. JAMA Oncol, 2015, 1 (6): 756-765.

[52] GUO L, WEI X, FENG S, et al. Radiotherapy prior to or after transcatheter arterial chemoembolization for the treatment of hepatocellular carcinoma with portal vein tumor thrombus: a randomized controlled trial [J]. Hepatol Int, 2022, 16 (6): 1368-1378.

[53] YOON S M, RYOO B Y, LEE S J, et al. Efficacy and safety of transarterial chemoembolization plus external beam radiotherapy vs. Sorafenib in hepatocellular carcinoma with macroscopic vascular invasion: a randomized clinical trial [J]. JAMA Oncol, 2018, 4 (5): 661-669.

[54] LEE S K, KWON J H, LEE S W, et al. A real-world comparative analysis of Atezolizumab Plus Bevacizumab and transarterial chemoembolization plus radiotherapy in hepatocellular carcinoma patients with portal vein tumor thrombosis [J]. Cancers (Basel), 2023, 15 (17): 4423.

[55] CHIANG C L, CHIU K W H, CHAN K S K, et al. Sequential transarterial chemoembolisation and stereotactic body radiotherapy followed by immunotherapy as conversion therapy for patients with locally advanced, unresectable hepatocellular carcinoma (START-FIT): a single-arm, phase 2 trial [J]. Lancet Gastroenterol Hepatol, 2023, 8 (2): 169-178.

[56] CHOI C, KOOM W S, KIM T H, et al. A prospective phase 2 multicenter study for the efficacy of radiation therapy following incomplete transarterial chemoembolization in unresectable hepatocellular carcinoma [J]. Int J Radiat Oncol Biol Phys, 2014, 90 (5): 1051-1060.

[57] ZHANG T, ZHAO Y T, WANG Z, et al. Efficacy and safety of intensity-modulated radiotherapy following transarterial chemoembolization in patients with unresectable hepatocellular carcinoma [J]. Medicine (Baltimore), 2016, 95 (21): e3789.

[58] KIM Y J, JUNG J, JOO J H, et al. Combined transarterial chemoembolization and radiotherapy as a first-line treatment for hepatocellular carcinoma with macroscopic vascular invasion: necessity to subclassify Barcelona Clinic Liver Cancer stage C [J]. Radiother Oncol, 2019, 141: 95-100.

[59] FÉRAY C, CAMPION L, MATHURIN P, et al. TACE and conformal radiotherapy vs. TACE alone for hepatocellular carcinoma: a randomised controlled trial [J].

JHEP Rep, 2023, 5 (4): 100689.

［60］CHAN S L, CHONG C C, CHAN A W, et al. Management of hepatocellular carcinoma with portal vein tumor thrombosis: review and update at 2016 [J]. World J Gastroenterol, 2016, 22 (32): 7289-7300.

［61］ZHAO Q, ZHU K, YUE J, et al. Comparison of intra-arterial chemoembolization with and without radiotherapy for advanced hepatocellular carcinoma with portal vein tumor thrombosis: a meta-analysis [J]. Ther Clin Risk Manag, 2016, 13: 21-31.

［62］LI M F, LEUNG H W, CHAN A L, et al. Network meta-analysis of treatment regimens for inoperable advanced hepatocellular carcinoma with portal vein invasion [J]. Ther Clin Risk Manag, 2018, 14: 1157-1168.

［63］YU J I, PARK H C, LIM D H, et al. Prognostic index for portal vein tumor thrombosis in patients with hepatocellular carcinoma treated with radiation therapy [J]. J Korean Med Sci, 2011, 26 (8): 1014-1022.

［64］FUJINO H, KIMURA T, AIKATA H, et al. Role of 3-D conformal radiotherapy for major portal vein tumor thrombosis combined with hepatic arterial infusion chemotherapy for advanced hepatocellular carcinoma [J]. Hepatol Res, 2015, 45 (6): 607-617.

［65］WU F X, LU H R, ZHU S L, et al. Efficacy of three-dimensional conformal radiotherapy combined with transarterial chemoembolization for hepatocellular carcinoma with portal vein tumor thrombus [J]. Onco Targets Ther, 2016, 9: 7141-7147.

［66］LI X L, GUO W X, HONG X D, et al. Efficacy of the treatment of transarterial chemoembolization combined with radiotherapy for hepatocellular carcinoma with portal vein tumor thrombus: a propensity score analysis [J]. Hepatol Res, 2016, 46 (11): 1088-1098.

［67］IM J H, YOON S M, PARK H C, et al. Radio-therapeutic strategies for hepatocellular carcinoma with portal vein tumour thrombosis in a hepatitis B endemic area [J]. Liver Int, 2017, 37 (1): 90-100.

［68］ABULIMITI M, LI Z, WANG H, et al. Combination intensity-modulated radiotherapy and Sorafenib improves outcomes in hepatocellular carcinoma with portal vein tumor thrombosis [J]. J Oncol, 2021, 2021: 9943683.

［69］YANG J F, LO C H, LEE M S, et al. Stereotactic ablative radiotherapy versus conventionally fractionated radiotherapy in the treatment of hepatocellular carcinoma with portal vein invasion: a retrospective analysis [J]. Radiat Oncol, 2019, 14 (1): 180.

［70］RIM C H, KIM C Y, YANG D S, et al. Comparison of radiation therapy modalities for hepatocellular carcinoma with portal vein thrombosis: a meta-analysis and systematic review [J]. Radiother Oncol, 2018, 129 (1): 112-122.

［71］WANG K, XIANG Y J, YU H M, et al. Intensity-modulated radiotherapy combined with systemic Atezolizumab and Bevacizumab in treatment of hepatocellular carcinoma with extrahepatic portal vein tumor thrombus: A preliminary multicenter single-arm prospective study [J]. Front Immunol, 2023, 14: 1107542.

［72］ZHU M, LIU Z, CHEN S, et al. Sintilimab plus Bevacizumab combined with radiotherapy as first-line treatment for hepatocellular carcinoma with portal vein tumor thrombus: a multicenter, single-arm, phase 2 study [J]. Hepatology, 2024, 80 (4): 807-815.

［73］WEICHSELBAUM R R, LIANG H, DENG L, et al. Radiotherapy and immunotherapy: a beneficial liaison? [J]. Nat Rev Clin Oncol, 2017, 14 (6): 365-379.

［74］ARINA A, GUTIONTOV S I, WEICHSELBAUM R R. Radiotherapy and immunotherapy for cancer: from "systemic" to "multisite" [J]. Clin Cancer Res, 2020, 26 (12): 2777-2782.

［75］HU Y, ZHOU M, TANG J, et al. Efficacy and safety of stereotactic body radiotherapy combined with Camrelizumab and Apatinib in patients with hepatocellular carcinoma with portal vein tumor thrombus [J]. Clin Cancer Res, 2023, 29 (20): 4088-4097.

［76］ZHONG L, WU D, PENG W, et al. Safety of PD-1/PD-L1 inhibitors combined with palliative radiotherapy and anti-angiogenic therapy in advanced hepatocellular carcinoma [J]. Front Oncol, 2021, 11: 686621.

［77］SU K, GUO L, MA W, et al. PD-1 inhibitors plus anti-angiogenic therapy with or without intensity-modulated radiotherapy for advanced hepatocellular carcinoma: a propensity score matching study [J]. Front Immunol, 2022, 13: 972503.

［78］XIAO Y, LI K, ZHAO Y, et al. Efficacy of radiotherapy in combined treatment of hepatocellular carcinoma patients with portal vein tumor thrombus: a real-world study [J]. BMC Surg, 2024, 24 (1): 54.

［79］ZHANG H, CHEN Y, HU Y, et al. Image-guided

intensity-modulated radiotherapy improves short-term survival for abdominal lymph node metastases from hepatocellular carcinoma [J]. Ann Palliat Med, 2019, 8 (5): 717-727.

[80] WANG Y, LI Q, ZHANG L, et al. Efficacy and dose-response relationship of stereotactic body radiotherapy for abdominal lymph node metastases from hepatocellular carcinoma [J]. Oncologist, 2023, 28 (6): e369-e378.

[81] KIM T H, NAM T K, YOON S M, et al. Stereotactic ablative radiotherapy for oligometastatic hepatocellular carcinoma: a multi-institutional retrospective study (KROG 20-04)[J]. Cancers (Basel), 2022, 14 (23): 5848.

[82] CHOI S H, LEE B M, KIM J, et al. Efficacy of stereotactic ablative radiotherapy in patients with oligometastatic hepatocellular carcinoma: a phase Ⅱ study [J]. J Hepatol, 2024, 81 (1): 84-92.

[83] APISARNTHANARAX S, BARRY A, CAO M, et al. External beam radiation therapy for primary liver cancers: an ASTRO clinical practice guideline [J]. Pract Radiat Oncol, 2022, 12 (1): 28-51.

[84] DIEZ P, HANNA G G, AITKEN K L, et al. UK 2022 consensus on normal tissue dose-volume constraints for oligometastatic, primary lung and hepatocellular carcinoma stereotactic ablative radiotherapy [J]. Clin Oncol (R Coll Radiol), 2022, 34 (5): 288-300.

[85] HANNA G G, MURRAY L, PATEL R, et al. UK Consensus on normal tissue dose constraints for stereotactic radiotherapy [J]. Clin Oncol (R Coll Radiol), 2018, 30 (1): 5-14.

[86] OH J W, AHN S M, KIM K S, et al. The role of splenectomy in patients with hepatocellular carcinoma and secondary hypersplenism [J]. Yonsei Med J, 2003, 44 (6): 1053-1058.

第三章　胰腺癌

近年来,胰腺癌在全球发病率呈上升趋势,且病死率极高[1]。2022 年我国胰腺癌发病率是全部恶性肿瘤的第 10 位,死亡率居第 6 位[2]。胰腺导管腺癌约占胰腺恶性肿瘤的 90%,本章所述胰腺癌特指胰腺导管腺癌。

由于胰腺癌早期诊断困难、手术切除率低、具有高度恶性的生物学行为,所以患者预后较差[3]。近年来,随着影像、内镜、病理等学科的发展,胰腺癌的诊断水平有所提高;手术新理念和新技术的发展、局部治疗手段的更新和系统抗肿瘤新药的应用也给胰腺癌的治疗带来了新的机遇。目前国内外指南均推荐对胰腺癌患者进行 MDT,通过多学科的共同参与,疗前对患者的体能状态、疾病诊断、分期和预后做出全面评估,制定科学合理的诊疗计划,积极应用手术、放疗、化疗等手段进行综合治疗,以期达到治愈或控制肿瘤、延长生存期和提高生活质量的目的。

随着精准放疗的不断发展,放疗在胰腺癌中的应用日趋广泛,主要应用于胰腺癌术后具有复发高危因素患者的辅助放疗,临界可切除或局部晚期胰腺癌患者的新辅助放疗,无法手术切除或无法耐受手术患者的放疗等。

第一节　胰腺癌影像诊断

本节内容主要参考指南及规范:
- 中国胰腺癌新辅助治疗指南(2020 版);
- 2024 年中国临床肿瘤学会(CSCO)胰腺癌诊疗指南;
- 2024 年第 2 版美国国立综合癌症网络(NCCN)胰腺癌临床实践指南。

一、胰腺癌常用影像学检查方式

(1)计算机体层成像:多平面重建、容积成像及最大密度投影(maximum intensity projection,MIP)是重建胰腺血管的主要方法,可以较好地显示肿瘤和血管的关系,从而评估胰腺癌的可切除性。采用动脉期重建图像评估肿瘤与周围动脉关系,采用门静脉期重建图像评估肿瘤与周围静脉的关系,采用胰腺期、门静脉期和延迟期图像评估胰腺癌治疗效果。

(2)磁共振成像:胰腺 MRI 扫描序列包括冠状位非脂肪抑制 T_2WI、轴位非脂肪抑制 T_2WI、轴位小视野(field of view,FOV)高分辨非脂肪抑制 T_2WI、轴位脂肪抑制 T_2WI、DWI、轴位 T_1WI 正反相位、轴位多期动态增强扫描(动脉早期、动脉晚期、门静脉早期及门静脉晚期)、冠状位及轴位延迟期图像(图 3-1-1)。其中,小 FOV 高分辨非脂肪抑制 T_2WI 图像在观察肿瘤细节方面至关重要,DWI 的功能参数能够反映肿瘤的细胞密度以及血流灌注,多期动态灌注成像能够动态观察肿瘤的强化特征,灌注参数可以反映肿瘤内部的血流动力学改变以及血流灌注。

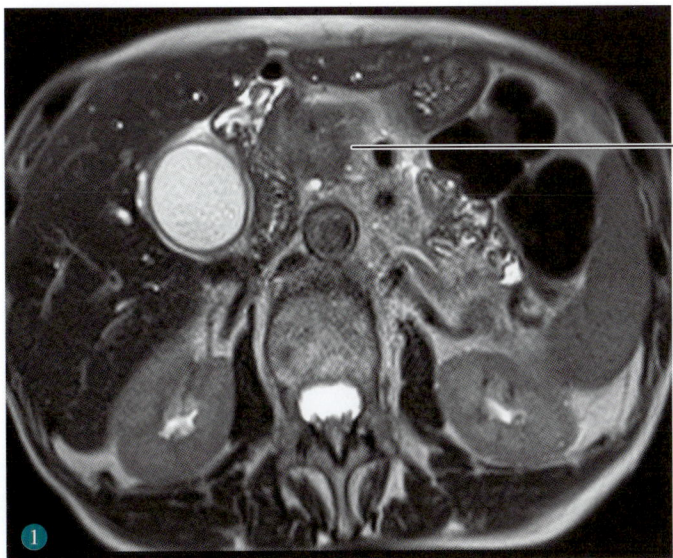

① 胰腺癌 MRI T₂WI 表现，显示胰腺头部结节；

——原发肿瘤

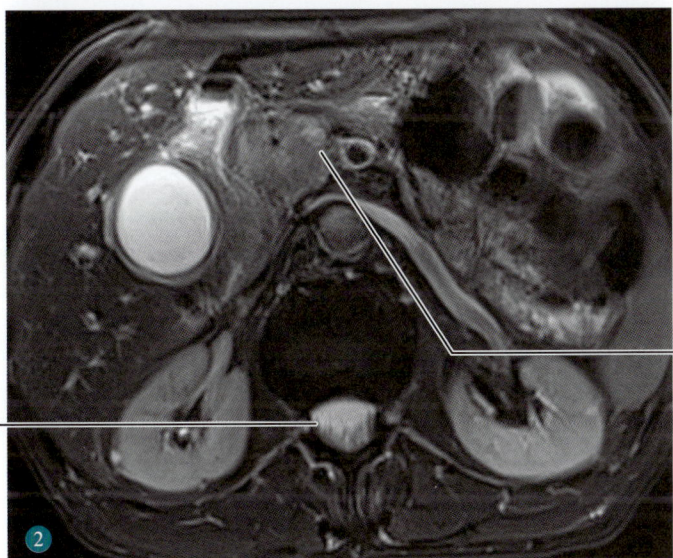

② 胰腺癌 MRI 抑脂 T₂WI 表现，椎管内脑脊液呈高信号，以此信号区分 T₁WI 和 T₂WI，T₂WI 皮下脂肪及腹腔脂肪呈高信号，抑脂 T₂WI 呈低信号；

脑脊液——

——原发肿瘤

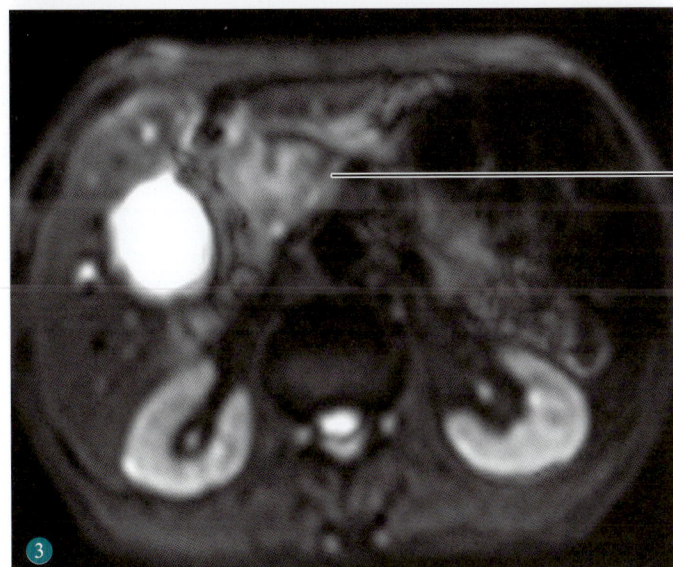

③ 胰腺癌 MRI DWI 表现，b=0s/mm²；

——原发肿瘤

图 3-1-1　胰腺癌 MRI 多序列图像（1）

④ 胰腺癌 MRI DWI 表现,b=1500s/mm²,高b值图像椎管内脑脊液呈低信号;

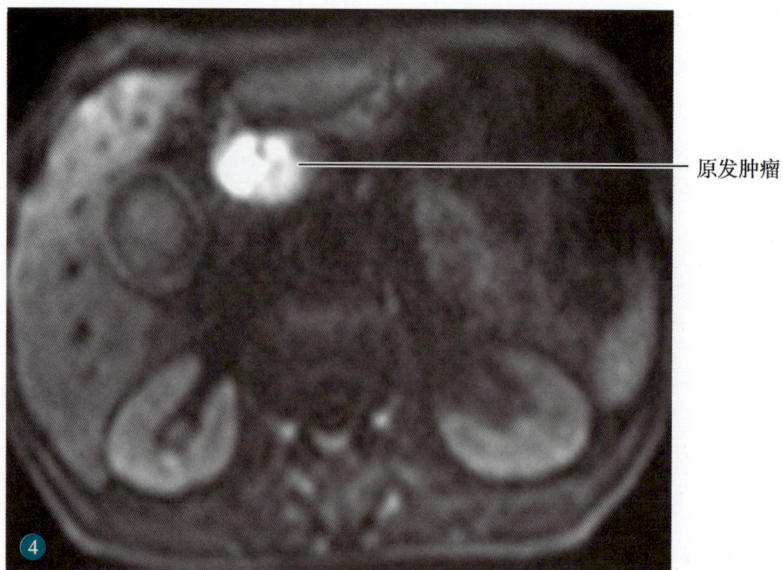

原发肿瘤

⑤ 胰腺癌 MRI T₁WI 正相位表现;

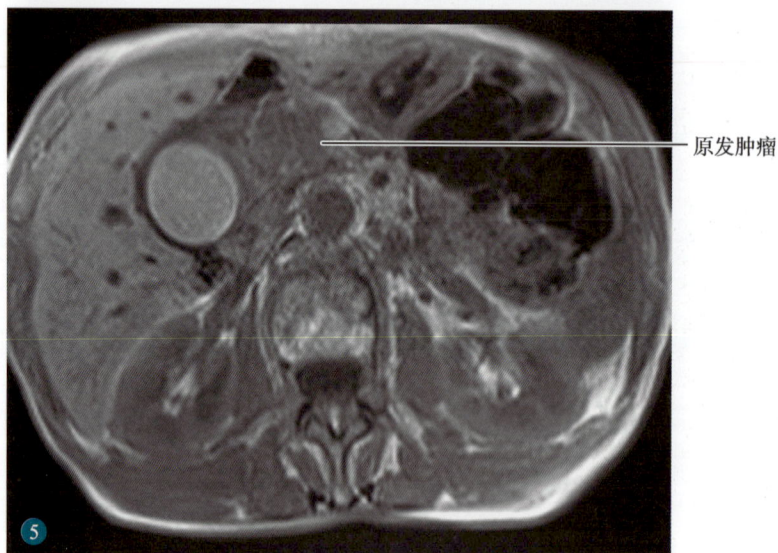

原发肿瘤

⑥ 胰腺癌 MRI T₁WI 反相位表现,勾边效应提示为反相位图像,脑脊液及小肠腔内液体呈低信号提示为T₁WI;

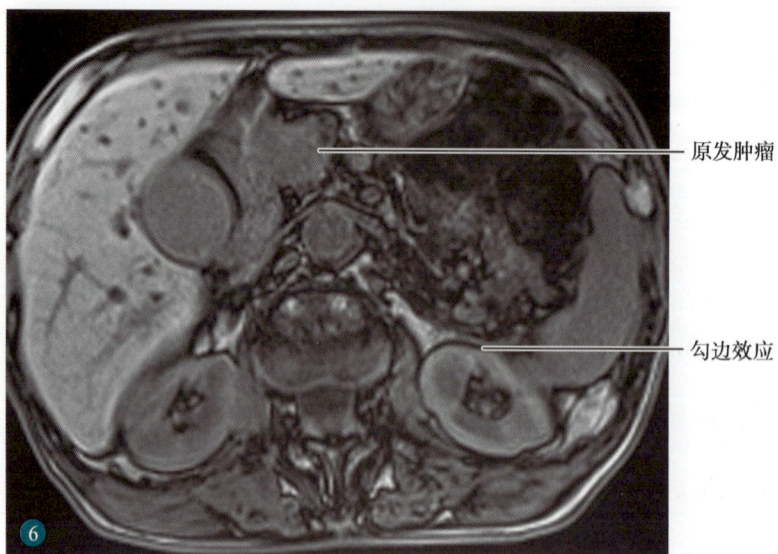

原发肿瘤

勾边效应

图 3-1-1　胰腺癌 MRI 多序列图像(2)

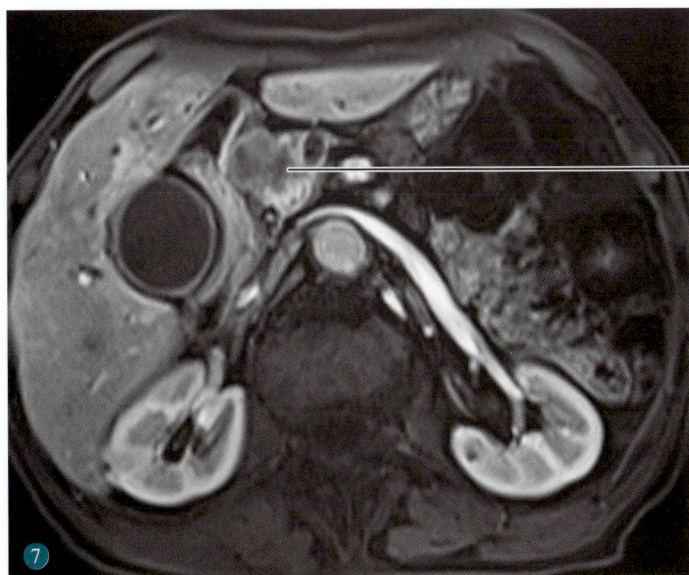

⑦ 胰腺癌增强 MRI 动脉晚期表现；

—— 原发肿瘤

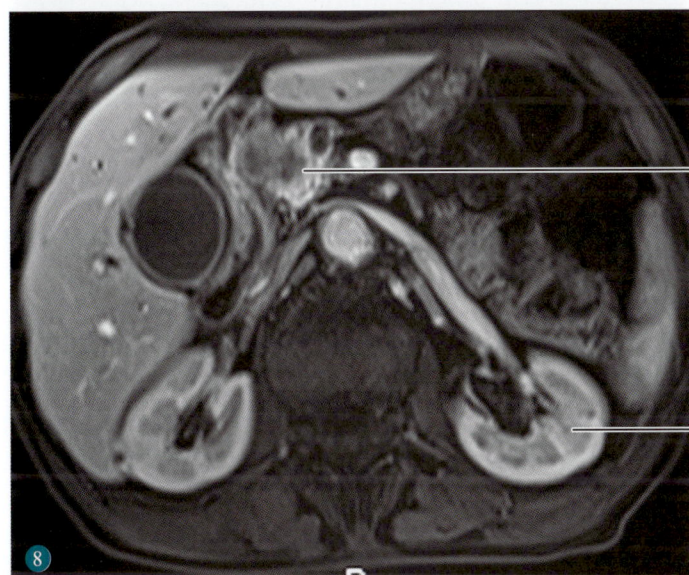

⑧ 胰腺癌增强 MRI 门静脉期表现,肾髓质于门静脉期呈低强化；

—— 原发肿瘤

—— 肾髓质

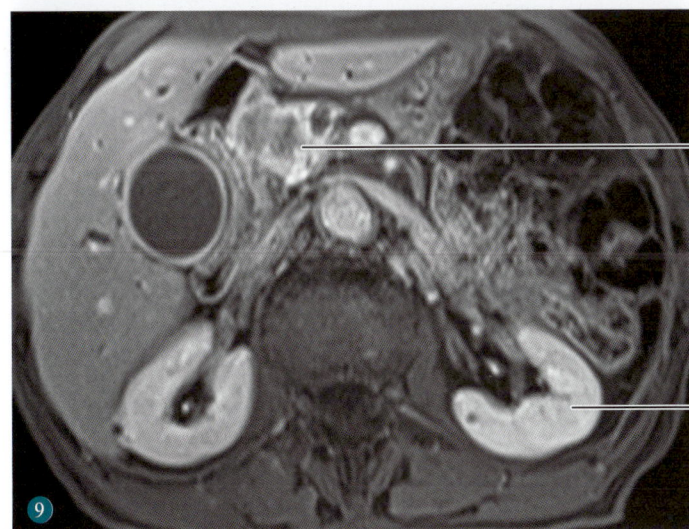

⑨ 胰腺癌增强 MRI 延迟期表现,肾髓质于延迟期可见高强化。

—— 原发肿瘤

—— 肾髓质

图 3-1-1　胰腺癌 MRI 多序列图像(3)

二、胰腺及相关正常结构的影像学表现

胰腺分为头部、颈部、体部、尾部。胰腺头部和颈部的分界线以肠系膜上静脉右缘为标志；胰腺颈部和体部分界依据为肠系膜上动脉。对于胰腺头颈部肿瘤需要行胰十二指肠切除术(Whipple 手术)，胰腺体尾部肿瘤需要行胰体尾和脾切除术，因此准确地识别肠系膜上动脉对于肿瘤的定位以及手术方案选择至关重要。

胰腺具有丰富的血液供应，包含两个系统的分支：腹腔干发出的胰十二指肠上动脉及脾动脉的分支、肠系膜上动脉发出的胰十二指肠下动脉及其分支，上下动脉在胰腺头部构成吻合支。

三、胰腺癌的影像学表现

(一)胰腺癌影像学表现

1. 胰腺癌的典型影像学表现

(1)直接征象为胰腺实质肿瘤(图 3-1-2)，病灶边缘不规则，呈蟹足状或浸润性生长，多数情况下无明确边界；平扫 CT 表现为低密度，MRI 表现为 T_1WI 稍低信号，T_2WI 稍高信号；肿瘤为乏血供肿瘤，各期强化均明显低于胰腺实质，因肿瘤内部含有纤维成分，所以表现为延迟强化。与增强 CT 比较，MRI 多期动态增强扫描能够更好地观察肿瘤的动态强化及血供情况。

(2)主胰管于肿瘤处截断，胰液排出受阻，导致远端主胰管扩张，是胰腺癌最重要的间接征象(图 3-1-3)。磁共振胆胰管成像(magnetic resonance cholangiopancreatography，MRCP)能够立体直观地显示扩张胰管，对于鉴别胰腺癌、炎症及胰腺导管内乳头状黏液瘤(intraductal papillary mucinous neoplasm，IPMN)引起的导管扩张具有一定的优势。胰腺癌截断主胰管，引起远端胰管均匀性扩张；炎症导致的胰管扩张不均匀，胰管狭窄和扩张交替出现；IPMN 导致的胰管扩张，常伴有分支胰管的扩张及囊性灶，梗阻端多位于十二指肠乳头处，主胰管壁可见结节。

(3)胰头癌侵犯胆总管，导致胆总管梗阻、截断，近端胆总管及肝内胆管扩张，需要和结石或炎症引起的胆道梗阻鉴别：胰腺癌引起胆道梗阻，胆道末端可见肿瘤征象，胆管截断，肝内外胆管同时扩张，呈"软藤征"(图 3-1-4)；胆道结石引起胆道梗阻，胆管末端可见结石，CT 呈高密度灶，需要注意阴性结石引起的胆道梗阻，阴性结石 CT 表现为等密度，而 MRI 在检出阴性结石方面具有独特的优势，表现为 T_2WI 低信号，增强扫描无强化；胆道炎性改变引起胆道梗阻，胆道末端多逐渐狭窄，呈鸟嘴状改变，狭窄胆道较长，管壁可见强化，呈轨道状改变，肝外胆管扩张明显而肝内胆管扩张不明显。

(4)病灶远端胰腺萎缩，表现为远端胰腺体积缩小，胰腺实质变薄，主要原因为胰管扩张导致胰腺实质细胞压迫性萎缩。另外，胰腺癌还易引起远端胰腺实质慢性炎症纤维化改变，导致胰腺体积缩小。

(5)侵袭性生长是胰腺癌的重要特点。胰腺癌具有嗜血管特性，容易沿血管浸润性生长，包绕、侵犯血管，导致管腔狭窄(图 3-1-5)。肿瘤包绕血管范围分为 0~4 级：未包绕血管为 0 级；包绕血管<1/4 周径为 1 级；包绕血管 1/4 周径 ~1/2 周径为 2 级；包绕血管 1/2 周径 ~3/4 周径为 3 级；包绕血管>3/4 周径为 4 级。MRI 和增强 CT 在评价胰腺癌侵犯周围血管方面效能相当。

(6)胰头颈部癌易侵犯十二指肠降部、水平部、胃窦后壁、横结肠右半侧等，胰体癌易侵犯十二指肠水平部、胃体后壁、横结肠、大网膜等，胰尾癌易侵犯脾脏、结肠脾曲、胃底体部后壁、十二指肠升部及空肠起始部等。肿瘤侵犯胃肠道表现为肿瘤和邻近肠管脂肪间隙消失，呈结节状突入肠壁内。肿瘤侵犯肠道结构易引起消化道出血或梗阻改变。空肠起始部含有小肠搏动点，与小肠蠕动相关，肿瘤侵犯该部位，可能引起小肠麻痹。因胰腺前方有腹膜覆盖，胰腺癌常伴发腹膜转移，表现为腹膜和网膜结节、"网膜饼"形成及腹腔积液。

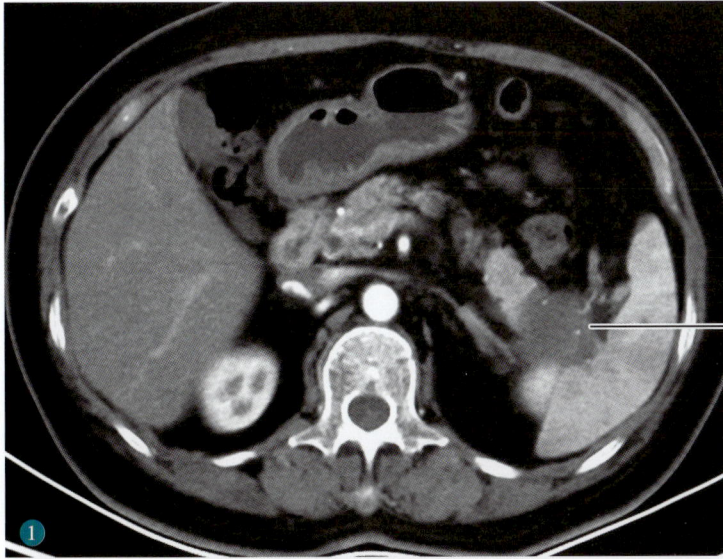

❶ 胰腺癌增强 CT 动脉期表现,显示胰
尾肿瘤呈低强化;

原发肿瘤

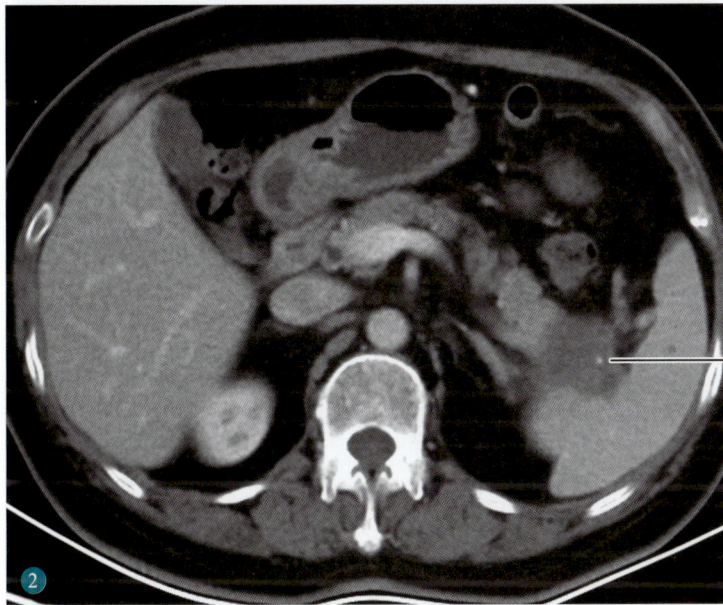

❷ 胰腺癌增强 CT 门静脉期表现,肿瘤
呈低强化;

原发肿瘤

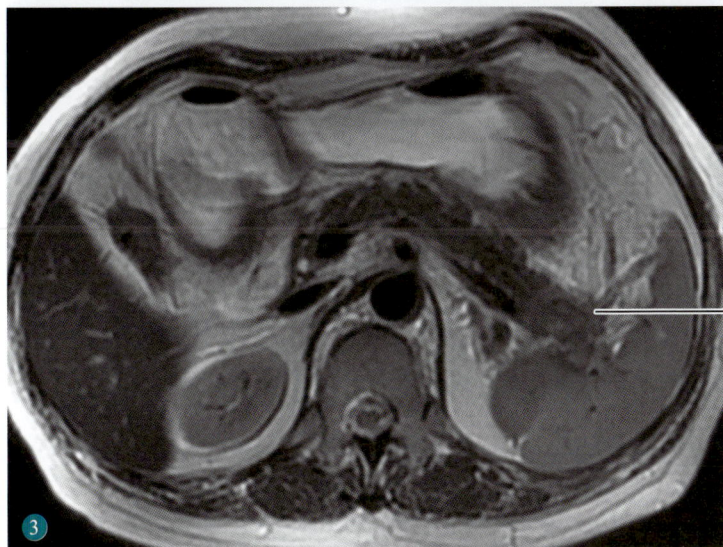

❸ 胰腺癌 MRI T_2WI 表现,肿瘤呈稍高
信号;

原发肿瘤

图 3-1-2　胰腺癌典型表现 CT、MRI 图像(1)

图 3-1-2　胰腺癌典型表现 CT、MRI 图像（2）

④ 胰腺癌 MRI DWI 表现，肿瘤呈稍高信号；

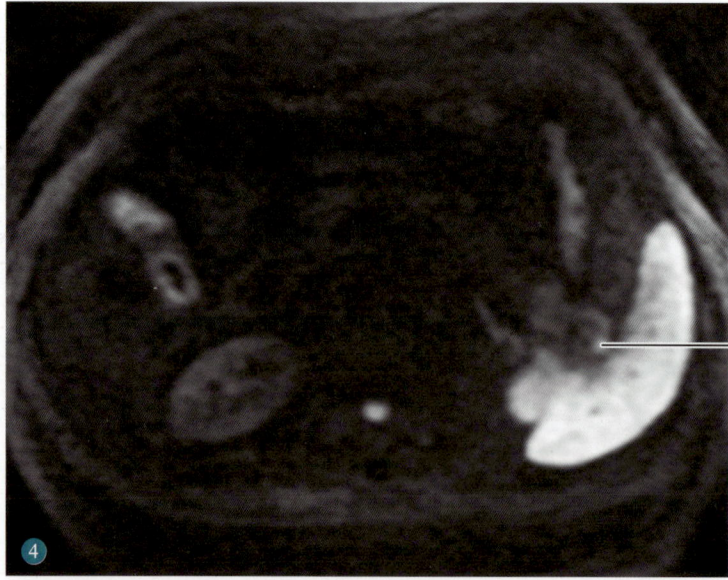

原发肿瘤

⑤ 胰腺癌 MRI 脂肪抑制 T_1WI 表现，肿瘤呈稍低信号；

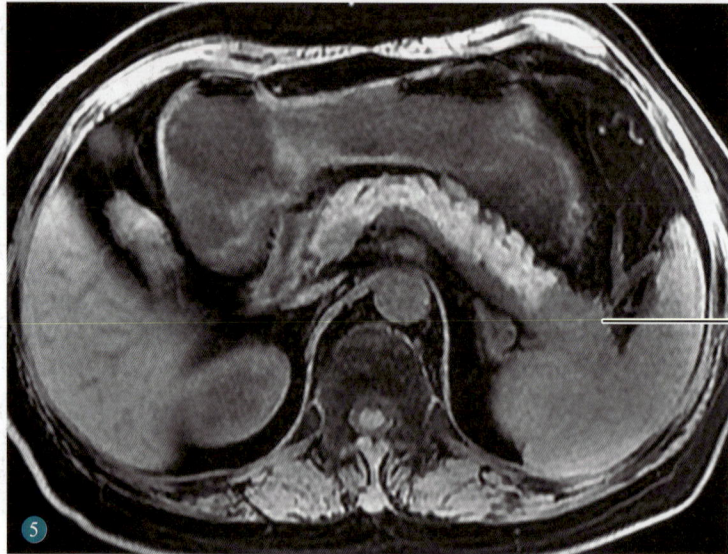

原发肿瘤

⑥ 胰腺癌 MRI 动脉期表现，肿瘤呈低强化；

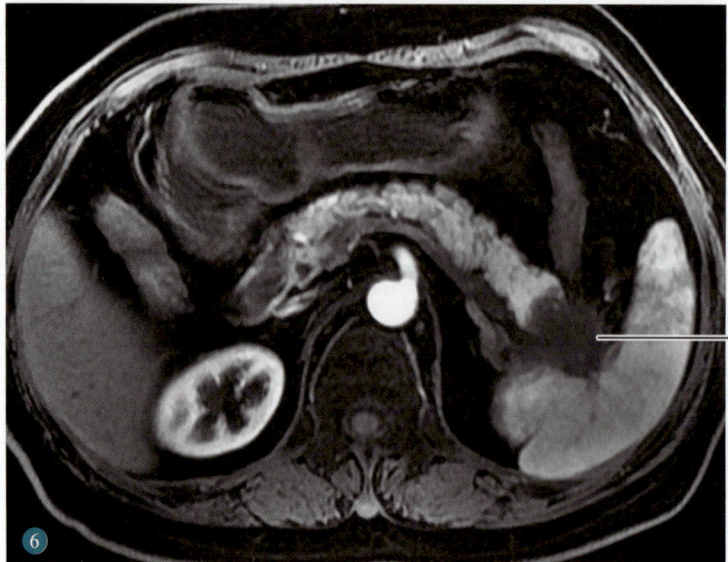

原发肿瘤

图 3-1-2　胰腺癌典型表现 CT、MRI 图像（2）

第三章　胰腺癌

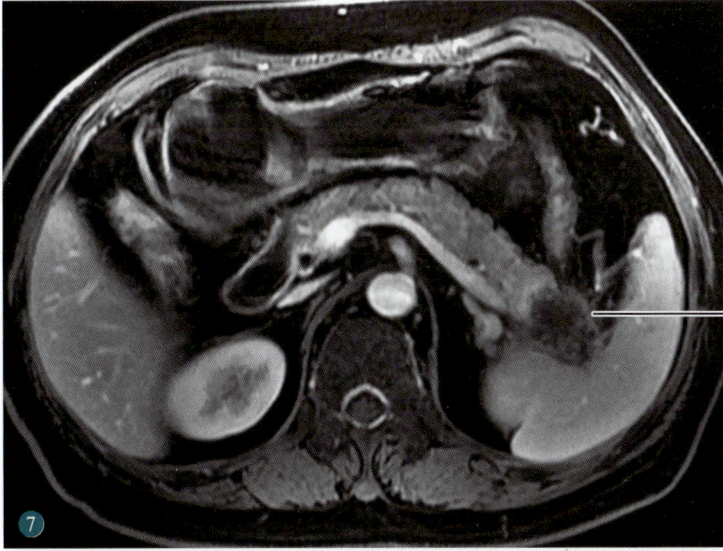

⑦ 胰腺癌 MRI 门静脉期表现,肿瘤呈低强化;

—— 原发肿瘤

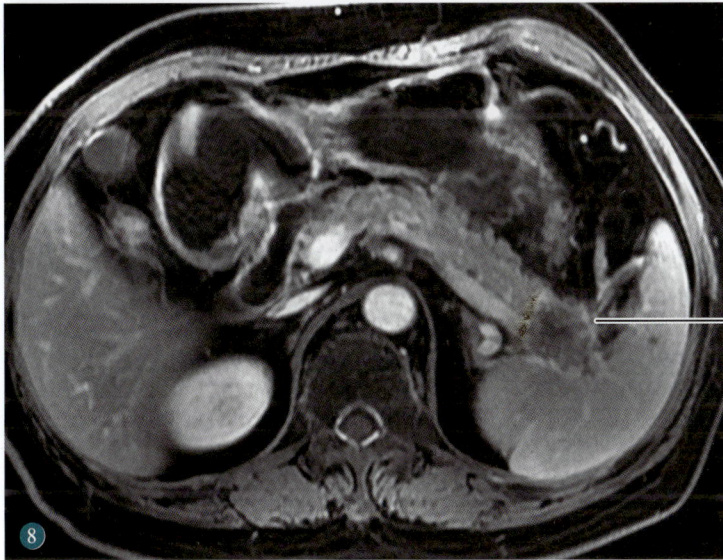

⑧ 胰腺癌 MRI 延迟期表现,肿瘤呈渐进性低强化。

—— 原发肿瘤

图 3-1-2　胰腺癌典型表现 CT、MRI 图像(3)

① 胰腺癌增强 CT 动脉期表现,显示胰头肿瘤;

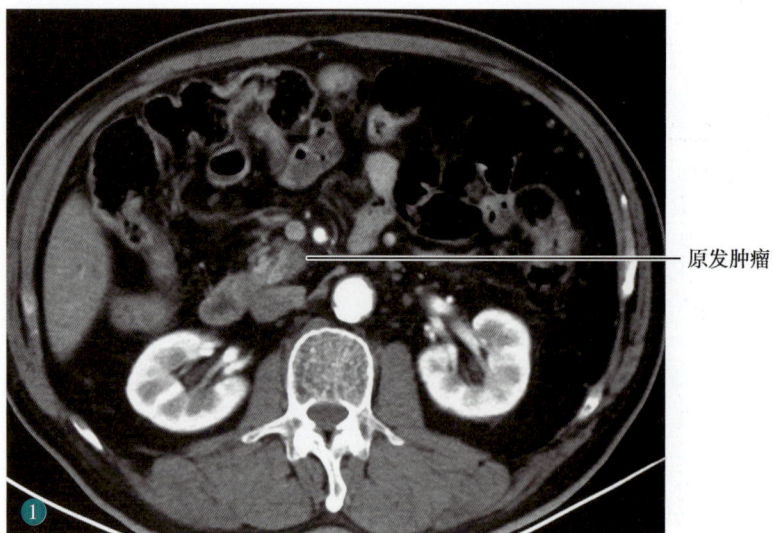

原发肿瘤

② 胰腺癌增强 CT 动脉期表现,胰腺体尾部主胰管明显扩张;

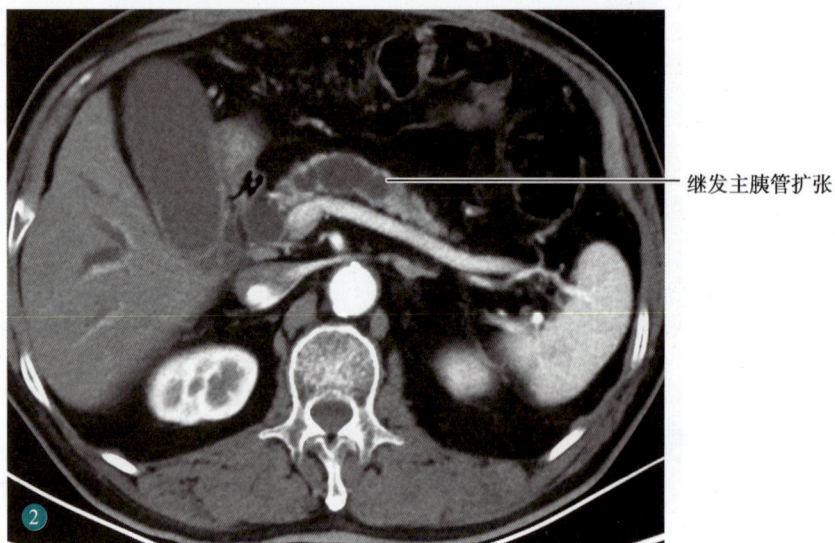

继发主胰管扩张

③ 胰腺癌 MRI 脂肪抑制 T_2WI 表现,肿瘤呈稍高信号;

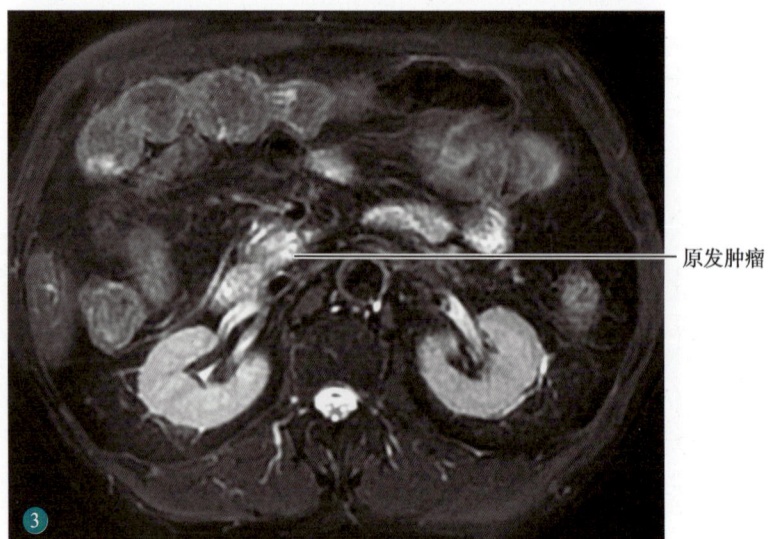

原发肿瘤

图 3-1-3　胰腺癌伴主胰管及胆总管扩张图像(1)

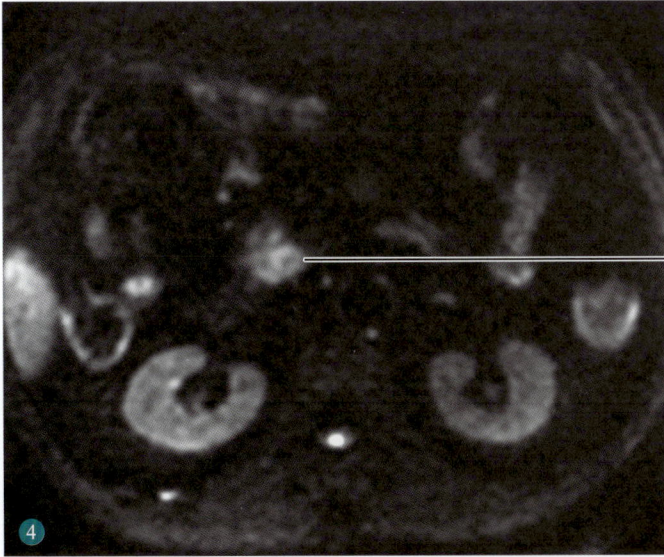

④ 胰腺癌 MRI DWI 表现,肿瘤呈
高信号;

原发肿瘤

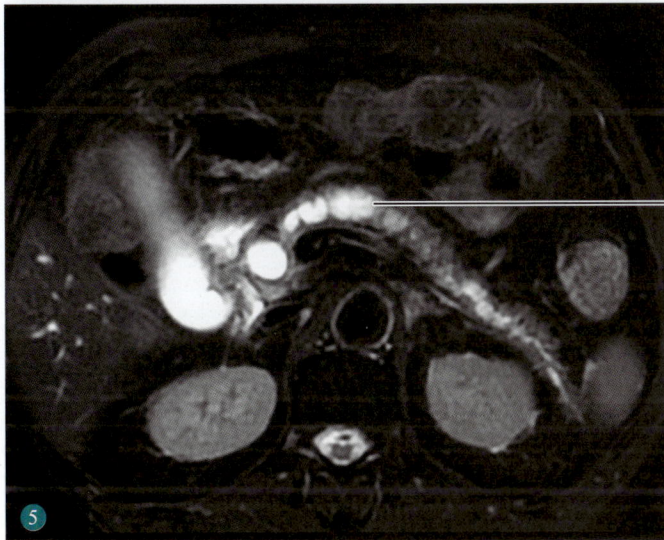

⑤ 胰腺癌伴主胰管扩张 MRI 脂肪
抑制 T_2WI 表现;

继发主胰管扩张

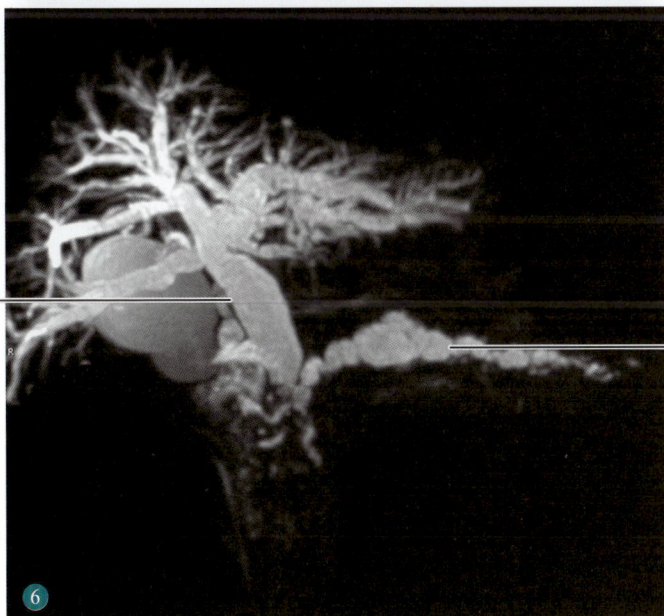

⑥ 胰腺癌 MRCP 图像,肝内胆管、
胆总管及主胰管明显扩张。

胆总管扩张

主胰管扩张

图 3-1-3　胰腺癌伴主胰管及胆总管扩张图像(2)

① 胰头癌横轴位增强 CT 动脉期
　表现；

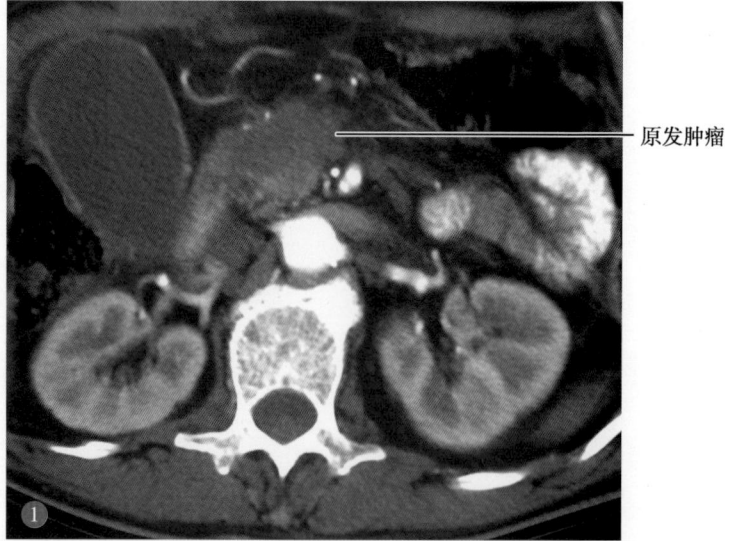

原发肿瘤

② 胰头癌横轴位增强 CT 门静脉期
　表现；

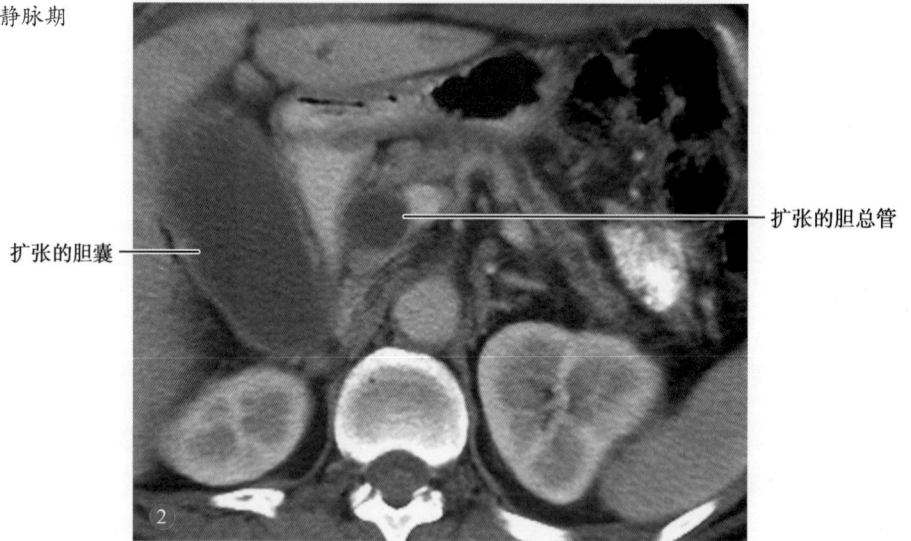

扩张的胆囊

扩张的胆总管

③ 胰头癌冠状位增强 CT 门静脉期表
　现，显示胆总管明显扩张、胆囊体积
　增大及肝内胆管明显扩张。

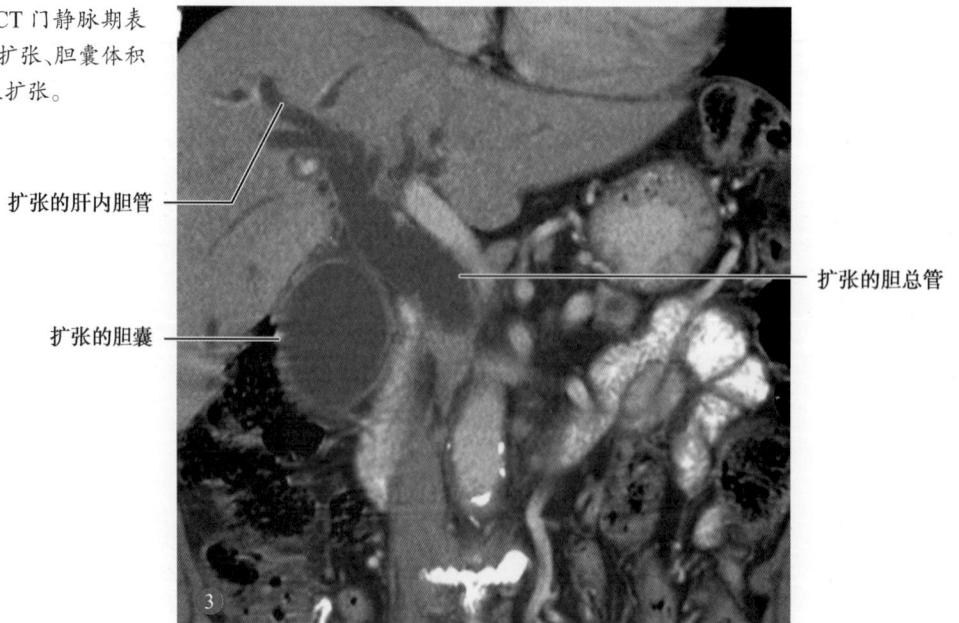

扩张的肝内胆管

扩张的胆总管

扩张的胆囊

图 3-1-4　胰腺癌伴胆管扩张 CT 图像

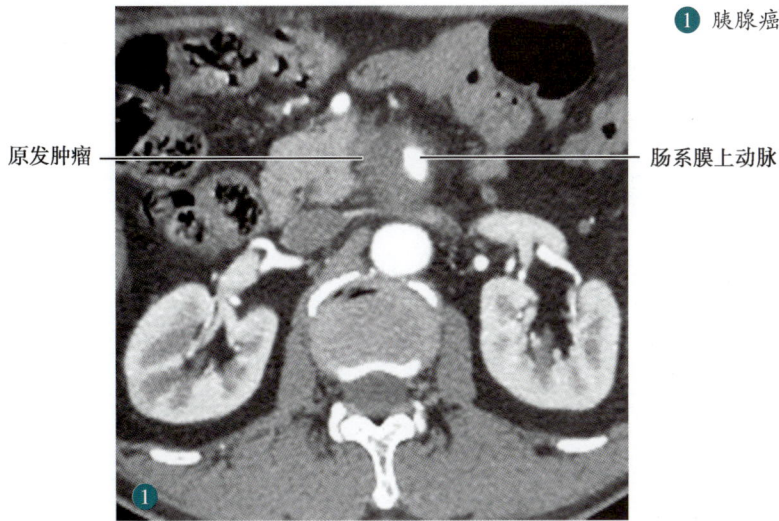

❶ 胰腺癌侵犯血管横轴位增强 CT 动脉期表现；

原发肿瘤 —— 肠系膜上动脉

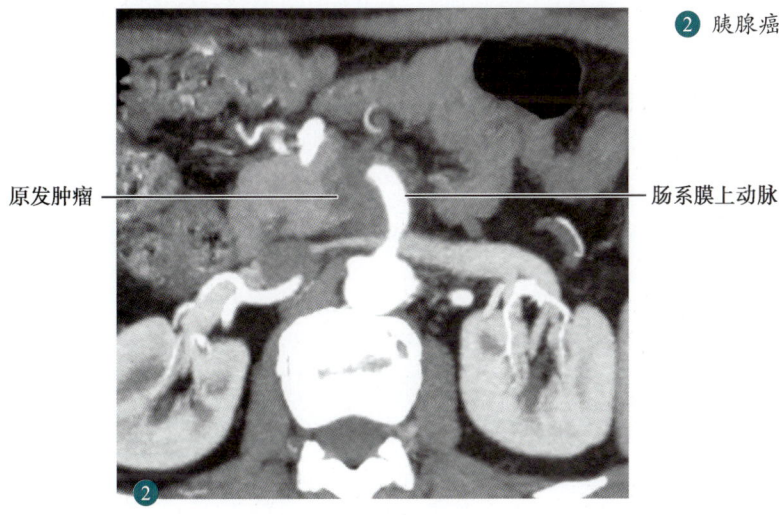

❷ 胰腺癌侵犯血管横轴位 MIP 动脉期表现；

原发肿瘤 —— 肠系膜上动脉

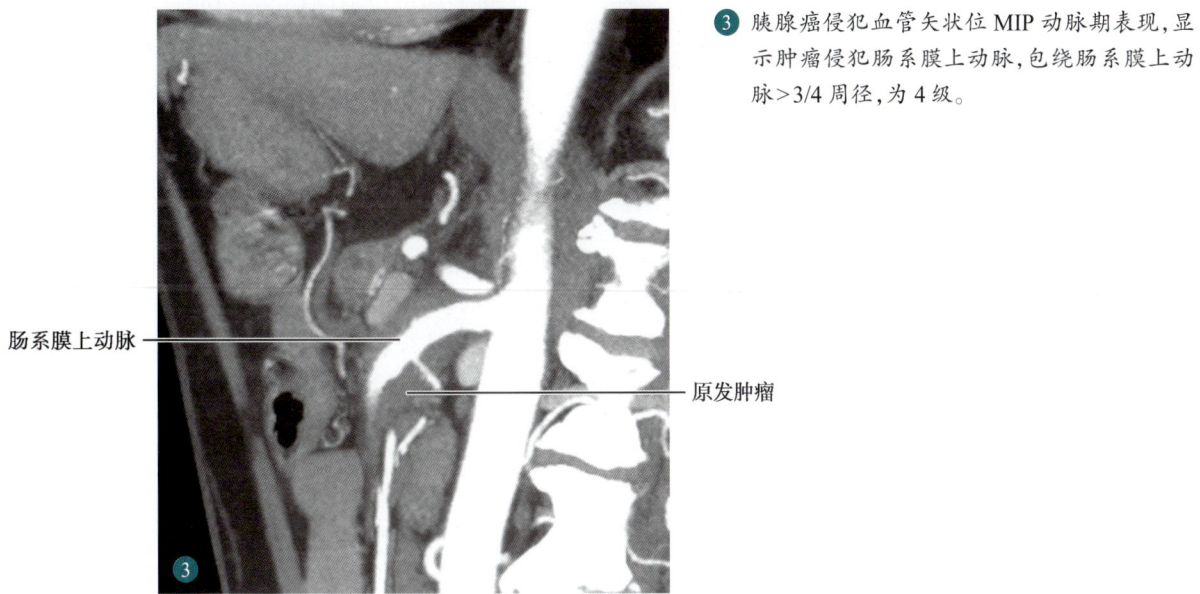

❸ 胰腺癌侵犯血管矢状位 MIP 动脉期表现，显示肿瘤侵犯肠系膜上动脉，包绕肠系膜上动脉>3/4 周径，为 4 级。

肠系膜上动脉 —— 原发肿瘤

图 3-1-5 胰腺癌侵犯血管 CT 图像

2. 早期胰腺癌的诊断　早期胰腺癌影像学表现常不明显,平扫 CT 多呈等密度,直径多小于 2cm,可以伴有以下一种或几种间接征象:局部胰腺轮廓膨胀;主胰管截断及远端胰管扩张;远端胰腺萎缩;胆总管狭窄,伴近端胆管扩张,无结石征象;腹腔干或肠系膜上动脉周围可见软组织密度灶;胰腺周围肿大淋巴结。MRI 检出早期胰腺癌的灵敏度高于 CT,表现为稍长 T_2WI 信号,DWI 高信号,增强扫描轻度强化。

3. 胰腺癌的少见影像学表现　了解胰腺癌的少见影像征象,有助于胰腺肿瘤的准确诊断及鉴别诊断。胰腺癌少见征象如下。

(1)肿瘤远端胰腺实质无萎缩、体积无缩小,因肿瘤远端胰腺实质弥漫炎症,内部含有大量炎性细胞、淋巴细胞及水肿所致。

(2)无胰管扩张,主要是因为特殊位置的肿瘤未阻塞主胰管结构,如肿瘤位于钩突或胰腺头部副胰管区域,并未导致主胰管的梗阻;此外,肿瘤远端胰腺实质内浸润大量炎性细胞,导致正常胰腺外分泌细胞明显减少,主胰管也不会扩张,因此主胰管扩张不是诊断胰腺癌的必要征象。

(3)胰腺弥漫浸润,表现为胰腺体积增大,呈 T_1WI 稍低信号,T_2WI 稍高信号,DWI 弥漫高信号,增强扫描稍低强化。

(4)肿瘤内部囊性改变,表现为 T_1WI 低信号,T_2WI 高信号,增强扫描无强化。胰腺癌囊变较少见,囊变原因包括:肿瘤阻塞分支胰管,于肿瘤周围形成囊肿;肿瘤生长过快,血供有限,肿瘤内部出现囊变;胰腺癌继发胰腺炎,伴假性囊肿。

(5)肿瘤 DWI 等或低信号。一般情况下,病灶内部含有丰富的肿瘤细胞,DWI 呈高信号,然而一部分胰腺癌 DWI 呈等或低信号,与内部肿瘤细胞较少有关。DWI 信号特点并不能作为鉴别胰腺占位良恶性的依据,反之 DWI 等或低信号,并不能作为排除胰腺癌的征象。

4. 胰腺癌原发肿瘤范围的判断　对于需要接受放疗的胰腺癌患者,明确胰腺癌原发肿瘤的范围至关重要。MRI 通过多个序列对照观察图像,其在判断原发肿瘤范围方面明显优于 CT。胰腺癌易继发胰腺炎症,如何鉴别肿瘤组织和胰腺实质炎症是临床难点之一。T_1WI 平扫对于鉴别胰腺癌和炎症具有一定价值,肿瘤呈稍低信号,而炎症呈等信号;脂肪抑制 T_1WI 增强扫描胰腺癌呈低强化,而胰腺炎症呈渐进性的延迟强化;DWI 在鉴别肿瘤和炎症方面价值有限,两者均可以呈高信号。判断胰腺癌范围的另一难点在于肿瘤和周围胃肠道的关系,未充盈状态下胃壁、肠壁结构显示不清晰,另外未充盈肠管类似于肿块形态,易干扰肿瘤范围的判断。规范的胰腺 CT 和 MRI 扫描前准备、扫描方案至关重要,扫描前需要饮水充盈胃、十二指肠及近段空肠结构,另外小 FOV 高分辨 T_2WI 图像有助于显示肿瘤邻近肠壁的分层状改变,从而帮助判断肿瘤侵犯周围器官的情况、累及肠壁的范围和深度。

(二)胰腺癌的 T 分期

T_1 期,肿瘤局限于胰腺内,且最大直径 $\leq 2cm$,T_{1a} 期肿瘤最大直径 $\leq 0.5cm$,T_{1b} 期肿瘤最大直径 $>0.5cm$ 且 $<1cm$,T_{1c} 期肿瘤最大直径 $\geq 1cm$ 且 $\leq 2cm$;T_2 期,肿瘤最大直径 $>2cm$ 且 $\leq 4cm$;T_3 期,肿瘤最大直径 $>4cm$;T_4 期,不论肿瘤大小,侵犯腹腔干、肠系膜上动脉和 / 或肝总动脉。

(三)胰腺癌的可切除性评估

根据 2024 年中国临床肿瘤学会(CSCO)胰腺癌诊疗指南,可切除胰腺癌定义:①肿瘤未接触动脉(腹腔干、肠系膜上动脉或肝总动脉);②肿瘤未接触门静脉 - 肠系膜上静脉,或接触门静脉 - 肠系膜上静脉 $\leq 180°$ 且静脉轮廓正常。

临界可切除胰腺癌定义:①(胰头)肿瘤接触肝总动脉,但未累及腹腔干或左右肝动脉起始部,能够完整切除并安全重建;肿瘤接触肠系膜上动脉≤180°;肿瘤接触变异的动脉(如副肝右动脉、替代肝右动脉或替代肝总动脉等)。(胰体尾)肿瘤接触肠系膜上动脉或腹腔干≤180°;肿瘤侵犯腹腔干>180°,但未侵犯胃十二指肠动脉、肠系膜上动脉及腹主动脉。②肿瘤接触门静脉-肠系膜上静脉>180°,或接触≤180°且合并静脉轮廓不规则或静脉血栓,但可以完整切除并安全重建;肿瘤接触下腔静脉。

不可切除(局部进展期)胰腺癌定义:①(胰头)肿瘤接触肠系膜上动脉或腹腔干>180°;(胰体尾)肿瘤接触肠系膜上动脉>180°,或肿瘤接触腹腔干>180°及接触胃十二指肠动脉>180°,或侵犯腹主动脉。②因肿瘤侵犯静脉导致其闭塞或累及大范围肠系膜上静脉空肠分支,无法安全重建门静脉-肠系膜上静脉(图3-1-6)。MRI和CT在评估胰腺癌周围受侵犯血管的可切除性方面效能相当。

不可切除(远处转移)胰腺癌:非区域淋巴结转移;远处转移,胰腺癌最常转移至肝脏。MRI对于检出肝转移的灵敏度远高于CT,因此对于怀疑肝转移的胰腺癌患者,推荐行上腹部MRI扫描。

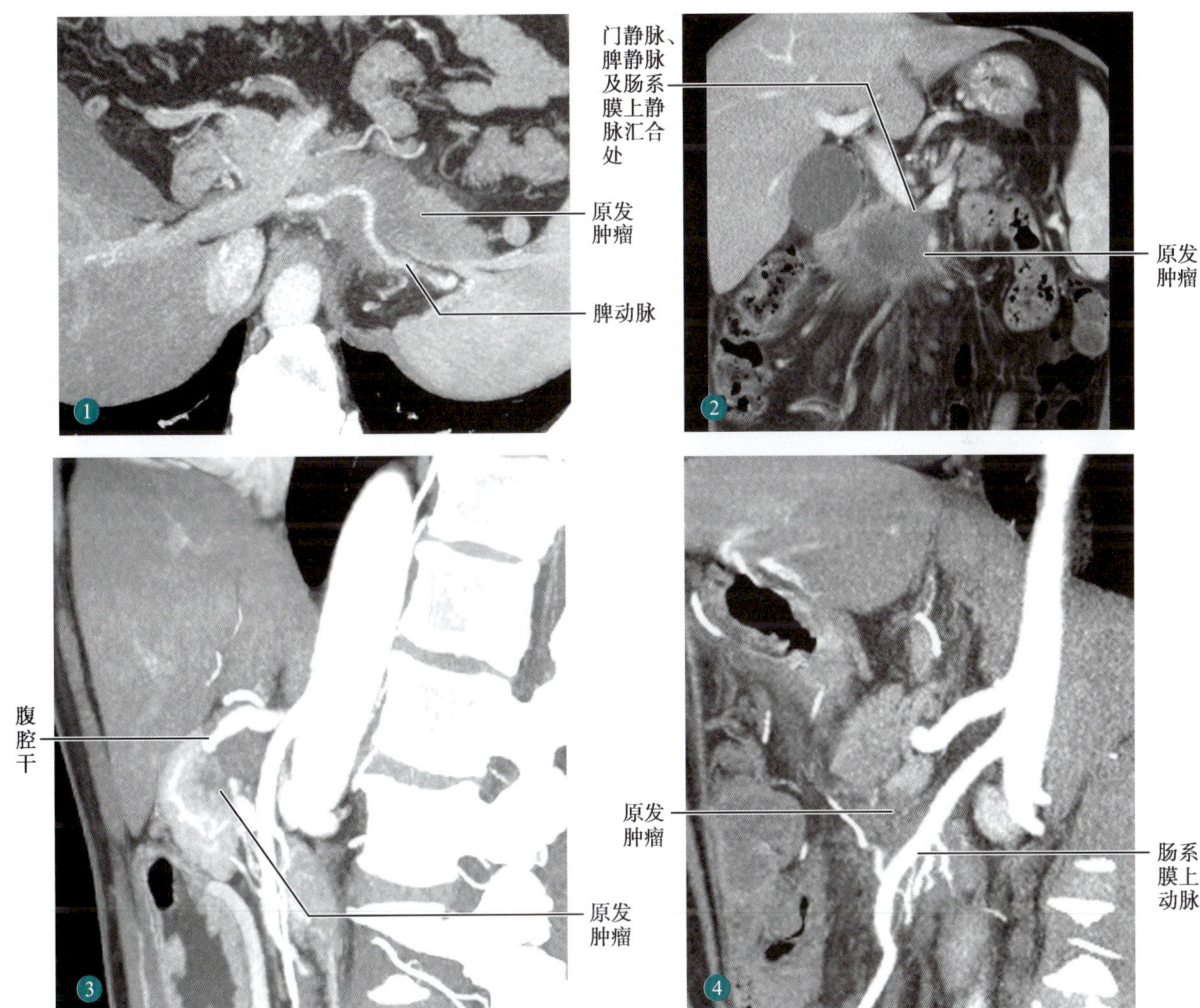

图 3-1-6　胰腺癌可切除性评估 CT 图像

❶ 可切除胰腺癌横轴位增强 CT 动脉期表现,胰体癌侵犯脾动脉;
❷ 临界可切除胰腺癌冠状位增强 CT 门静脉期表现,肿瘤侵犯门静脉、脾静脉及肠系膜上静脉汇合处,管腔闭塞;
❸ 临界可切除胰腺癌矢状位增强 CT 动脉期 MIP 表现,胰腺颈部肿瘤侵犯腹腔干,未侵犯胃十二指肠动脉及腹主动脉;
❹ 不可切除胰腺癌矢状位增强 CT 动脉期 MIP 表现,肿瘤侵犯肠系膜上动脉。

（四）胰腺癌转移淋巴结的诊断

1. 胰腺癌区域和非区域淋巴结定义 胰头癌的区域淋巴结包括胆总管、肝总动脉、门静脉、肠系膜静脉及胰十二指肠动脉弓周围的淋巴结。胰体尾癌的区域淋巴结包括肝总动脉、腹腔干、脾动脉及脾门周围的淋巴结。其余为非区域/远处转移淋巴结，如腹主动脉旁、肾前方、肠系膜上动脉左侧回肠系膜内的淋巴结等（图 3-1-7）。

2. 胰腺癌转移淋巴结的诊断 传统影像学以淋巴结短径≥1cm 作为转移淋巴结的判断标准。对于判断胰腺癌淋巴结转移，还需要考虑以下因素（见图 3-1-7）。

（1）形态：良性多表现为边界清晰，扁平，边缘见尖角；转移性多表现为边界模糊，类圆形；

（2）密度或信号：良性淋巴结内部含脂肪，或 T_2WI 信号较低；转移淋巴结内部坏死或者呈实性，T_2WI 信号稍高，接近软组织；

（3）引流途径：胰腺淋巴引流区域内的淋巴结，转移可能大；

（4）功能成像：PET/CT 显示淋巴结呈高代谢，DWI 呈高信号，DWI 的功能参数对于转移淋巴结的鉴别具有一定价值；

（5）淋巴结治疗前后变化：治疗前后短径变化明显者，高度可疑转移；

（6）胰腺癌侵出胰腺的范围大小和淋巴结是否转移相关，肿瘤侵犯周围组织的范围越广，淋巴结转移的概率越大。

❶ 胰体癌胰头周围淋巴结转移 MRI T_2WI 表现；该淋巴结短径约 4mm，形态不规则，呈 T_2WI 稍高信号；

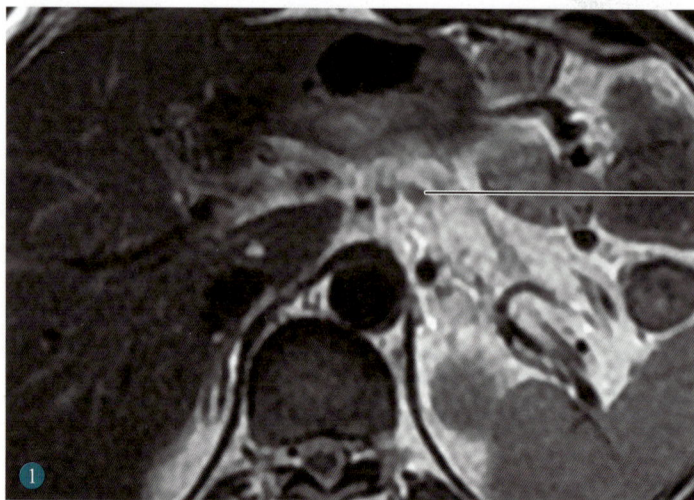

胰头周围淋巴结

❷ 胰体癌伴胰头周围淋巴结转移 MRI DWI 表现，该淋巴结呈 DWI 高信号；

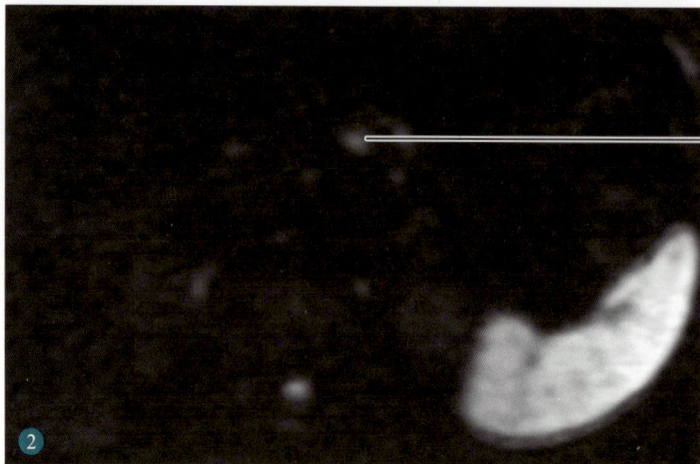

胰头周围淋巴结

图 3-1-7 胰体癌转移淋巴结 MRI 图像（1）

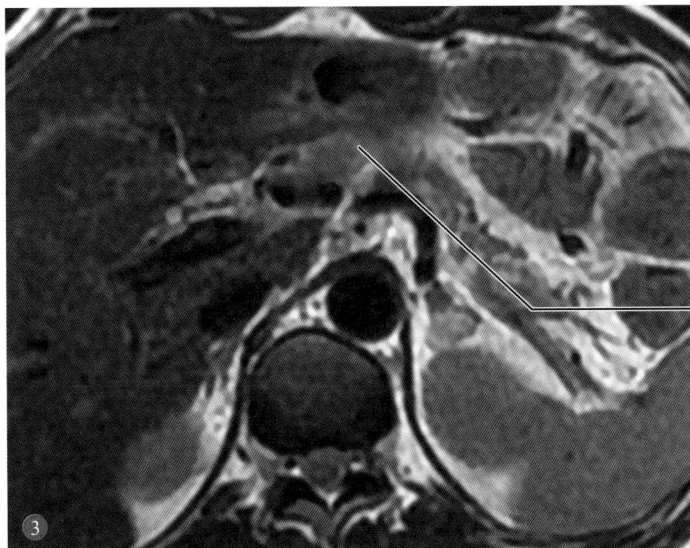

③ 胰体癌肝总动脉旁淋巴结转移 MRI T_2WI 表现；该淋巴结短径约 8mm，形态不规则，呈 T_2WI 稍高信号；

肝总动脉旁淋巴结

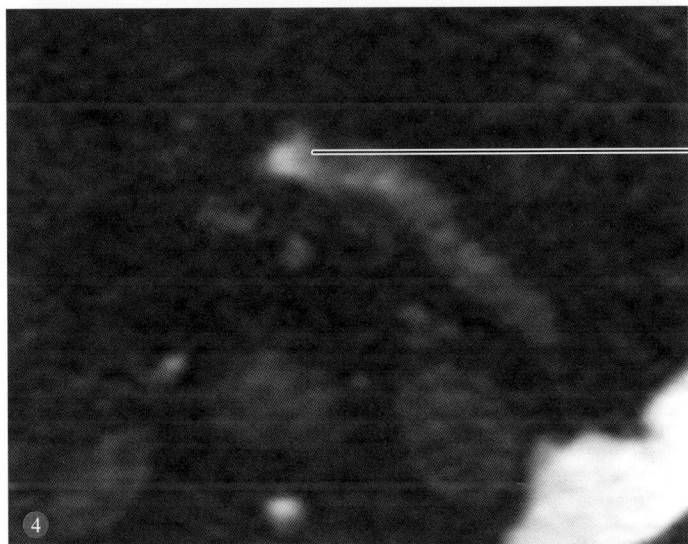

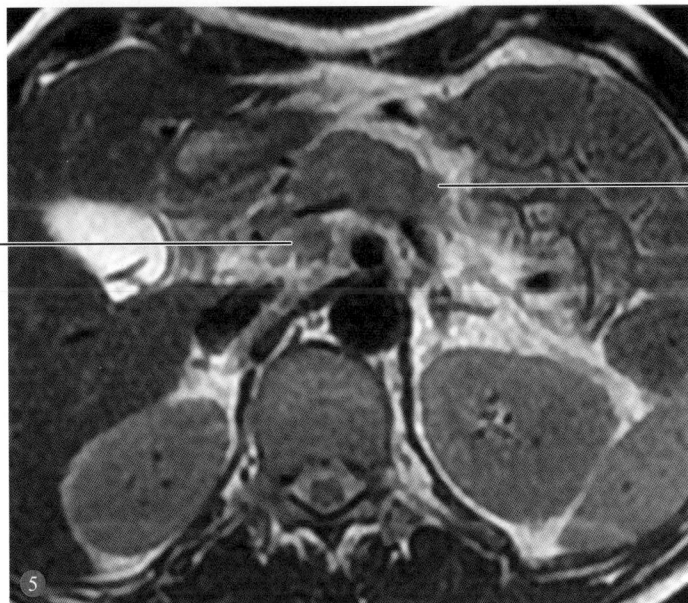

④ 胰体癌肝总动脉旁淋巴结转移 MRI DWI 表现，该淋巴结呈 DWI 高信号；

肝总动脉旁淋巴结

⑤ 胰体癌腹腔干旁淋巴结转移 MRI T_2WI 表现；该淋巴结短径约 7mm，形态不规则，呈 T_2WI 稍高信号；

原发肿瘤

腹腔干旁淋巴结

图 3-1-7 胰体癌转移淋巴结 MRI 图像(2)

⑥ 胰体癌腹腔干旁淋巴结转移 MRI DWI 表现,该淋巴结呈 DWI 高信号;

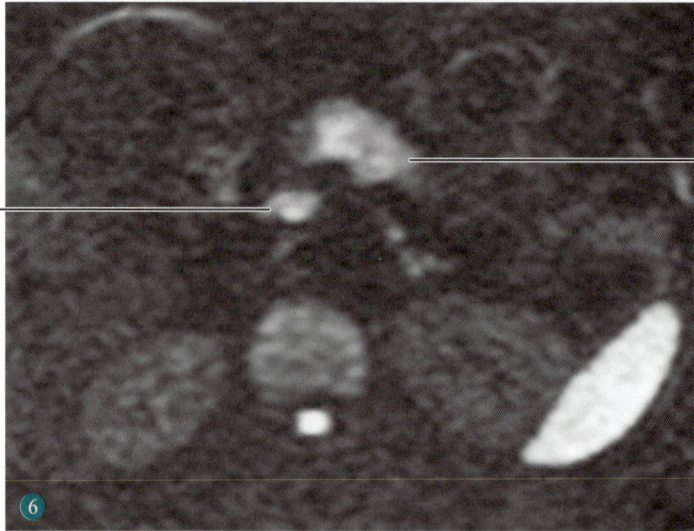

原发肿瘤

腹腔干旁淋巴结

⑦ 胰体癌肠系膜上动脉旁淋巴结转移 MRI T₂WI 表现;该淋巴结短径约 6mm,形态不规则,呈 T_2WI 稍高信号;

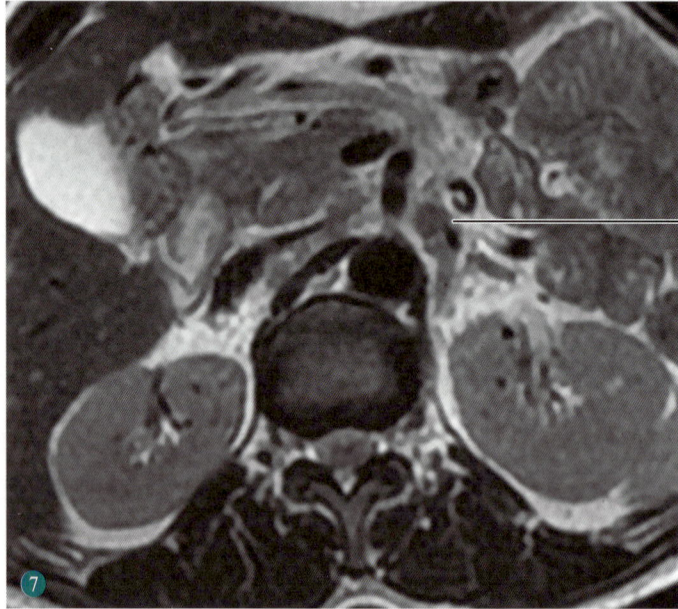

肠系膜上动脉旁淋巴结

⑧ 胰体癌肠系膜上动脉旁淋巴结转移 MRI DWI 表现,该淋巴结呈 DWI 高信号。

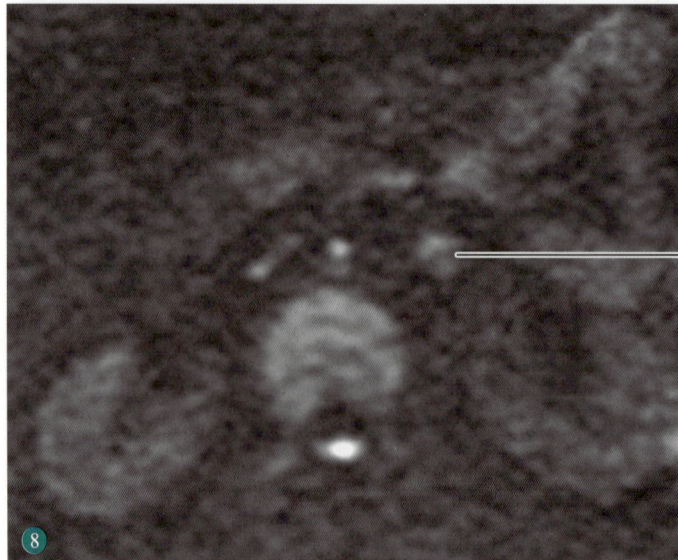

肠系膜上动脉旁淋巴结

图 3-1-7　胰体癌转移淋巴结 MRI 图像(3)

四、胰腺癌的疗效评价

（一）胰腺癌放化疗后的疗效评价

胰腺癌放化疗后，依据 RECIST 1.1 标准进行评效，肿瘤可切除性评估仍参考胰腺癌可切除性评估标准。胰腺癌放化疗有效的影像学表现包括：肿瘤体积缩小，密度减低，内部见坏死，周围转移淋巴结缩小等（图 3-1-8）。影像无法鉴别胰腺癌治疗后的炎性纤维化改变和肿瘤活性成分，应用影像评估治疗后胰腺癌和血管关系存在一定的局限性，如治疗后肿瘤仍包绕血管时，影像并不能准确地评估胰腺癌新辅助治疗后的可切除性。

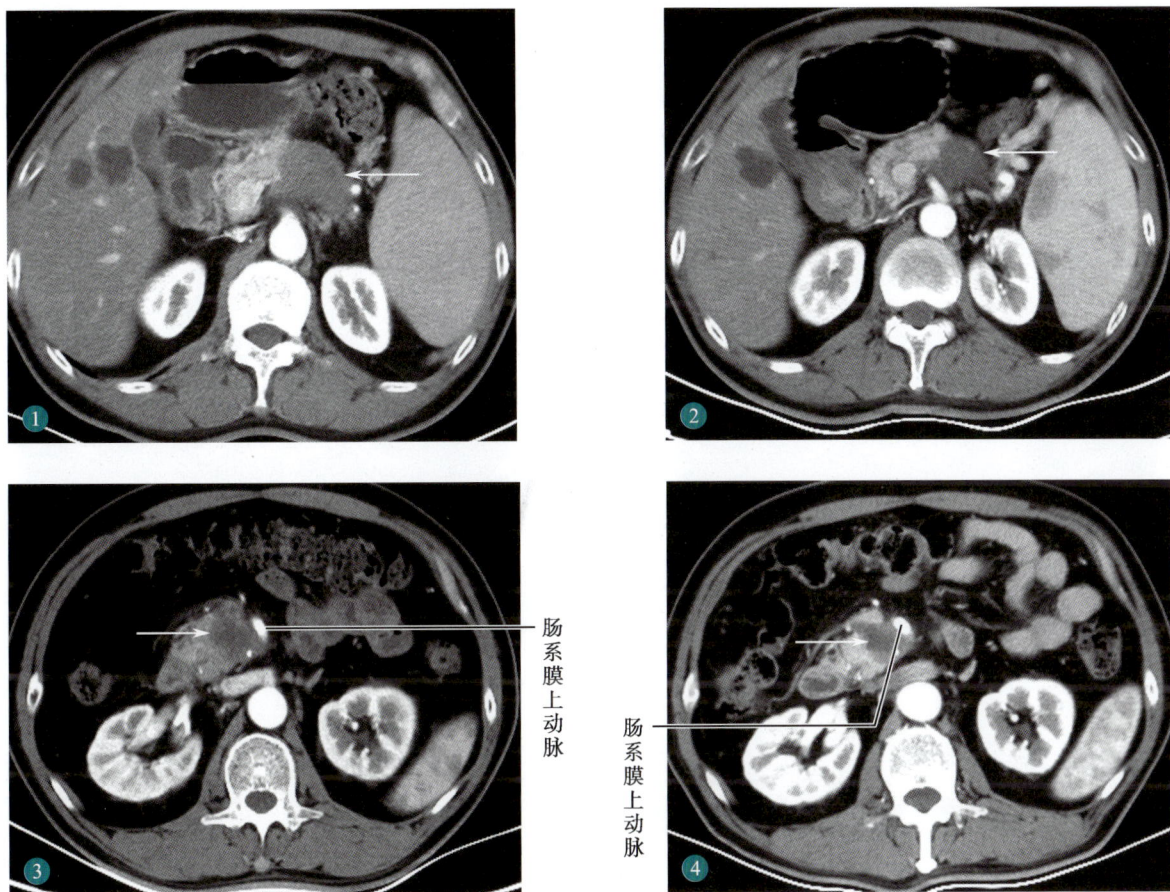

图 3-1-8 胰体癌疗效评价 CT 图像

白色箭头所示为原发肿瘤。
❶ 胰体癌治疗前增强 CT 动脉期表现；
❷ 同一病例治疗两个月后增强 CT 动脉期表现，显示病灶体积缩小、密度减低；
❸ 胰腺钩突癌治疗前增强 CT 动脉期表现，与肠系膜上动脉接触面<180°；
❹ 同一病例治疗 3 个月后增强 CT 动脉期表现，显示病灶体积缩小、密度减低，与肠系膜上动脉接触面<180°。

MRI 功能成像可以提供反映肿瘤分子或细胞水平变化的参数，根据治疗前后 ADC 值的变化判断肿瘤活性、评估治疗是否有效，ADC 值升高代表肿瘤细胞的灭活，这种改变往往发生在肿瘤体积缩小之前，可以实现肿瘤治疗效果的早期评估；测量动态灌注成像的血流动力学参数，根据治疗前后肿瘤的血流状态判断治疗效果，部分灌注参数能够反映胰腺癌组织中未成熟血管成分，有助于预测胰腺癌的治疗效果。

（二）胰腺癌术后复发的影像学评价

胰腺癌术后复发的主要治疗方式是放化疗，了解胰腺癌术后的解剖结构有助于明确肿瘤复发的具体范围。胰头癌的常见术式为胰十二指肠切除术（Whipple 手术），切除范围包括胰腺头部、远端胃（部分情况保留）、十二指肠、上段空肠、胆囊及部分胆总管，之后的手术重建方式如下（图 3-1-9）。

（1）胰腺 - 空肠吻合或者胰腺 - 胃后壁吻合；

（2）胆管 - 空肠吻合；

（3）胃 - 空肠吻合。需要特别注意的是，Whipple 手术后，胰腺残端右侧缘常见团块状类软组织灶，此为空肠盲端，由于该处肠管常未充盈，易误认为复发病灶。胰体尾癌，则行胰体尾及脾脏切除。

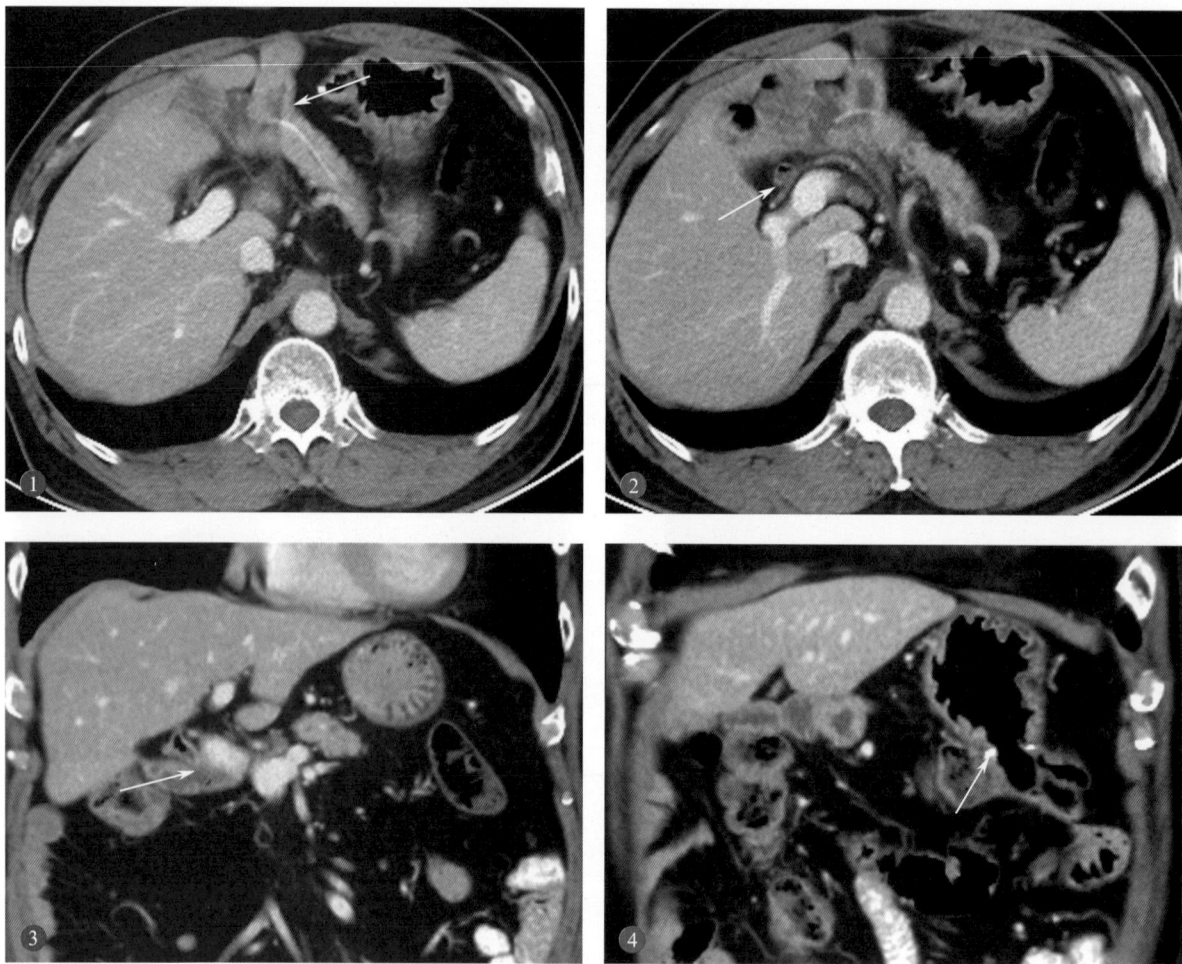

图 3-1-9　胰头癌术后解剖 CT 图像

❶ 胰头癌术后横轴位增强 CT 门静脉期表现，显示胰腺 - 空肠吻合（白色箭头所示）；
❷ 胰头癌术后横轴位增强 CT 表现，显示胆管 - 空肠吻合，胆管内可见积气（白色箭头所示）；
❸ 胰头癌术后冠状位增强 CT 门静脉期表现，显示胆管 - 空肠吻合（白色箭头所示）；
❹ 胰头癌术后冠状位增强 CT 门静脉期表现，显示胃 - 空肠吻合（白色箭头所示）。

胰腺癌术后复发者常伴有肿瘤标志物（CEA、CA19-9 等）增高。胰腺癌术后复发 CT 表现：术区软组织病灶，包绕邻近血管，导致血管狭窄；随诊过程中术区软组织病灶增大，常伴有转移；胆管及胰管扩张（图 3-1-10）。

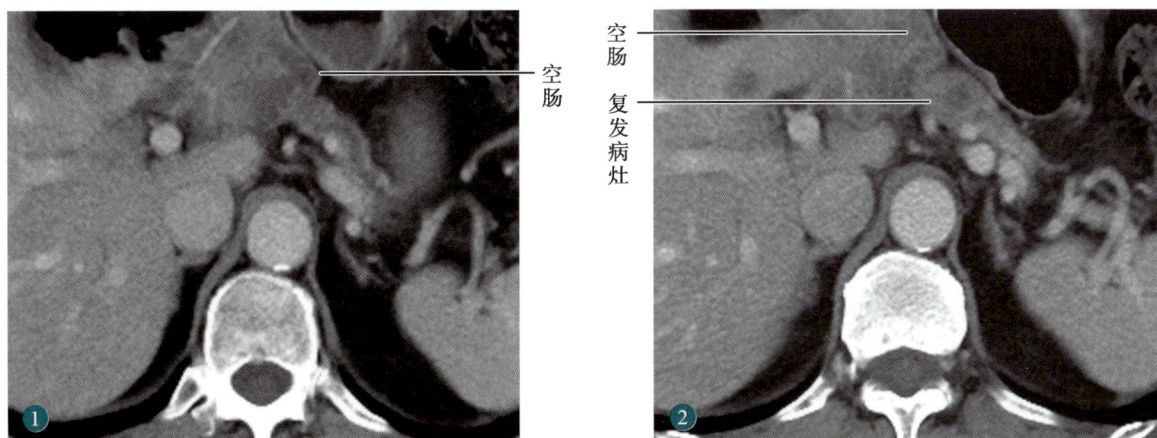

图 3-1-10　胰头癌术后复发 CT 图像

❶ 胰头癌术后 3 个月增强 CT 门静脉期表现,未见明确异常改变;

❷ 同一病例术后 1 年增强 CT 门脉期表现,显示胰腺 - 空肠吻合口处新见软组织密度灶,符合复发表现。

（撰稿　史燕杰；审校　孙应实）

第二节　胰腺癌治疗规范与放疗证据

本节治疗规范主要参考:

• 2020 年欧洲放射肿瘤学会(European Society for Radiotherapy and Oncology,ESTRO)胰腺癌靶区勾画指南;

• 国家卫生健康委员会胰腺癌诊疗指南(2022 版);

• 2023 年欧洲肿瘤内科学会(European Society for Medical Oncology,ESMO)胰腺癌诊断、治疗和随访临床实践指南;

• 2024 年中国临床肿瘤学会(CSCO)胰腺癌诊疗指南;

• 2024 年第 2 版美国国立综合癌症网络(NCCN)胰腺癌临床实践指南。

一、胰腺癌的治疗规范

胰腺癌初诊时,对患者的体能状态评估在整体治疗策略的制定中起到重要作用,全面体能状态评估包括 PS 评分、疼痛、胆道梗阻和营养状况 4 个方面。胰腺癌患者治疗方案的制定需经 MDT 讨论,目前各项指南均基于胰腺癌是否可切除进行分类并进行相应治疗推荐。

(一) 临界可切除胰腺癌

对于临界可切除胰腺癌,如患者体能状态良好,建议行新辅助治疗(包括放化疗和化疗等),治疗后再次 MDT 评估可否行手术治疗,如可行手术建议行根治性手术,或参加临床研究。

如患者体能状态不佳或因医学原因不能耐受手术治疗,可酌情考虑行根治性放疗、减症放疗或姑息性化疗等。

（二）局部进展期胰腺癌

对于局部进展期胰腺癌，如患者体能状态良好，建议行新辅助治疗（包括放化疗和化疗等），治疗后再次 MDT 评估，如可行手术建议行根治性手术，如评估仍无法手术建议继续系统治疗，MDT 评估前未行放化疗的患者建议行放化疗，鼓励参加临床研究。

如患者体能状态较差，可酌情考虑行根治性放疗、减症放疗或姑息性化疗等。

（三）可切除胰腺癌

对于可切除胰腺癌患者，如体能状态良好预计可耐受手术治疗，建议行根治性手术切除，术后合并高危因素患者建议行辅助化疗，病理提示复发高危患者（切缘阳性、区域淋巴结阳性）可考虑行辅助放疗，仍需积累更多证据。

如患者体能状态不佳或因医学原因不能耐受手术治疗，可酌情考虑行根治性放疗、减症放疗或姑息性化疗。

（四）局部复发胰腺癌

胰腺癌术后局部复发指局限于胰腺切缘、术区、胰腺残部或肠系膜根部的复发。对于局部复发胰腺癌，建议行 MDT 决定后续治疗（包括放疗、系统治疗、手术治疗等），可考虑参加临床研究或接受最佳支持治疗。

（五）转移性胰腺癌

对于转移性胰腺癌，如患者体能状态良好，建议参加临床研究或行系统治疗。如患者体能状态较差，可行姑息性放疗改善局部症状，建议行姑息性化疗或最佳支持治疗。

二、胰腺癌的放疗证据

（一）胰腺癌手术及术后失败模式

1. 胰腺癌手术方式 对于胰头肿瘤，建议行胰十二指肠切除术，手术范围包括胰头（切缘在肠系膜上静脉左侧 / 距肿瘤 3cm）、远端胃的 1/3~1/2、胆总管、胆囊、十二指肠、近段空肠、淋巴清扫。对于胰体尾肿瘤，建议行胰体尾和脾切除术，手术范围包括胰体尾、脾及脾动静脉、淋巴清扫，可包括左肾筋膜及部分结肠系膜。对于肿瘤累及全胰或胰腺内有多发病灶者，建议行全胰切除术，手术范围包括全部胰腺、胆总管、胆囊、十二指肠、近段空肠、脾及脾动静脉、淋巴清扫，可包括胃窦、幽门、肾筋膜及部分结肠系膜。考虑到手术的复杂性，建议胰腺癌首次诊断和手术应在有一定规模的胰腺癌诊治中心进行。

2. 胰腺癌术后失败模式 2013 年，Dholakia 等探究了胰腺癌术后患者的失败模式，纳入了 202 例胰十二指肠切除术后胰腺癌患者，结果显示 90 例（45%）患者出现局部复发，其中 90% 的复发部位位于腹腔干和肠系膜上动脉的右侧 3.0cm、左侧 2.0cm、前方 1.5cm、后方 1.0cm、上方 1.0cm、下方 2.0cm 区域内[4]。

（二）胰腺癌新辅助放（化）疗

1. 胰腺癌新辅助常规分割放疗 FFCD-9704 研究分析了可切除胰腺癌患者新辅助放化疗的疗效及安全性，该前瞻性 Ⅱ 期单臂研究纳入 41 例患者，结果显示放化疗后 26 例（63%）患者接受了手术切除，其中 21 例（81%）为 R0 切除，接受手术患者的局部复发率为 4%，27 例（66%）患者出现 ≥3 级毒副反应，提示胰腺癌新辅助放化疗相对安全且有效[5]。Golcher 等开展前瞻性 Ⅱ 期随机对照研究对比了新辅助放化疗和直接手术的疗效，该研究因入组缓慢而提前终止，最终纳入 66 例可切除胰腺癌患者，新辅助放化疗组患者接受肿瘤原发灶 55.8Gy/31f 放疗,联合或不联合区域淋巴引流区 50.4Gy/28f 放疗,同步吉西他滨联合顺铂化疗,两组患者的 R0 切除率、(y)pN$_0$ 率和术后并发症发生率差异均无统计学意义,且中位生存期相似[6]。对于可切除胰腺癌,新辅助放化疗整体毒副反应发生率可接受,但未显著改善预后。

PREOPANC 前瞻性 III 期研究对比了可切除和临界可切除胰腺癌患者行新辅助放化疗与单纯手术的疗效,新辅助放化疗组患者接受 36Gy/15f 放疗,序贯及同步吉西他滨化疗,尽管新辅助放化疗组与直接手术组的中位生存期差异无统计学意义,但在临界可切除胰腺癌患者中,新辅助放化疗组患者的中位生存期和无局部区域复发生存期均有显著延长[7]。而 HOPS-BR01 前瞻性 II 期单臂研究纳入了临界可切除胰腺癌患者,在新辅助同步放化疗(放疗剂量 50.4Gy/28f,同步替吉奥化疗)序贯吉西他滨化疗后接受手术,结果显示新辅助治疗后 53.5% 患者接受手术切除,手术患者的 R0 切除率为 95.8%,手术切除患者的中位生存期为 27.9 个月,全组患者中位生存期为 17.3 个月[8]。上述研究提示,包含新辅助放疗的综合治疗可使临界可切除胰腺癌患者获得较高的 R0 切除率,进而改善预后。

ESPAC-5 前瞻性 II 期研究探索了临界可切除胰腺癌的新辅助治疗疗效,将临界可切除胰腺癌患者随机分为 4 组:直接手术组、吉西他滨 + 卡培他滨方案新辅助化疗组、FOLFIRINOX 方案(奥沙利铂、伊立替康、亚叶酸钙、氟尿嘧啶)新辅助化疗组和新辅助放化疗组(放疗剂量 50.4Gy/28f,同步卡培他滨化疗),结果显示新辅助治疗组患者的 1 年 OS 优于直接手术组,提示临界可切除胰腺癌患者可从新辅助治疗中获益[9]。目前在进行的 PREOPANC-2 研究对比了 FOLFIRINOX 方案新辅助化疗和以吉西他滨为基础的新辅助放化疗在临界可切除及可切除胰腺癌中的疗效和安全性,该前瞻性 III 期研究共纳入 375 例患者,同步放化疗组患者接受 3 个周期吉西他滨化疗联合 36Gy/15f 放疗,2023 年 ESMO 会议上汇报结果显示:两种方案的 R0 切除率、OS 和毒副反应发生率差异均无统计学意义,但新辅助放化疗组患者的 ypN$_0$ 率更高。目前新辅助放化疗的疗效仍有待未来开展更多前瞻性研究证实。

胰腺癌新辅助常规分割放化疗主要研究见表 3-2-1。

2. 胰腺癌新辅助体部立体定向放疗 SBRT 目前在胰腺癌的应用日趋广泛。2013 年 Chuong 等回顾性分析了 57 例临界可切除及 16 例局部晚期胰腺癌行新辅助化疗联合 SBRT 的疗效和安全性,32 例(56.1%)临界可切除胰腺癌患者在放疗后接受手术治疗,其中 31 例为 R0 切除,R0 切除的患者可显著改善生存,放疗期间未出现 ≥3 级急性毒副反应[10]。2015 年 Mellon 等发表了该研究增加样本量后的研究结果,共纳入 110 例临界可切除和 49 例局部晚期胰腺癌患者,临界可切除胰腺癌患者的手术切除率为 51%,其中 96% 的手术患者获得 R0 切除,局部晚期胰腺癌的手术切除率为 10%,随访结果显示接受手术切除患者的中位 OS 优于未接受手术患者[11]。胰腺癌的新辅助 SBRT 仍需更多的临床研究以验证最佳剂量方案和获益人群。胰腺癌的新辅助 SBRT 治疗主要研究见表 3-2-2。

(三) 胰腺癌的根治性放(化)疗

ECOG-4201 前瞻性 II 期研究对比了局部晚期胰腺癌同步放化疗(放疗剂量 50.4Gy/28f,同步吉西他滨)和吉西他滨单纯化疗的疗效和毒副反应,结果显示同步放化疗组患者的中位 OS 优于单纯化疗组,两组患者 3~4 级毒副反应相似[12]。LAP-07 前瞻性 III 期研究纳入了吉西他滨联合厄洛替尼诱导化疗治疗 4 个月后无进展的局部晚期胰腺癌患者,对比同步放化疗(放疗剂量 54Gy/30f,同步卡培他滨)与继续原方案系统治疗的疗效和毒副反应,结果显示同步放化疗组未改善 OS,但局部区域控制优于化疗组,且同步放化疗组的 3~4 级毒副反应与化疗组相似[13]。

表 3-2-1　胰腺癌新辅助常规分割放化疗主要研究结果

研究名称 （发表时间）	研究性质 （入组时间）	入组人群	分组和治疗方案	研究结果	毒副反应	主要结论
FFCD 9704 （2009）	前瞻性、多中心Ⅱ期单臂 （1998—2003）	Ⅰ～Ⅲ期胰腺癌（经外科评估为可切除或潜在可切除）41 例	新辅助放化疗：50Gy/25f，同步 5-Fu 联合顺铂化疗	38 例（93%）患者接受放疗剂量≥47Gy，放化疗后 26 例（63%）患者接受手术切除，1 例病理完全缓解，13 例病理大部分缓解手术组患者的局部复发率为 4%，2 年 OS 为 32%	27 例患者新辅助放化疗期间出现 3~4 级毒副反应，主要为血液学和胃肠道反应	新辅助放化疗不影响患者手术，患者 R0 切除率较高
HOPS-BR01 （2019）	前瞻性、多中心Ⅱ期单臂 （2013—2018）	临界可切除胰腺癌 45 例	50.4Gy/28f，同步替吉奥化疗＋序贯吉西他滨化疗 3 周期	放化疗后 24 例患者接受手术切除 接受手术切除患者的 R0 切除率为 95.8% 全组患者中位 OS：17.3 个月 接受手术切除患者中位 OS：27.9 个月	放化疗期间 1 例患者出现急性胆囊炎伴腹腔脓肿	新辅助放化疗序贯化疗 R0 切除率高，生存期较长
PREOPANC （2020）	前瞻性Ⅲ期随机对照 （2013—2017）	可切除或临界可切除胰腺癌 246 例	新辅助放化疗组（119 例）：首先 3 周期吉西他滨化疗，第 2 周期化疗时同步 36Gy/15f 放疗 直接手术组（127 例）	全组患者中，新辅助放化疗组 vs. 直接手术组中位 OS：16.0 个月 vs. 14.3 个月（P=0.096） 接受手术患者中，新辅助放化疗组 vs. 直接手术组 R0 切除率：71% vs. 40%（P＜0.001） 病理淋巴结阳性率：33% vs. 78%（P＜0.001） 中位 OS：35.2 个月 vs. 19.8 个月（P=0.029）	新辅助放化疗组 vs. 手术组严重毒副反应发生率：52% vs. 41%（P=0.096）	新辅助放化疗并未改善生存，术后 R0 切除率较高
ESPAC-5 （2023）	前瞻性Ⅱ期随机对照 （2014—2018）	临界可切除胰腺癌 90 例	直接手术组（33 例） 新辅助吉西他滨联合卡培他滨化疗组（20 例） 新辅助 FOLFIRINOX 组（20 例） 新辅助放化疗组（17 例）：50.4Gy/28f，同步卡培他滨	新辅助治疗组 vs. 直接手术组 手术切除率：55% vs. 68%（P=0.33） R0 切除率：23% vs. 14%（P=0.49） 直接手术组 vs. 新辅助吉西他滨联合奥沙利铂组 vs. 新辅助 FOLFIRINOX 组 vs. 新辅助放化疗组 1 年 OS：39% vs. 78% vs. 84% vs. 60%（P=0.002 8）	新辅助治疗组 vs. 直接手术组≥3 级毒副反应：34% vs. 7%（未报告 P 值），主要为中性粒细胞减少、感染等	新辅助治疗虽未显著提高手术切除率，但有生存获益

注：OS，总生存；FOLFIRINOX，奥沙利铂、伊立替康、亚叶酸钙、氟尿嘧啶；R0 切除，肿瘤完全切除（在显微镜下）。

表 3-2-2　胰腺癌新辅助体部立体定向放疗（SBRT）的主要研究结果

研究名称（发表时间）	研究性质（入组时间）	入组人群	分组和治疗方案	研究结果	毒副反应	主要结论
Chuong 等（2013）	回顾性（2009—2011）	临界可切除（57 例）及局部晚期（16 例）胰腺癌	新辅助化疗 + SBRT（贴近或包绕血管的肿瘤区域中位放疗剂量 35Gy/5f，其他肿瘤区域中位放疗剂量 25Gy/5f）	32 例（56.1%）患者接受手术切除，31 例为 R0 切除　R0 切除组患者 vs. 非手术组患者　中位 OS：19.3 个月 vs. 12.3 个月（P=0.03）　1 年 PFS：56.5% vs. 25.0%（P<0.000 1）　非手术患者 1 年局部区域控制率 81%	全组未发生≥3 级急性毒副反应，晚期≥3 级毒副反应发生率为 5.3%	SBRT 联合新辅助化疗方案安全，R0 切除率高，对非手术患者局部区域控制较好
Mellon 等（2015）	回顾性（2009—2014）	临界可切除（110 例）及局部晚期（49 例）胰腺癌	新辅助化疗 + SBRT（贴近或包绕血管的肿瘤区域中位放疗剂量 40Gy/5f，其他肿瘤区域中位放疗剂量 30Gy/5f）	临界可切除胰腺癌的切除率为 51%，其中 96% 为 R0 切除　接受手术切除组 vs. 非手术组患者　中位 OS：34.2 个月 vs. 14.0 个月（P<0.001）　5 例（24%）接受 FOLFIRINOX 联合 SBRT 的局部晚期胰腺癌患者获 R0 切除	全组患者≥3 级毒副反应发生率 7%	进一步扩大样本量后，SBRT 联合新辅助化疗仍安全有效

注：SBRT，体部立体定向放疗；OS，总生存；PFS，无进展生存；FOLFIRINOX，奥沙利铂、伊立替康、亚叶酸钙、氟尿嘧啶。

　　2021 年 Reyngold 等开展前瞻性 II 期单臂研究探究了根治性放疗剂量的选择，共纳入 119 例局部晚期胰腺癌患者，放疗剂量方案分别为 75Gy/25f（肿瘤距离胃肠道<1cm）和 65Gy/15f（肿瘤距离胃肠道≥1cm），97.5% 的患者接受了新辅助化疗，放疗期间 93.2% 的患者接受同步化疗，结果显示全组患者放化疗后的中位 OS 为 18.4 个月，3 级放疗相关毒副反应发生率为 13.4%[14]。该研究提示对胰腺癌根治性放化疗进行科学的剂量选择可能会提高疗效。

　　胰腺癌的根治性放化疗相关研究见表 3-2-3。

　　SBRT 在局部晚期胰腺癌中的应用逐步广泛。Herman 等在前瞻性 II 期研究中纳入了 49 例局部晚期胰腺癌患者，接受 SBRT（放疗剂量为 33Gy/5f）联合吉西他滨化疗，结果显示全组患者中位 OS 为 13.9 个月，1 年无局部进展率 78%，≥3 级急性毒副反应发生率为 12.2%，≥2 级晚期毒副反应发生率为 10.6%，提示 SBRT 联合化疗具有较好的疗效和安全性[15]。LAPC-1 前瞻性 II 期单臂研究分析了 FOLFIRINOX 方案化疗联合或不联合 SBRT 的疗效，放疗剂量为 40Gy/5f，共纳入 50 例患者，其中 11 例患者因肿瘤进展（6 例）及毒副反应（5 例）未接受 SBRT 治疗，研究结果显示 SBRT 组患者的中位 OS 优于未接受 SBRT 治疗组[16]。而针对一般状况略差的局部晚期胰腺癌患者，国内一项前瞻性 II 期研究分析了 SBRT（放疗剂量 35~40Gy/5f）联合替吉奥的疗效，入组患者的 ECOG 评分均≥2 分，全组患者中位 OS 为 14.4 个月，患者的腹痛症状获显著改善，28.6% 患者出现 3 级毒副反应[17]。上述研究均表明 SBRT 相对安全，且可改善患者的症状及预后。

表 3-2-3　胰腺癌的根治性放化疗主要研究结果

研究名称（发表时间）	研究性质	入组人群	分组和治疗方案	研究结果	毒副反应	主要结论
ECOG 4201 (2011)	前瞻性Ⅱ期随机对照（2003—2005）	局部晚期不可切除胰腺癌（71例）	同步放化疗组（34例）：50.4Gy/28f，同步吉西他滨 单纯化疗组（37例）：吉西他滨	同步放化疗组 vs. 单纯化疗组 客观缓解率：6% vs. 5% PFS：68% vs. 35% 中位 OS：11.1个月 vs. 9.2个月（P=0.017）	同步放化疗组 vs. 单纯化疗组 3~4级毒副反应发生率：79% vs. 77%	基于吉西他滨的化疗基础上增加放疗可改善生存
LAP-07 (2016)	前瞻性Ⅲ期随机对照（2008—2011）	局部晚期不可切除胰腺癌（442例）	第一次随机：吉西他滨 vs. 吉西他滨联合厄洛替尼 第二次随机（治疗4个月无进展后）：原方案系统治疗（136例）vs. 同步放化疗（放疗剂量54Gy，同步卡培他滨，133例）	在269例接受二次随机的患者中，236例出现肿瘤进展 同步放化疗组 vs. 原方案系统治疗组 中位 OS：15.2个月 vs. 16.5个月（P=0.83） 局部区域进展率：46% vs. 32%（P=0.03）	同步放化疗组 vs. 原方案系统治疗组 3~4级血液学毒副反应：3.9% vs. 10.4% 恶心：5.9% vs. 0 呕吐：2.9% vs. 0	经系统治疗稳定的局部晚期胰腺癌患者，行同步放化疗未改善总生存，但局部控制较好
Reyngold 等（2021）	前瞻性Ⅱ期单臂（2016—2019）	局部晚期胰腺癌（119例）	新辅助化疗（中位4个月）联合消融剂量放化疗，放疗剂量分别为75Gy/25f（肿瘤距离胃肠道<1cm）和65Gy/15f（肿瘤距离胃肠道≥1cm）	全组患者的中位 OS 为18.4个月，中位 PFS 为6.3个月，1年累计局部区域复发率为17.6%	无4级放疗相关毒副反应发生，3级放疗相关毒副反应发生率为13.4%，10例（8%）患者出现≥3级的胃肠道出血	消融剂量放疗可获得较好的局部控制和生存

注：OS，总生存；PFS，无进展生存。

　　Courtney 等在Ⅰ期研究中探索 5 分次 SBRT 的安全性，纳入 30 例胰腺癌患者，其中 3 例患者接受 40Gy 放疗，16 例患者接受 45Gy 放疗，11 例患者接受 50Gy 放疗，结果显示全组患者 1 年的局部进展率为 14.2%，2 例（6.7%）患者出现 4~5 级毒副反应，提示了最优的放疗分割方案仍需进一步探索[18]。而 Reyngold 等开展Ⅰ期研究探索 3 分次的 SBRT 剂量，纳入 24 例患者，采用 27Gy、30Gy、33Gy 三个放疗剂量梯度，2 年局部失败率为 31.7%，全组患者未出现≥3 级毒副反应[19]。

　　核磁定位、核磁加速器和自适应放疗技术的开展为胰腺癌 SBRT 的实施提供了进一步保障，SMART 前瞻性Ⅱ期研究评估核磁引导的在线自适应放疗（MR-guided on-table adaptive radiation therapy，SMART）的安全性和疗效，共纳入 77 例局部晚期胰腺癌和 59 例临界可切除胰腺癌，放疗剂量为 50Gy/5f，全组患者 1 年局部控制率为 82.9%，12 例患者（8.8%）发生可能与 SMART 相关的急性≥3 级胃肠道毒副反应，无与 SMART 明确相关的急性≥3 级胃肠道毒副反应或晚期≥3 级毒副反应[20,21]。

　　胰腺癌根治性 SBRT 的相关研究见表 3-2-4。

表 3-2-4　胰腺癌的根治性 SBRT 的主要研究结果

研究名称 (发表时间)	研究性质 (入组时间)	入组人群	分组和治疗方案	研究结果	毒副反应	主要结论
LAPC-1 研究(2021)	前瞻性、多中心Ⅱ期单臂(2014—2017)	局部晚期胰腺癌患者(50 例)	8 周期 FOLFIRINOX 化疗,如无进展,行 SBRT(40Gy/5f)	39 例患者接受 SBRT,SBRT 后 7 例获手术切除,接受 SBRT 患者的 1 年 LC 率 81% SBRT 组 vs. 未接受 SBRT 组 中位 OS:18 个月 vs. 5 个月(P<0.001)	SBRT 相关性毒副反应发生率 77%,≥3 级毒副反应发生率为 10%,5 级胃肠道出血发生率为 2%	局部晚期胰腺癌新辅助化疗后无进展,行 SBRT 可获得生存获益
Zhu 等(2021)	前瞻性Ⅱ期单臂(2016—2018)	局部晚期胰腺癌患者,ECOG 评分 ≥2(63 例)	同步放化疗(35~40Gy/5f,同步替吉奥化疗)	全组患者中位 OS 为 14.4 个月,中位 PFS 为 10.1 个月,15.9% 的患者出现局部复发,30.2% 的患者出现区域复发,53.9% 的患者出现远处转移	3 级治疗相关毒副反应发生率 28.6%,主要为恶心呕吐(11.1%)、中性粒细胞减少(6.3%)	对于一般状况差的胰腺癌患者,同步放化疗具有较好的疗效和安全性
SMART 研究(2023)	前瞻性、多中心Ⅱ期单臂(2019—2022)	局部晚期(77 例)及临界可切除(59 例)胰腺癌	≥3 个月的新辅助化疗联合核磁引导的在线自适应 SBRT(50Gy/5f)	SBRT 治疗后 44 例(32.4%)患者接受手术全组患者 1 年 OS 65.0%,1 年 LC 率 82.9%,2 年 OS 53.6% 手术组 vs. 未手术组 1 年 LC 率:93% vs. 78% 1 年 OS:85% vs. 56%(未报告 P 值)	治疗相关性 ≥3 级毒副反应发生率为 8.8%(12 例),其中 6 例为腹痛,4 例为出血,1 例腹泻;无与 SBRT 肯定相关的 ≥3 级毒副反应	SMART 研究远期生存率高,严重毒副反应发生率低

注:SBRT,体部立体定向放疗;PFS,无进展生存;OS,总生存;LC,局部控制。

(四) 胰腺癌的术后辅助放(化)疗

2010 年 EORTC-40013 研究对比了可切除胰腺癌术后吉西他滨辅助化疗是否联合辅助放化疗的疗效,该前瞻性Ⅱ期研究将患者随机分为辅助放化疗组(50.4Gy/28f,联合 2 周期吉西他滨辅助化疗)和化疗组(术后接受 4 周期吉西他滨辅助化疗),结果显示辅助放化疗组患者局部复发率较低,整体毒副反应发生率较低,但未获得显著的生存获益[22]。

近年来,对于胰腺癌辅助放(化)疗的研究方向多集中在筛选高危患者以探索能否获益。一项回顾性研究纳入了 93 例胰腺癌 R0 切除术后和 41 例胰腺癌 R1 切除术后患者,结果显示 R1 术后接受辅助放化疗患者的中位 OS 优于接受辅助化疗的患者[23]。而对于 R0 切除术后患者,Kamarajah 等基于美国国家癌症数据库(National Cancer Database,NCDB),对比了胰腺癌根治术后患者是否接受辅助放疗的疗效,两组患者各 3 860 例,其中 97% 接受了辅助化疗,结果显示接受辅助放疗组患者的中位 OS 显著优于未接受辅助放疗组,亚组分析显示辅助放疗在病理淋巴结阳性患者中有生存获益[24]。另一项基于 NCDB 中的 16 709 例胰腺癌术后患者的研究结果显示,对于术后病理显示含有切缘阳性、淋巴结阳性、血管及淋巴管侵犯等高危因素的患者,接受辅助放化疗与单纯辅助化疗相比有生存获益[25]。上述研究结果显示对于部分合并复发高危因素的胰腺癌根治术后患者,辅助放疗可能会带来生存获益,但仍需前瞻性大样本研究进一步证实。

胰腺癌术后辅助放(化)疗的主要研究见表 3-2-5。

表 3-2-5　胰腺癌术后辅助放(化)疗主要研究结果

研究名称 (发表时间)	研究性质 (入组时间)	入组人群	分组和 治疗方案	研究结果	毒副反应	主要结论
EORTC-40013 (2010)	前瞻性Ⅱ期 (2004—2007)	胰腺癌R0切除术后患者90例	辅助放化疗组(45例):50.4Gy/28f 辅助化疗组(45例)	辅助放化疗组 vs. 辅助化疗组按方案完成治疗率:73.3% vs. 86.7% 中位OS:24.3个月 vs.24.4个月 中位DFS:11.8个月 vs.10.9个月 局部复发率:11% vs.24%(未报告P值)	辅助放化疗组2例患者发生4级毒副反应,3例患者出现3级毒副反应	术后辅助放化疗可行、安全
Lutsyk等 (2020)	回顾性 (2000—2018)	胰腺癌术后,93例R0切除,41例R+切除	辅助放化疗组:44例R0切除,26例R+切除 辅助化疗组:49例R0切除,15例R+切除	R0切除患者,辅助放化疗组 vs.辅助化疗组 中位OS:27个月 vs.29个月($P>0.05$) R+切除患者,辅助放化疗组 vs.辅助化疗组 中位OS:23个月 vs.12个月($P=0.01$)	–	R1切除胰腺癌患者术后辅助放化疗有生存获益
Kamarajah等 (2021)	回顾性 (2004—2013)	R0切除术后胰腺癌患者7720例	接受辅助放疗组(3 860例)未接受辅助放疗组(3 860例)	辅助放疗组 vs.未接受辅助放疗组 中位OS:25.8个月 vs.23.9个月($P<0.001$) 在病理N_1(HR:0.68,P=0.007)和N_2(HR:0.59,P=0.04)患者中,辅助放疗与生存获益相关	–	R0切除后辅助放疗组患者的总生存期更长,病理淋巴结阳性患者可能会从辅助放疗中获益

注:OS,总生存;DFS,无病生存;R0,肿瘤完全切除。

◆ 目前胰腺癌术后辅助放(化)疗能否改善生存仍存在争议。

◆ 2024年美国临床肿瘤学会上报道的 RTOG 0848 研究(前瞻性Ⅲ期研究)对比了在吉西他滨辅助化疗基础上是否联合辅助放化疗(放疗剂量 50.4Gy/28f,同步 5-Fu/ 卡培他滨化疗)的疗效,初步结果显示辅助放化疗可改善无病生存,且未显著增加毒副反应。

第三节　胰腺癌放疗临床实践

本节放疗适应证主要参考:

• 2020 年欧洲放射肿瘤学会(ESTRO)胰腺癌靶区勾画指南;

• 国家卫生健康委员会胰腺癌诊疗指南(2022 年版);

- 2023 年欧洲肿瘤内科学会(ESMO)胰腺癌诊断、治疗和随访临床实践指南;
- 2024 年中国临床肿瘤学会(CSCO)胰腺癌诊疗指南;
- 2024 年第 2 版美国国立综合癌症网络(NCCN)胰腺癌临床实践指南。

一、放疗适应证

胰腺癌放疗的主要模式为新辅助放疗、根治性放疗、辅助放疗等。

1. 临界可切除胰腺癌　对于临界可切除胰腺癌,建议行新辅助同步放化疗或新辅助化疗序贯放(化)疗,以提高 R0 切除率和局部控制率。

对于拒绝接受手术治疗或因医学原因不能耐受手术治疗的患者,建议基于 MDT 讨论行根治性放疗或减症放疗。

2. 局部晚期胰腺癌　对于局部晚期胰腺癌,推荐行放疗联合新辅助或同期化疗,部分患者经新辅助治疗后可获得手术机会。

3. 可切除胰腺癌　对于可切除胰腺癌,如根治性手术后病理提示存在复发高危因素(切缘阳性,淋巴结阳性等)建议行术后辅助放疗。

对于拒绝接受手术治疗或因医学原因不能耐受根治性手术治疗的患者,建议基于 MDT 讨论行根治性放疗或减症放疗。

4. 复发性胰腺癌　建议基于 MDT 讨论决定后续放疗、系统治疗及手术治疗等。

5. 转移性胰腺癌　在系统治疗的基础上,针对局部或转移病灶可考虑行姑息性放疗,以改善症状。

二、放疗前准备

1. 患者评估　病史采集(消瘦、乏力、腹痛、黄疸、发热、血糖变化等)及相关家族史;身高、体重等生命体征,体能状况评估,营养状况评估等;全身查体(重点包括腹部查体、浅表淋巴结查体等);血常规、生化检查、凝血功能、感染筛查、尿常规、便常规及隐血试验,心电图等。

2. 肿瘤评估　专科查体;完善影像学检查:腹部增强 CT、腹部增强 MRI、胸部和盆腔 CT,必要时完善头颅 MRI、骨扫描、PET/CT、MRCP、内镜逆行胰胆管造影(endoscopic retrograde cholangio-pancreatography,ERCP)等;完善穿刺活检病理(包括普通病理、免疫组化,必要时行基因检测);CEA、CA19-9、CA125 等肿瘤标志物。

3. 告知患者治疗方案、毒副反应和治疗期间注意事项,并签署知情同意书。

三、模拟定位

1. 定位前准备　定位前建议空腹 4 小时以上,于定位前 30 分钟口服 100ml 左右稀释后的对比剂以显示十二指肠和部分小肠,在定位前即刻口服 50ml 左右稀释后的对比剂以显示胃。之后每次放疗前需尽量口服相同体积的饮用水。

2. 模拟定位　定位时建议患者取仰卧位,上肢上举,热塑体膜固定,如肾功能无异常且无碘对比剂过敏史推荐行增强 CT,层厚 3~5mm,扫描范围为膈上 4~5cm 至 L_4 椎体下缘。推荐同时应用 MRI 定位,CT 和 MRI 融合有助于明确肿瘤范围,以更精确地进行靶区勾画。可考虑应用呼吸门控技术等减少呼吸动度,或应用四维 CT(4D-CT)等。

四、靶区定义

(一)胰腺癌新辅助或根治性放疗靶区定义

目前尚无国际公认的胰腺癌新辅助放疗或根治性放疗靶区共识和指南,本文推荐的靶区定义参照2020年欧洲放射肿瘤学会(ESTRO)胰腺癌靶区勾画指南[26]。

GTV:GTV为模拟CT定位上可见的胰腺肿瘤病灶及肿大淋巴结(短径≥1cm或PET/CT提示阳性),建议参考MRI、PET/CT等影像进行勾画。

CTV:目前CTV的外放范围尚无直接研究证据。如患者在放疗前接受了诱导化疗,勾画CTV时应参照基线的影像学资料并将疗前大体肿瘤区包括在CTV范围内。对于区域淋巴引流区预防照射,ESTRO指南对可切除和临界可切除胰腺癌进行了不同程度的推荐,而对于局部晚期胰腺癌,ESTRO不推荐行区域淋巴引流区预防照射。区域淋巴引流区的靶区范围参见辅助放疗靶区定义。

ITV:在GTV或CTV的基础上考虑到呼吸或器官运动形成ITV。可通过应用4D-CT、金标植入及磁共振电影成像(Cine-MR)协助ITV勾画。

PTV:根据各单位的摆位误差大小来确定。

(二)胰腺癌辅助放疗靶区定义

胰腺癌辅助放疗靶区勾画参照2020年欧洲放射肿瘤学会(ESTRO)胰腺癌靶区勾画指南,具体如下。

瘤床:结合术前影像学资料和手术银夹确定瘤床区域,瘤床区域各方向外扩0.5~1.0cm形成CTV的一部分。

胰空肠吻合口:吻合口各方向外扩0.5~1.0cm形成CTV的一部分。

区域淋巴引流区:对于胰头癌,区域淋巴引流区包括肝总动脉淋巴结区、腹腔干淋巴结区、肝十二指肠韧带淋巴结区、胰十二指肠前淋巴结区、胰十二指肠后淋巴结区、肠系膜上动脉淋巴结区、腹主动脉旁淋巴结区(自腹腔干水平至左肾静脉下缘水平)以及胰头前方及后方淋巴结。对于胰体尾癌,区域淋巴引流区域包括肝总动脉淋巴结区、腹腔干淋巴结区、肝十二指肠韧带淋巴结区、肠系膜上动脉淋巴结区、腹主动脉旁淋巴结区(自腹腔干水平至左肾静脉下缘水平)、胰下淋巴结区、脾动脉淋巴结区。

PTV:根据各单位的摆位误差大小来确定。

(三)危及器官

危及器官包括双肾、胃、十二指肠、小肠、结肠、肝脏、脊髓等。

五、放疗技术选择

推荐采用IMRT,有条件的单位应使用VMAT技术,兼顾更优化的剂量分布的同时能够显著缩短治疗时间。

六、处方剂量

对于可切除或临界可切除胰腺癌,术前新辅助放疗处方剂量建议为45~54Gy/25~28f,或36Gy/15f;对于局部晚期胰腺癌的根治性放疗,建议处方剂量为45~54Gy/25~28f,或谨慎应用大分割方案(67.5Gy/15f或75Gy/25f),有经验的单位可行SBRT治疗,建议处方剂量为30~45Gy/3f或25~50Gy/5f。对于可切除胰腺癌根治术后伴有高危因素者,建议术后放疗处方剂量为45~50.4Gy/25~28f。

七、放疗相关毒副反应的监测与处理

根据 CTCAE 5.0 对放疗过程中出现的毒副反应进行评级。

放疗期间建议高蛋白、低脂肪、低纤维饮食,戒烟戒酒,避免进食辛辣刺激食物,密切监测体重,必要时给予口服或静脉营养支持。

放疗期间每周至少随诊一次,密切监测血常规及肝肾功能等,观察患者腹痛、腹胀、恶心、呕吐、腹泻等症状并进行评级,记录相关毒副反应。

如出现 ≥ 3 级毒副反应时,应积极对症处理,必要时需暂停放(化)疗,给予患者充分对症支持治疗,待患者的毒副反应降至 0~2 级后,为保证疗效,经评估后可酌情恢复治疗。

八、疗效评价与随访

治疗结束后 2 年内每 3 个月复查一次,第 3~5 年每 6 个月一次,5 年后每年复查随访 1 次。复查内容包括:临床症状、体格检查,实验室检查(包括血常规、生化检查、凝血功能、肿瘤标志物),腹部增强 CT 或增强 MRI,胸部及盆腔 CT。怀疑有临床相关症状时复查骨扫描、头颅 CT 或 MRI。

第四节　胰腺癌放疗典型病例

病例 1:临界可切除胰腺癌 SBRT

【简要病史】

62 岁男性,主因"上腹部隐痛 3 月余"就诊。患者于 3 月前无明显诱因出现上腹部持续性隐痛,症状进行性加重,伴背部放射痛,否认腹泻、反酸等症状。查体:ECOG 1 分,营养状态中等,双侧巩膜无黄染,全身皮肤无黄染,浅表淋巴结未触及肿大,腹部平坦,未见腹壁静脉曲张,肝脾未触及,未触及腹部包块,上腹部轻压痛,Murphy 征阴性,余全腹无压痛反跳痛,肠鸣音正常,四肢无水肿。腹部 MRI 提示:胰头部占位,约 36mm × 30mm,T_1WI 稍低信号,T_2WI 稍高信号,增强各期均低于胰腺实质。腹盆增强 CT 提示:胰头部见低密度肿物,约 34mm × 28mm,边界模糊,增强扫描不均匀低强化,病变与肠系膜上动脉、静脉分界欠清,未完全包绕肠系膜上动脉;胰头周围未见明显肿大淋巴结,肝脏、腹膜后等未见异常。胸部平扫 CT 未见远处转移征象。超声胃镜针吸活检病理示:可见腺癌细胞。完善血常规、肝肾功能、凝血功能及心电图检测均未见明显异常。肿瘤标志物提示:CA-199 升高至 208.0U/ml。首先行吉西他滨 + 白蛋白紫杉醇方案治疗 4 周期,复查腹盆增强 CT 示:胰头部不规则肿物较前缩小,现约 31mm × 24mm,余未见转移征象;胸部平扫 CT 未见转移征象;复查肿瘤标志物提示:CA-199 较前下降,现为 154.0U/ml。疗效评价为 SD。既往体健,否认吸烟、饮酒史,否认过敏史,否认肿瘤家族史。

【初步诊断】

胰腺腺癌 $cT_4N_0M_0$ Ⅲ期(AJCC 第 8 版)

【放疗适应证】

结合影像学表现,患者为临界可切除胰腺癌(肿瘤接触肠系膜上动脉 ≤ 180°),推荐行新辅助放化疗。

【诊疗计划】

推荐行新辅助放化疗。

经 MDT 讨论,与患者及家属充分沟通后,给予新辅助化疗,进一步行 SBRT 治疗,疗后评估手术。

【靶区定义】

采用 CT 及 MRI 模拟定位,患者空腹 4 小时,仰卧位真空垫固定,行腹部加压,应用呼吸触发成像进行扫描,模拟 CT 及模拟 MRI 图像融合并进行靶区勾画。

放疗技术及射线选择:VMAT,10 MV X 线。

GTV:GTV 为模拟定位图像上可见的胰腺大体肿瘤。

IGTV:包括各个呼吸时相的 GTV。

PTV:在 IGTV 的基础上进行外扩形成 PTV(PTV 大小根据各单位的摆位误差来确定)。

【处方剂量】

95%PTV 40Gy/5f。

【靶区勾画】

见图 3-4-1 及图 3-4-2。

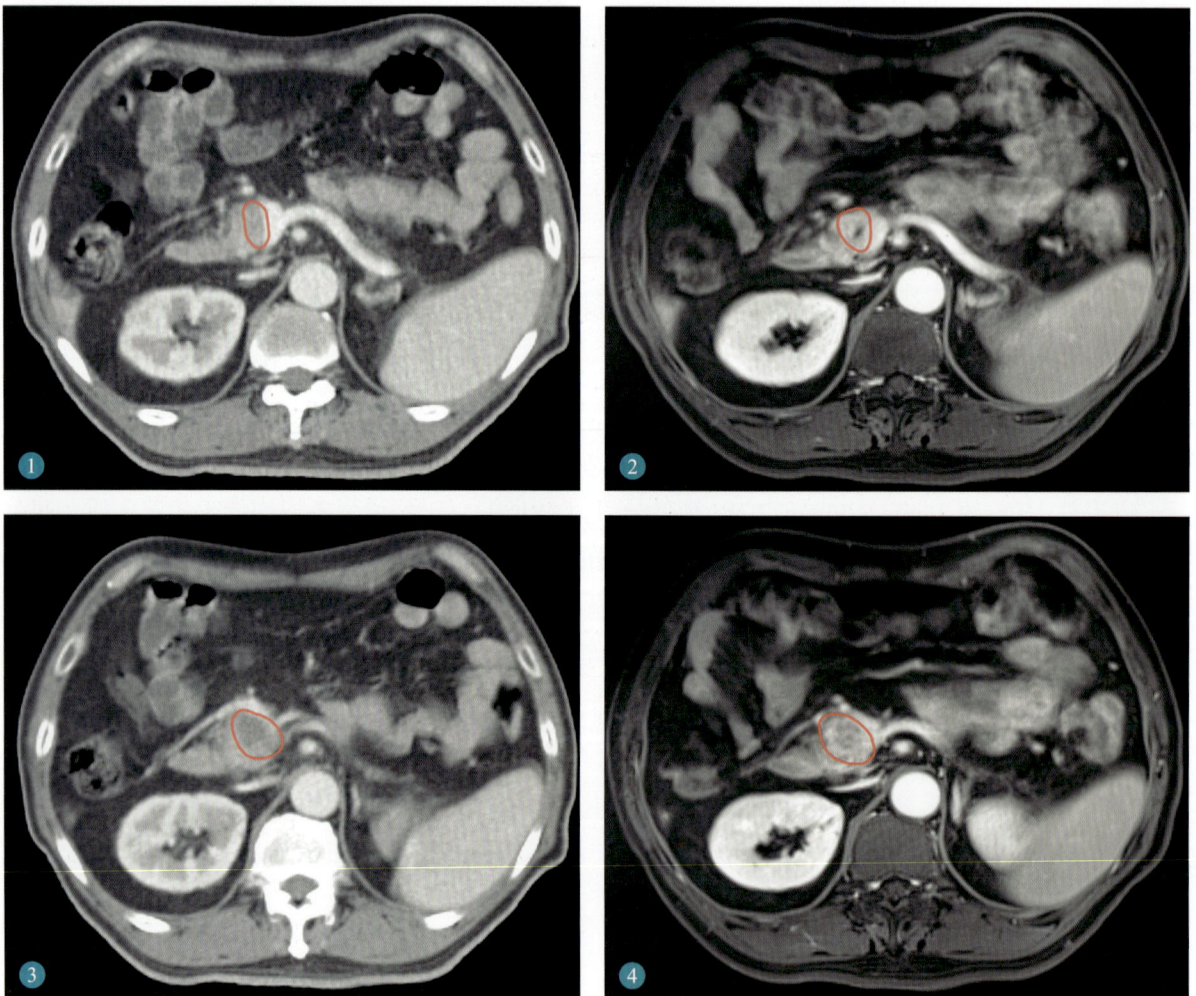

图 3-4-1　原发大体肿瘤(1)

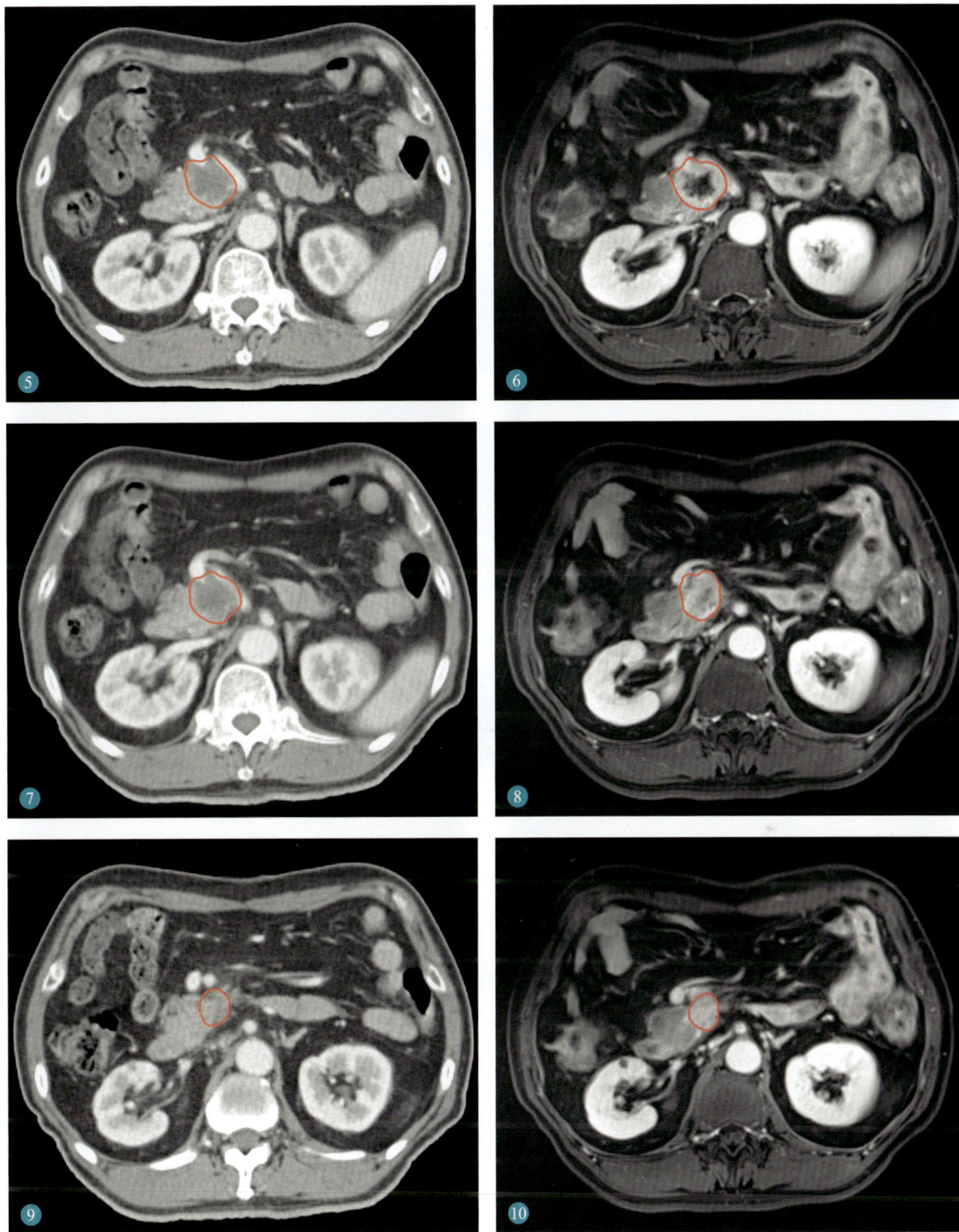

图 3-4-1 原发大体肿瘤(2)

■ GTV

① 肿瘤上极水平增强 CT 图像；

② 肿瘤上极水平增强 MRI T_1 图像；

③ 肠系膜上动脉水平增强 CT 图像；

④ 肠系膜上动脉水平增强 MRI T_1 图像,可见胰腺肿瘤侵犯血管；

⑤ 右肾静脉水平增强 CT 图像；

⑥ 右肾静脉水平增强 MRI T_1 图像,胰腺肿瘤侵犯肠系膜上动脉；

⑦ 右肾静脉下缘水平增强 CT 图像；

⑧ 右肾静脉下缘水平增强 MRI T_1 图像；

⑨ 肿瘤下极水平增强 CT 图像；

⑩ 肿瘤下极水平增强 MRI T_1 图像。

■ GTV
■ IGTV

① 应用呼吸触发 MRI 定位(吸气相)冠状位 MRI T₂WI 图像；

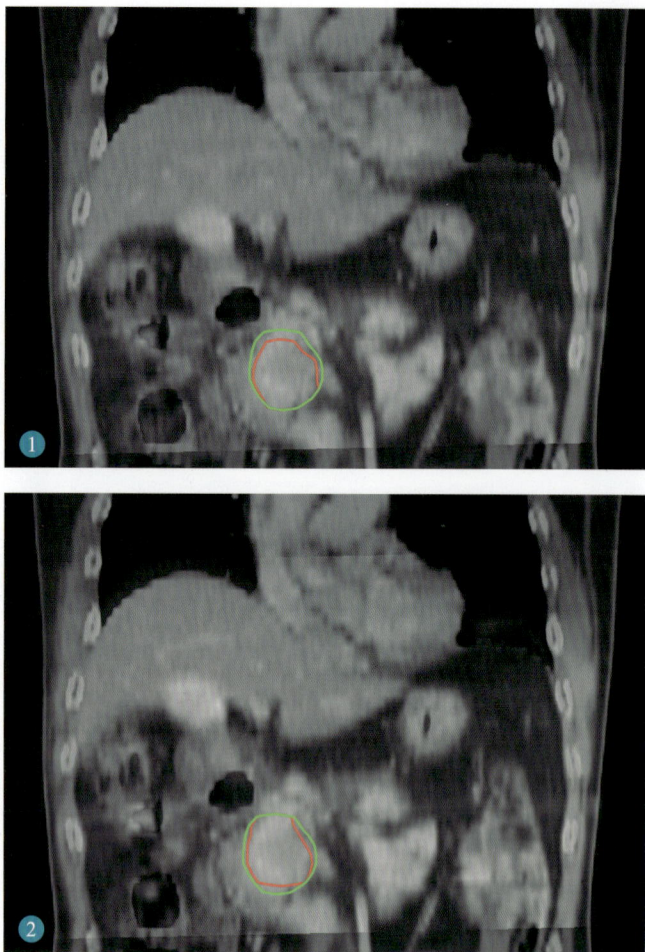

② 应用呼吸触发 MRI 定位(呼气相)冠状位 MRI T₂WI 图像。

图 3-4-2　不同呼吸时相的 GTV 和 IGTV

【治疗结局】

　　放疗后患者继续应用原方案(吉西他滨＋白蛋白紫杉醇)行化疗,放疗后 2 个月复查胸部 CT 提示双肺未见转移征象,复查腹盆增强 CT 提示:胰头部不规则低密度肿物,较前缩小,原 31mm×24mm,现 28mm×18mm,原发肿瘤与肠系膜上动脉分界较前清晰,增强扫描呈低强化,胰头周围未见肿大淋巴结。复查肿瘤标志物 CA-199 恢复至正常范围 21.9U/ml。经 MDT 讨论后行"根治性胰十二指肠切除术",术后病理:胰腺组织可见灰白质硬区(30mm×30mm×28mm),镜下胰腺萎缩,间质纤维组织增生,仅见 1 灶异型腺体残存,符合胰腺中分化导管腺癌,肿瘤最大径 0.6mm,未见神经侵犯及脉管癌栓,肿瘤退缩分级:1 级[几乎完全反应,基于 2021 年美国病理学会(CAP)指南],肠系膜上动脉血管壁可见淋巴样细胞聚集,未见明确肿瘤成分,胰周(0/8)、肝总动脉旁及肝十二指肠韧带内(0/3)淋巴结均未见癌转移。

病例 2：胰腺癌术后放疗

【简要病史】

　　63 岁男性,主因"上腹部疼痛 4 月余"入院。患者 4 月前无明显诱因出现上腹部疼痛,伴食欲减退,否认腹泻、反酸等症状。查体:ECOG 1 分,营养状态中等,双侧巩膜无黄染,全身皮肤无黄染,浅表淋巴结未触及肿大,腹部平坦,未见腹壁静脉曲张,肝脾未触及,未触及腹部包块,上腹部轻压

146

痛,Murphy 征阴性,余全腹无压痛反跳痛,肠鸣音正常。腹盆增强 CT 示:胰头钩突部结节,大小约 33mm×19mm,考虑为恶性肿瘤,胰头周围肿大淋巴结,大小约 12mm×10mm,转移可能性大;肝 S1 及 S5 可见 2 枚边界清晰的低密度结节,考虑囊肿。腹部 MRI 示:胰头部占位,T_1WI 稍低信号,T_2WI 稍高信号,最大截面约 34mm×19mm,主胰管截断伴远端主胰管扩张。胸部 CT 未见远处转移征象。超声胃镜针吸活检病理示:可见腺癌细胞。肿瘤标志物提示 CA-199 升高至 105.8U/ml。复查血常规、肝肾功能、凝血功能及心电图检查均未见明显异常。经 MDT 讨论后行胰十二指肠切除术,术后病理:胰腺中分化腺癌,肿瘤 35mm×21mm×20mm,可见神经侵犯,未见脉管癌栓,空肠切缘、胰腺组织切缘、胃切缘未见癌组织侵犯,淋巴结可见转移 4/15,其中胰头周围淋巴结 4/7。术后 1 个月复查腹盆增强 CT 示:胰头癌术后改变,肝门周围及腹膜后未见明显肿大淋巴结。患者既往强直性脊柱炎 20 余年,难以充分平卧,吸烟史 30 余年,已戒烟 2 个月,间断饮白酒,否认过敏史,否认肿瘤家族史。

【初步诊断】

胰腺中分化腺癌术后 $pT_2N_1M_0$ ⅡB 期(AJCC 第 8 版)

淋巴结转移(4/15)

肝囊肿

强直性脊柱炎

【放疗适应证】

结合患者术后病理提示胰头周围淋巴结转移,推荐行术后辅助放化疗。

【诊疗计划】

推荐行术后辅助放化疗。与患者及家属充分沟通后,给予辅助放化疗。

【靶区定义】

患者空腹 4 小时,仰卧于真空垫,行 CT 扫描定位。

放疗技术及射线选择:VMAT,10 MV X 线。

CTV:包括胰空肠吻合口及相应淋巴引流区,淋巴引流区具体包括肝总动脉淋巴结区、腹腔干淋巴结区、肝十二指肠韧带淋巴结区、胰十二指肠前淋巴结区、胰十二指肠后淋巴结区、肠系膜上动脉淋巴结区、腹主动脉旁淋巴结区(自腹腔干水平至左肾静脉下缘水平)以及胰头前方及后方淋巴结区。CTV 勾画时首先勾画腹腔干、肠系膜上动脉、门静脉、腹主动脉。腹腔干、肠系膜上动脉、门静脉各方向外扩 1.0~1.5cm 形成 CTV 的一部分。腹主动脉旁区域从胰空肠吻合口、门静脉、腹腔干最上层面至左肾静脉下缘水平,右侧外扩 2.5~3.0cm,左侧外扩 1.0cm,前方外扩 2.0~2.5cm,后方外扩到椎体前缘。考虑患者为 pT_2 病变,CTV 未包括瘤床区。上述区域合并后进行适当调整形成完整 CTV,CTV 后界不超过椎体前缘 0.5cm,CTV 边界避免与危及器官重叠。

PTV 在 CTV 的基础上根据各单位的摆位误差大小来确定。

【处方剂量】

95% PTV 50.4Gy/28f。

【同步化疗方案】

卡培他滨 825mg/m² b.i.d.,放疗日口服。

【靶区勾画】

见图 3-4-3~ 图 3-4-8。

■ 胰肠吻合口
■ 门静脉
■ 腹主动脉
① 胰肠吻合口、门静脉及腹主动脉；

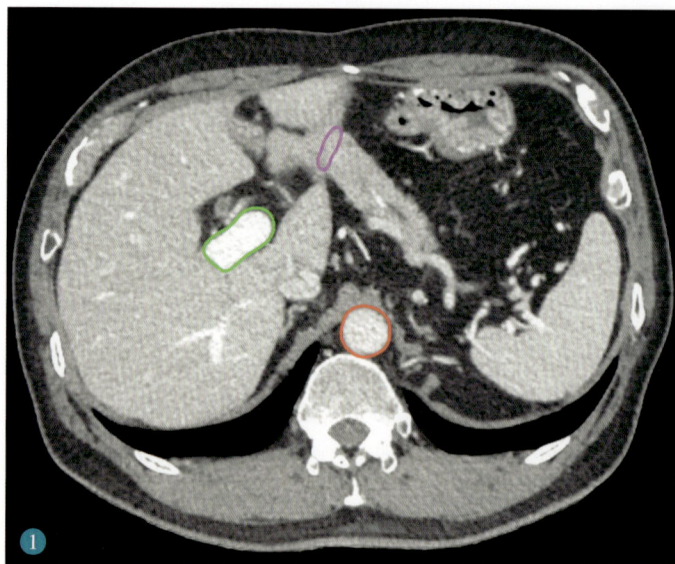

■ 胰肠吻合口外扩后
■ 门静脉外扩后
■ 腹主动脉外扩后
② 胰肠吻合口、门静脉及腹主动脉外扩后；

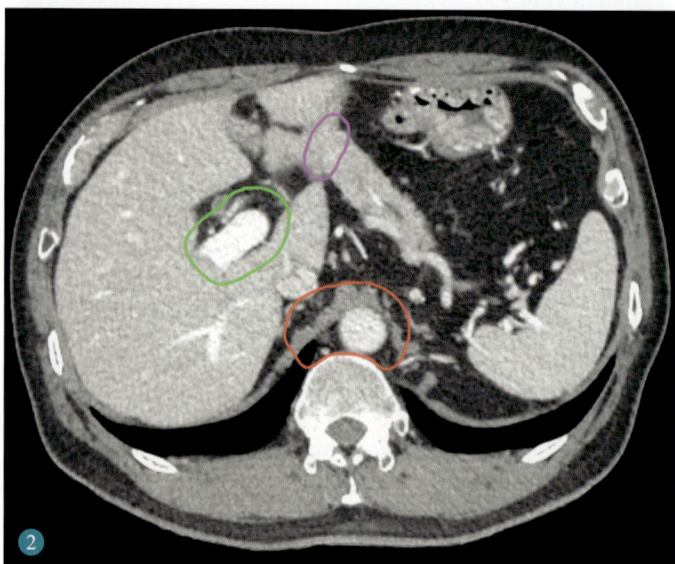

148

■ CTV
③ 合成的 CTV。

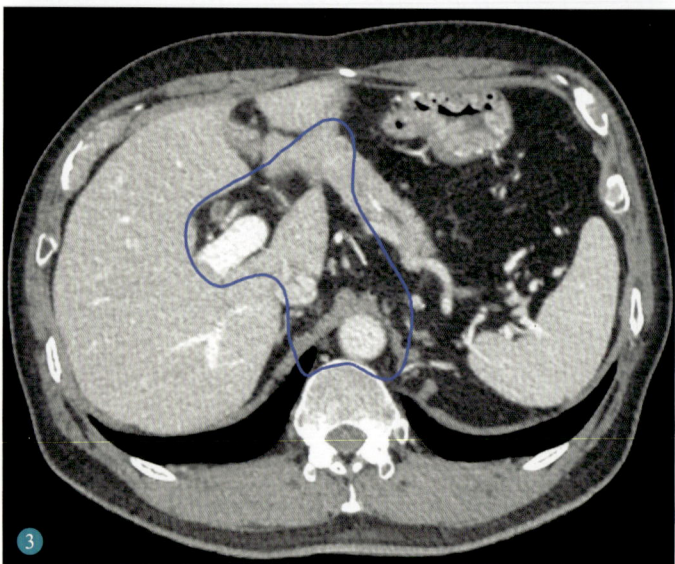

图 3-4-3　CTV 上界即胰肠吻合口上缘水平

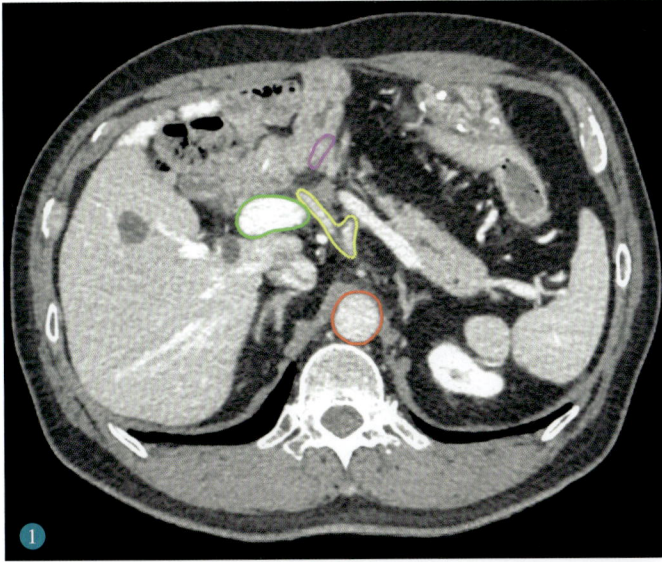

■ 胰肠吻合口
■ 门静脉
■ 腹腔干
■ 腹主动脉
❶ 胰肠吻合口、门静脉、腹腔干及腹主动脉；

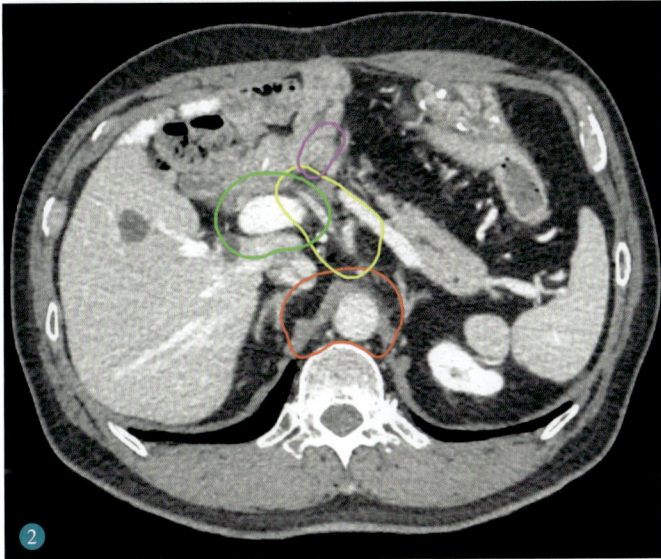

■ 胰肠吻合口外扩后
■ 门静脉外扩后
■ 腹腔干外扩后
■ 腹主动脉外扩后
❷ 胰肠吻合口、门静脉、腹腔干及腹主动脉外扩后；

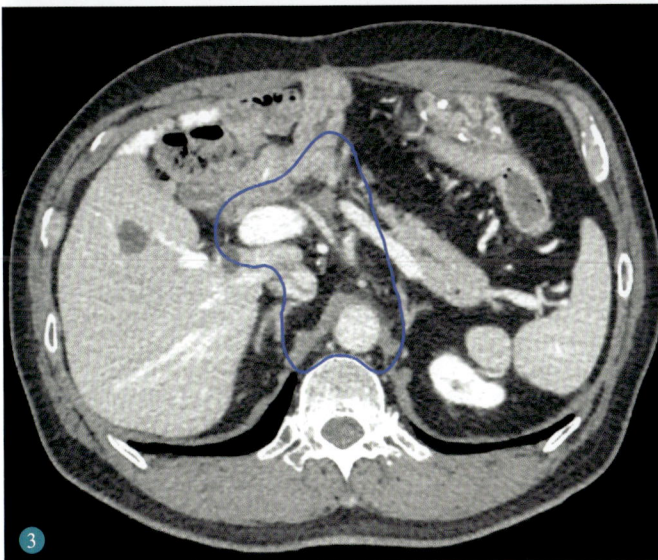

■ CTV
❸ 合成的 CTV。

图 3-4-4　胰肠吻合口下缘水平

■ 门静脉
■ 腹腔干
■ 腹主动脉
❶ 门静脉、腹腔干及腹主动脉；

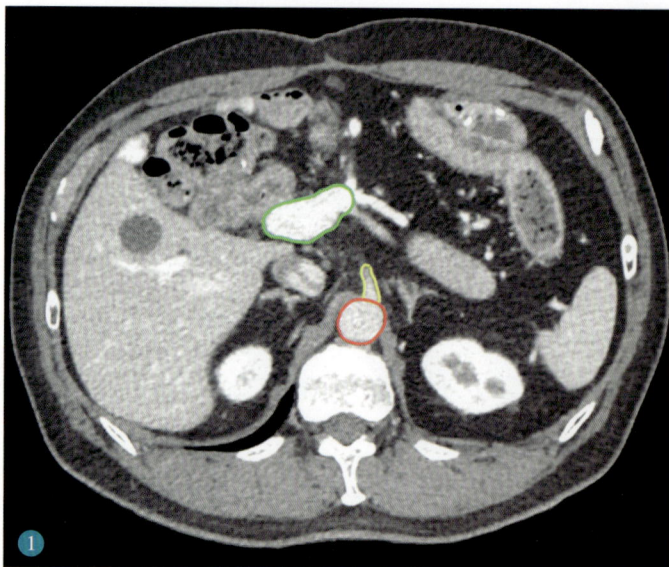

■ 门静脉外扩后
■ 腹腔干外扩后
■ 腹主动脉外扩后
❷ 门静脉、腹腔干及腹主动脉外扩后；

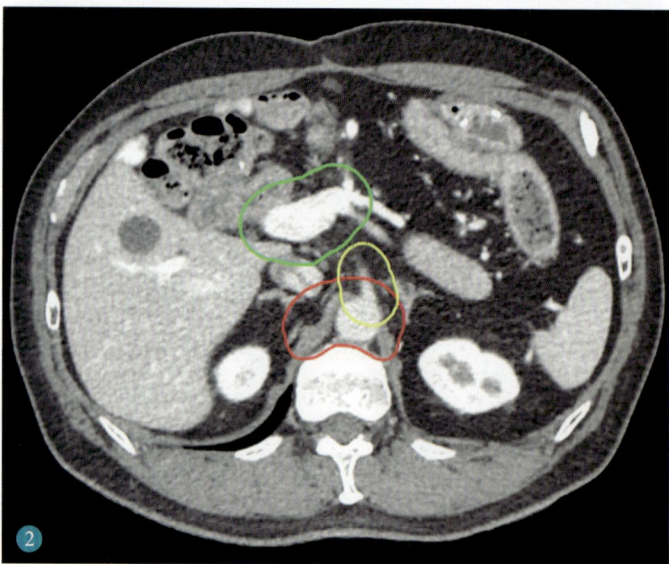

■ CTV
❸ 合成的 CTV。

150

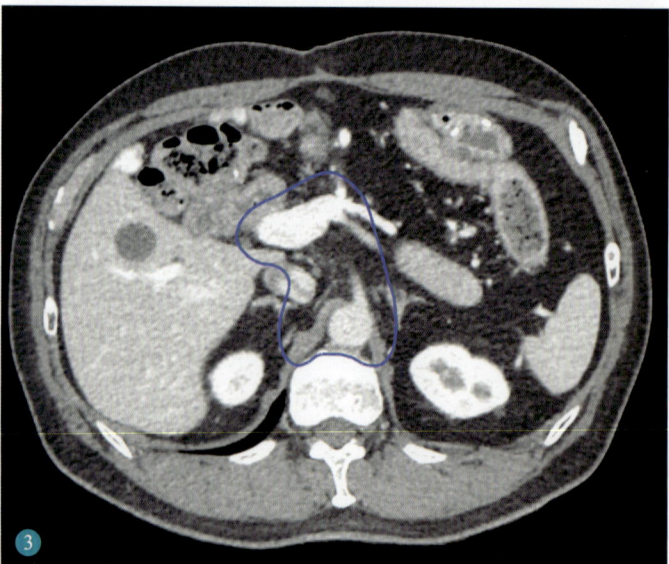

图 3-4-5　腹腔干起始水平

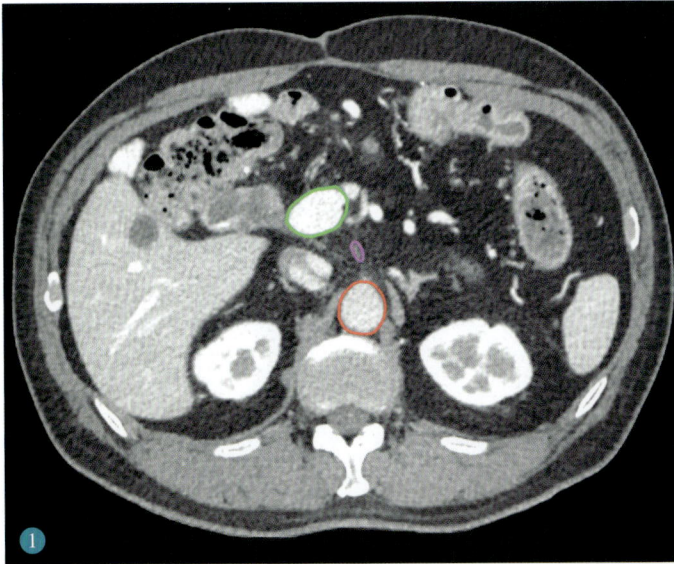

門静脈
腸系膜上動脈
腹主動脈
① 門静脈、腸系膜上動脈及腹主動脈；

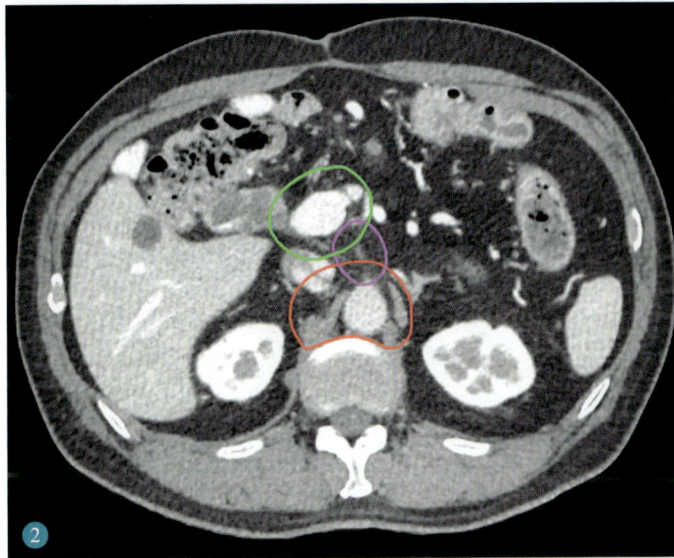

門静脈外扩后
腸系膜上動脈外扩后
腹主動脈外扩后
② 門静脈、腸系膜上動脈及腹主動脈外扩后；

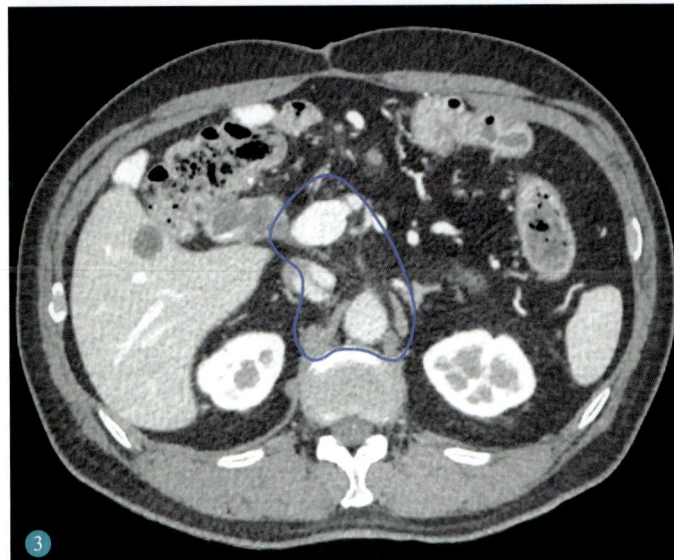

CTV
③ 合成的 CTV。

图 3-4-6　门静脉起始水平

■ 肠系膜上动脉
■ 腹主动脉
❶ 肠系膜上动脉及腹主动脉；

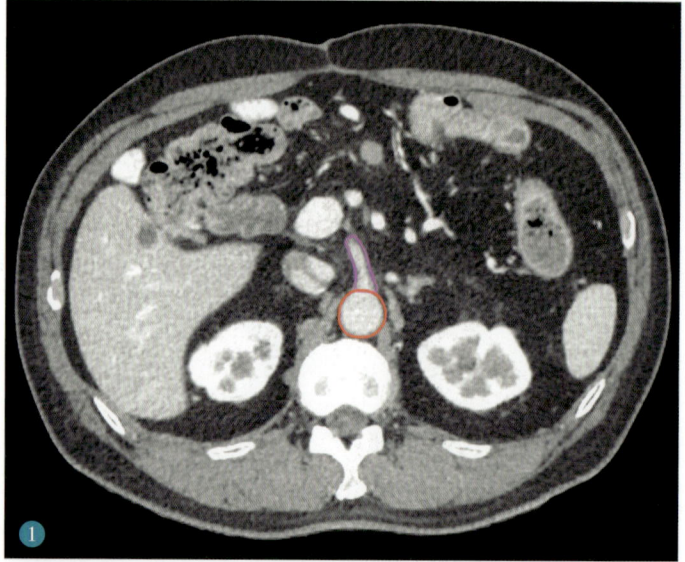

■ 肠系膜上动脉外扩后
■ 腹主动脉外扩后
❷ 肠系膜上动脉及腹主动脉外扩后；

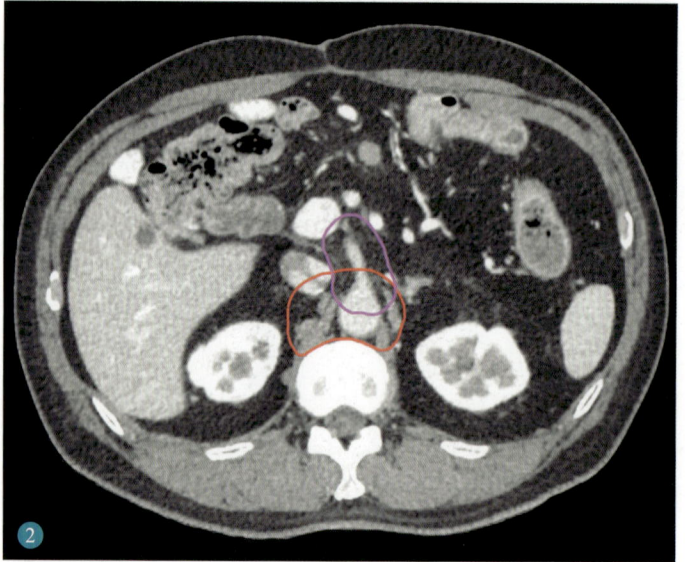

■ CTV
❸ 合成的 CTV。

152

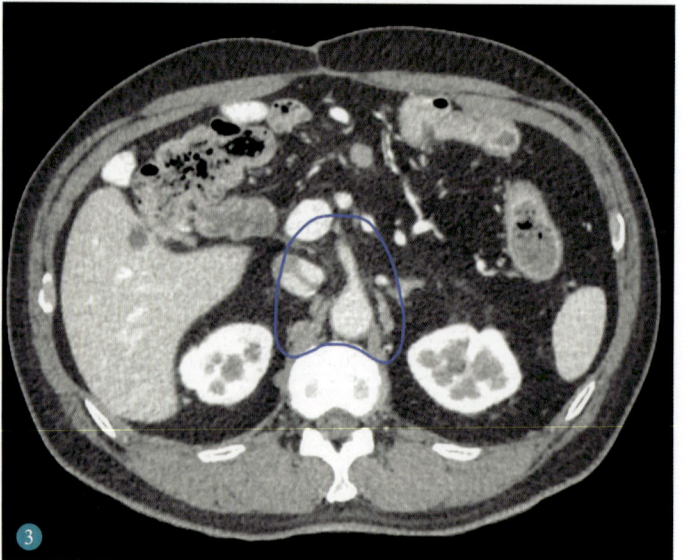

图 3-4-7　肠系膜上动脉起始水平

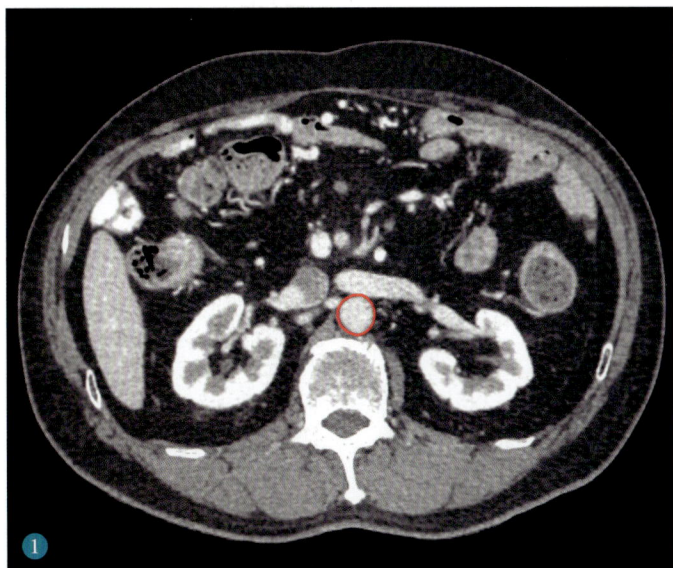

■ 腹主动脉
① 腹主动脉；

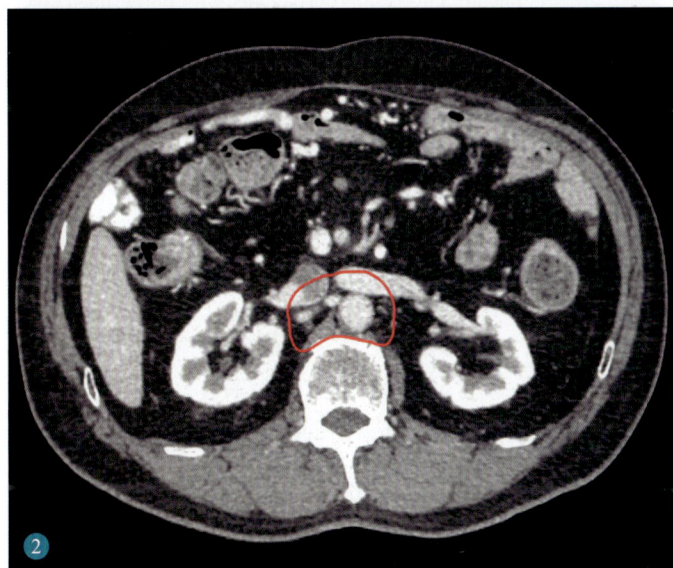

■ 腹主动脉外扩后
② 腹主动脉外扩后；

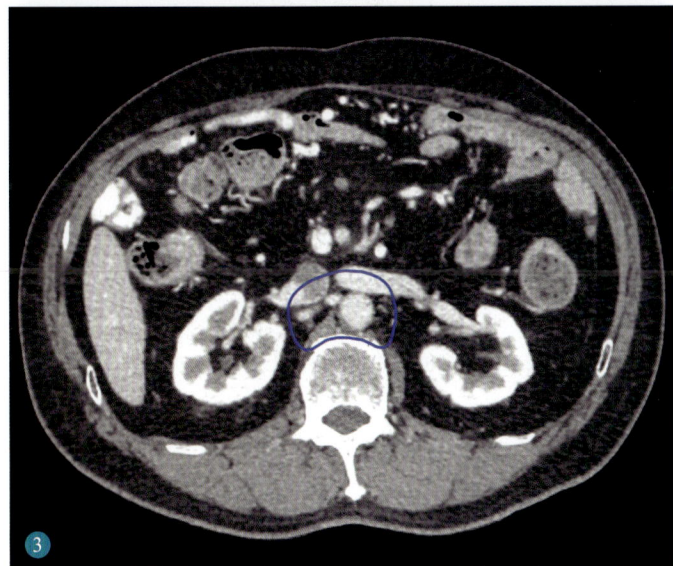

■ CTV
③ 合成的 CTV。

图 3-4-8　CTV 下界

【治疗结局】

放疗后患者进一步行吉西他滨联合卡培他滨辅助化疗 6 周期，并定期复查，末次复查（放疗后 3 年）未见肿瘤复发转移征象。

（撰稿 李帅；审校 朱向高 刘志艳 王维虎 吴昊）

参考文献

［1］ SIEGEL R L, MILLER K D, WAGLE N S, et al. Cancer statistics, 2023 [J]. CA Cancer J Clin, 2023, 73 (1): 17-48.

［2］ HAN B, ZHENG R, ZENG H, et al. Cancer incidence and mortality in China, 2022 [J]. J Natl Cancer Cent, 2024, 4 (1): 47-53.

［3］ RYAN D P, HONG T S, BARDEESY N. Pancreatic adenocarcinoma [J]. N Engl J Med, 2014, 371 (11): 1039-1049.

［4］ DHOLAKIA A S, KUMAR R, RAMAN S P, et al. Mapping patterns of local recurrence after pancreaticoduodenectomy for pancreatic adenocarcinoma: a new approach to adjuvant radiation field design [J]. Int J Radiat Oncol Biol Phys, 2013, 87 (5): 1007-1015.

［5］ LE SCODAN R, MORNEX F, GIRARD N, et al. Preoperative chemoradiation in potentially resectable pancreatic adenocarcinoma: feasibility, treatment effect evaluation and prognostic factors, analysis of the SFRO-FFCD 9704 trial and literature review [J]. Ann Oncol, 2009, 20 (8): 1387-1396.

［6］ GOLCHER H, BRUNNER T B, WITZIGMANN H, et al. Neoadjuvant chemoradiation therapy with gemcitabine/cisplatin and surgery versus immediate surgery in resectable pancreatic cancer: results of the first prospective randomized phase II trial [J]. Strahlenther Onkol, 2015, 191 (1): 7-16.

［7］ VERSTEIJNE E, VAN DAM J L, SUKER M, et al. Neoadjuvant chemoradiotherapy versus upfront surgery for resectable and borderline resectable pancreatic cancer: long-term results of the Dutch randomized PREOPANC trial [J]. J Clin Oncol, 2022, 40 (11): 1220-1230.

［8］ HAYASHI T, NAKAMURA T, KIMURA Y, et al. Phase 2 study of neoadjuvant treatment of sequential S-1-based concurrent chemoradiation therapy followed by systemic chemotherapy with Gemcitabine for borderline resectable pancreatic adenocarcinoma (HOPS-BR 01)[J]. Int J Radiat Oncol Biol Phys, 2019, 105 (3): 606-617.

［9］ GHANEH P, PALMER D, CICCONI S, et al. Immediate surgery compared with short-course neoadjuvant gemcitabine plus Capecitabine, FOLFIRINOX, or chemoradiotherapy in patients with borderline resectable pancreatic cancer (ESPAC5): a four-arm, multicentre, randomised, phase 2 trial [J]. Lancet Gastroenterol Hepatol, 2023, 8 (2): 157-168.

［10］ CHUONG M D, SPRINGETT G M, FREILICH J M, et al. Stereotactic body radiation therapy for locally advanced and borderline resectable pancreatic cancer is effective and well tolerated [J]. Int J Radiat Oncol Biol Phys, 2013, 86 (3): 516-522.

［11］ MELLON E A, HOFFE S E, SPRINGETT G M, et al. Long-term outcomes of induction chemotherapy and neoadjuvant stereotactic body radiotherapy for borderline resectable and locally advanced pancreatic adenocarcinoma [J]. Acta Oncol, 2015, 54 (7): 979-985.

［12］ LOEHRER P J, SR., FENG Y, CARDENES H, et al. Gemcitabine alone versus Gemcitabine plus radiotherapy in patients with locally advanced pancreatic cancer: an Eastern Cooperative Oncology Group trial [J]. J Clin Oncol, 2011, 29 (31): 4105-4112.

［13］ HAMMEL P, HUGUET F, VAN LAETHEM J L, et al. Effect of chemoradiotherapy vs chemotherapy on survival in patients with locally advanced pancreatic cancer controlled after 4 months of Gemcitabine with or without Erlotinib: the LAP07 randomized clinical trial [J]. JAMA, 2016, 315 (17): 1844-1853.

［14］ REYNGOLD M, O'REILLY E M, VARGHESE A M, et al. Association of ablative radiation therapy with survival among patients with inoperable pancreatic cancer [J]. JAMA Oncol, 2021, 7 (5): 735-738.

［15］ HERMAN J M, CHANG D T, GOODMAN K A, et al. Phase 2 multi-institutional trial evaluating gemcitabine and stereotactic body radiotherapy for patients with locally advanced unresectable pancreatic adenocarcinoma [J]. Cancer, 2015, 121 (7): 1128-1137.

[16] TERIACA M A, LOI M, SUKER M, et al. A phase Ⅱ study of stereotactic radiotherapy after FOLFIRINOX for locally advanced pancreatic cancer (LAPC-1 trial): long-term outcome [J]. Radiother Oncol, 2021, 155: 232-236.

[17] ZHU X, CAO Y, LU M, et al. Stereotactic body radiation therapy with sequential S-1 for patients with locally advanced pancreatic cancer and poor performance status: an open-label, single-arm, phase 2 trial [J]. Radiother Oncol, 2021, 162: 178-184.

[18] COURTNEY P T, PARAVATI A J, ATWOOD T F, et al. Phase Ⅰ trial of stereotactic body radiation therapy dose escalation in pancreatic cancer [J]. Int J Radiat Oncol Biol Phys, 2021, 110 (4): 1003-1012.

[19] REYNGOLD M, KARAM S D, HAJJ C, et al. Phase 1 dose escalation study of SBRT using 3 fractions for locally advanced pancreatic cancer [J]. Int J Radiat Oncol Biol Phys, 2023, 117 (1): 53-63.

[20] CHUONG M D, LEE P, LOW D A, et al. Stereotactic MR-guided on-table adaptive radiation therapy (SMART) for borderline resectable and locally advanced pancreatic cancer: a multi-center, open-label phase 2 study [J]. Radiother Oncol, 2024, 191: 110064.

[21] PARIKH P J, LEE P, LOW D A, et al. A multi-institutional phase 2 trial of ablative 5-fraction stereotactic magnetic resonance-guided on-table adaptive radiation therapy for borderline resectable and locally advanced pancreatic cancer [J]. Int J Radiat Oncol Biol Phys, 2023, 117 (4): 799-808.

[22] VAN LAETHEM J L, HAMMEL P, MORNEX F, et al. Adjuvant gemcitabine alone versus Gemcitabine-based chemoradiotherapy after curative resection for pancreatic cancer: a randomized EORTC-40013-22012/FFCD-9203/GERCOR phase Ⅱ study [J]. J Clin Oncol, 2010, 28 (29): 4450-4456.

[23] LUTSYK M, BEN-YOSEF R. The role of radiotherapy in resected R0/R+ pancreatic cancer: a real-life single-institution experience [J]. Am J Clin Oncol, 2020, 43 (3): 187-192.

[24] KAMARAJAH S K, SONNENDAY C J, CHO C S, et al. Association of adjuvant radiotherapy with survival after margin-negative resection of pancreatic Ductal adenocarcinoma: a propensity-matched National Cancer Database (NCDB) analysis [J]. Ann Surg, 2021, 273 (3): 587-594.

[25] MOAVEN O, CLARK C J, RUSSELL G B, et al. Optimal adjuvant treatment approach after upfront resection of pancreatic cancer: revisiting the role of radiation based on pathologic features [J]. Ann Surg, 2021, 274 (6): 1058-1066.

[26] BRUNNER T B, HAUSTERMANS K, HUGUET F, et al. ESTRO ACROP guidelines for target volume definition in pancreatic cancer [J]. Radiother Oncol, 2021, 154: 60-69.

第四章　直肠癌

近年来,我国结直肠癌的发病率和死亡率均呈上升趋势。2022年我国结直肠癌发病率、死亡率在全部恶性肿瘤中分别位列第2及第4位[1]。在结直肠癌中直肠癌所占比例较高,约59%~67%,其中低位直肠癌达30%左右[2-5]。由于直肠癌起病隐匿,多半患者在初诊时即为中晚期[6]。

手术切除是直肠癌的主要治疗方式,在此基础之上,综合治疗是绝大多数患者获得良好预后的保障,研究表明,MDT模式可提高直肠癌诊治水平。随着放疗技术的发展,其在直肠癌中的应用越来越广泛,包括:早期患者局部切除术后具有高危因素的辅助放疗和早期患者拒绝手术的根治性放疗;局部晚期患者的新辅助和辅助放化疗;局部不可切除或无法耐受手术患者的根治性放化疗;晚期患者的姑息性放疗等。

第一节 直肠癌影像诊断

本节内容主要参考指南及规范:

- 2017年欧洲肿瘤内科学会(ESMO)直肠癌诊断、治疗和随访临床实践指南;
- 国家卫生健康委员会中国结直肠癌诊疗规范(2023版);
- 2024年中国临床肿瘤学会(CSCO)结直肠癌诊疗指南;
- 2024年第2版美国国立综合癌症网络(NCCN)直肠癌临床实践指南。

一、直肠癌常用影像学检查方式

(1)计算机体层成像:CT对于评价直肠癌临床M分期(clinical metastasis staging,cM)具有明确优势,推荐行胸部平扫及腹部增强CT检查除外远处转移。然而CT对于判断直肠癌临床T分期(clinical tumor staging,cT)、临床N分期(clinical lymph node staging,cN)的价值有限,因此为了更准确地进行直肠癌的局部分期,优先推荐盆腔MRI检查,对于具有MRI检查禁忌证的患者,推荐行盆腔增强CT。

(2)磁共振成像:盆腔MRI是指南推荐的直肠癌首选影像学检查方式,在评价直肠癌临床T分期、N分期,明确肿瘤是否侵犯直肠系膜筋膜(mesorectal fascia,MRF)、是否存在壁外血管侵犯(extramural vascular invasion,EMVI)以及评估下段直肠癌与肛管直肠交界(anorectal junction,ARJ)的关系等方面具有明显优势;此外,MRI也是评价局部进展期直肠癌新辅助放化疗效果的重要手段。因此,本节将主要介绍直肠癌MRI诊断、疗效评价的相关内容。

二、直肠及相关正常结构的影像学表现

(一)腹膜反折

位于腹膜反折以上的直肠,其前壁和两侧壁被腹膜覆盖,位于腹膜反折以下的直肠无腹膜覆盖。解剖学中腹膜反折的位置存在性别差异,其中女性腹膜反折的位置变化较大。影像学是通过矢状位和横轴位非脂肪抑制T_2WI识别腹膜反折的位置,矢状位T_2WI低信号线样腹膜结构由上、下走行变为前、后走行处即为腹膜反折,横轴位T_2WI直肠前壁脂肪间隙消失的层面为腹膜反折所在的层面,该层面低信号的腹膜结构常呈现"海鸥征"(图4-1-1)。

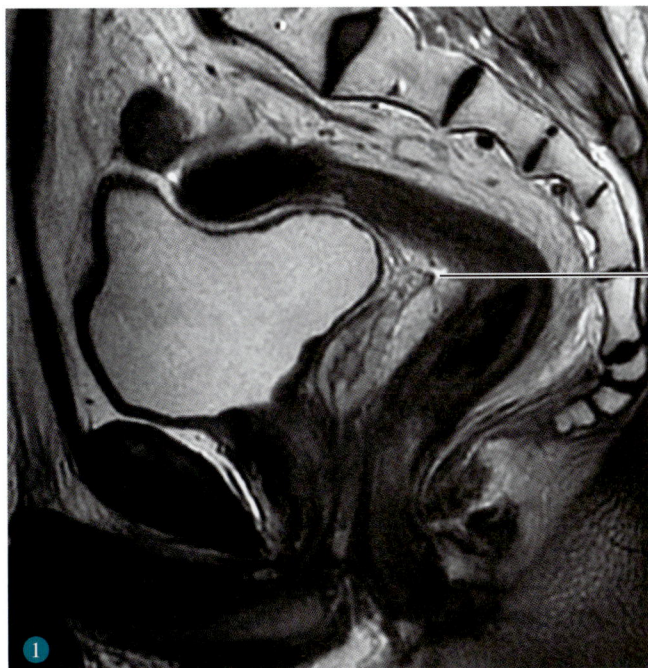

❶ 腹膜反折矢状位 MRI T₂WI 表现，腹膜由上、下走行在腹膜反折处变为前、后走行；

腹膜反折

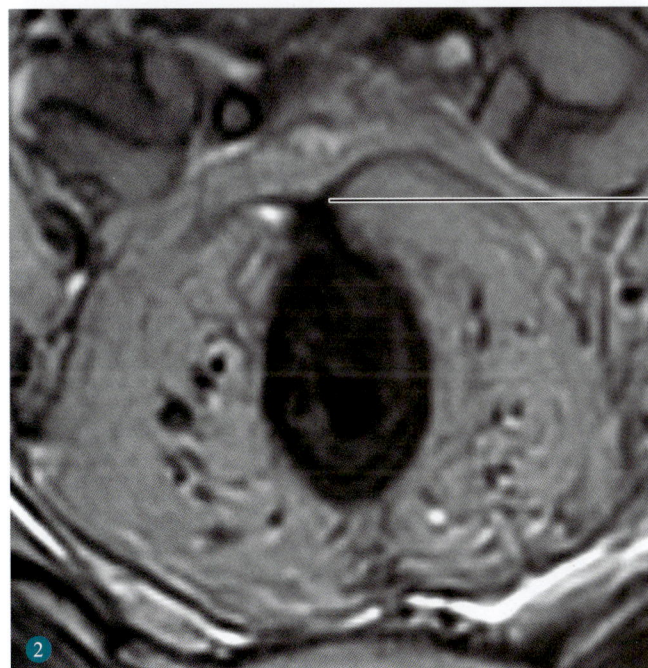

❷ 腹膜反折横轴位 MRI T₂WI 表现，直肠前壁脂肪间隙消失，腹膜结构呈现"海鸥征"。

腹膜反折

图 4-1-1　腹膜反折 MRI 图像

（二）直肠系膜筋膜

MRF 是包绕直肠及其周围脂肪的脏层筋膜，横轴位 T₂WI 表现为低信号线样结构，对应外科手术概念的环周切缘（circumferential resection margin，CRM）。MRF 包绕的直肠周围的脂肪组织即直肠系膜，内部存在丰富的血管、淋巴组织及神经等，是全直肠系膜切除术（total mesorectal excision，TME）的手术范围。值得注意的是，对于不同性别患者、不同分段的直肠，MRF 的范围存在差异（图 4-1-2）。此外，由于直肠系膜由上至下逐渐变薄，下段直肠的 MRF 有时显示不清。

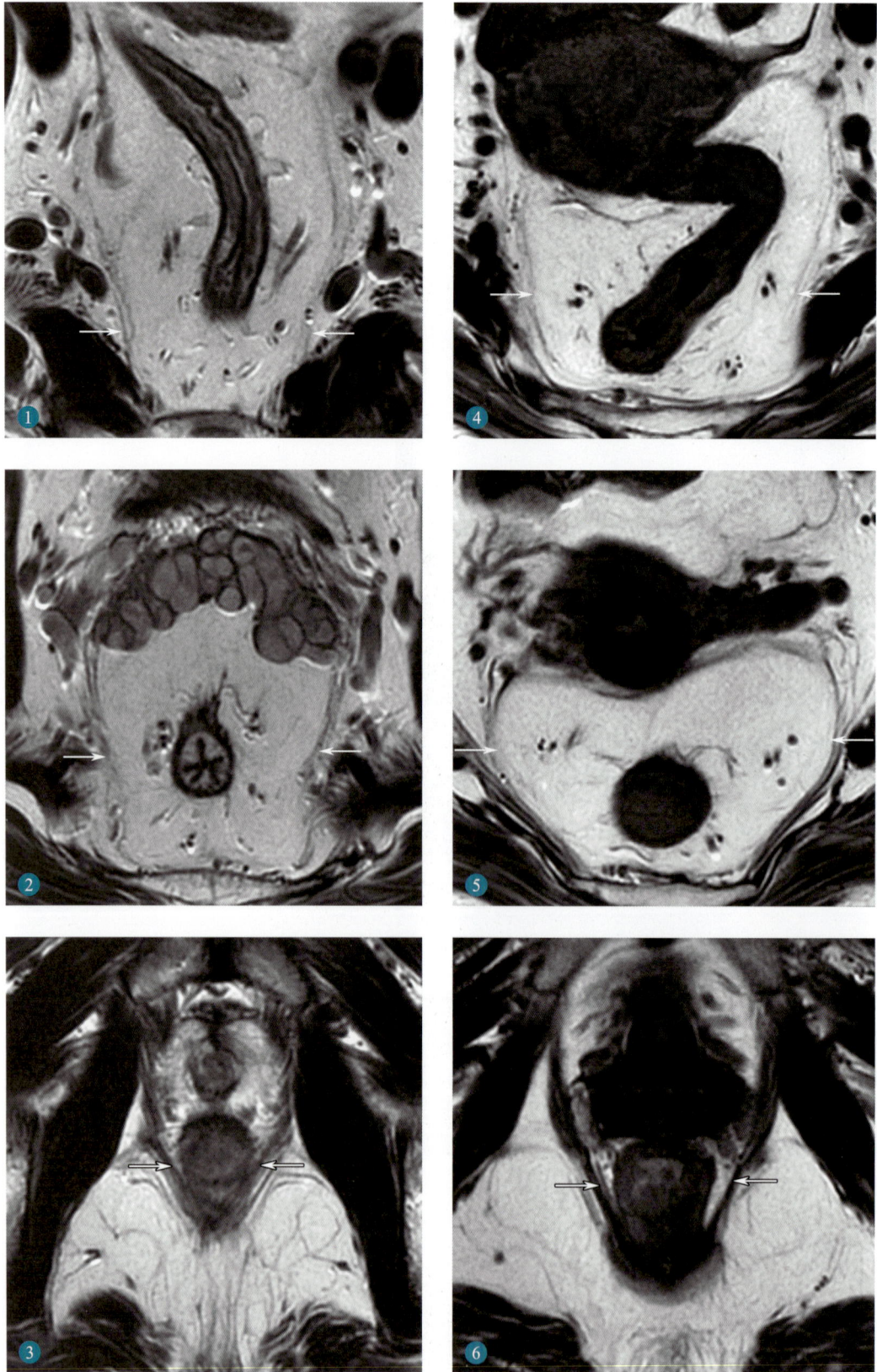

160

图 4-1-2　直肠系膜筋膜横轴位 MRI 图像

白色箭头所示为直肠系膜筋膜。

1 男性上段直肠的直肠系膜筋膜 MRI T$_2$WI 图像；

2 男性中段直肠的直肠系膜筋膜 MRI T$_2$WI 图像；

3 男性下段直肠的直肠系膜筋膜 MRI T$_2$WI 图像；

4 女性上段直肠的直肠系膜筋膜 MRI T$_2$WI 图像；

5 女性中段直肠的直肠系膜筋膜 MRI T$_2$WI 图像；

6 女性下段直肠的直肠系膜筋膜 MRI T$_2$WI 图像。

(三) 肛管直肠交界

ARJ 是由直肠壁外纵行肌的下部、肛门内括约肌、肛门外括约肌及邻近的部分肛提肌(耻骨直肠肌)纤维共同组成的肌环,是直肠与外科学肛管(ARJ 平面与肛缘之间的部分)的分界。肿瘤是否侵犯 ARJ 是手术能否保肛的关键点之一,因此准确地判断肿瘤与 ARJ 的关系具有重要意义。影像学 ARJ 一般在矢状位图像位于耻骨联合与肛门内外括约肌上缘连线所在的层面,在冠状位图像位于肛门内外括约肌上缘所在的水平面(图 4-1-3)。

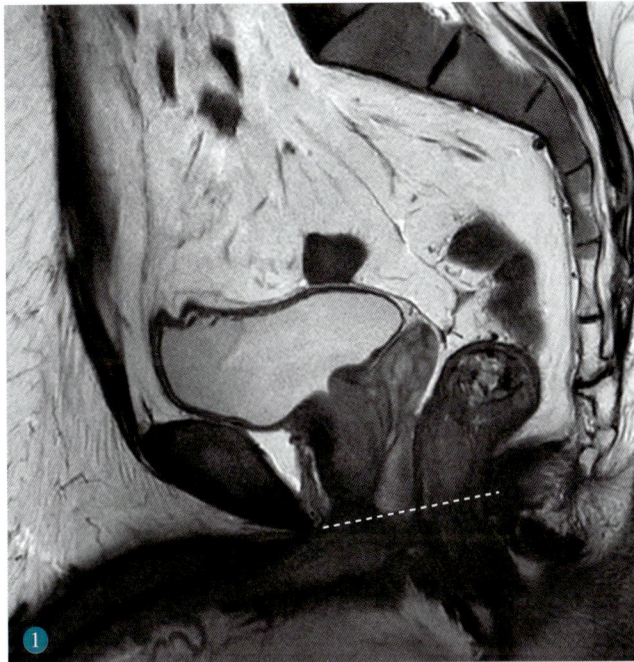

❶ 肛管直肠交界矢状位 MRI T_2WI 图像;

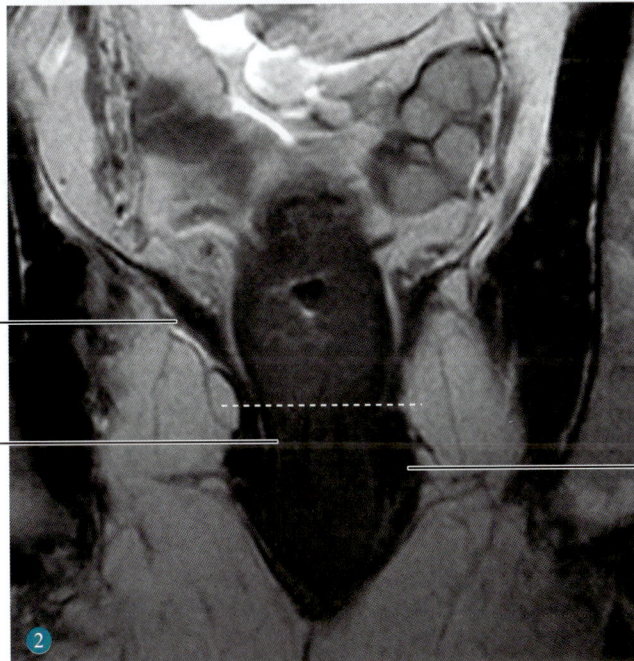

❷ 肛管直肠交界冠状位 MRI T_2WI 图像。

肛提肌

肛门内括约肌

肛门外括约肌

图 4-1-3　肛管直肠交界 MRI 图像
白色虚线所示为肛管直肠交界。

（四）直肠肠壁层次

一般在肠壁水肿时,MRI 才可能清晰地显示直肠肠壁层次,由内到外分别为低信号的黏膜层、稍高信号的黏膜下层及低信号的固有肌层(内环肌、外纵肌)(图 4-1-4)。对于腹膜反折以上的直肠,前壁和两侧壁最外层存在浆膜结构,即腹膜。

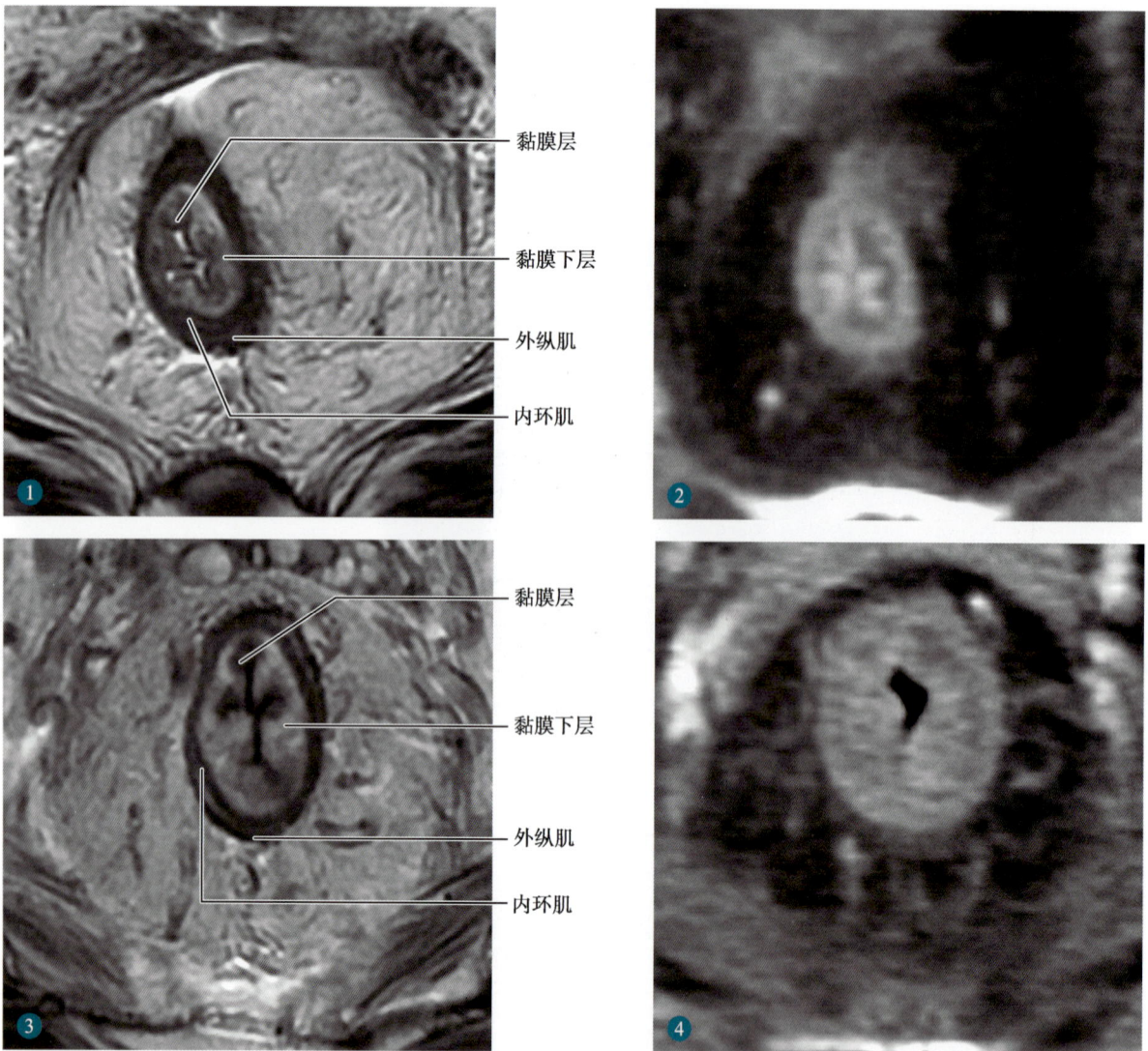

图 4-1-4　直肠肠壁层次图像

❶ 女性直肠肠壁层次横轴位 MRI T₂WI 图像,肠壁水肿时直肠肠壁层次显示清晰;
❷ 同一例女性直肠肠壁横轴位 CT 图像,即使肠壁水肿仍无法清晰显示直肠肠壁层次;
❸ 男性直肠肠壁层次横轴位 MRI T₂WI 图像,肠壁水肿时直肠肠壁层次显示清晰;
❹ 同一例男性直肠肠壁横轴位 CT 图像,即使肠壁水肿仍无法清晰显示直肠肠壁层次。

第四章　直肠癌

三、直肠癌的典型影像学表现

（一）肿瘤位置

肿瘤位置是根据肿瘤下缘与肛缘之间的距离进行判断，距离<5cm、5~10cm 及 >10cm 分别对应下段、中段及上段直肠癌。通常在矢状位 T_2WI 图像采用折线测量的方法判断肿瘤位置（图 4-1-5）。

（二）肿瘤形态学及信号特点

直肠癌常表现为肠壁明显增厚，部分伴有溃疡，或者肠腔内肿块。信号特点为 T_2WI 中等信号，T_1WI 稍低信号，DWI 明显高信号，增强扫描不均匀强化；对于含有黏液成分的直肠癌，T_2WI 则表现为明显高信号（图 4-1-6）。

（三）临床 T 分期

主要根据非脂肪抑制斜轴位 T_2WI 图像判断直肠癌临床 T 分期。T_1 期即肿瘤侵犯黏膜及黏膜下层；T_2 期即肿瘤侵犯固有肌层，但是固有肌层外膜面光滑完整，肿瘤未侵出固有肌层；T_3 期即肿瘤侵出固有肌层，但是未侵犯脏腹膜；T_{4a} 期即肿瘤侵犯脏腹膜，仅适用于腹膜反折以上直肠癌的分期；T_{4b} 期即肿瘤侵犯邻近脏器或直肠系膜外结构。需要注意的是，对于下段直肠癌，肿瘤侵犯肛门外括约肌、肛提肌属于 T_{4b} 期，而肿瘤仅侵犯肛门内括约肌属于 T_2 期（图 4-1-7）。

对于 T_3 亚分期，2017 年欧洲肿瘤内科学会（ESMO）直肠癌诊断、治疗和随访临床实践指南推荐根据肿瘤突破肠壁固有肌层的距离判断，<1mm、1~5mm、5~15mm、>15mm 分别为 T_{3a}、T_{3b}、T_{3c}、T_{3d} 期；北美放射学会（Radiological Society of North America，RSNA）建议将 T_3 亚分期分为三类：肿瘤突破肠壁固有肌层的距离<5mm、5~10mm、>10mm 分别为 T_{3a}、T_{3b}、T_{3c} 期。

（四）直肠系膜筋膜状态

根据非脂肪抑制斜轴位 T_2WI 图像，测量肿瘤浸润最深处与 MRF 之间的距离，判断肿瘤是否侵犯 MRF，距离 ≤1mm 判断为 MRF 阳性，反之为 MRF 阴性。肿瘤原发灶、转移淋巴结、癌结节（tumor deposit，TD）、EMVI 等都可以导致 MRF 阳性（图 4-1-8）。

（五）壁外血管侵犯状态

EMVI 是指肿瘤侵犯至固有肌层外的血管腔内，只有 T_3 期以上肿瘤才可能存在 EMVI。MRI 是目前唯一能够完整地显示直肠癌 EMVI 的影像学检查方式，依据 0~4 分评分法判断 EMVI 状态。具体内容如下：肿瘤侵出固有肌层外的形态不呈结节状，且周围无血管结构，判断为 0 分；肿瘤侵出固有肌层外的形态呈串珠状或结节状，但是周围无血管结构，判断为 1 分；肠壁外血管附近存在串珠状或结节状肿瘤，但是血管管径正常，血管腔内未见明确肿瘤信号，判断为 2 分；肿瘤侵出固有肌层外的区域，血管腔内存在肿瘤信号，血管管腔轻度扩张，判断为 3 分；肿瘤侵出固有肌层外的区域，血管腔内存在肿瘤信号，血管管腔明显扩张或者肿瘤呈结节状侵犯血管，判断为 4 分。其中 0~2 分为 EMVI 阴性，3~4 分为 EMVI 阳性（图 4-1-9）。

① 下段直肠癌矢状位 MRI T₂WI 图像，肿瘤下缘与肛缘之间的距离约 2cm；

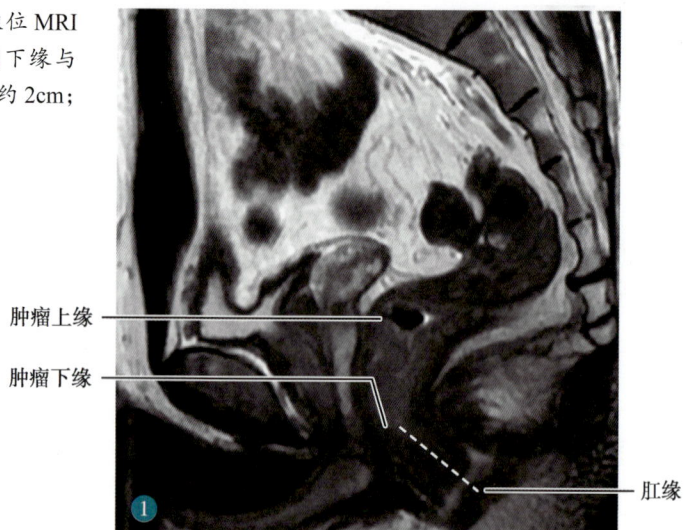

肿瘤上缘

肿瘤下缘

肛缘

③ 中段直肠癌矢状位 MRI T₂WI 图像，肿瘤下缘与肛缘之间的距离约 7cm；

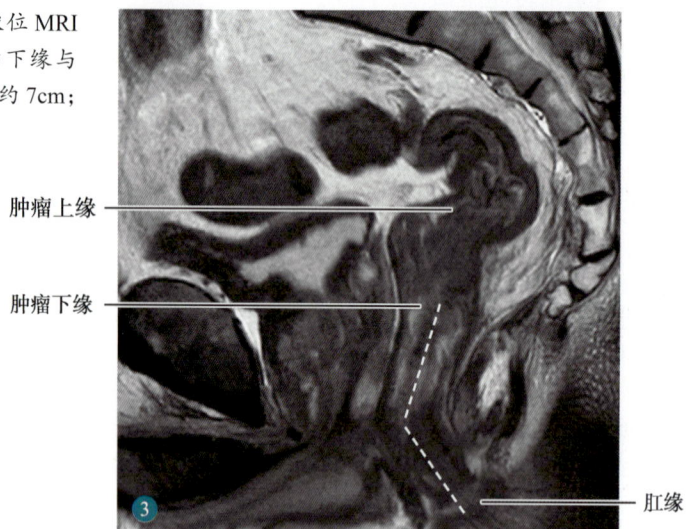

肿瘤上缘

肿瘤下缘

肛缘

⑤ 上段直肠癌矢状位 MRI T₂WI 图像，肿瘤下缘与肛缘之间的距离约 12cm；

肿瘤上缘

肿瘤下缘

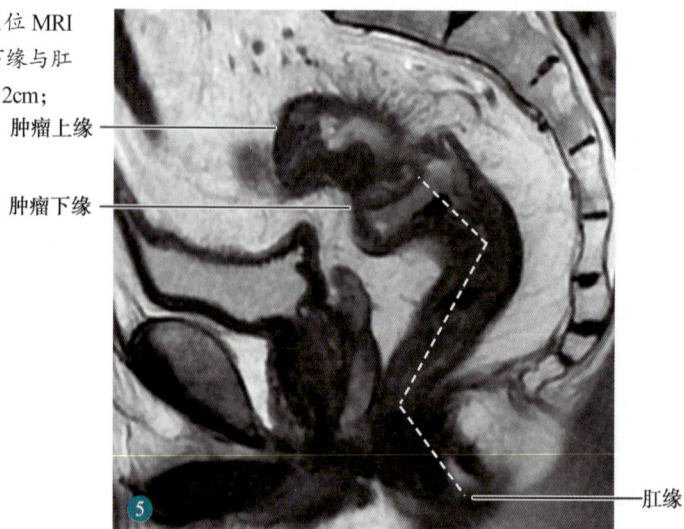

肛缘

图 4-1-5 直肠肿瘤位置图像

白色虚线所示为肿瘤下缘与肛缘的距离。

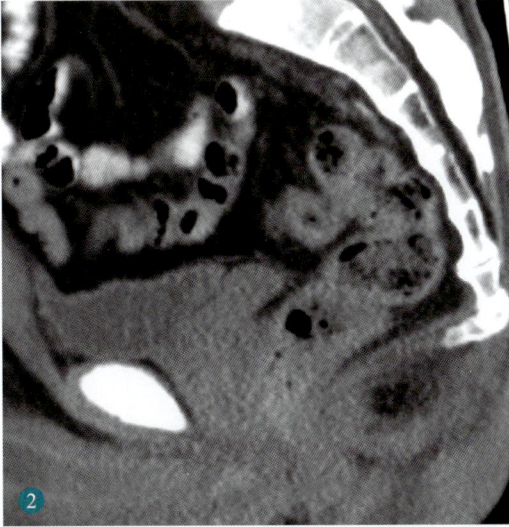

② 同一病例直肠矢状位
CT 图像,肿瘤边界显示
不清;

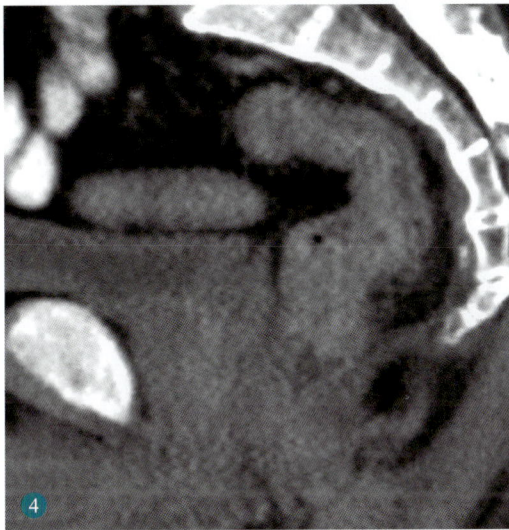

④ 同一病例直肠矢状位
CT 图像,肿瘤边界显示
不清;

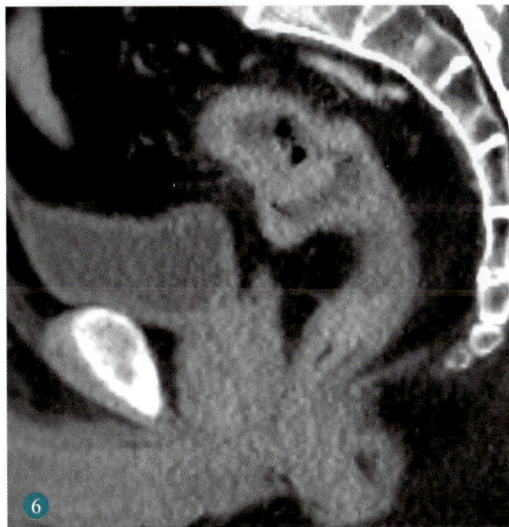

⑥ 同一病例直肠矢状位CT
图像,肿瘤边界显示不清。

❶ 直肠腺癌斜轴位 MRI T_2WI 表现,肠壁明显增厚,呈中等信号,提示病理类型为腺癌;

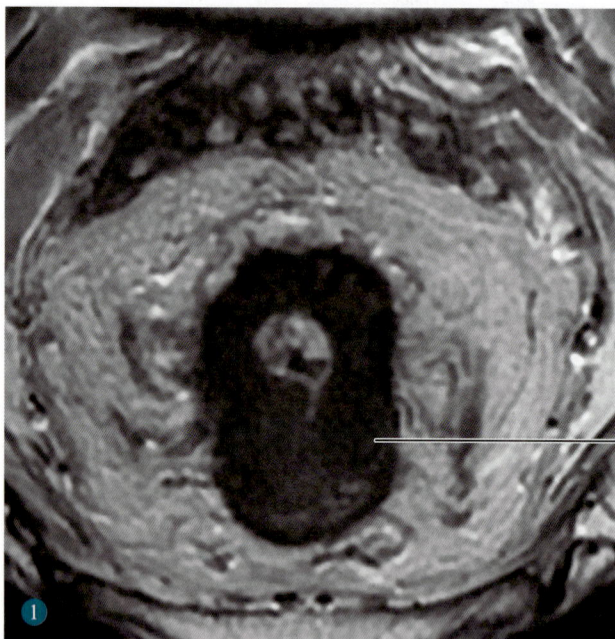

原发肿瘤

❷ 直肠黏液腺癌斜轴位 MRI T_2WI 表现,肠腔内肿块呈混杂高信号,提示病理类型为黏液腺癌。

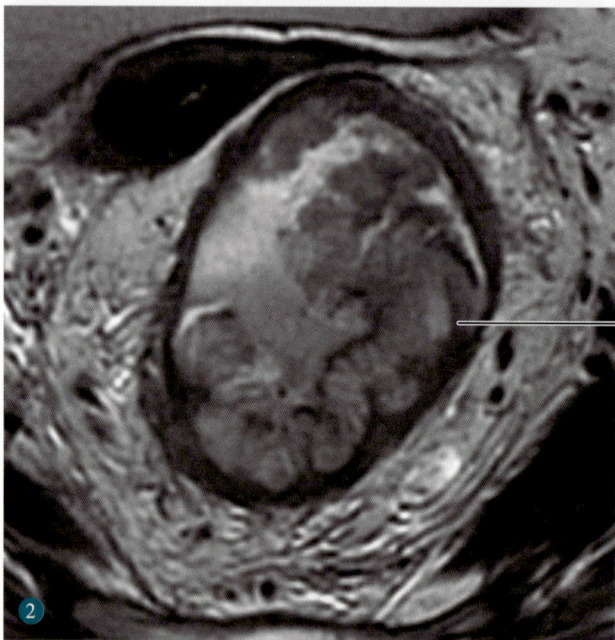

原发肿瘤

图 4-1-6　直肠癌形态学及信号特点 MRI 图像

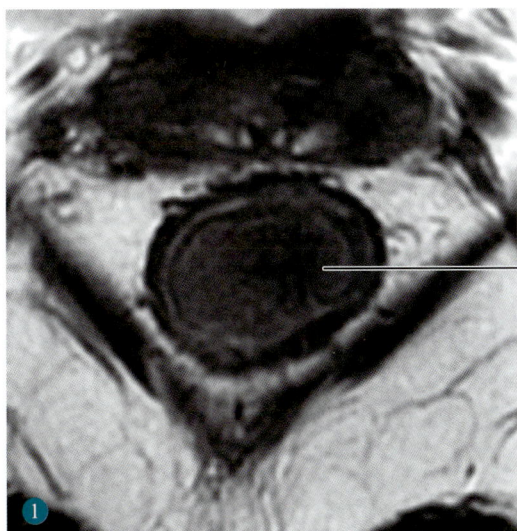

① T_1 期直肠癌斜轴位 MRI T_2WI 表现,肿瘤局限于肠腔内,病理证实为 T_1 期直肠癌;

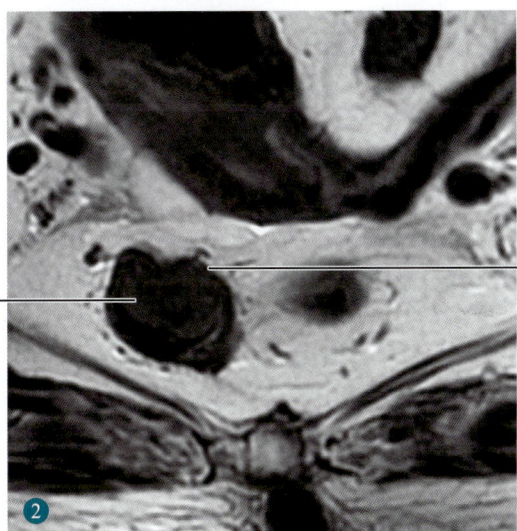

—— 原发肿瘤

② T_2 期直肠癌斜轴位 MRI T_2WI 表现,肿瘤侵犯肠壁固有肌层,但仍局限于肠壁内,固有肌层外膜光滑完整,病理证实为 T_2 期直肠癌;

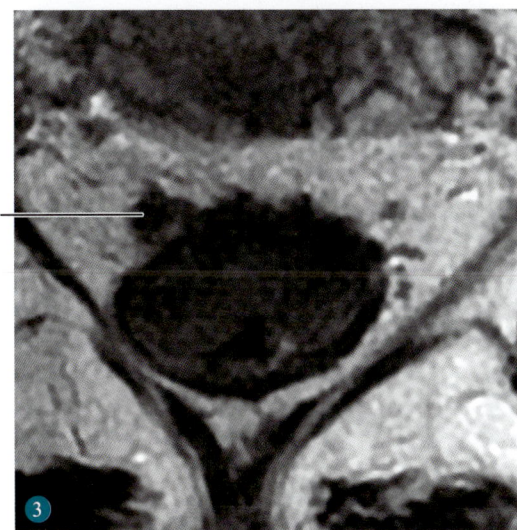

固有肌层 ——

原发肿瘤 ——

③ T_3 期直肠癌斜轴位 MRI T_2WI 表现,肿瘤侵出肠壁外约 5mm,提示为 cT_3 期直肠癌;

167

原发肿瘤侵出肠壁外 ——

图 4-1-7 直肠癌 T 分期 MRI 图像(1)

④ T$_{4a}$ 期直肠癌斜轴位 MRI T$_2$WI 表现,肿瘤侵犯腹膜反折,提示为 cT$_{4a}$ 期直肠癌;

原发肿瘤侵犯腹膜反折

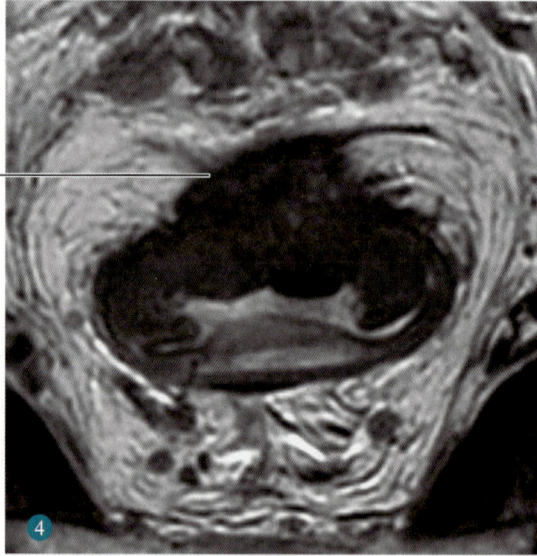

⑤ T$_{4b}$ 期直肠癌斜轴位 MRI T$_2$WI 表现,肿瘤侵犯阴道后壁,提示为 cT$_{4b}$ 期直肠癌。

原发肿瘤侵犯阴道后壁

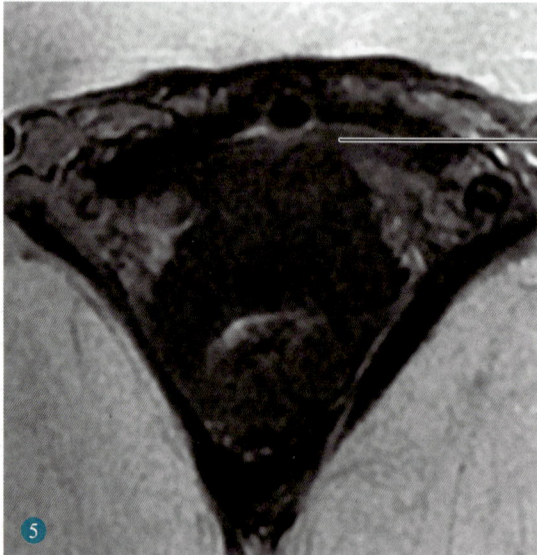

图 4-1-7　直肠癌 T 分期 MRI 图像(2)

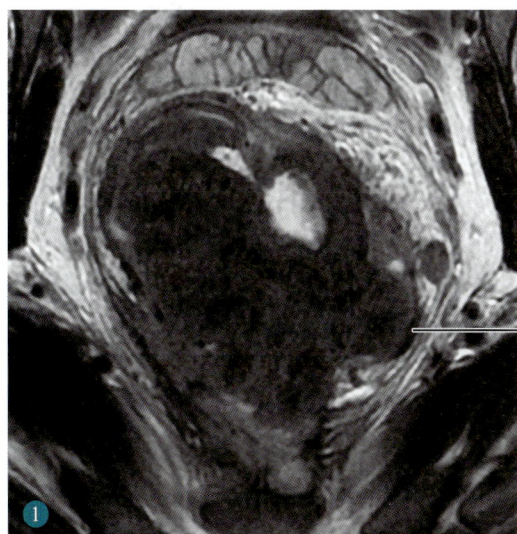

❶ 原发肿瘤侵犯 MRF 斜轴位 MRI T$_2$WI 表现；

原发肿瘤

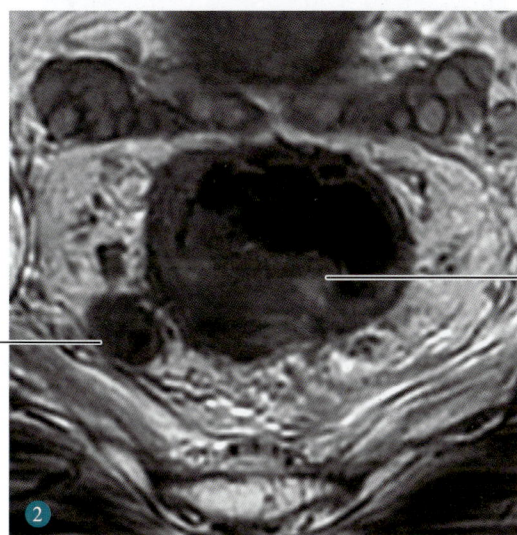

❷ 转移淋巴结侵犯 MRF 斜轴位 MRI T$_2$WI 表现；

原发肿瘤

转移淋巴结

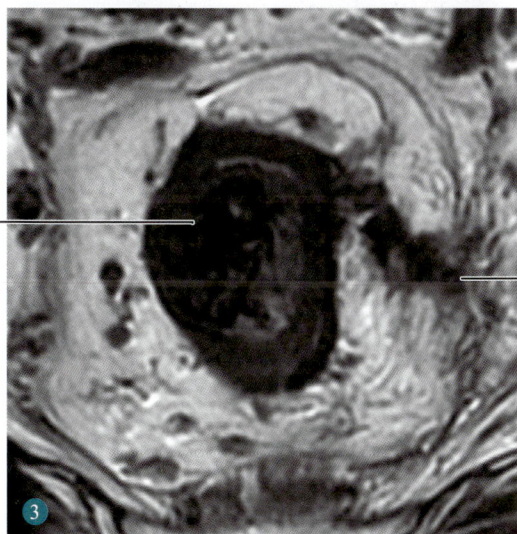

❸ EMVI 侵犯 MRF 斜轴位 MRI T$_2$WI 表现。

原发肿瘤

EMVI

图 4-1-8　MRF 阳性 MRI 图像

❶ EMVI 0 分横轴位 MRI T₂WI 表现,肿瘤侵出固有肌层外的形态不呈结节状,相应区域无壁外血管显示,判断为 0 分;

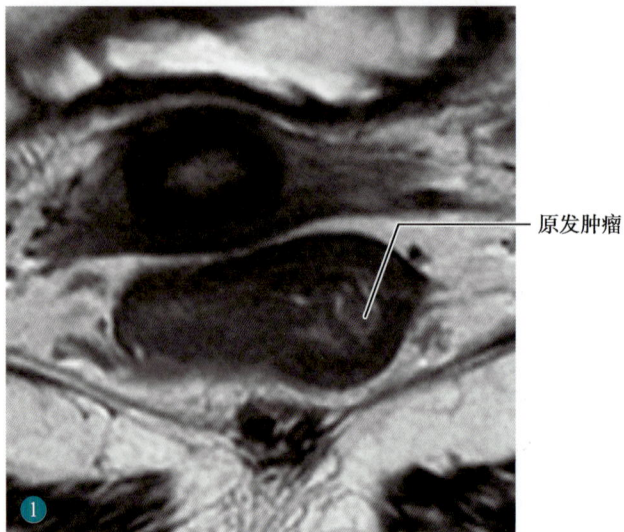

原发肿瘤

❷ EMVI 1 分横轴位 MRI T₂WI 表现,肿瘤侵出固有肌层外的形态呈串珠状或结节状,相应区域无壁外血管显示,判断为 1 分;

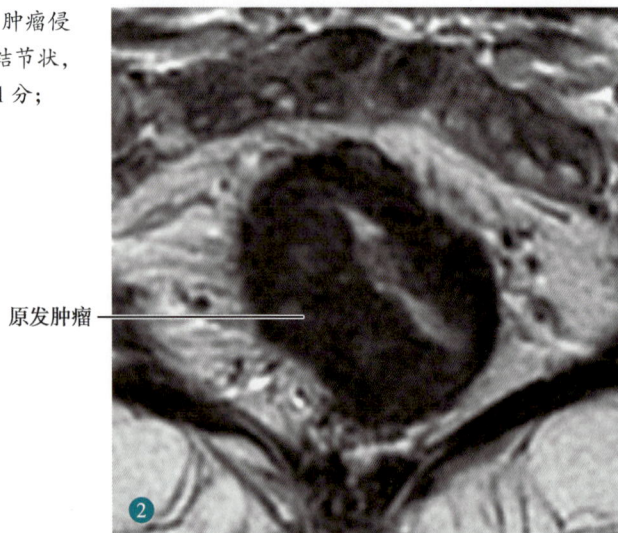

原发肿瘤

❸ EMVI 2 分横轴位 MRI T₂WI 表现,肿瘤侵出固有肌层,相应区域内有壁外血管显示,管腔内未见肿瘤信号,判断为 2 分;

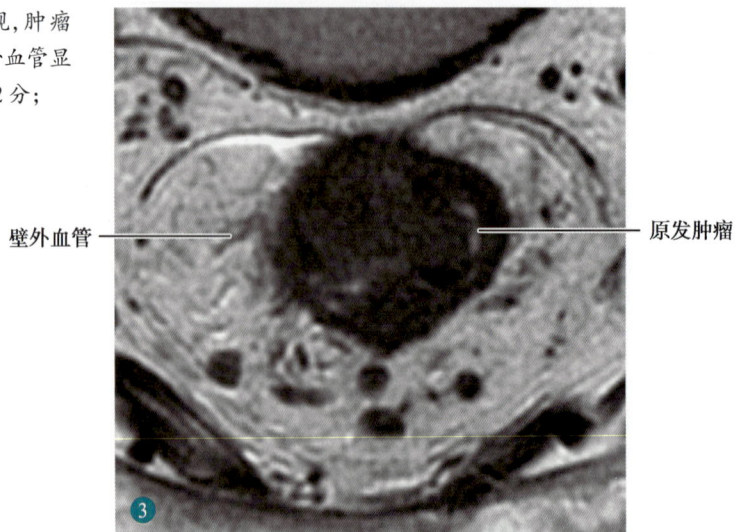

壁外血管

原发肿瘤

图 4-1-9　EMVI 评分 MRI 图像(1)

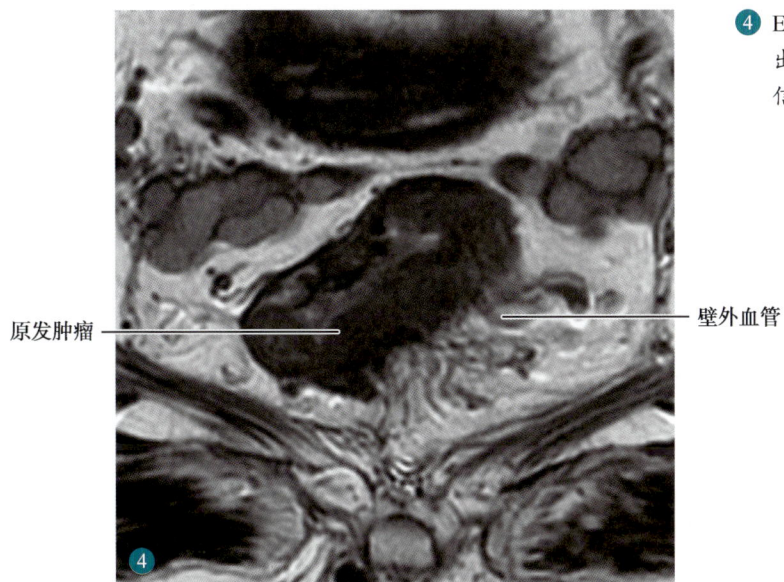

④ EMVI 3 分横轴位 MRI T₂WI 表现,肿瘤侵出固有肌层外的区域,血管腔内存在肿瘤信号,血管管腔轻度扩张,判断为 3 分;

原发肿瘤 ——— 壁外血管

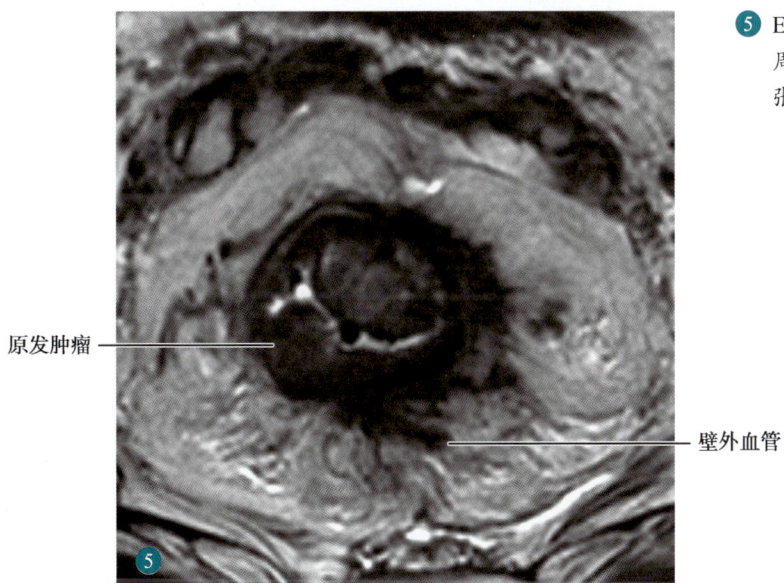

⑤ EMVI 4 分横轴位 MRI T₂WI 表现,肿瘤周围血管内存在肿瘤信号,管腔明显扩张,形态不规则,判断为 4 分。

原发肿瘤 ——— 壁外血管

图 4-1-9 EMVI 评分 MRI 图像(2)

(六) 临床 N 分期

直肠癌的区域淋巴结包括直肠系膜内、肠系膜下动脉、直肠上动脉区和双侧髂内血管、闭孔动脉区的淋巴结。对于转移淋巴结的判断，目前尚无公认的标准，主要根据淋巴结的大小和形态进行判断。

影像学诊断区域淋巴结转移的常用标准：淋巴结短径<5mm，且形态呈类圆形、边缘不规则、内部信号不均匀，判断为转移；淋巴结短径 5~9mm，且伴有上述形态学标准中任意两条，判断为转移；淋巴结短径>9mm，则认为是转移淋巴结(图 4-1-10)。癌结节已被证实为直肠癌的不良预后因素之一，其影像诊断依据包括形态不规则、棘状突、信号不均匀、位于血管走行区域、与直肠癌原发灶无直接连接，但是影像学难以准确地鉴别 TD 与完全被肿瘤侵犯的淋巴结(图 4-1-11)。

❶ 良性淋巴结横轴位 MRI T₂WI 表现，直肠系膜内淋巴结短径约 5mm，且边缘规则、内部信号均匀，提示为良性淋巴结；

良性淋巴结

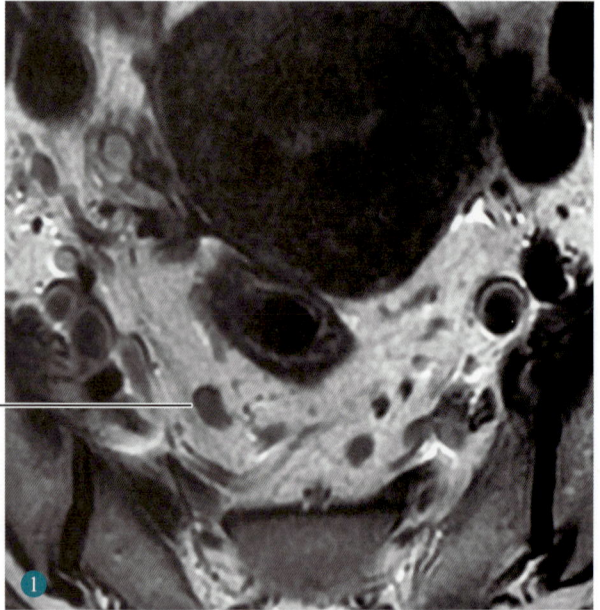

❷ 转移淋巴结横轴位 MRI T₂WI 表现，直肠上动脉旁淋巴结短径约 7mm，且边缘不规则、内部信号不均匀，提示为转移淋巴结。

转移淋巴结
直肠上动脉

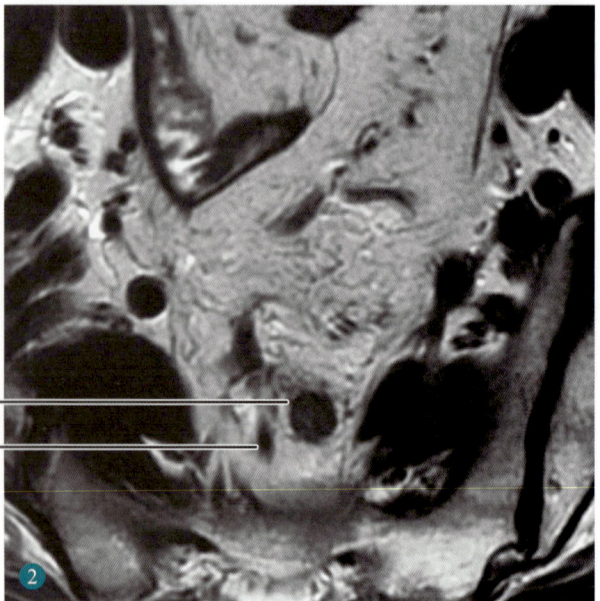

图 4-1-10　良性、转移淋巴结 MRI 图像

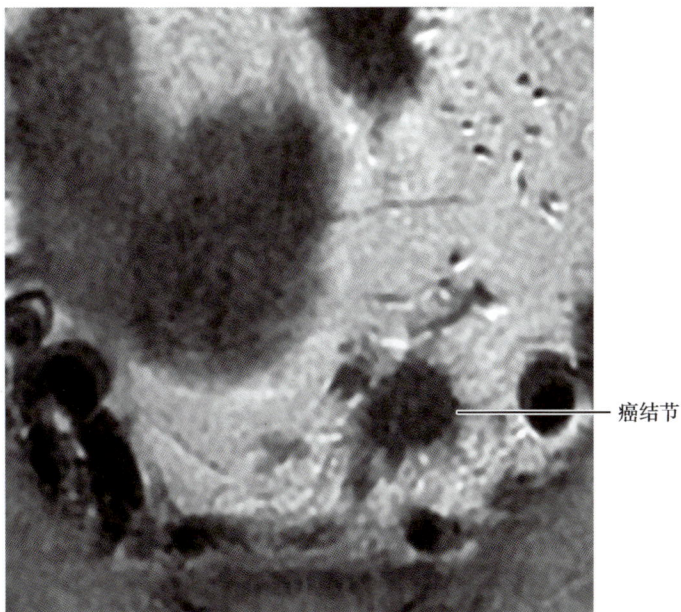

图 4-1-11 癌结节 MRI 图像

癌结节横轴位 MRI T_2WI 表现,直肠系膜内不规则结节与邻近血管分界不清,提示为癌结节。

根据转移淋巴结的数目判断 N 分期,存在 1~3 枚区域淋巴结转移或无区域淋巴结转移,但是存在任意数目的 TD 为 N_1 期,其中 1 枚为 N_{1a} 期,2~3 枚为 N_{1b} 期,存在 TD 且无区域淋巴结转移为 N_{1c} 期;≥4 枚区域淋巴结转移为 N_2 期,其中 4~6 枚为 N_{2a} 期,≥7 枚为 N_{2b} 期。

(七)侧方淋巴结

直肠癌的区域淋巴结中,髂内和闭孔区统称为侧方淋巴结区,需要注意侧方区域常见的扁长型淋巴结多为良性淋巴结。目前建议将基线侧方淋巴结短径 ≥7mm 作为临床诊断侧方淋巴结转移的主要依据,若淋巴结短径不足 7mm 但伴有 2 个以上恶性影像学特征(混杂信号、形态不规则、圆形)也可以诊断为侧方淋巴结转移(图 4-1-12)。

(八)M 分期

直肠癌常见转移部位包括肝脏、肺等,推荐行腹部增强 CT 判断肝转移,胸部平扫或增强 CT 判断肺转移;其中对于 CT 无法明确诊断的肝内占位,推荐行上腹部增强 MRI 进行判断,必要时行肝细胞特异性对比剂(如钆塞酸二钠,Gd-EOB-DTPA)增强 MRI 协助进一步诊断。

四、直肠癌的疗效评价

对于局部进展期直肠癌(≥cT_3 和 / 或 N+),推荐新辅助治疗后根据肛门指诊、内镜、盆腔 MRI 及血清癌胚抗原水平等综合判断治疗效果,其中盆腔 MRI 具有重要价值。

(一)新辅助治疗有效的常见影像学表现

新辅助治疗有效的常见影像学表现包括肿瘤体积缩小、纤维化、胶原反应等。治疗后纤维化表现为 T_2WI 图像中原肿瘤区域信号明显减低,类似肌肉信号;胶原反应表现为 T_2WI 中等信号的肿瘤组织经过治疗后出现黏液样变性,呈明显高信号。需要注意的是,对于含有黏液成分的肿瘤,治疗后仍存在高信号黏液成分被认为是治疗无效的表现。

❶ 髂内转移淋巴结横轴位 MRI T₂WI 表现；

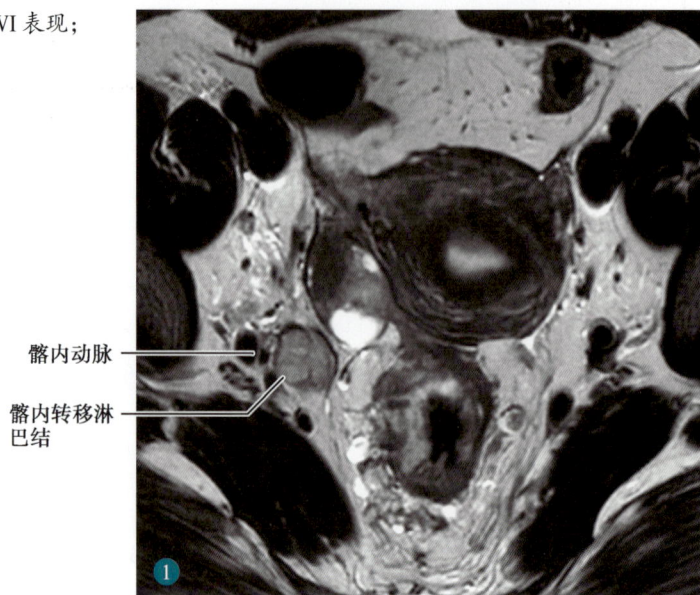

髂内动脉

髂内转移淋巴结

❷ 闭孔转移淋巴结横轴位 MRI T₂WI 表现。

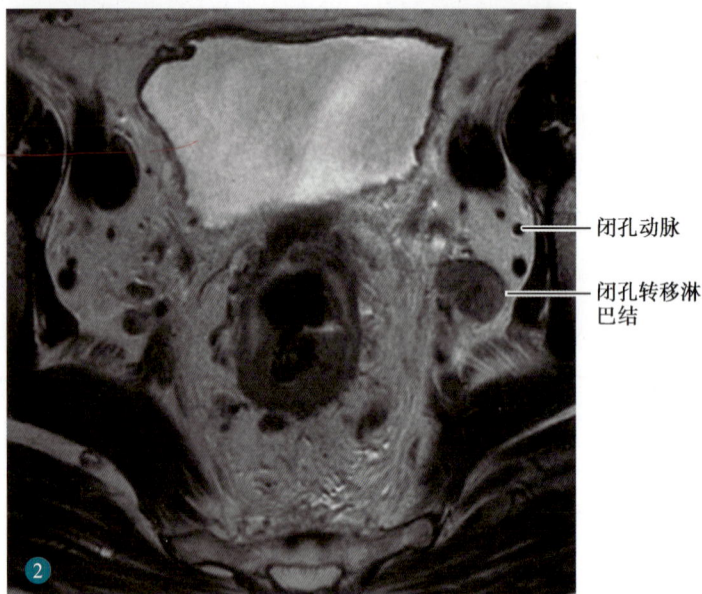

闭孔动脉

闭孔转移淋巴结

图 4-1-12　侧方转移淋巴结 MRI 图像

(二) MRI 肿瘤退缩分级

目前常采用的标准为 MRI 肿瘤退缩分级（MRI tumor regression grade，mrTRG），该标准是参照病理肿瘤退缩分级，依据 T₂WI 图像中残余肿瘤信号与纤维化的相对比例进行判断。mrTRG 1 级表现为未见残余肿瘤，仅见线样低信号纤维化；mrTRG 2 级表现为未见残余肿瘤，可见大量纤维化成分；mrTRG 3 级表现为大部分纤维化伴少量残余肿瘤；mrTRG 4 级表现为大部分残余肿瘤伴少量纤维化；mrTRG 5 级表现为肿瘤未见明显改变（图 4-1-13）。

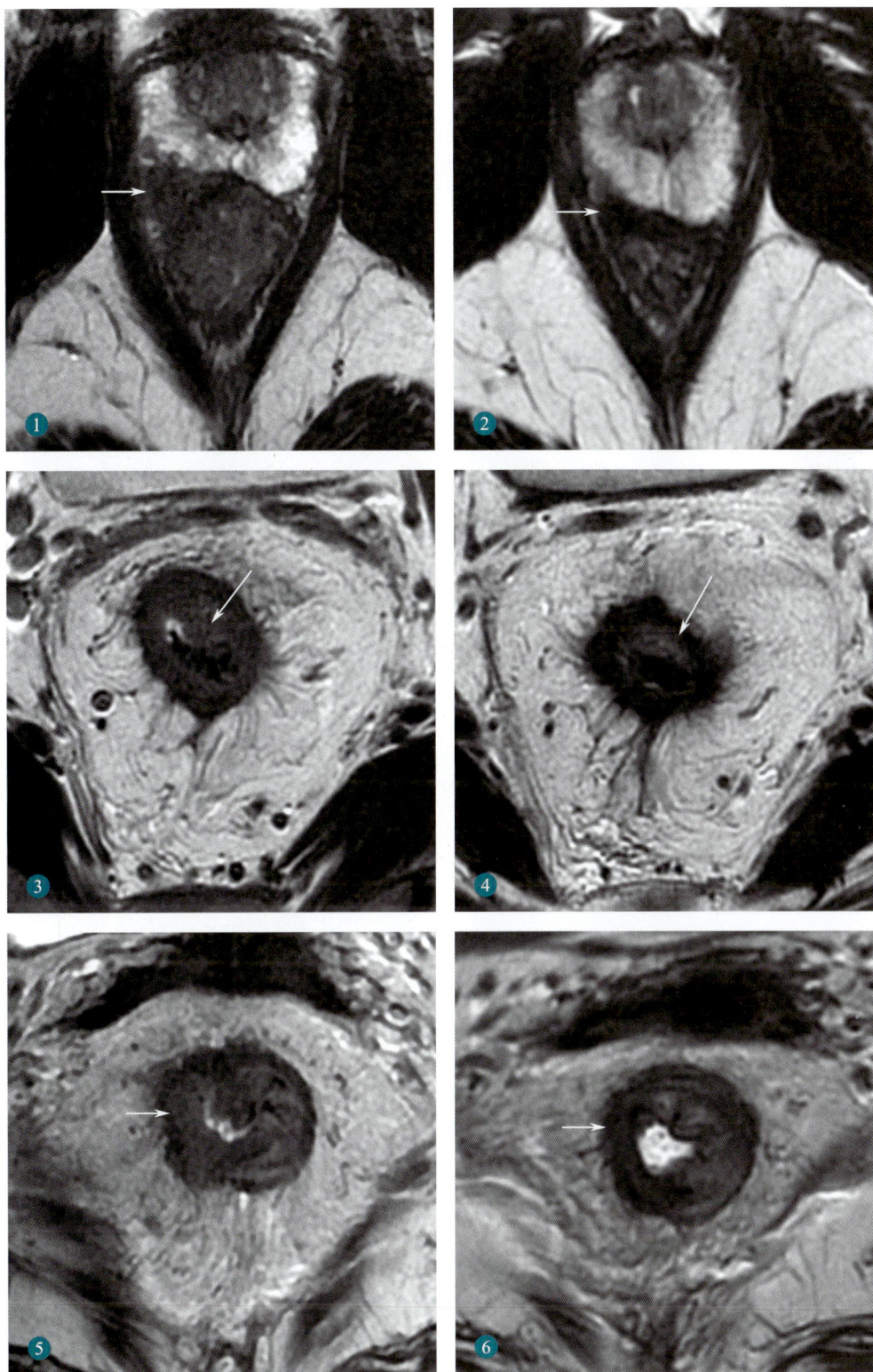

图 4-1-13　mrTRG 示例 MRI 图像(1)

白色箭头所示为原发肿瘤区域。

❶ 直肠癌治疗前斜轴位 MRI T_2WI 表现；

❷ 直肠癌治疗后斜轴位 MRI T_2WI 表现，原肿瘤区域表现为线样低信号纤维化，未见残余肿瘤，判断为 mrTRG 1 级；

❸ 直肠癌治疗前斜轴位 MRI T_2WI 表现；

❹ 直肠癌治疗后斜轴位 MRI T_2WI 表现，原肿瘤区域表现为大量低信号纤维化，无明显残余肿瘤信号，判断为 mrTRG 2 级；

❺ 直肠癌治疗前斜轴位 MRI T_2WI 表现；

❻ 直肠癌治疗后斜轴位 MRI T_2WI 表现，原肿瘤区域表现为大部分纤维化伴少量残余肿瘤，判断为 mrTRG 3 级；

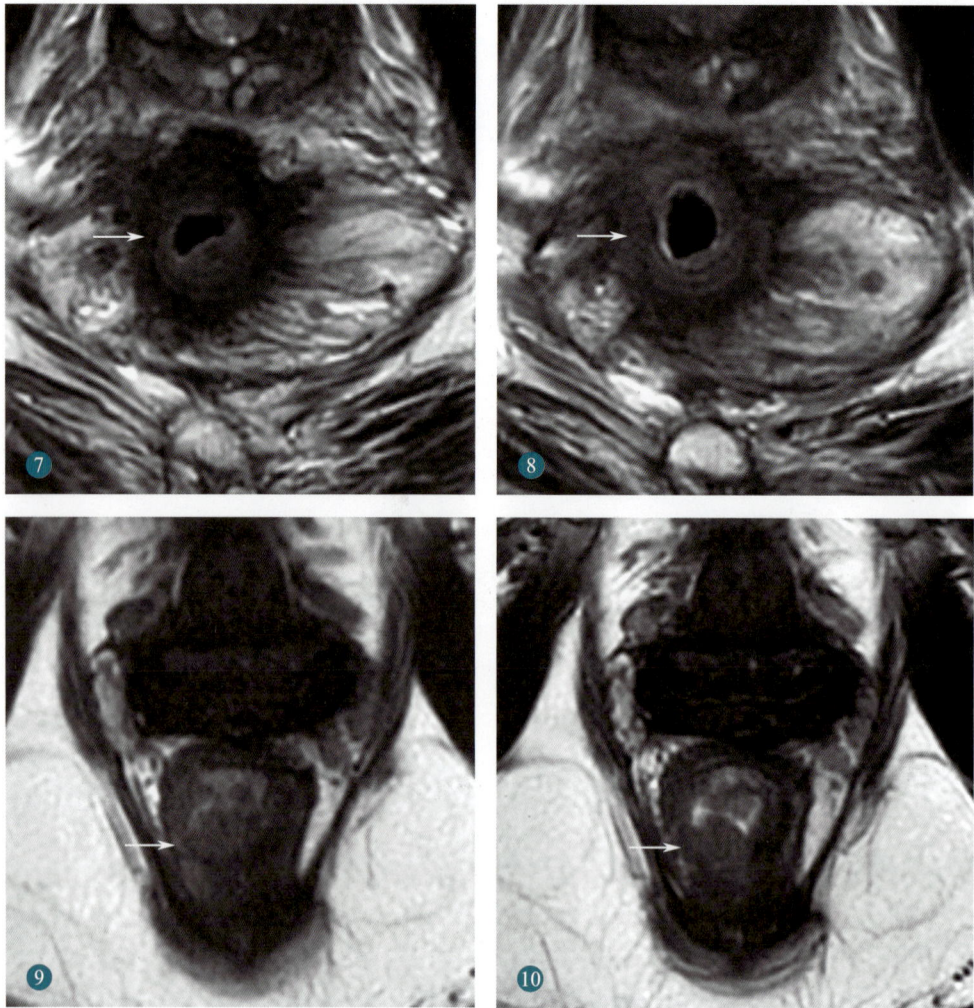

图 4-1-13　mrTRG 示例 MRI 图像（2）

⑦ 直肠癌治疗前斜轴位 MRI T_2WI 表现；

⑧ 直肠癌治疗后斜轴位 MRI T_2WI 表现，原肿瘤区域表现为大部分残余肿瘤伴少量纤维化，判断为 mrTRG 4 级；

⑨ 直肠癌治疗前斜轴位 MRI T_2WI 表现；

⑩ 直肠癌治疗后斜轴位 MRI T_2WI 表现，肿瘤未见明显改变，判断为 mrTRG 5 级。

（三）临床完全缓解评价

采用肛门指诊、内镜、盆腔 MRI 等综合判断新辅助治疗后肿瘤是否达到临床完全缓解（clinical complete response，cCR）。其中 MRI 评价标准为 T_2WI 图像原肿瘤区域未见明确肿瘤信号且无可疑淋巴结，高 b 值（b=800~1 000s/mm²）DWI 图像未见高信号且 ADC 图像未见低信号（图 4-1-14）。

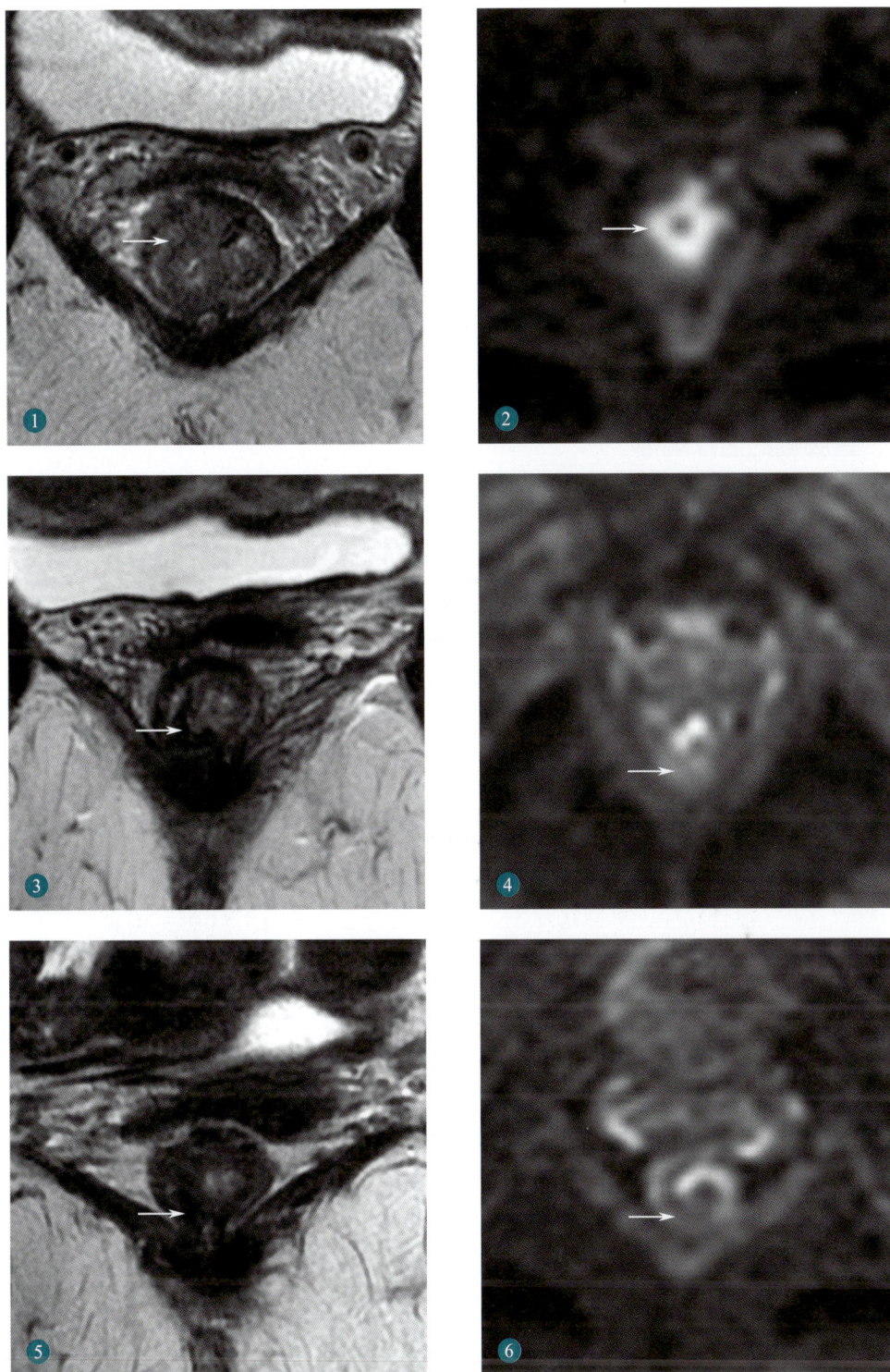

图 4-1-14　cCR 示例 MRI 图像

白色箭头所示为原发肿瘤区域。

❶ 直肠癌治疗前斜轴位 MRI T$_2$WI 表现,肿瘤显示中等信号;

❷ 直肠癌治疗前 MRI DWI 表现,肿瘤显示高信号;

❸ 直肠癌治疗后 8 周斜轴位 MRI T$_2$WI 表现,未见明显肿瘤信号,可见明显纤维化信号;

❹ 直肠癌治疗后 8 周 MRI DWI 表现,未见明显高信号;

❺ 直肠癌治疗后 3 年斜轴位 MRI T$_2$WI 表现,未见明显肿瘤信号,可见明显纤维化信号;

❻ 直肠癌治疗后 3 年 MRI DWI 表现,未见明显高信号,影像学诊断为 cCR。

（撰稿　管真　李清扬;审校　张晓燕）

第二节　直肠癌治疗规范与放疗证据

本部分内容主要参考：

- 2017 年欧洲肿瘤内科学会(ESMO)直肠癌诊断、治疗和随访临床实践指南；
- 2024 年中国临床肿瘤学会(CSCO)结直肠癌诊疗指南；
- 2024 年第 2 版美国国立综合癌症网络(NCCN)直肠癌临床实践指南。

一、直肠癌的治疗规范

(一) 临床分期Ⅰ期直肠癌

1. $cT_1N_0M_0$　可行直肠癌根治术或经肛门局部切除术，局部切除术后有高危因素者[肿瘤组织学分化差、脉管浸润、切缘阳性、黏膜下浸润深度>1 000μm、肿瘤浸润至黏膜下肌层外 1/3(sm3)、T_2 期病变等]，推荐行挽救性直肠癌根治手术。如无法耐受或拒绝进一步实施根治手术，可行术后放化疗。

2. $cT_{1-2}N_0M_0$　建议行直肠癌根治术。手术保留肛门括约肌有困难、但有强烈保肛意愿者，与患者进行充分沟通后可选择同步放化疗，然后经 MDT 讨论根据疗效选择后续治疗方案。若拒绝手术或无法耐受手术者，建议行同步放化疗。

(二) 临床分期Ⅱ、Ⅲ(cT_{3-4}/N+M_0)期直肠癌(错配修复完整/微卫星稳定)

推荐行全程新辅助治疗(total neoadjuvant therapy,TNT)，即诱导化疗＋长程放化疗/短程放疗＋手术，或长程放化疗/短程放疗＋巩固化疗＋手术；对于不适宜采用 TNT 模式的患者可考虑放化疗/单纯放疗＋手术；放化疗后重新评估，如拒绝手术或无法耐受手术者，可酌情行局部加量放疗。

目前国内外多项前瞻性Ⅰ、Ⅱ期研究显示放疗联合程序性死亡受体 1(programmed death 1,PD-1)/程序性死亡受体 - 配体 1(programmed death ligand 1,PD-L1)抑制剂提高了肿瘤退缩和 pCR/cCR 率。并且，我国开展的首个随机对照Ⅲ期临床研究即 UNION 研究的最新结果显示：短程放疗序贯 PD-1 抑制剂联合巩固化疗较长程放化疗联合巩固化疗显著提高 pCR 率。对于符合新辅助治疗适应证的错配修复完整(proficient mismatch repair,pMMR)/微卫星稳定(microsatellite stability,MSS)直肠癌患者，可考虑参加放疗联合免疫治疗临床研究[7]。

(三) 临床分期Ⅱ、Ⅲ(cT_{3-4}/N+M_0)期直肠癌(错配修复缺陷/微卫星高度不稳定)

对于 dMMR/MSI-H 的Ⅱ、Ⅲ期及局部不可切除的直肠癌，与患者进行充分沟通后优先推荐免疫检查点抑制剂治疗，根据疗效评估决定是否行放(化)疗和手术，也可选择 TNT 模式。

(四) 临床分期Ⅳ期直肠癌

1. 同时性转移性直肠癌　应在 MDT 框架下进行讨论，根据原发灶和转移灶对健康的威胁程度、可切除性、复发风险等，安排局部和系统治疗的顺序，采用系统治疗联合原发病灶和转移灶手术切除、放疗等局部治疗。一般可根据直肠癌局部复发风险，包括 MRF、EMVI、T 分期和肿瘤位置等决定直肠原发病灶是否需要放疗。

2. 异时性转移性直肠癌　经过 MDT 讨论决定在系统治疗基础上是否针对转移病灶进行局部治疗(包括手术、射频消融、体部立体定向放疗等)或姑息减症放疗。

（五）未行术前放疗，术后病理分期Ⅱ、Ⅲ期直肠癌

推荐行术后放化疗。上段直肠癌术后分期为 pT_3N_0 且无预后不良因素者（如分化差、脉管癌栓阳性、神经侵犯阳性、CRM 阳性、侵犯直肠系膜 ≥ 2mm、淋巴结清扫不彻底等）可考虑豁免放疗。

（六）局部复发直肠癌

对于局部区域复发患者，如既往未接受盆腔放疗，建议行新辅助放化疗，放化疗后重新评估，并争取手术切除；如既往接受过盆腔放疗，应谨慎评估二程放疗风险，建议经 MDT 讨论决定治疗方案。

（七）等待观察策略

具有强烈保肛意愿的Ⅰ~Ⅲ期直肠癌患者，通过新辅助治疗后达到 cCR 者可考虑等待观察（watch and wait，WW）策略；不建议采取 WW 策略的直肠癌患者包括：局部复发风险较高、无法耐受新辅助治疗、对 WW 存在疑虑或无法接受 WW 相关风险、依从性差不能进行密切随访者[8,9]。

二、直肠癌的放疗证据

（一）直肠癌解剖、手术和复发模式

1. 直肠癌的局部浸润和淋巴引流特点　直肠癌沿直肠肠壁纵轴方向浸润的距离较为有限，95% 以上患者向远端肠壁扩散距离不超过 2cm，且多数局限于 1cm 之内，仅 2.5% 的患者镜下浸润长度超过 2.5cm[10]。直肠癌淋巴引流始于直肠黏膜层下方的淋巴丛网络，并最终汇入淋巴结；肠周淋巴结位于直肠系膜内，Heald 等据此提出了 TME 的概念。直肠上三分之二、直肠下三分之一至齿状线、齿状线至肛管的淋巴引流路径有所不同[11]：①直肠上三分之二的淋巴管引流入肠周淋巴结后沿着直肠上动脉上行汇入肠系膜下动脉根部的淋巴结，部分引流至闭孔淋巴结和髂内淋巴结；②直肠下三分之一至齿状线部分则主要向头侧淋巴引流，至肠系膜下动脉淋巴结，部分可沿直肠下动脉和闭孔动脉侧向引流至闭孔淋巴结和髂内淋巴结；③齿状线至肛管主要引流至腹股沟淋巴结，部分引流至髂内淋巴结，而腹股沟淋巴结又可引流至髂外淋巴结。此外，少数集合淋巴管，沿肛门动脉至坐骨直肠窝，汇入坐骨直肠窝内淋巴结（此淋巴结不恒定，有时缺如）。

2. 直肠癌手术方式及特点

（1）临床分期Ⅰ期：$cT_1N_0M_0$ 期治疗原则主要为经肛门局部切除或直肠癌根治术，$cT_2N_0M_0$ 期推荐直肠癌根治手术，具体细则可参考结直肠癌外科治疗规范。

（2）临床分期Ⅱ、Ⅲ期：一般推荐新辅助放化疗后行根治性手术。中上段直肠癌推荐低位前切除术（low anterior resection，LAR）；低位直肠癌推荐腹会阴联合切除术（abdominal-perineal resection，APR）或慎重选择保肛手术。中下段直肠癌切除必须遵循 TME 原则，尽可能锐性游离直肠系膜。尽量保证环周切缘阴性。肠壁远切缘距离肿瘤 1~2cm，直肠系膜远切缘距离肿瘤 ≥ 5cm 或切除全直肠系膜。在根治肿瘤的前提下，尽可能保留肛门括约肌功能、排尿和性功能。

3. 直肠癌术后局部复发和区域淋巴结转移模式　2006 年 Roels 等[12]对 17 篇关于直肠癌术后失败模式的文章进行综合分析后总结出直肠癌术后局部区域复发的特点（表 4-2-1、表 4-2-2），但相关数据绝大多数来自 TME 前时代。吻合口复发在全部复发患者中占 10%~21%；盆腔下部复发率与直肠原发肿瘤位置密切相关，肿瘤距肛缘 <6cm 患者复发率为 8%；肿瘤距肛缘 6~11cm 患者复发率为 3%，肿瘤距肛缘 ≥ 11cm 患者未出现复发；APR 术后患者盆腔下部复发率高达 11%。随着新辅助治疗和 TME 术式广泛应用，目前直肠癌新辅助放化疗联合 TME 后 5 年局部区域复发率明显下降至 5% 左右，Kusters 等[13]对荷兰 TME 短程放疗研究的复发模式进行了总结见表 4-2-3。但目前，对于 TME 时代直

肠癌局部区域复发模式的系统性研究仍较为缺乏。

表 4-2-1 直肠癌局部复发部位及比例

盆腔局部复发分区	盆腔后部(主要为骶前区)	盆腔侧方(直肠系膜筋膜外侧的区域,包括盆腔侧壁)	盆腔下部(即肛门会阴三角区,包括肛门括约肌复合体、肛周和坐骨直肠窝)	盆腔前部(直肠系膜腹侧器官结构)
占全部患者的比例 /%	22	6	4	5
占盆腔复发患者的比例 /%	49	21	12	17

表 4-2-2 直肠癌区域淋巴结转移部位及比例

区域淋巴结部位	直肠系膜区淋巴结	上方淋巴结(包括直肠上动脉和肠系膜下动脉区)	侧方淋巴结(包括髂内动脉、直肠下动脉和闭孔动脉区)	髂外淋巴结	腹股沟淋巴结
占全部患者的比例 /%	46	28	13	4	1
占淋巴结阳性患者的比例 /%	87	56	27	9	2

表 4-2-3 荷兰 TME 短程放疗研究的局部复发模式

局部复发分区	术前短程放疗 +TME(713 例)n/%	单纯 TME(704 例)n/%
骶前区	15(2.0)	25(3.6)
侧方	9(1.1)	14(1.9)
前方	6(0.7)	14(1.9)
吻合口	5(0.7)	19(2.7)
会阴	0(0)	4(0.6)
未知	1(0.1)	2(0.3)
合计	36(4.6)	78(11.0)

（二）Ⅱ、Ⅲ期直肠癌术后辅助放疗和放化疗

GITSG-7175 研究[14]将 227 例直肠癌根治术后患者随机分为四组:术后观察、术后放疗、术后化疗和术后放化疗组,结果显示,术后放化疗组的局部区域复发率最低,且四个治疗组间的肿瘤进展时间有显著差异($P<0.04$),仅术后观察组达到中位复发时间,余三组均未达到。NSABP R-01 研究[15]将 555 例根治性手术后 Dukes 分期为 B、C 期的直肠癌患者随机分为三组:术后观察、术后化疗和术后放疗组,与术后观察组相比,术后放疗组局部区域复发率下降(24.5% vs. 16.3%,$P=0.06$)。NCCTG-794751 研究[16]比较了Ⅱ、Ⅲ期可切除直肠癌术后放化疗和单纯放疗的疗效,显示术后放化疗组复发率更低(13.5% vs. 25.0%,$P=0.036$)。NARCPG 研究[17]将 136 例 Dukes 分期为 B、C 期的直肠癌患者随机分至单纯手术组和术后同步放化疗组,发现同步放化疗组的局部区域复发率显著低于单纯手术组(12% vs. 30%,$P=0.01$)。NSABP R-02 研究[18]则证实了术后放化疗在降低术后复发率方面也优于单纯化疗(8% vs. 13%,$P=0.02$)。基于以上研究,术后放化疗成为Ⅱ、Ⅲ期直肠癌术后标准辅助治疗手段,主要相关研究结果见表 4-2-4。

表 4-2-4　Ⅱ、Ⅲ期直肠癌术后辅助放化疗的主要研究

研究机构 (发表时间)	研究性质 (入组时间)	入组人群	分组和治疗方案	主要研究结果	主要结论
GITSG-7175 (1985)	前瞻Ⅲ期 (1975—1980)	Dukes 分期为 B_2 期和 C_{1-2} 期直肠癌	术后观察组(58例) 术后放疗组(50例) 术后化疗组(48例) 术后放化疗组(46例)	术后观察组 vs. 术后放疗组 vs. 术后化疗组 vs. 术后放化疗组 5年LRR：24% vs. 20% vs. 27% vs. 11% 5年远处转移率：34% vs. 30% vs. 27% vs. 26% 5年OS相似(P=0.2)	术后放化疗可显著改善LRR
NSABP R-01 (1988)	前瞻Ⅲ期 (1977—1986)	Dukes 分期为 B 期和 C 期直肠癌	术后观察组(184例) 术后化疗组(187例) 术后放疗组(184例)	术后观察组 vs. 术后化疗组 vs. 术后放疗组 5年LRR：24.5% vs. 21.4% vs. 16.3%(与术后观察组相比 P=0.06) 术后放疗组 vs. 术后观察组 DFS(P=0.4) 或 OS(P=0.7) 无显著获益	术后放疗可降低LRR，但未改善DFS和OS
NCCTG-794751 (1991)	前瞻Ⅲ期 (1980—1986)	T_{3-4} 或 $N+M_0$ 直肠癌	术后放疗组(100例) 术后放化疗组(104例)	术后放疗组 vs. 术后放化疗组 5年LRR：25.0% vs. 13.5%(P=0.036) 5年远处转移率：46.0% vs. 28.8%(P=0.011) 术后放化疗组比术后放疗组死亡率下降29%(P=0.043)	术后放化疗较术后单纯放疗可减少LRR并改善OS
NARCPG(1997)	前瞻Ⅱ期 (1987—1991)	Dukes 分期为 B 期和 C 期直肠癌	术后同步放化疗组(66例) 单纯手术组(70例)	术后放化疗组 vs. 单纯手术组 5年LRR：12% vs. 30%(P=0.01) 5年OS：64% vs. 50%(P=0.05)	术后同步放化疗较单纯手术降低LRR、改善OS
NSABP R-02 (2000)	前瞻Ⅲ期 (1987—1992)	Dukes 分期为 B 期和 C 期直肠癌	术后放化疗组(346例) 术后化疗组(348例)	术后放化疗组 vs. 术后化疗组 5年LRR：8% vs. 13%(P=0.02) 5年OS无差异(P=0.89)	术后放化疗较术后化疗可降低LRR

注：LRR，局部区域复发率；DFS，无病生存；OS，总生存。

需要补充的是，对于 pT_3N_0 上段直肠癌术后患者，一些小样本研究认为如果无预后不良因素(如分化差、脉管癌栓阳性、神经侵犯阳性、CRM阳性、侵犯直肠系膜 ≥2mm、淋巴结清扫不彻底等)可考虑豁免放疗[19]。

(三) 直肠癌术前新辅助放化疗/放疗

直肠癌术后放化疗的耐受性较低，将术后放疗移到术前进行，不仅疗效更好，也可以降低治疗相关毒副反应的发生率。术前放疗相比术后放疗理论上有如下四点优势：①术前肿瘤组织血供好，血氧含量较高，对放射治疗更敏感；②肿瘤体积的缩小有助于提高根治(R0)切除率，也增加了保留肛门括约肌的可能性；③术前放疗可以减少小肠的放射性损伤，因为术后小肠往往会坠入并粘连于盆腔；④手术过程中多选择照射野外的结肠进行吻合，减少了吻合口狭窄和晚期放射性肠炎的发生率(即术前照射的部分肠管会在手术过程中切除)。

1. 术前短程放疗对比单纯手术　三项大型随机对照研究证实了术前短程放疗对比单纯手术的优

势,分别是 TME 前时代的 1997 年瑞典研究[20,21]、TME 时代的 2001 年荷兰研究[4,22] 和 2009 年英国 MRC-CR07/NCIC-CTGC016 研究[23](表 4-2-5)。以上研究结果均显示,术前短程放疗后即刻手术可降低直肠癌术后局部区域复发率,而在 TME 前时代,术前短程放疗可改善患者 OS,但在 TME 时代未观察到 OS 获益。

表 4-2-5 局部晚期直肠癌术前短程放疗对比单纯手术的主要研究

研究名称 (发表时间)	研究性质 (入组时间)	入组人群	分组和治疗方案	研究结果	毒副反应	主要结论
瑞典研究 (1997)	前瞻Ⅲ期 (1987—1990)	可切除无远处转移直肠癌	术前短程放疗组(573 例):25Gy/5f 单纯手术组(574 例)	术前短程放疗组 vs. 单纯手术组 13 年 LRR:9% vs. 26%($P<0.001$) 13 年远处转移率:均为 34% 13 年 OS:38% vs. 30%($P=0.008$) 13 年肿瘤特异性生存率:72% vs. 62%($P=0.03$)	术前短程放疗组 vs. 单纯手术组 术后住院期间死亡率:4% vs. 3%($P=0.3$)	术前短程放疗降低可切除直肠癌的 LRR,提高 OS
荷兰 TME 研究 (2001)	前瞻Ⅲ期 (1996—1999)	可切除无远处转移直肠癌	术前短程放疗组(897 例):25Gy/5f 单纯手术组(908 例)	术前短程放疗组 vs. 单纯手术组 10 年 LRR:5% vs. 11%($P<0.0001$) 10 年远处转移率:25% vs. 28%($P=0.21$) 10 年 OS:48% vs. 49%($P=0.86$)	术前短程放疗组 vs. 单纯手术组 APR 会阴伤口并发症发生率:26% vs. 18%($P=0.05$) 其余术后并发症发生率及死亡率两组相似	与单纯 TME 相比,术前短程放疗将 10 年 LRR 降低了一半以上
MRC-CR07/ NCIC- CTGC016 (2009)	前瞻Ⅲ期 (1998—2005)	可切除无远处转移直肠癌	术前短程放疗组(674 例):25Gy/5f 单纯手术组(676 例):术后环周切缘阳性,则行辅助放化疗 45Gy/25f 联合 5-Fu 同步化疗	术前短程放疗组 vs. 单纯手术组 3 年 LRR:4.4% vs. 10.6%($P<0.0001$) 3 年 DFS:77.5% vs. 71.5%($P=0.013$) 3 年 OS:80.3% vs. 78.6%($P=0.40$)	术前放化疗组 vs. 术后放化疗组两组术后 30 天死亡率均为 2% 低位前切除吻合口瘘发生率:9% vs. 7%	术前放疗降低了 3 年 LRR,提高了 3 年 DFS,但未改善 OS

注:LRR,局部区域复发率;DFS,无病生存;OS,总生存;APR,腹会阴联合切除术;TME,全直肠系膜切除术。

2. 术前同步放化疗对比术后同步放化疗 以下两项临床研究证明局部晚期直肠癌术前同步放化疗优于术后同步放化疗(表 4-2-6):CAO/ARO/AIO-94 是由德国直肠癌研究协作组开展的一项大型前瞻性随机对照研究。中位随访 46 个月时,结果表明术前同步放化疗相比术后同步放化疗可显著提高保肛率(39% vs. 19%,$P=0.004$),减少治疗相关 3~4 级毒副反应(27% vs. 40%,$P=0.001$)。11 年的随访结果显示术前同步放化疗可较术后同步放化疗显著降低局部区域复发率(7.1% vs. 10.1%,$P=0.048$),但未改善 OS[24,25]。

美国 NSABP-R03 研究[26] 计划入组 900 例患者,但最终仅入组 267 例 $cT_{3~4}$ 或 cN+ 的直肠癌患者,结果显示术前同步放化疗组 5 年 DFS 率显著高于术后同步放化疗组(64.7% vs. 53.4%,$P=0.011$),但两组间的局部区域复发率相似(10.7% vs. 10.7%,$P=0.693$),这可能与该研究未完成预期的入组病例数、复发事件较少有关。

表 4-2-6　局部晚期直肠癌术前同步放化疗对比术后同步放化疗主要研究

研究名称 （发表时间）	研究性质 （入组时间）	入组人群	分组和治疗方案	研究结果	毒副反应	主要结论
CAO/ARO/ AIO-94 （2004、2012）	前瞻Ⅲ期 （1995—2002）	$cT_{3\sim4}$ 和 / 或 cN+ 直肠癌	术前放化疗组（405 例）：50.4Gy/28f,同 步 5-Fu 术后放化疗组（394 例）：50.4Gy/28f+ 瘤床加量 5.4Gy, 同步 5-Fu	术前放化疗组 vs. 术 后放化疗组 保肛率：39% vs. 19% （P=0.004） 10 年 LRR：7.1% vs. 10.1%（P=0.048） 10 年 OS：59.6% vs. 59.9%（P=0.85）	术前放化疗组 vs. 术后放化疗组 3~4 级毒副反应 发生率：27% vs. 40%（P=0.001）	术前同步放化 疗相比术后同 步放化疗可提 高保肛率,降 低 LRR 和毒副 反应,但未改 善 OS
NSABP-R03 （2009）	前瞻Ⅲ期 （1993—1999）	$cT_{3\sim4}$ 和 / 或 cN+ 直肠癌	术前同步放化疗 组（123 例） 术后同步放化疗 组（131 例）	术前同步放化疗组 vs. 术后同步放化疗组 5 年 DFS：64.7% vs. 53.4%（P=0.011） 5 年 OS：74.5% vs. 65.6%（P=0.065） 5 年 LRR：10.7% vs. 10.7%（P=0.693）	两组术后并发 症发生率相似 （25.0% vs. 22.6%）	术前放化疗相 比术后同步放 化疗显著改善 了 DFS,并显 示出 OS 改善 的趋势

注：LRR,局部区域复发率；OS,总生存；DFS,无病生存。

3. 术前同步放化疗对比术前单纯放疗　术前同步放化疗对比术前单纯放疗的随机对照研究主要为
EORTC 22921 研究[27,28] 和 FFCD 9203 研究[29]（表 4-2-7）。两项研究均探索了局部晚期直肠癌术前常规
分割放疗加或不加 5-Fu 为基础的同期化疗的疗效。研究结果均显示术前同步放化疗与术前单纯放疗相
比,病理降期率和 pCR 率更高,局部区域复发率更低,但未改善 OS,且 3~4 级毒副反应发生率更高。

表 4-2-7　直肠癌术前同步放化疗对比术前单纯放疗的主要研究

研究名称 （发表时间）	研究性质 （入组时间）	入组人群	治疗方案	研究结果	毒副反应	主要结论
EORTC 22921 （2005,2006）	前瞻Ⅲ期 （1993—2003）	$cT_{3\sim4}M_0$ 可 切除直肠腺 癌	A 组：术前放疗 （252 例） B 组：术前放化疗 （253 例） C 组：术前放疗 + 术后化疗（253 例） D 组：术前放疗 + 术后化疗（253 例） 术前放疗方案： 45Gy/25f 术前化疗方案：5-Fu+ 亚叶酸钙 2 周期 术后化疗方案：5-Fu+ 亚叶酸钙 4 周期	A 组 vs. B 组 pCR 率：5.3% vs. 13.7%（P<0.000 1） A 组 vs. B 组 vs. C 组 vs. D 组 5 年 LRR：17.1% vs. 8.7% vs. 9.6% vs. 7.6%（P=0.002） A+C 组 vs. B+D 组 5 年 OS：64.8% vs. 65.8%（P=0.84）	A+C 组 vs.B+D 组 ≥3 级毒副 反应发生率： 7.4% vs. 13.9% （P<0.001） A 组 vs. B 组 vs.C 组 vs. D 组 晚期毒副反应 发生率差异无 统计学意义 （P=0.22）	相较于术前放 疗,术前同步放 化疗病理降期 更显著,pCR 率 更高,但未改善 OS；术后化疗的 加入能进一步 降低局部区域 复发率

研究名称 (发表时间)	研究性质 (入组时间)	入组人群	治疗方案	研究结果	毒副反应	主要结论
FFCD 9203 (2006)	前瞻Ⅲ期 (1993—2003)	$cT_{3\sim4}N_xM_0$ 可切除直肠癌	术前放疗组(367例)：45Gy/25f 术前放化疗组(375例)：45Gy/25f,同步氟尿嘧啶、亚叶酸钙	术前放疗组 vs. 术前放化疗组 pCR 率：3.6% vs. 11.4%($P<0.05$) 5 年 LRR：16.5% vs. 8.1%($P<0.05$) 5 年 OS：67.9% vs. 67.4%($P=0.684$)	术前放疗组 vs. 术前放化疗组3~4级急性毒副反应发生率：2.7% vs. 14.6%($P<0.05$)	术前同步放化疗相比术前单纯放疗病理降期更显著,可提高 pCR 率,降低 LRR,但未改善 OS,且 3~4 度毒副反应发生率更高

注：LRR,局部区域复发率；pCR,病理完全缓解；OS,总生存。

4. 术前放疗两种剂量分割模式比较 直肠癌术前放疗有长程放化疗(long-course chemoradiotherapy,LCRT)和短程放疗(short-course radiotherapy,SCRT)两种剂量分割模式。LCRT 采用 45~50.4Gy/25~28f/5~5.5 周的剂量方案,联合 5-Fu 或卡培他滨同步化疗,一般治疗完成后 5~12 周行手术。SCRT 采用 25Gy/5f/1 周的剂量方案,一般放疗后 1 周内手术。波兰研究[30,31]和 TROG 01.04[32,33]研究对比了这两种方式的疗效和毒副反应(表 4-2-8),结果均显示 LCRT 组病理降期率和 pCR 率更高,但两组在 DFS、OS、局部区域复发率和严重晚期毒副反应发生率等方面差异无统计学意义。此外,Stockholm Ⅲ研究[34]证实了 SCRT 后延迟手术组(4~8 周后手术)和 SCRT 后立即手术组(1 周内手术)具有相似的肿瘤远期转归,两组 OS 相似,5 年局部区域复发率分别为 3.1% 和 2.3%,延迟手术组术后并发症发生率更低(41% vs. 53%,$P=0.001$)。

目前临床上 LCRT 和 SCRT 均可应用,其中低复发风险(T_3)且无器官保留需求的患者可考虑术前短程放疗。

表 4-2-8 直肠癌术前长程放化疗对比术前短程放疗的主要研究

研究名称 (发表时间)	研究性质 (入组时间)	入组人群	治疗方案	研究结果	毒副反应	主要结论
波兰研究 (2004,2006)	前瞻Ⅲ期 (1999—2002)	$T_{3\sim4}NxM_0$ 可切除直肠癌且无肛门括约肌受侵	SCRT组(155例)：25Gy/5f LCRT组(157例)：50.4Gy/28f,同步氟尿嘧啶、亚叶酸钙	SCRT组 vs. LCRT组 保肛率：61% vs. 58%($P=0.57$) pCR 率：1% vs. 17% 4 年 LRR：9.0% vs. 14.2%($P=0.170$) 4 年 OS：67.2% vs. 66.2%($P=0.960$)	SCRT组 vs. LCRT组3~4级急性毒副反应发生率：3.2% vs. 18.2%($P<0.001$)严重晚期毒副反应发生率：10.1% vs. 7.1%($P=0.360$)	与术前短程放疗相比,长程放化疗 pCR 率更高,但并没有提高保肛率、OS 及降低 LRR,晚期毒副反应发生率相似

研究名称 (发表时间)	研究性质 (入组时间)	入组人群	治疗方案	研究结果	毒副反应	主要结论
TROG 01.04 (2012)	前瞻Ⅲ期 (2001—2006)	$T_3N_{0\sim2}M_0$ 直肠癌	SCRT组(163例)： 25Gy/5f LCRT组(163例)： 50.4Gy/28f，同步 氟尿嘧啶	SCRT组 vs. LCRT 组 pCR率：1% vs. 15% 3年LRR：7.5% vs. 4.4%(P=0.24) 5年OS：74% vs. 70% (P=0.62)	SCRT组 vs. LCRT 组 3~4级急性毒副 反应发生率：放射 性皮炎0 vs. 5.6% (P=0.003)、直肠炎 0 vs. 3.7%(P=0.016)、 恶心0 vs. 3.1%(P= 0.029)、乏力0 vs. 3.7%(P=0.016)、 腹泻1.3% vs. 14.2% (P<0.001) 3~4级晚期毒副 反应发生率：5.8% vs. 8.2%(P=0.53) 术后并发症发生 率：53.2% vs. 50.4% (P=0.68)	长程放化疗和 短程放疗在局 部区域复发、 远处转移、无 复发生存、总 生存和晚期毒 副反应发生率 等方面差异无 统计学意义

注：LRR，局部区域复发率；pCR，病理完全缓解；OS，总生存；LCRT，长程放化疗；SCRT，短程放疗。

5. 长程放疗同步化疗药物选择 在长程放疗同期化疗方案的选择方面，2024年第2版美国国立综合癌症网络（NCCN）直肠癌临床实践指南推荐氟尿嘧啶类，包括5-Fu和卡培他滨。德国一项Ⅲ期随机非劣效性临床研究纳入401例Ⅱ、Ⅲ期直肠癌患者，术前长程放疗期间随机给予5-Fu或卡培他滨同步化疗，结果显示两组5年OS、3年DFS率、局部区域复发和远处转移率分别为67%vs.76%（P=0.0004）、67% vs. 75%（P=0.07）、7% vs. 6%（P=0.67）和28% vs. 19%（P=0.04），提示直肠癌术前同步放化疗中应用卡培他滨的疗效可能优于5-Fu[35]。

STAR-01、ACCORD 12、NSABP R-04、PETACC-6、CAO/ARO-04、FOWARC这6项Ⅲ期临床研究都尝试在放疗联合5-Fu或卡培他滨的基础上加入奥沙利铂来提高疗效，前四项研究均发现奥沙利铂的加入未能带来pCR率的获益，反而增加了3~4级毒副反应，并且ACCORD 12、NSABP R-04、PETACC-6研究均显示局部区域复发率、DFS、OS亦无获益[36-40]，而德国CAO/ARO-04研究[41,42]显示加入奥沙利铂较单药5-Fu显著提高了pCR率（17% vs. 13%，P=0.038）和3年DFS率（75.9% vs. 71.2%，P=0.03），需要注意的是，该研究在辅助治疗中也使用了奥沙利铂。FOWARC研究[43,44]将局部晚期直肠癌患者随机分为：5-Fu+放疗组、FOLFOX（奥沙利铂、亚叶酸钙和5-Fu）+放疗组和FOLFOX组，结果显示FOLFOX+放疗组具有最高的pCR率，但无远期疗效获益。基于以上结果，NCCN指南尚不推荐将奥沙利铂加入常规同步化疗方案。

目前有两项Ⅲ期随机对照研究探索伊立替康在直肠癌长程放化疗中的疗效：2020年ASCO公布了英国多中心Ⅲ期ARISTOTLE研究的结果，入组患者为MRF阳性或肛提肌受侵的高危人群，加入伊立替康后并未提高pCR率，双药和单药组的pCR率为20% vs. 17%（P=0.45），双药组治疗完成率低且3~4级毒副反应发生率显著高于单药组（76% vs. 50%，P<0.001）。国内CinClare研究[45]基于尿苷二磷酸葡糖醛酸转移酶1A1（UDP-glucuronosyltransferase1A1，UGT1A1）基因分型，调整放疗期间同步伊立

替康的给药剂量,与常规治疗组相比 pCR 率显著提高(30.0% vs. 15.0%,$P=0.001$)。但由于两项研究设计、入组人群等不同,放疗同期加用伊立替康是否获益仍需要更多Ⅲ期临床研究加以证实。

目前为止,直肠癌放化疗中加入靶向治疗尚无高级别循证医学证据支持,不推荐将贝伐珠单抗、西妥昔单抗、帕尼单抗等靶向药物加入直肠癌术前同步放化疗中。

6. 新辅助治疗的反应与预后的关系 目前,标准长程放化疗后 50%~60% 的直肠癌患者可获得肿瘤降期,pCR 率约为 20%。已有多项研究显示直肠癌患者对新辅助治疗的反应与患者预后相关。Maas 等[46]的荟萃分析包括 14 项临床研究、共 3 105 例接受新辅助放化疗的局部晚期直肠癌患者,结果显示整体 pCR 率为 15.6%,pCR 患者的 5 年 DFS 率明显优于非 pCR 患者(83.3% vs. 65.6%,$P<0.000\ 1$)。MERCURY 研究[47]显示 MRI 评估肿瘤退缩较差与较好者 5 年 OS 和 DFS 率分别为 27% vs. 72%($P=0.001$)、31% vs. 64%($P=0.007$);新辅助治疗后病理 T 分期较差与较好者的 5 年 OS、DFS 率和局部区域复发率分别为 39% vs. 76%($P=0.001$)、38% vs. 84%($P=0.001$)、27% vs. 6%($P=0.018$)。同样,在 CAO/ARO/AIO-94 研究中,原发肿瘤病理完全退缩患者的 10 年累积远处转移发生率和 DFS 率分别为 10.5% 和 89.5%,而退缩不佳患者则分别为 39.6% 和 63%[48]。

7. 全程新辅助治疗模式 标准新辅助治疗方案对直肠癌 pCR 率的提升已达瓶颈,同时,约 30% 的远处转移仍然是直肠癌的主要死亡原因[49,50],且患者新辅助治疗联合 TME 后进一步行辅助化疗的依从性和耐受性较差。因此,为使肿瘤最大程度退缩并尽可能降低复发转移风险,国际上已开展多项临床研究评估在既往新辅助放(化)疗的基础上将术后辅助化疗调整至术前的可行性,这种全新模式被称为 TNT 模式[51]。TNT 模式相较于传统模式可能具有多方面的优势:降低肿瘤的负荷和分期,提高 R0 切除率;可在较早阶段干预微转移病灶,降低疾病进展的风险;患者具有更好的耐受性和依从性,避免手术后患者化疗延迟或减量的风险;更充分地筛选适合保留器官功能的患者等。

TNT 模式通常包含新辅助放(化)疗联合术前诱导或巩固化疗。纪念斯隆-凯特琳癌症中心一项大样本回顾性研究[52]显示,诱导化疗联合同步放化疗的模式比标准治疗模式的 CR 率(pCR+cCR 率)明显增加(36% vs. 21%),并且诱导化疗联合同步放化疗模式的治疗依从性较高。随后几项小型Ⅱ期临床研究对 TNT 模式开展了初步评价。西班牙 GCR-3 研究[53]未能证明联合诱导化疗组较常规治疗组提高 pCR 率(14% vs. 13%),但是诱导化疗的 TNT 模式比传统辅助化疗具有更好的治疗依从性。2015 年发表的 LCRT 联合巩固化疗的Ⅱ期、非随机对照 Timing 研究[54],将局部晚期直肠癌非随机分为四组,其中无巩固化疗组即传统长程放化疗组定义为 A 组,而 B、C、D 组定义为在长程放化疗后的手术等待期分别接受 2、4、6 周期的 mFOLFOX 巩固化疗,结果显示四组 pCR 率分别为 18%、25%、30% 和 38%($P=0.003\ 6$),巩固化疗组较常规治疗组盆腔纤维化程度更重($P=0.000\ 1$),但手术难度($P=0.80$)和 ≥ 3 级的术后并发症发生率无显著增加($P>0.1$)。

近年发表的Ⅲ期临床研究数据进一步支持 TNT 模式在临床实践推广(表 4-2-9)。诱导化疗模式的代表性研究为 PRODIGE23 Ⅲ期临床研究[55],其旨在探索在传统新辅助长程放化疗之前应用 FOLFIRINOX(奥沙利铂、伊立替康、亚叶酸钙和 5-Fu)方案诱导化疗在可切除局部晚期直肠癌中的疗效,结果显示新辅助 FOLFIRINOX 联合长程放化疗是安全的,较常规治疗组可以明显提高 pCR 率(28% vs. 12%,$P<0.001$),并经长期随访证实 TNT 组可明显改善 DFS 和无远处转移生存率。另外,探索巩固化疗模式的Ⅲ期临床研究也再次显示出 TNT 模式的优势,其中代表性研究为 RAPIDO 研究[56,57]、STELLAR 研究[58]及较早的 Polish Ⅱ研究[59,60],这三项研究的入组患者、巩固化疗周期数等均不相同。前两项研究显示出短程放疗联合巩固化疗较传统长程放化疗可提高 pCR 率,其中 RAPIDO 研究还提示

TNT 模式可进一步降低局部高危患者的远处转移率。

为进一步探索 TNT 模式的最优方案,德国 CAO/ARO/AIO-12 Ⅱ 期临床研究[61,62]比较了诱导化疗联合长程放化疗对比长程放化疗联合巩固化疗的优劣,结果显示诱导组与巩固组的 pCR 率分别为 17% vs. 25%,但 3 年 DFS(73% vs. 73%,P=0.82)、局部区域复发率(6% vs. 5%,P=0.67)和远处转移率(18% vs. 16%,P=0.52)均相似。此外,美国的 OPRA Ⅱ 期临床研究[63]也评估了 TNT 的最佳模式,结果显示诱导化疗联合长程放化疗对比长程放化疗联合巩固化疗的 DFS、OS、无局部复发生存、无远处转移生存差异均无统计学意义,但巩固化疗模式在器官保留方面更具优势(53% vs. 41%,P=0.01)。

上述研究结果提示,通过 TNT 模式增加新辅助治疗强度,有望为患者争取最大化的肿瘤学获益。因此,2024 年第 2 版美国国立综合癌症网络(NCCN)直肠癌临床实践指南目前将 TNT 模式作为 pMMR/MSS 类型局部晚期直肠癌新辅助治疗的优选方案。

表 4-2-9　直肠癌全程新辅助治疗的主要研究

研究名称 (发表时间)	研究性质 (入组时间)	入组人群	治疗方案	研究结果	毒副反应	主要结论
Polish Ⅱ (2016,2019)	前瞻Ⅲ期 (2008—2014)	cT$_4$/ 明显固定 cT$_3$、无远处转移直肠癌	A 组(261 例):5Gy × 5f+3 周期 FOLFOX4 → TME B 组(254 例):50.4Gy/28f+ 同步奥沙利铂 + 5-Fu→TME	A 组 vs. B 组 pCR 率:16% vs. 12%(P=0.17);8 年 DFS:43% vs. 41%(P=0.65);8 年远处转移率:36% vs. 34%(P=0.54);8 年 OS:49% vs. 49%(P=0.38)	A 组 vs. B 组 3~4 级急性和晚期毒副反应发生率分别为 23% vs. 21%,11% vs. 9%	短程放疗联合 3 周期巩固化疗并未带来近期和远期疗效的获益
PRODIGE 23 (2021)	前瞻Ⅲ期 (2012—2017)	cT$_{3-4}$,任何 N,M$_0$ 可切除直肠癌	A 组(231例):FOLFIRINOX 6 周期→CRT(同步卡培他滨)→TME→mFOLFOX6 6 周期或 3 个月卡培他滨 B 组(230 例):CRT(同步卡培他滨)→TME→mFOLFOX6 12 周期或 8 周期卡培他滨	A 组 vs. B 组 pCR 率:28% vs. 12%(P<0.000 1)3 年 DFS:76% vs. 69%(P=0.034)3 年无转移生存率:79% vs. 72%(P=0.017)3 年 OS:91% vs. 88%(P=0.077)	A 组 vs. B 组严重毒副反应发生率:27% vs. 22%(P=0.167)	新辅助 FOL-FIRINOX 联合 LCRT 是安全的,可明显提高 pCR 率,改善 DFS 和无转移生存
RAPIDO (2021,2023)	前瞻Ⅲ期 (2011—2016)	MRI 评估具有高危因素(如 cT4$_{a/b}$、cN$_2$、EMVI 阳性、MRF 阳性或侧方淋巴结转移)的局部晚期直肠癌	A 组(462 例):5Gy × 5f+6 周期 CAPEOX/9 周期 FOLFOX4 → TME B 组(450 例):50.4Gy/28f 或 50Gy/25f+ 同步卡培他滨 → TME+ 术后 8 周期 CAPEOX 或 12 周期 FOLFOX4	A 组 vs. B 组 pCR 率:27.7% vs. 13.8%(P<0.001)5 年疾病相关治疗失败率:27.8% vs. 34.0%(P=0.048)5 年远处失败率:23.0% vs. 30.4%(P=0.011)5 年 LRR:10% vs. 6%(P=0.027)5 年 OS:81.7% vs. 80.2%(P=0.50)	A 组 vs.B 组新辅助治疗期间 3~4 级毒副反应发生率:48% vs. 25%	在高危患者中,短程放疗联合巩固化疗的模式能显著降低远处转移率、疾病相关治疗失败率,并可提高 pCR 率,但可能导致局部区域复发风险增加

研究名称 （发表时间）	研究性质 （入组时间）	入组人群	治疗方案	研究结果	毒副反应	主要结论
STELLAR (2022)	前瞻Ⅲ期 (2015—2018)	cT$_{3-4}$，任何 N，M$_0$ 可切除中低位直肠癌	A 组(302 例)：5Gy×5f+4 周期 CAPEOX→TME+术后 2 周期 CAPEOX 化疗 B 组(297 例)：50Gy/25f+同步卡培他滨→TME+术后 6 周期 CAPEOX 化疗	A 组 vs.B 组 pCR+cCR 率：21.8% vs. 12.3%（P=0.002) 3 年 LRR：8.4% vs. 11.0%(P=0.461) 3 年 DFS：64.5% vs. 62.3%（非劣效性P<0.001)； 3 年 OS：86.5% vs. 75.1%(P=0.033)	A 组 vs. B 组3~4 级急性毒副反应发生率：26.5% vs. 12.6%(P<0.001)	短程放疗+巩固化疗非劣效于标准长程放化疗

注：DFS，无病生存；OS，总生存；LRR，局部区域复发率；pCR，病理完全缓解；cCR，临床完全缓解；CRT，同步放化疗；TME，全直肠系膜切除术；LCRT，长程放化疗；CAPEOX，奥沙利铂和卡培他滨；FOLFIRINOX，奥沙利铂、伊立替康、亚叶酸钙、5-Fu；FOLFOX，奥沙利铂、亚叶酸钙和 5-Fu。

（四）直肠癌"等待观察"策略

尽管手术技术不断改进，直肠癌 TME 术后并发症(如吻合口瘘、泌尿系统功能障碍和性功能障碍及低位前切除综合征等)的发生率仍可达 40%左右，部分患者还可能面临着临时性造口永久化的风险[9]。低位直肠癌患者可能会因无法有效保留器官结构和功能导致生活质量下降。此外，部分患者因高龄体弱及内科合并症，无法耐受根治性手术。因此，在不降低疗效及安全性的同时，尽可能保留患者的器官功能显得尤为重要。

新辅助放化疗可使患者直肠肿瘤退缩甚至完全消失，术后 pCR 的患者远期预后较好[46]。越来越多的研究表明新辅助放化疗后评估肿瘤达到 cCR 的患者进行等待观察(WW)，与术后 pCR 患者的整体预后相似。早在 2004 年，Habr-Gama 等[64]即报道了 cCR 患者的预后，研究将新辅助放化疗后获得 cCR 的局部晚期直肠癌患者纳入观察组，其余患者纳入手术组，结果显示 71 例 cCR 患者的 5 年 OS 为 100%，DFS 率为 92%；未获得 cCR 进而接受手术患者的 5 年 OS 为 88%，DFS 率为 83%。2011 年 Maas 等[65]发表了直肠癌 cCR 患者接受等待观察策略的前瞻性研究结果，从 192 例患者中筛选出 21 例 cCR 的患者纳入等待观察组，20 例根治术后 pCR 的患者纳入对照组，平均随访时间 25 个月，等待观察组仅有 1 例患者发生肠壁复发，之后行局部切除，等待观察组和对照组患者的 2 年 OS 为 100% vs. 91%(P=0.228)，DFS 率为 89% vs. 93%(P=0.770)，并且等待观察组患者肠道功能更优。因此，部分学者提出了对于达到 cCR 的患者可以免除外科手术的观点，即"等待观察"策略，目的在于保全器官功能从而提高生活质量。经过近 20 年的完善、验证，该策略逐渐受到广泛认可。近年该策略相关的最大研究队列来自国际等待观察数据库[66]，该研究共纳入全球 15 个国家 880 例放化疗后达到 cCR 的患者，中位随访 3.3 年，结果显示全组患者 5 年 OS 为 85%，5 年疾病特异性生存率为 94%，2 年局部再生长率为 25.2%，其中 88% 的局部再生长出现在 2 年之内，97% 的肿瘤再生长位于肠壁内，3 年远处转移率为 8%。更为重要的是，局部再生长的患者大部分仍可接受根治性手术。最近荷兰 WW 联盟发表了他们的研究结果，该前瞻性研究运用国际通用量表对新辅助放化疗/放疗后实施 WW 策略以及补救手术的患者进行生活质量分析，获得了长达 24 个月的生活质量和功能结局数据，与新辅助治疗后行 TME 的患者相比，WW 患者的一般生活质量和直肠癌特异性生活质量整体更佳；即使 WW 期间发生少数肿瘤局部再生长，采取补救性局部切除后的远期生活质量与 WW 组也无明显差异[67]。北京大学肿瘤医院直肠癌协

作组在 *Annals of Surgery* 发表了前瞻性单臂Ⅱ期临床研究[68]，研究筛选低风险直肠癌患者，采用同步放化疗联合 CAPEOX 巩固化疗，结果显示：cCR 率为 51.6%，3 年器官保留率达 67.2%，3 年肿瘤特异性生存率达 96.6%，3 年非再生长的无病生存率达 92.2%。

◆ 直肠癌"等待观察"策略为患者提供了既不降低疗效，又保留器官功能的新选择[8,9,69]。

第三节　直肠癌放疗临床实践

本节放疗适应证参考以下指南及规范：
- 2017 年欧洲肿瘤内科学会（ESMO）直肠癌临床实践指南；
- 国家卫生健康委员会中国结直肠癌诊疗规范（2023 版）；
- 2024 年中国临床肿瘤学会（CSCO）结直肠癌诊疗指南；
- 2024 年第 2 版美国国立综合癌症网络（NCCN）直肠癌临床实践指南。

一、放疗适应证

（一）Ⅰ期直肠癌放疗

Ⅰ期直肠癌局部切除术后，有高危因素者，优先推荐行挽救性直肠癌根治术；如无法耐受或拒绝进一步实施根治手术，可采取术后放化疗。

Ⅰ期直肠癌手术保留肛门括约肌有困难，但有强烈保肛意愿者，与患者进行充分沟通后可选择同步放化疗，然后经 MDT 讨论根据疗效选择后续治疗方案。若明确拒绝手术或无法耐受手术者，建议行同步放化疗。

（二）Ⅱ、Ⅲ期直肠癌新辅助放化疗

术前新辅助放（化）疗仍是局部晚期直肠癌（pMMR 或 MSS 型）的标准治疗策略。目前，TNT 模式已被多项研究证明具有 pCR 率或生存方面的优势，因此，TNT 模式现已成为 pMMR/MSS 型患者的优先治疗推荐。对于不适宜采用 TNT 的患者也可采用放化疗 / 单纯放疗 + 手术；放化疗后重新评估，如拒绝手术或无法耐受手术者，可酌情行局部加量放疗。

对于 dMMR/MSI-H 的直肠癌，与患者进行充分沟通后优先推荐免疫检查点抑制剂治疗，根据疗效评估决定是否行放（化）疗和手术，也可选择 TNT 模式。

（三）Ⅳ期直肠癌

（1）同时性转移性直肠癌，应在 MDT 框架下进行讨论，根据原发灶和转移灶对健康的威胁程度、可切除性、复发风险等，安排局部和系统治疗的顺序，采用系统治疗 + 原发病灶和转移灶手术切除、放疗等局部治疗。一般可根据直肠癌局部复发风险，包括 MRF、EMVI、T 分期和肿瘤位置等决定直肠原发病灶是否需要放疗。

（2）异时性转移性直肠癌，经过 MDT 讨论在系统治疗基础上决定是否针对转移病灶进行局部放疗（如体部立体定向放疗）或姑息减症放疗。

（四）未行术前放疗，术后病理分期Ⅱ、Ⅲ期直肠癌

术前诊断为Ⅰ期或因各种原因未行术前放化疗、术后病理诊断为Ⅱ、Ⅲ期的直肠癌，推荐行术后放

化疗。上段直肠癌术后分期为 pT_3N_0 且无预后不良因素者(如分化差、脉管癌栓阳性、神经侵犯阳性、CRM 阳性、侵犯直肠系膜 ≥ 2mm、淋巴结清扫不彻底等)可考虑豁免放疗。

(五)局部区域复发直肠癌

局部区域复发患者,如既往未接受盆腔放疗,建议行新辅助放化疗,放化疗后重新评估,并争取手术切除;如既往接受过盆腔放疗,应谨慎评估二程放疗风险,建议 MDT 讨论决定治疗方案。

二、放疗前准备

1. 患者评估 采集相关病史,包括便血、里急后重、排便习惯和大便性状改变、贫血、消瘦、乏力、低热等,相关家族史如林奇综合征、家族性腺瘤性息肉病等;营养状态评估;一般查体,包括体能状态评分、身高、体重、生命体征等;常规实验室检查,包括血常规、出凝血时间、感染筛查、尿常规、生化检查;育龄期妇女完善妊娠试验;心电图等。

2. 肿瘤评估 专科查体,包括全身浅表淋巴结特别是腹股沟和锁骨上淋巴结、直肠指诊、三合诊;完善肠镜、普通病理、免疫组化(MMR 蛋白、HER2 等)、基因检测(*MSI*、*KRAS*、*NRAS*、*BRAF* V600E、必要时完善 *POLE/POLD1* 等基因突变检测);胸部 CT、腹盆增强 CT、盆腔 MRI,必要时行肝脏增强 MRI;腔内超声(选择性);头颅 CT 或 MRI 仅在临床怀疑有中枢神经系统转移时进行;骨扫描仅在临床怀疑有骨转移时进行;PET/CT(选择性);CEA、CA19-9、CA 125 等肿瘤标志物。

3. 有生育要求的患者进行治疗前生殖咨询及储备 向患者告知治疗相关性功能障碍、睾酮水平低下、过早绝经和不孕的风险,并提供相关咨询。

4. 治疗方案、毒副反应、注意事项告知,并签署知情同意书。

三、模拟定位

1. 定位前准备 定位前 1 小时排空膀胱和直肠,对于大便排出不尽或便秘者可给予开塞露或乳果糖等药物帮助排出大便。为了区分小肠和结肠,需在定位前 1 小时将碘对比剂溶于 800~1 000ml 饮用水中,并于 10 分钟内饮用完毕[70],在显影小肠便于危及器官勾画的同时充盈膀胱,从而减少小肠的受照体积和剂量。以后每次治疗时采用同样方法饮水 800~1 000ml。

2. 体位选择和体膜固定 定位时可根据采用的治疗技术选取仰卧位或俯卧位[71]。术后放疗时由于盆腔脏器的切除使小肠易坠入盆腔,可采用俯卧位、应用 Belly 板,将腹部下垂于孔内更有利于保护小肠[72]。定位和放疗过程中热塑体膜固定。推荐在肛缘放置铅点以明确其位置。

3. 模拟定位 一般情况下,扫描上界为第四腰椎上缘,下界为股骨上段水平。注射碘对比剂,以层厚 3~5mm 逐层扫描。推荐同时应用 MRI 定位,CT 和 MRI 融合有助于明确肿瘤范围,以便更精确地进行 GTV 等的勾画[73-75]。

四、靶区定义

(一)直肠癌术前放疗靶区定义

GTV:GTV 为模拟定位影像上可见的直肠肿瘤、盆腔转移淋巴结。GTV 的勾画主要参考盆腔 MRI 图像的 T_2 序列,同时借助弥散加权成像序列。GTV 上下界的确定需要同时参考肠镜和直肠指诊的结果。

CTV:CTV 应包括肿瘤上下 2cm 范围、整个直肠系膜区、骶前区、髂内淋巴引流区、闭孔淋巴引流区[76,77]。2006 年 Roels 等、2009 年美国肿瘤放射治疗协作组(Radiation Therapy Oncology Group,

RTOG)及 2016 年 Valentini 等发布的"国际专家共识指南"[12,78,79]均建议当肿瘤侵犯前方器官时,应包括髂外淋巴引流区;当肿瘤侵犯阴道下 1/3 或侵犯肛门内外括约肌时应包括腹股沟淋巴引流区,但这两点建议存在争议,还需要积累更多证据。

PTV:根据各单位的摆位误差大小来确定。

(二)直肠癌术后放疗靶区定义

GTV:R2 切除后影像上可见的残留肿瘤。

CTV1:包括 GTV、术后高危区(包括 R1 切除后可疑残留区)。

CTV2:应包括系膜区(高位直肠癌)、骶前区、髂内淋巴引流区、闭孔淋巴引流区;髂外和腹股沟淋巴引流区的勾画原则同术前放疗;APR 术后应包括坐骨直肠窝和会阴区手术瘢痕;LAR 术后应包括吻合口。

PTV:根据各单位的摆位误差大小来确定。

CTV 勾画注意事项:

(1)Taylor 等[80]的研究发现,CTV 勾画髂内和闭孔血管周围 7mm 边界,可包括 99% 的淋巴引流区;RTOG 建议 CTV 勾画髂血管周围至少 7~8mm 的边界,若在前外侧边界发现小血管或结节应考虑勾画 >10mm 的边界[78];

(2)CTV 后界和侧界应外扩至盆壁肌肉和骨的内侧缘,前界应基于肿瘤侵犯范围和膀胱充盈度适当外扩[78];

(3)骶前区应包括骶骨前方 10mm 的区域,以包全骶前区,但不应包括骶孔,除非存在明确受侵;

(4)进行 CTV 勾画时应尽量减少将骨质及盆腔侧壁的肌肉包括在靶区内;

(5)北京大学肿瘤医院的研究显示:当原发肿瘤侵犯前方泌尿生殖器官(cT_{4b})时,即便不行髂外淋巴引流区预防性照射,该区域复发率也仅有 1.8%[81];当肿瘤侵犯肛门内外括约肌时,不进行腹股沟淋巴引流区预防性照射,该区域的转移率也只有 3.7%[82];当肿瘤明确侵犯坐骨直肠窝/肛门外括约肌/肛提肌时建议 CTV 包括受侵侧部分坐骨直肠窝(GTV 外扩 10mm),未受累的对侧坐骨直肠窝可不包括在 CTV 内[77,83]。

(三)危及器官

盆腔内的小肠、结肠、膀胱、双侧股骨头、生殖器官为直肠癌术前或术后放疗需要勾画的危及器官,也需要注意对于髂骨和骶骨骨髓的保护,建议勾画并给予照射剂量与体积的限定。

五、放疗技术选择

推荐采用 IMRT 或 3D-CRT 技术[84],有条件的单位应考虑使用 VMAT 技术,以获得更优化的剂量分布,同时显著缩短治疗时间。

六、处方剂量

术前放疗推荐盆腔照射处方剂量为 45~50Gy/25f 或 50.4Gy/28f 或全盆腔照射 45Gy 之后对直肠肿瘤局部加量至 50~50.4Gy;对于不可切除肿瘤,如果技术和危及器官限量允许,放疗剂量可高于 54Gy;临床诊断为 T_3 的直肠癌可采用 25Gy/5f 的单纯短程放疗。北京大学肿瘤医院依据临床实践经验推荐,对于合并侧方淋巴结临床阳性(髂内及闭孔区淋巴结短径 ≥7mm 且存在边缘不规则或信号不均匀)的局部晚期直肠癌患者,采用侧方淋巴结区域同步加量(simultaneous integrated boost,SIB)-IMRT 至总剂量 60Gy[85]。术后辅助放疗推荐盆腔照射处方剂量为 45~50.4Gy/25~28f,对于高危区域(如 CRM 阳性)的患者可酌情局部追加剂量。

七、放疗期间相关毒副反应的监测与处理

根据 CTCAE 5.0 对治疗过程中出现的毒副反应进行评级。

放疗期间每周至少随诊一次。观察恶心、呕吐、乏力、腹泻、肛周皮肤反应、直肠炎、泌尿系统反应、手足综合征等毒副反应,复查血常规及肝肾功能等。

放疗期间建议高蛋白、低脂肪、低纤维饮食,戒烟戒酒,避免进食辛辣刺激食物。

保持皮肤标记线清晰直至放疗结束;放疗期间可温水坐浴。

出现严重毒副反应(一般为 ≥ 3 级)时,积极对症处理,必要时暂停放化疗,待患者的毒副反应恢复到 0~2 级后,酌情恢复放化疗。

八、疗效评价与随访

传统短程放疗(5Gy × 5f)后可选择 1 周内行手术(短程放疗即刻手术模式),也可于放疗后 4~8 周手术(短程放疗延迟手术模式)。传统长程放化疗后建议间隔 5~12 周后手术。采用巩固化疗的 TNT 模式时在巩固化疗结束后 2~4 周行手术治疗。疗效评价除常规询问病史、体格检查、毒副反应评估以及常规血液学实验室检查外,还需完善盆腔增强 MRI、腹盆增强 CT 及胸部 CT。

全部治疗结束后 2 年内每 3 个月随访一次,之后每 6 个月一次,5 年后每年一次。随访项目包括:症状、查体、全身状况(包括治疗相关晚期毒副反应)、血常规、生化检查、肿瘤标志物、影像学检查如胸部平扫 CT、腹盆增强 CT,必要时行盆腔 MRI、PET/CT 及肠镜检查。

WW 策略中进行 cCR 评价的最佳时间仍存在争议并受到众多因素的影响。评估时间应结合治疗目标、肿瘤基线特征、新辅助治疗方案、疾病控制风险、补救治疗难度及患者意愿等综合考量。详细内容可参考国际直肠癌器官保留共识建议[69]和直肠癌新辅助治疗后等待观察策略中国专家共识(2024 版)[9]。

第四节　直肠癌放疗典型病例

【简要病史】

57 岁男性,主因"排便习惯改变伴便血 2 月"就诊。查体:ECOG 0 分,一般查体未见异常。直肠指诊:胸膝卧位,距离肛缘约 2.5cm 可触及一质硬肿物,近环周,活动度差,上界未触及,退指指套染血。纤维肠镜检查提示距肛缘 3~7cm 环周型肿物,活检病理为中分化腺癌,免疫组化提示 pMMR。基因检测提示:KRAS、NRAS、BRAF 均为野生型。盆腔 MRI 示:直肠下段肠壁增厚,长度 4cm,最厚处约 1.3cm,增强扫描不均匀强化,病变累及直肠周围脂肪,病变下缘达肛管直肠交界水平;肛门内、外括约肌未见侵犯;MRF 阴性,EMVI 阴性;直肠系膜内可见 2 枚淋巴结,较大者短径约 6mm,类圆形,内部信

号欠均匀,考虑为转移淋巴结。胸部平扫及腹盆增强 CT 检查未见远处转移征象。CEA 升高,8ng/ml。CA 19-9 正常,6U/ml。既往体健,否认吸烟、饮酒史,否认肿瘤家族史及相关遗传病史。

【初步诊断】

直肠下段中分化腺癌 $cT_3N_{1b}M_0$ ⅢB 期(AJCC 第 8 版)

  直肠系膜区淋巴结转移

  MRF 阴性

  EMVI 阴性

  pMMR

【放疗适应证】

患者为局部晚期直肠癌,免疫组化提示 pMMR,推荐行新辅助放化疗。

【诊疗计划】

推荐 TNT 治疗模式(诱导化疗 + 长程放化疗 / 短程放疗,或长程放化疗 / 短程放疗 + 巩固化疗),放化疗后重新评估以决定后续治疗方案。

经 MDT 讨论后,与患者沟通同意行 TNT 模式:首先行新辅助放化疗后行巩固化疗。

【靶区定义】

采用 CT 及 MRI 模拟定位,给予直肠癌术前同步放化疗。CT 定位前 1 小时排空膀胱和直肠,将碘对比剂溶于 800ml 饮用水中,并于 10 分钟内饮用完毕,MRI 定位前采用相同的准备方式,饮用水中无须加碘对比剂。

放疗技术及射线选择: VMAT,10 MV X 线。

GTV: GTVp 为模拟定位影像上可见的直肠肿瘤。GTVnd 为盆腔转移淋巴结。GTV 的勾画主要参考 MRI T_2 序列,同时借助弥散加权成像序列,直肠肿瘤上下界的确定同时还需参考肠镜和直肠指诊的结果。

CTV: CTV 应包括原发大体肿瘤上下 2cm 范围、整个直肠系膜区、骶前区、髂内淋巴引流区、闭孔淋巴引流区。

PTV: 根据各单位的摆位误差大小来确定。

【处方剂量】

95%PGTVp 50Gy/25f,95%PGTVnd 50Gy/25f,95%PTV 45Gy/25f。

【同步化疗方案】

卡培他滨 825mg/m² b.i.d.,放疗日口服。

【靶区勾画】

原发肿瘤和直肠系膜筋膜的显示在 MRI T_2WI 图像中较 CT 图像更加清晰。GTVp 和 GTVnd 的勾画主要参考 CT 和 MRI T_2WI 融合图像进行(图 4-4-1~ 图 4-4-16)。

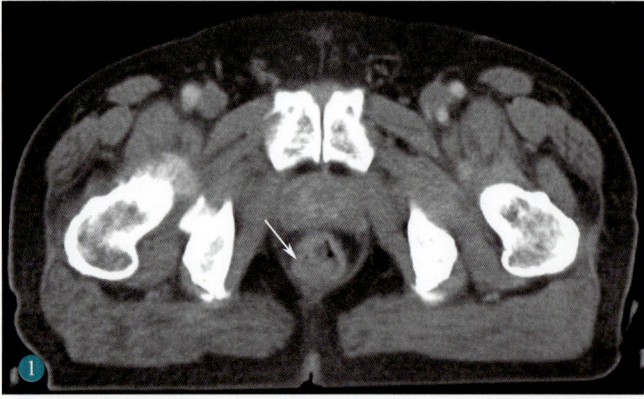

❶ 原发肿瘤增强 CT 图像；

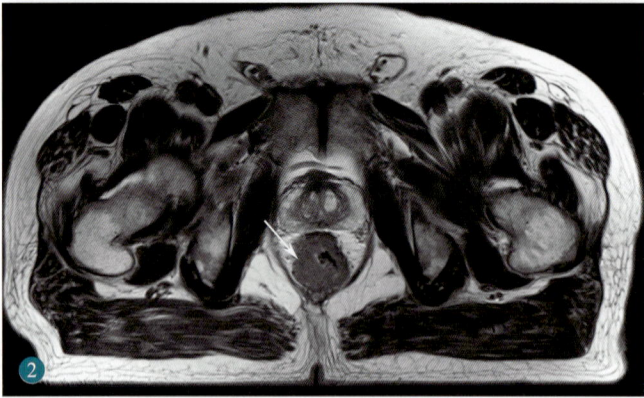

❷ 原发肿瘤 MRI T$_2$WI 图像。

图 4-4-1　原发肿瘤图像
白色箭头所示为原发肿瘤。

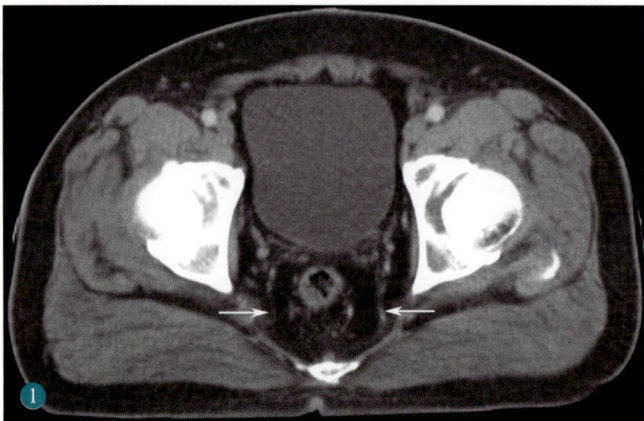

❶ 直肠系膜筋膜增强 CT 图像；

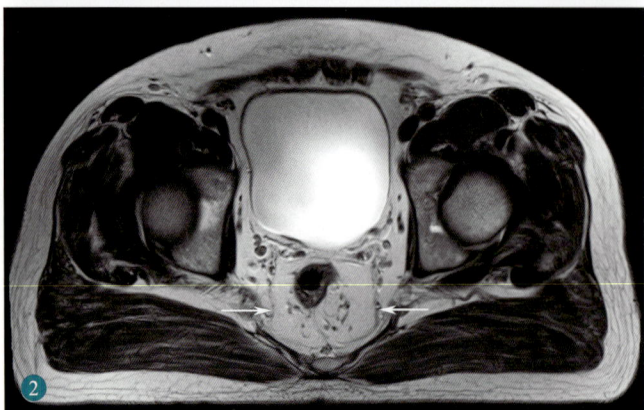

❷ 直肠系膜筋膜 MRI T$_2$WI 图像。

图 4-4-2　直肠系膜筋膜图像
白色箭头所示为直肠系膜筋膜。

■ GTVp

❶ 在增强 CT 图像上勾画原发大体肿瘤；

❷ 在同一层面 MRI T₂WI 图像上勾画原发大体
肿瘤。

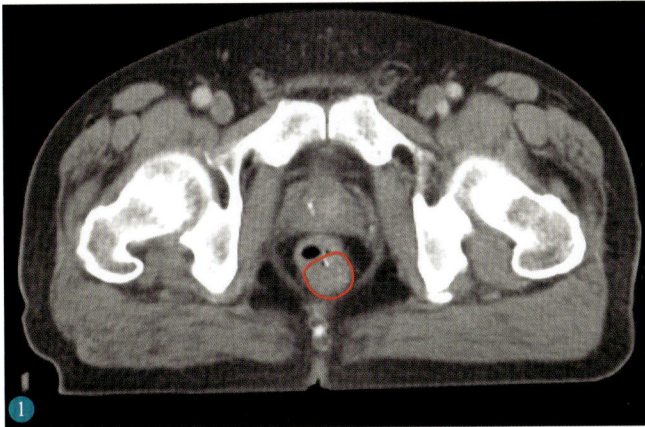

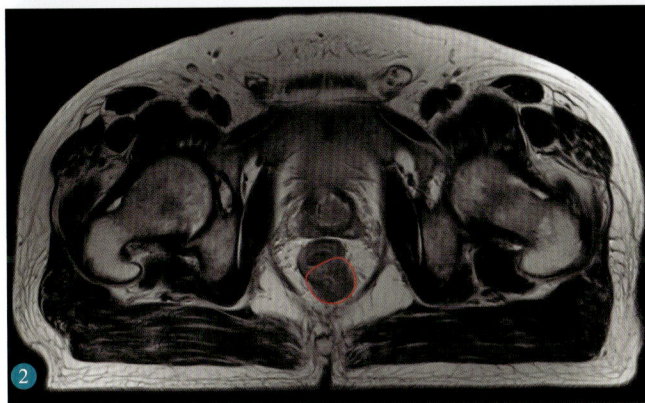

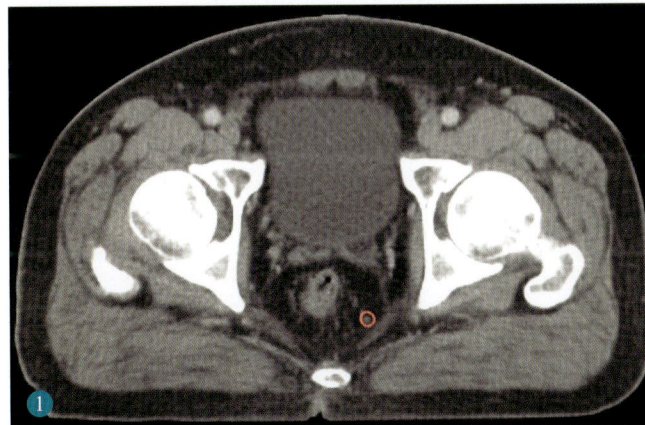

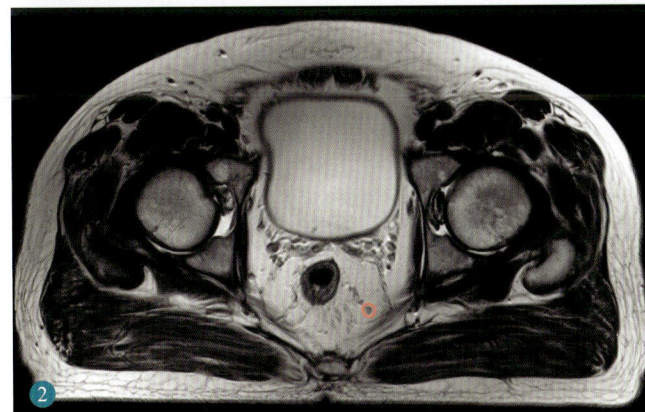

图 4-4-3　原发大体肿瘤

■ GTVnd

❶ 在增强 CT 图像上勾画转移淋巴结；

❷ 在同一层面 MRI T₂WI 图像上勾画转移淋巴结。

图 4-4-4　转移淋巴结

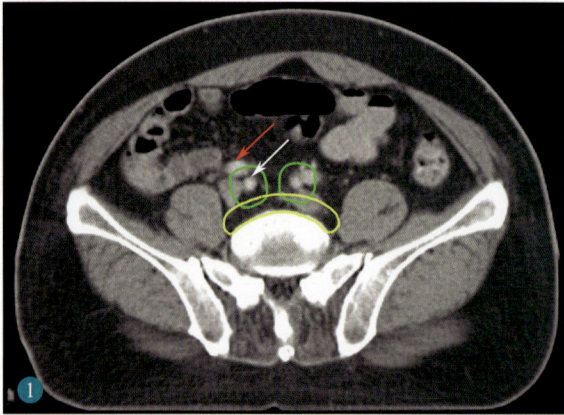

■ 髂内淋巴引流区
■ 骶前区
白色箭头所指为右侧髂内动脉
红色箭头所指为右侧髂外动脉

❶ CTV 上界相应淋巴引流区,在髂总动脉分为髂内、髂外动脉处,约在腰 5 椎体下缘水平;

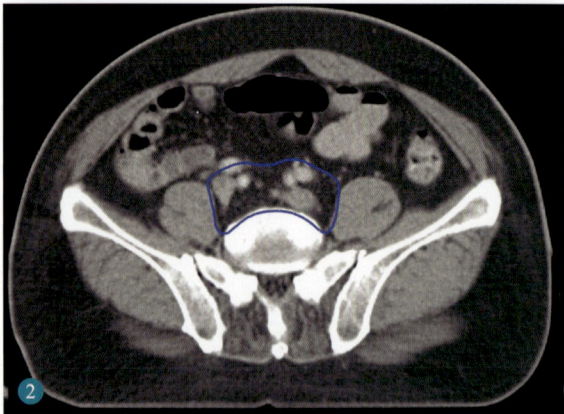

■ CTV
❷ 合成的 CTV。CTV 前界为椎体前 1~1.5cm,后界为椎体皮质前缘,两侧界为腰大肌内侧缘,包括双侧髂内血管周围 7mm。

图 4-4-5　CTV 上界

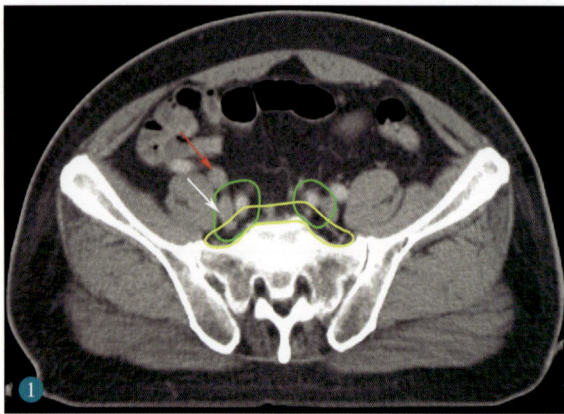

■ 髂内淋巴引流区
■ 骶前区
白色箭头所指为右侧髂内静脉
红色箭头所指为右侧髂外静脉

❶ 右侧髂总静脉分叉水平相应淋巴引流区,在右侧髂总静脉分为髂内、髂外静脉处;

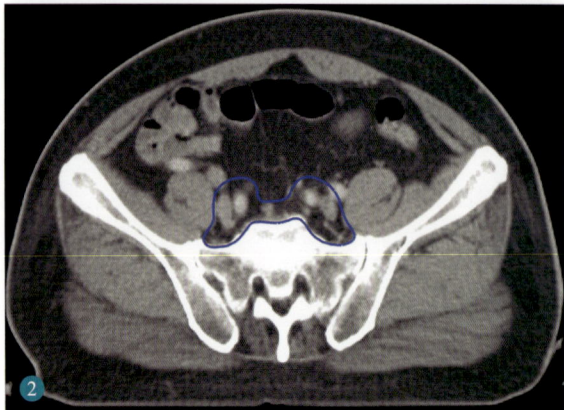

■ CTV
❷ 合成的 CTV。CTV 前界为骶骨前 1~1.5cm,后界为骶骨皮质前缘,两侧界为髂腰肌内侧缘,包括双侧髂内血管周围 7mm。

图 4-4-6　右侧髂总静脉分叉水平

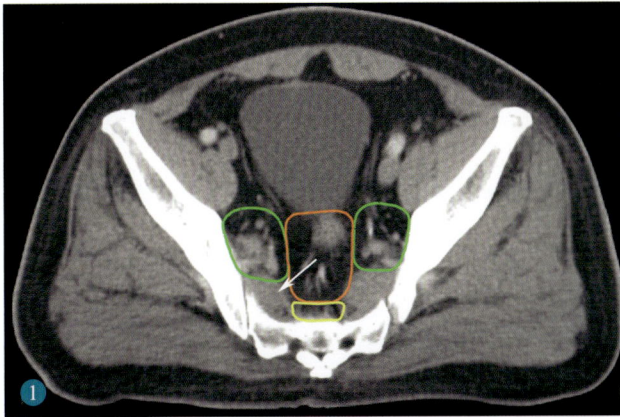

■ 髂内淋巴引流区
■ 直肠系膜区
■ 骶前区
白色箭头所指为右侧梨状肌

❶ 梨状肌起始水平相应淋巴引流区；

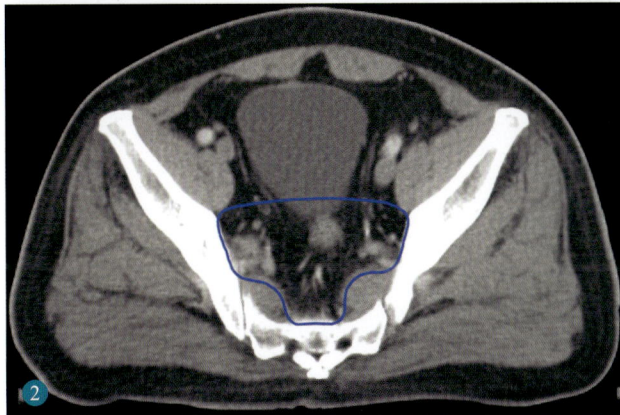

■ CTV

❷ 合成的 CTV。CTV 前界男性为膀胱后壁前方 1cm，女性为子宫后壁前方 1cm，后界为骶骨皮质前缘，两侧界为髂骨和梨状肌内侧缘，包括双侧髂内分支血管周围 7mm。

图 4-4-7　梨状肌起始水平

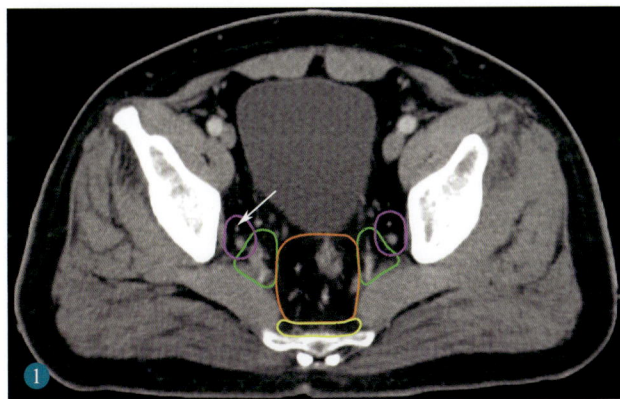

■ 闭孔淋巴引流区
■ 髂内淋巴引流区
■ 直肠系膜区
■ 骶前区
白色箭头所指为右侧闭孔动脉

❶ 闭孔动脉起始水平相应淋巴引流区，在髂内动脉分出闭孔动脉处；

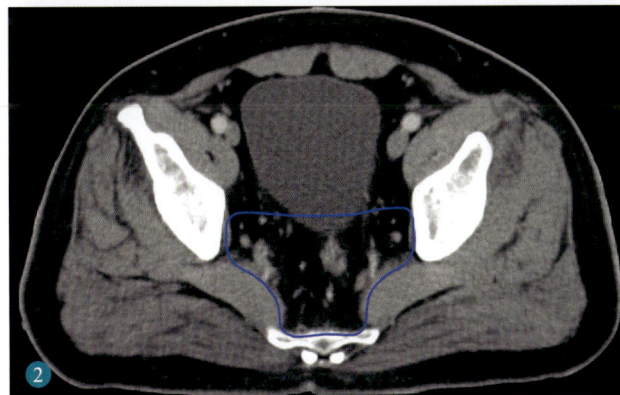

■ CTV

❷ 合成的 CTV。CTV 前界男性为膀胱后壁前方 1cm，女性为子宫后壁前方 1cm，后界为骶骨皮质前缘，两侧界为闭孔内肌和梨状肌内侧缘，包括双侧髂内分支血管和闭孔动脉周围 7mm。

图 4-4-8　闭孔动脉起始水平

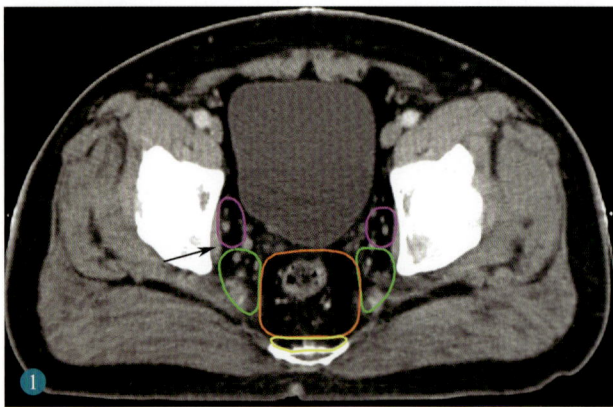

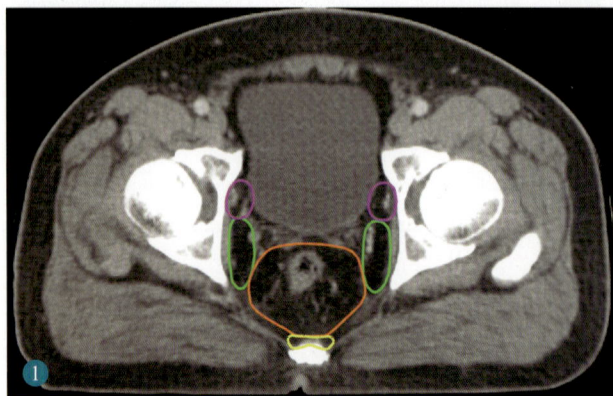

闭孔淋巴引流区
髂内淋巴引流区
直肠系膜区
骶前区
黑色箭头所指为右侧闭孔内肌
① 髋臼上缘水平相应淋巴引流区;

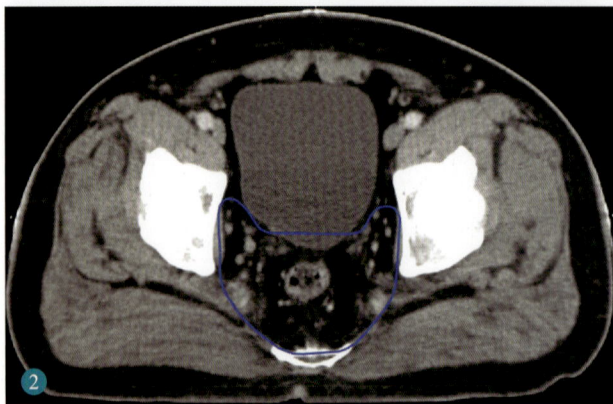

CTV
② 合成的 CTV。CTV 前界男性为膀胱后壁前方 1cm,女性为子宫后壁前方 1cm,后界为骶骨皮质前缘,两侧界为闭孔内肌内侧缘,包括双侧髂内分支血管和闭孔动脉周围 7mm。

图 4-4-9 髋臼上缘水平

闭孔淋巴引流区
髂内淋巴引流区
直肠系膜区
骶前区
① 闭孔区下界水平相应淋巴引流区,在闭孔动脉即将离开盆腔处;

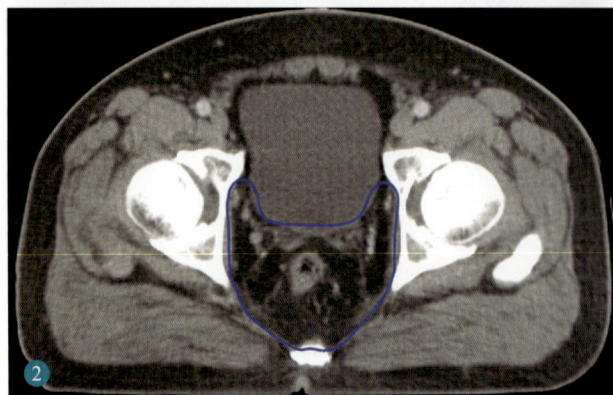

CTV
② 合成的 CTV。CTV 前界男性为精囊腺后缘前方 1cm,女性为子宫或宫颈后壁前方 1cm,后界为骶骨皮质前缘,两侧界为闭孔内肌内侧缘,包括双侧髂内分支血管和闭孔动脉周围 7mm。

图 4-4-10 闭孔区下界水平

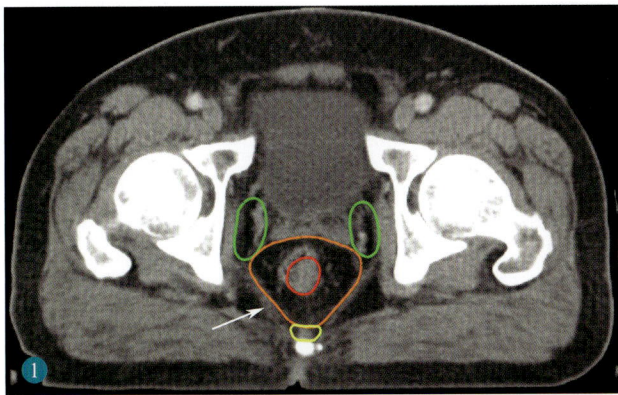

■ GTVp
■ 髂内淋巴引流区
■ 直肠系膜区
■ 骶前区
白色箭头所指为右侧肛提肌

❶ 原发大体肿瘤上界水平相应淋巴引流区；

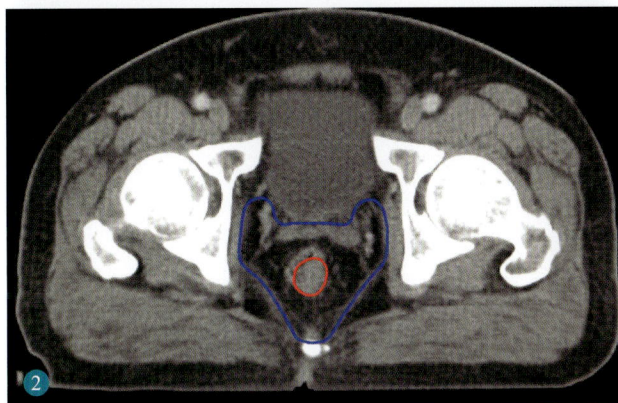

■ CTV

❷ 合成的 CTV。此处闭孔动脉已进入闭孔管离开盆腔，故不再勾画闭孔淋巴引流区；CTV 前界男性为精囊腺后缘前方 1cm，女性为宫颈后壁前方 1cm，后界为尾骨皮质前缘，外侧界为闭孔内肌和肛提肌内侧缘，内侧界为精囊腺（女性为宫颈）外侧缘，包括双侧髂内分支血管周围 7mm。

图 4-4-11　原发大体肿瘤上界水平

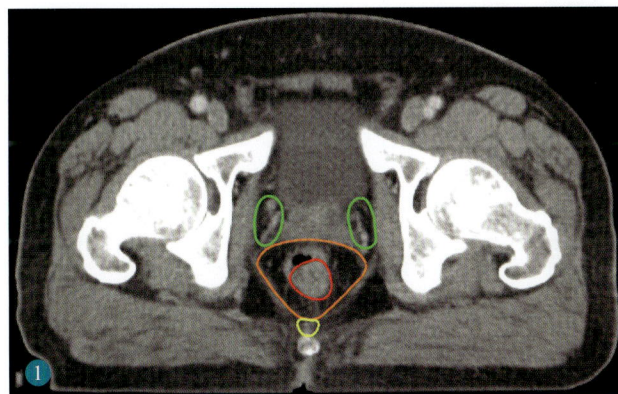

■ GTVp
■ 髂内淋巴引流区
■ 直肠系膜区
■ 骶前区

❶ 髂内区和骶前区下界水平相应淋巴引流区；

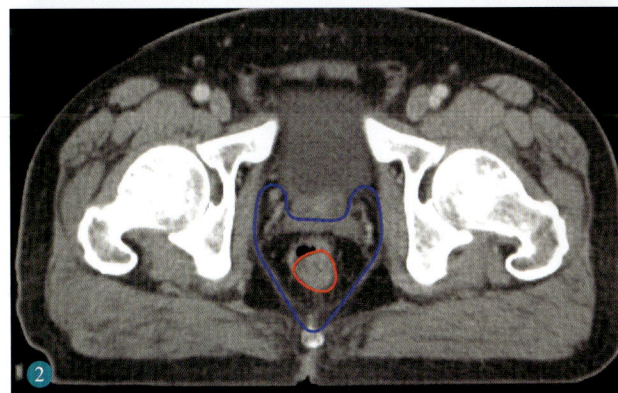

■ CTV

❷ 合成的 CTV。CTV 前界男性为精囊腺或前列腺后缘前方 1cm，女性为宫颈后壁前方 1cm，后界为尾骨皮质前缘，外侧界为闭孔内肌和肛提肌内侧缘，包括双侧髂内分支血管周围 7mm。

图 4-4-12　髂内区和骶前区下界水平

199

■ GTVp
■ 直肠系膜区
❶ 闭孔内肌与前列腺间隙消失水平相应淋巴引流区；

■ CTV
❷ 合成的 CTV。此处闭孔内肌与中线器官（前列腺）间隙消失，故不再勾画髂内淋巴引流区；已至尾骨下缘以下，故不再勾画骶前区；CTV前界男性为前列腺后缘，女性为阴道后缘，两侧界为肛提肌内侧缘。

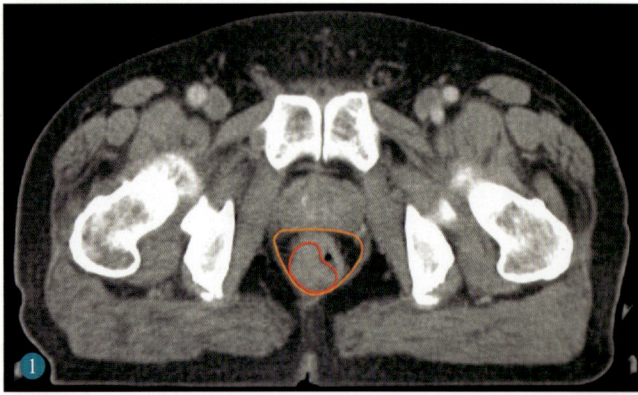

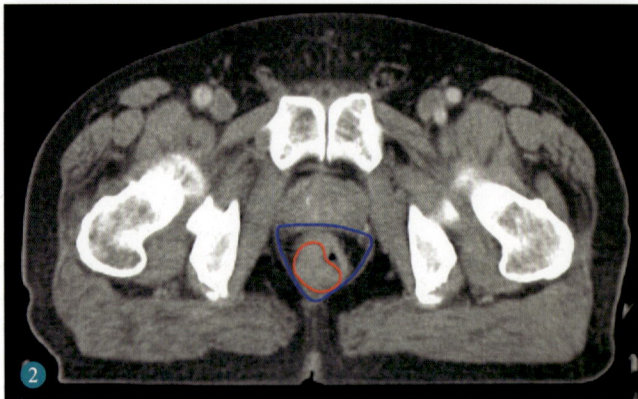

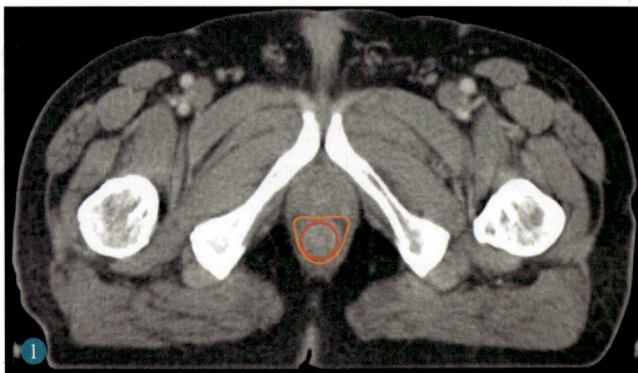

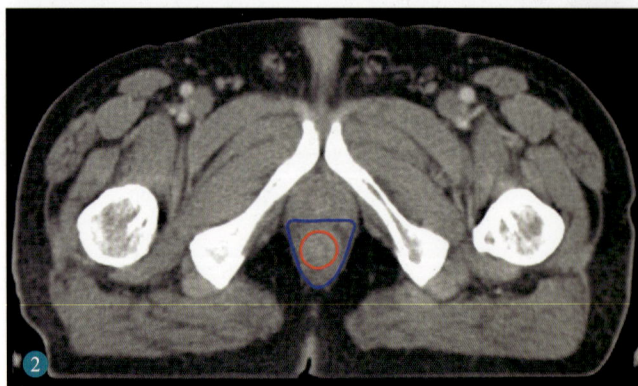

图 4-4-13　闭孔内肌与前列腺间隙消失水平

■ GTVp
■ 直肠系膜区
❶ 直肠系膜区下界水平相应淋巴引流区；

■ CTV
❷ 合成的 CTV。CTV 前界为尿道海绵体后缘，两侧界为肛提肌内侧缘。

图 4-4-14　直肠系膜区下界水平

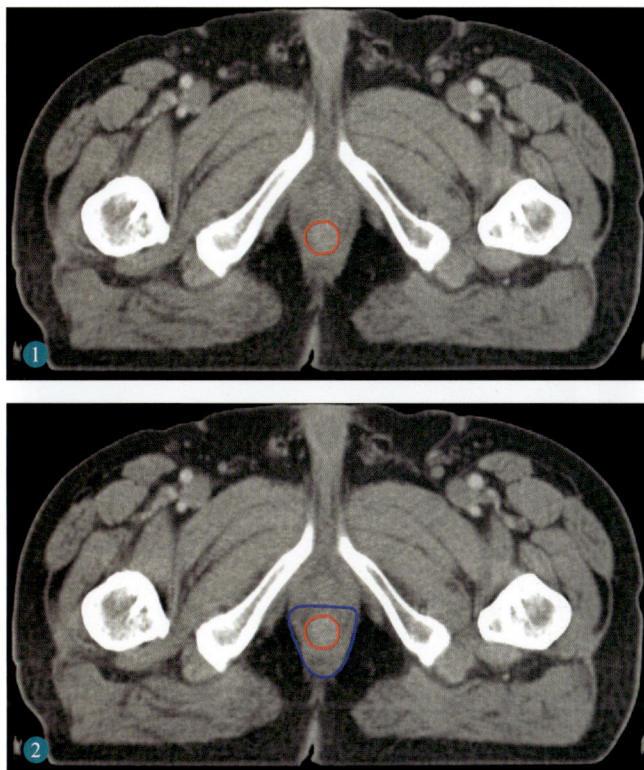

■ GTVp

❶ 原发大体肿瘤下界水平;

■ CTV

❷ 合成的 CTV。此处肛提肌与肛门外括约肌已融合,不再勾画直肠系膜区;CTV 前界为尿道海绵体后缘,两侧界为肛门外括约肌外侧缘。

图 4-4-15　原发大体肿瘤下界水平

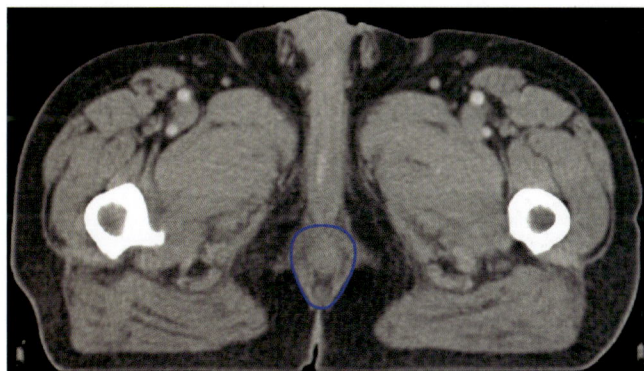

■ CTV

CTV 下界在原发大体肿瘤下界的下方 2cm 处。CTV 前界为尿道海绵体后缘,两侧界为肛门外括约肌外侧缘。

图 4-4-16　CTV 下界

【治疗结局】

　　放疗结束后患者休息 2 周,之后行 4 周期 CAPEOX 方案(奥沙利铂＋卡培他滨)巩固化疗。巩固化疗期间行第 1 次复查评效(放疗结束后 8 周),直肠指诊未触及明确肿物,胸腹盆 CT 未见远处转移征象,CEA 正常,盆腔增强 MRI 与基线盆腔 MRI 比较(图 4-4-17):无明显肿瘤信号,提示为 mrTRG 1 级,MRF 阴性,EMVI 阴性,直肠系膜区淋巴结较前缩小,现较大者短径约 3mm。整体治疗结束后再次行上述评效检查和纤维肠镜检查均符合 cCR。患者保肛意愿强烈,经 MDT 讨论,采取等待观察策略。

201

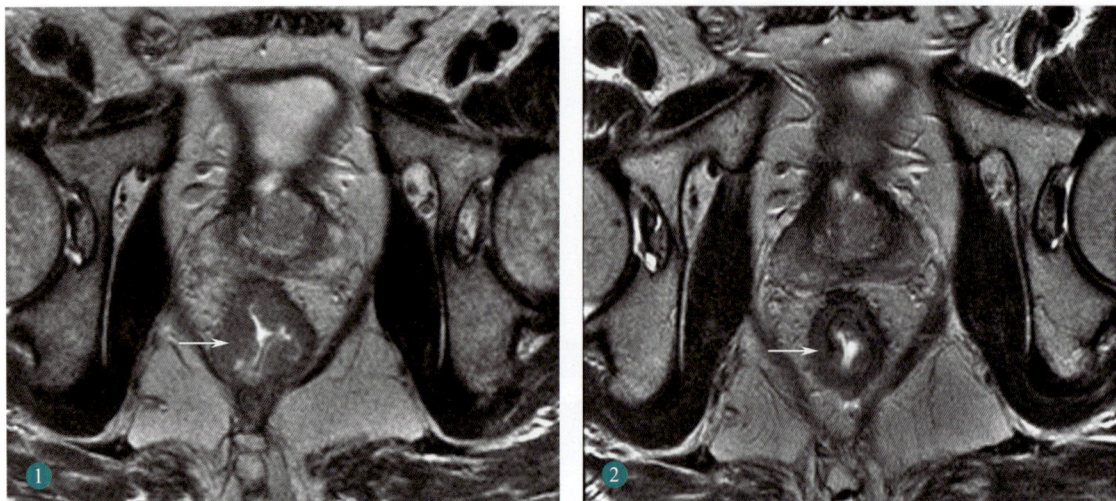

图 4-4-17　直肠癌治疗前后 MRI 图像

❶ 直肠癌治疗前横轴位 MRI T$_2$WI 表现,肠壁明显增厚,肿瘤显示中等信号;

❷ 直肠癌治疗后横轴位 MRI T$_2$WI 表现,未见明显肿瘤信号,可见明显纤维化信号。

（撰稿　宋马小薇；审校　张扬子　蔡勇　李永恒　王维虎　吴昊）

参考文献

［1］ HAN B, ZHENG R, ZENG H, et al. Cancer incidence and mortality in China, 2022 [J]. J Natl Cancer Cent, 2024, 4 (1): 47-53.

［2］ YANG Y, WANG H Y, CHEN Y K, et al. Current status of surgical treatment of rectal cancer in China [J]. Chin Med J (Engl), 2020; 133 (22): 2703-2711.

［3］ GU J, CHEN N. Current status of rectal cancer treatment in China [J]. Colorectal Dis, 2013, 15 (11): 1345-1350.

［4］ KAPITEIJN E, MARIJNEN C A, NAGTEGAAL I D, et al. Preoperative radiotherapy combined with total mesorectal excision for resectable rectal cancer [J]. N Engl J Med, 2001, 345 (9): 638-646.

［5］ BATTERSBY N J, HOW P, MORAN B, et al. Prospective validation of a low rectal cancer magnetic resonance imaging staging system and development of a local recurrence risk stratification model: the MERCURY II study [J]. Ann Surg, 2016, 263 (4): 751-760.

［6］ SIEGEL R L, MILLER K D, FEDEWA S A, et al. Colorectal cancer statistics, 2017 [J]. CA Cancer J Clin, 2017, 67 (3): 177-193.

［7］ LI Y, PAN C, GAO Y, et al. Total neoadjuvant therapy with PD-1 blockade for high-risk proficient mismatch repair rectal cancer [J]. JAMA Surg, 2024, 159 (5): 529-537.

［8］ 中国直肠癌新辅助治疗后等待观察数据库研究协作组, 中国医师协会外科医师分会中国医师协会肛肠医师分会, 中华医学会外科学分会结直肠外科学组, 等. 直肠癌新辅助治疗后等待观察策略专家共识 (2020 版)[J]. 中华胃肠外科杂志, 2020, 23 (1): 1-9.

［9］ 中国直肠癌新辅助治疗后等待观察数据库研究协作组, 中华医学会外科学分会结直肠外科学组, 中国医师协会结直肠肿瘤医师专业委员会. 直肠癌新辅助治疗后等待观察策略中国专家共识 (2024 版)[J]. 中华胃肠外科杂志, 2024, 27 (4): 301-315.

［10］ 顾晋. 直肠肛门部恶性肿瘤 [M]. 北京: 北京大学医学出版社, 2007.

［11］ LEE I K. The lymphatic spread of the rectal cancer [J]. Surgical Treatment of Colorectal Cancer, 2018: 47-53.

［12］ ROELS S, DUTHOY W, HAUSTERMANS K, et al. Definition and delineation of the clinical target volume for rectal cancer [J]. Int J Radiat Oncol Biol Phys, 2006, 65 (4): 1129-1142.

［13］ KUSTERS M, MARIJNEN C A, VAN DE VELDE C J, et al. Patterns of local recurrence in rectal cancer; a study of the Dutch TME trial [J]. Eur J Surg Oncol, 2010, 36 (5): 470-476.

［14］ Gastrointestinal Tumor Study Group. Prolongation of the disease-free interval in surgically treated rectal carcinoma [J]. N Engl J Med, 1985, 312 (23): 1465-1472.

[15] FISHER B, WOLMARK N, ROCKETTE H, et al. Postoperative adjuvant chemotherapy or radiation therapy for rectal cancer: results from NSABP protocol R-01 [J]. J Natl Cancer Inst, 1988, 80 (1): 21-29.

[16] KROOK J E, MOERTEL C G, GUNDERSON L L, et al. Effective surgical adjuvant therapy for high-risk rectal carcinoma [J]. N Engl J Med, 1991, 324 (11): 709-715.

[17] TVEIT K M, GULDVOG I, HAGEN S, et al. Randomized controlled trial of postoperative radiotherapy and short-term time-scheduled 5-fluorouracil against surgery alone in the treatment of Dukes B and C rectal cancer. Norwegian Adjuvant Rectal Cancer Project Group [J]. Br J Surg, 1997, 84 (8): 1130-1135.

[18] WOLMARK N, WIEAND H S, HYAMS D M, et al. Randomized trial of postoperative adjuvant chemotherapy with or without radiotherapy for carcinoma of the rectum: National Surgical Adjuvant Breast and Bowel Project Protocol R-02 [J]. J Natl Cancer Inst, 2000, 92 (5): 388-396.

[19] WILLETT C G, BADIZADEGAN K, ANCUKIE-WICZ M, et al. Prognostic factors in stage T_3N_0 rectal cancer: do all patients require postoperative pelvic irradiation and chemotherapy？ [J]. Dis Colon Rectum, 1999, 42 (2): 167-173.

[20] Swedish Rectal Cancer Trial, CEDERMARK B, DAHLBERG M, et al. Improved survival with preoperative radiotherapy in resectable rectal cancer [J]. N Engl J Med, 1997, 336 (14): 980-987.

[21] FOLKESSON J, BIRGISSON H, PAHLMAN L, et al. Swedish rectal cancer trial: long lasting benefits from radiotherapy on survival and local recurrence rate [J]. J Clin Oncol, 2005, 23 (24): 5644-5650.

[22] VAN GIJN W, MARIJNEN C A, NAGTEGAAL I D, et al. Preoperative radiotherapy combined with total mesorectal excision for resectable rectal cancer: 12-year follow-up of the multicentre, randomised controlled TME trial [J]. Lancet Oncol, 2011, 12 (6): 575-582.

[23] SEBAG-MONTEFIORE D, STEPHENS R J, STEELE R, et al. Preoperative radiotherapy versus selective postoperative chemoradiotherapy in patients with rectal cancer (MRC CR07 and NCIC-CTG C016): a multicentre, randomised trial [J]. Lancet,
2009, 373 (9666): 811-820.

[24] SAUER R, BECKER H, HOHENBERGER W, et al. Preoperative versus postoperative chemoradiotherapy for rectal cancer [J]. N Engl J Med 2004, 351 (17): 1731-1740.

[25] SAUER R, LIERSCH T, MERKEL S, et al. Preoperative versus postoperative chemoradiotherapy for locally advanced rectal cancer: results of the German CAO/ARO/AIO-94 randomized phase Ⅲ trial after a median follow-up of 11 years [J]. J Clin Oncol, 2012, 30 (16): 1926-1933.

[26] ROH M S, COLANGELO L H, O'CONNELL M J et al. Preoperative multimodality therapy improves disease-free survival in patients with carcinoma of the rectum: NSABP R-03 [J]. J Clin Oncol, 2009, 27 (31): 5124-5130.

[27] BOSSET J F, COLLETTE L, CALAIS G, et al. Chemotherapy with preoperative radiotherapy in rectal cancer [J]. N Engl J Med, 2006, 355 (11): 1114-1123.

[28] BOSSET J F, CALAIS G, MINEUR L, et al. Enhanced tumorocidal effect of chemotherapy with preoperative radiotherapy for rectal cancer: preliminary results--EORTC 22921 [J]. J Clin Oncol, 2005, 23 (24): 5620-5627.

[29] GERARD J P, CONROY T, BONNETAIN F, et al. Preoperative radiotherapy with or without concurrent fluorouracil and leucovorin in T_{3-4} rectal cancers: results of FFCD 9203 [J]. J Clin Oncol, 2006, 24 (28): 4620-4625.

[30] BUJKO K, NOWACKI M P, NASIEROWSKA-GUTTMEJER A, et al. Sphincter preservation following preoperative radiotherapy for rectal cancer: report of a randomised trial comparing short-term radiotherapy vs. conventionally fractionated radiochemotherapy [J]. Radiother Oncol, 2004, 72 (1): 15-24.

[31] BUJKO K, NOWACKI MP, NASIEROWSKA-GUTTMEJER A, et al. Long-term results of a randomized trial comparing preoperative short-course radiotherapy with preoperative conventionally fractionated chemoradiation for rectal cancer [J]. Br J Surg, 2006, 93 (10): 1215-1223.

[32] NGAN S Y, BURMEISTER B, FISHER R J, et al. Randomized trial of short-course radiotherapy versus long-course chemoradiation comparing rates of local recurrence in patients with T_3 rectal cancer: Trans-Tasman Radiation Oncology Group trial 01. 04 [J]. J

Clin Oncol, 2012, 30 (31): 3827-3833.

[33] ANSARI N, SOLOMON M J, FISHER R J, et al. Acute adverse events and postoperative complications in a randomized trial of preoperative short-course radiotherapy versus long-course chemoradiotherapy for T_3 adenocarcinoma of the rectum: Trans-Tasman Radiation Oncology Group Trial (TROG 01. 04)[J]. Ann Surg, 2017, 265 (5): 882-888.

[34] ERLANDSSON J, HOLM T, PETTERSSON D, et al. Optimal fractionation of preoperative radiotherapy and timing to surgery for rectal cancer (Stockholm III): a multicentre, randomised, non-blinded, phase 3, non-inferiority trial [J]. Lancet Oncol, 2017, 18 (3): 336-346.

[35] HOFHEINZ R D, WENZ F, POST S, et al. Chemoradiotherapy with capecitabine versus fluorouracil for locally advanced rectal cancer: a randomised, multicentre, non-inferiority, phase 3 trial [J]. Lancet Oncol, 2012, 13 (6): 579-588.

[36] ALLEGRA C J, YOTHERS G, O'CONNELL M J, et al. Neoadjuvant 5-FU or capecitabine plus radiation with or without oxaliplatin in rectal cancer patients: a phase III randomized clinical trial [J]. J Natl Cancer Inst, 2015, 107 (11): djv248.

[37] O'CONNELL M J, COLANGELO L H, BEART R W, et al. Capecitabine and Oxaliplatin in the preoperative multimodality treatment of rectal cancer: surgical end points from national surgical adjuvant breast and bowel project trial R-04 [J]. J Clin Oncol, 2014, 32 (18): 1927-1934.

[38] ASCHELE C, CIONINI L, LONARDI S, et al. Primary tumor response to preoperative chemoradiation with or without oxaliplatin in locally advanced rectal cancer: pathologic results of the STAR-01 randomized phase III trial [J]. J Clin Oncol, 2011, 29 (20): 2773-2780.

[39] GERARD J P, AZRIA D, GOURGOU-BOURGADE S, et al. Clinical outcome of the ACCORD 12/0405 PRODIGE 2 randomized trial in rectal cancer [J]. J Clin Oncol, 2012, 30 (36): 4558-4565.

[40] SCHMOLL H J, STEIN A, VAN CUTSEM E, et al. Pre- and postoperative Capecitabine without or with Oxaliplatin in locally advanced rectal cancer: PETACC 6 trial by EORTC GITCG and ROG, AIO, AGITG, BGDO, and FFCD [J]. J Clin Oncol, 2021, 39 (1): 17-29.

[41] RODEL C, LIERSCH T, BECKER H, et al. Preoperative chemoradiotherapy and postoperative chemotherapy with fluorouracil and oxaliplatin versus fluorouracil alone in locally advanced rectal cancer: initial results of the German CAO/ARO/AIO-04 randomised phase 3 trial [J]. Lancet Oncol, 2012, 13 (7): 679-687.

[42] RODEL C, GRAEVEN U, FIETKAU R, et al. Oxaliplatin added to fluorouracil-based preoperative chemoradiotherapy and postoperative chemotherapy of locally advanced rectal cancer (the German CAO/ARO/AIO-04 study): final results of the multicentre, open-label, randomised, phase 3 trial [J]. Lancet Oncol, 2015, 16 (8): 979-989.

[43] DENG Y, CHI P, LAN P, et al. Modified FOLFOX6 with or without radiation versus fluorouracil and leucovorin with radiation in neoadjuvant treatment of locally advanced rectal cancer: initial results of the Chinese FOWARC multicenter, open-label, randomized three-arm phase III trial [J]. J Clin Oncol, 2016, 34 (27): 3300-3307.

[44] DENG Y, CHI P, LAN P, et al. Neoadjuvant modified FOLFOX6 with or without radiation versus Fluorouracil plus radiation for locally advanced rectal cancer: final results of the Chinese FOWARC trial [J]. J Clin Oncol, 2019, 37 (34): 3223-3233.

[45] ZHU J, LIU A, SUN X, et al. Multicenter, randomized, phase III trial of neoadjuvant chemoradiation with Capecitabine and Irinotecan guided by UGT1A1 status in patients with locally advanced rectal cancer [J]. J Clin Oncol, 2020, 38 (36): 4231-4239.

[46] MAAS M, NELEMANS P J, VALENTINI V, et al. Long-term outcome in patients with a pathological complete response after chemoradiation for rectal cancer: a pooled analysis of individual patient data [J]. Lancet Oncol, 2010, 11 (9): 835-844.

[47] PATEL U B, TAYLOR F, BLOMQVIST L, et al. Magnetic resonance imaging-detected tumor response for locally advanced rectal cancer predicts survival outcomes: MERCURY experience [J]. J Clin Oncol, 2011, 29 (28): 3753-3760.

[48] FOKAS E, LIERSCH T, FIETKAU R, et al. Tumor regression grading after preoperative chemoradiotherapy for locally advanced rectal carcinoma revisited: updated results of the CAO/ARO/AIO-94 trial [J]. J Clin Oncol, 2014, 32 (15): 1554-1562.

[49] PEETERS K C, MARIJNEN C A, NAGTEGAAL I D, et al. The TME trial after a median follow-up of 6 years: increased local control but no survival benefit

in irradiated patients with resectable rectal carcinoma [J]. Ann Surg, 2007, 246 (5): 693-701.

[50] BOSSET J F, CALAIS G, MINEUR L, et al. Fluoro-uracil-based adjuvant chemotherapy after preoperative chemoradiotherapy in rectal cancer: long-term results of the EORTC 22921 randomised study [J]. Lancet Oncol, 2014, 15 (2): 184-190.

[51] LUDMIR E B, PALTA M, WILLETT C G, et al. Total neoadjuvant therapy for rectal cancer: an emerging option [J]. Cancer, 2017, 123 (9): 1497-1506.

[52] CERCEK A, ROXBURGH C S D, STROMBOM P, et al. Adoption of total neoadjuvant therapy for locally advanced rectal cancer [J]. JAMA Oncol, 2018, 4 (6): e180071.

[53] FERNANDEZ-MARTOS C, GARCIA-ALBENIZ X, PERICAY C, et al. Chemoradiation, surgery and adju-vant chemotherapy versus induction chemotherapy followed by chemoradiation and surgery: long-term results of the Spanish GCR-3 phase Ⅱ randomized trialdagger [J]. Ann Oncol, 2015, 26 (8): 1722-1728.

[54] GARCIA-AGUILAR J, CHOW O S, SMITH D D, et al. Effect of adding mFOLFOX6 after neoadjuvant chemoradiation in locally advanced rectal cancer: a multicentre, phase 2 trial [J]. Lancet Oncol, 2015, 16 (8): 957-966.

[55] CONROY T, BOSSET J F, ETIENNE P L, et al. Neoadjuvant chemotherapy with FOLFIRINOX and preoperative chemoradiotherapy for patients with locally advanced rectal cancer (UNICANCER-PRODIGE 23): a multicentre, randomised, open-label, phase 3 trial [J]. Lancet Oncol, 2021, 22 (5): 702-715.

[56] BAHADOER R R, DIJKSTRA E A, VAN ETTEN B, et al. Short-course radiotherapy followed by chemo-therapy before total mesorectal excision (TME) versus preoperative chemoradiotherapy, TME, and optional adjuvant chemotherapy in locally advanced rectal cancer (RAPIDO): a randomised, open-label, phase 3 trial [J]. Lancet Oncol, 2021, 22 (1): 29-42.

[57] DIJKSTRA E A, NILSSON P J, HOSPERS G A P, et al. Locoregional failure during and after short-course radiotherapy followed by chemotherapy and surgery compared to long-course chemoradiotherapy and surgery-a five-year follow-up of the RAPIDO trial [J]. Ann Surg, 2023, 278 (4): e766-e772.

[58] JIN J, TANG Y, HU C, et al. Multicenter, random-ized, phase Ⅲ trial of short-term radiotherapy plus chemotherapy versus long-term chemoradiotherapy in

locally advanced rectal cancer (STELLAR)[J]. J Clin Oncol, 2022, 40 (15): 1681-1692.

[59] BUJKO K, WYRWICZ L, RUTKOWSKI A, et al. Long-course oxaliplatin-based preoperative chemo-radiation versus 5 x 5 Gy and consolidation chemo-therapy for cT$_4$ or fixed cT$_3$ rectal cancer: results of a randomized phase Ⅲ study [J]. Ann Oncol, 2016, 27 (5): 834-842.

[60] CISEL B, PIETRZAK L, MICHALSKI W, et al. Long-course preoperative chemoradiation versus 5 x 5 Gy and consolidation chemotherapy for clinical T$_4$ and fixed clinical T$_3$ rectal cancer: long-term results of the randomized Polish Ⅱ study [J]. Ann Oncol, 2019, 30 (8): 1298-1303.

[61] FOKAS E, ALLGAUER M, POLAT B, et al. Random-ized phase Ⅱ trial of chemoradiotherapy plus induc-tion or consolidation chemotherapy as total neoadju-vant therapy for locally advanced rectal cancer: CAO/ARO/AIO-12 [J]. J Clin Oncol, 2019, 37 (34): 3212-3222.

[62] FOKAS E, SCHLENSKA-LANGE A, POLAT B, et al. Chemoradiotherapy plus induction or consolida-tion chemotherapy as total neoadjuvant therapy for patients with locally advanced rectal cancer: long-term results of the CAO/ARO/AIO-12 random-ized clinical trial [J]. JAMA Oncol, 2022, 8 (1): e215445.

[63] GARCIA-AGUILAR J, PATIL S, GOLLUB M J, et al. Organ preservation in patients with rectal adeno-carcinoma treated with total neoadjuvant therapy [J]. J Clin Oncol, 2022, 40 (23): 2546-2556.

[64] HABR-GAMA A, PEREZ R O, NADALIN W, et al. Operative versus nonoperative treatment for stage 0 distal rectal cancer following chemoradiation therapy: long-term results [J]. Ann Surg, 2004, 240 (4): 711-717.

[65] MAAS M, BEETS-TAN R G, LAMBREGTS D M, et al. Wait-and-see policy for clinical complete responders after chemoradiation for rectal cancer [J]. J Clin Oncol, 2011, 29 (35): 4633-4640.

[66] VAN DER VALK M J M, HILLING D E, BASTIAANNET E, et al. Long-term outcomes of clin-ical complete responders after neoadjuvant treatment for rectal cancer in the International Watch & Wait Data-base (IWWD): an international multicentre registry study [J]. Lancet 2018, 391 (10139): 2537-2545.

[67] CUSTERS P A, VAN DER SANDE M E, GROTEN-HUIS B A, et al. Long-term quality of life and func-

tional outcome of patients with rectal cancer following a watch-and-wait approach [J]. JAMA Surg, 2023, 158 (5): e230146.

［68］ WANG L, ZHANG X Y, ZHAO Y M, et al. Intentional watch and wait or organ preservation surgery following neoadjuvant chemoradiotherapy plus consolidation CAPEOX for MRI-defined low-risk rectal cancer: findings from a prospective phase 2 trial (PKUCH-R01 trial, NCT02860234)[J]. Ann Surg, 2023, 277 (4): 647-654.

［69］ FOKAS E, APPELT A, GLYNNE-JONES R, et al. International consensus recommendations on key outcome measures for organ preservation after (chemo) radiotherapy in patients with rectal cancer [J]. Nat Rev Clin Oncol, 2021, 18 (12): 805-816.

［70］ GAY H A, BARTHOLD H J, O'MEARA E, et al. Pelvic normal tissue contouring guidelines for radiation therapy: a Radiation Therapy Oncology Group consensus panel atlas [J]. Int J Radiat Oncol Biol Phys, 2012, 83 (3): e353-362.

［71］ KIM A, KAROTKI A, PRESUTTI J, et al. The effect of prone and supine treatment positions for the pre-operative treatment of rectal cancer on organ-at-risk sparing and setup reproducibility using volumetric modulated arc therapy [J]. Radiat Oncol, 2017, 12 (1): 180.

［72］ KOELBL O, RICHTER S, FLENTJE M. Influence of patient positioning on dose-volume histogram and normal tissue complication probability for small bowel and bladder in patients receiving pelvic irradiation: a prospective study using a 3D planning system and a radiobiological model [J]. Int J Radiat Oncol Biol Phys, 1999, 45 (5): 1193-1198.

［73］ O'NEILL B D, SALERNO G, THOMAS K, et al. MR vs CT imaging: low rectal cancer tumour delineation for three-dimensional conformal radiotherapy [J]. Br J Radiol, 2009, 82 (978): 509-513.

［74］ TAN J, LIM JOON D, FITT G, et al. The utility of multimodality imaging with CT and MRI in defining rectal tumour volumes for radiotherapy treatment planning: a pilot study [J]. J Med Imaging Radiat Oncol, 2010, 54 (6): 562-568.

［75］ 张扬子, 耿建昊, 朱向高, 等. 磁共振成像定位在低位直肠癌术前放疗大体肿瘤靶区勾画中的应用 [J]. 中华放射医学与防护杂志, 2018, 38 (2): 100-104.

［76］ WO J Y, ANKER C J, ASHMAN J B, et al. Radiation therapy for rectal cancer: executive summary of an ASTRO clinical practice guideline [J]. Pract Radiat Oncol, 2021, 11 (1): 13-25.

［77］ 中国医师协会结直肠肿瘤专委会放疗专委会, 中华医学会放射肿瘤治疗学分会, 唐源, 等. 直肠癌术前/术后适形/调强放疗靶区勾画共识与图谱 [J]. 中华放射肿瘤学杂志, 2018, 27 (3): 227-234.

［78］ MYERSON R J, GAROFALO M C, EL NAQA I, et al. Elective clinical target volumes for conformal therapy in anorectal cancer: a radiation therapy oncology group consensus panel contouring atlas [J]. Int J Radiat Oncol Biol Phys, 2009, 74 (3): 824-830.

［79］ VALENTINI V, GAMBACORTA M A, BARBARO B, et al. International consensus guidelines on Clinical Target Volume delineation in rectal cancer [J]. Radiother Oncol, 2016, 120 (2): 195-201.

［80］ TAYLOR A, ROCKALL A G, REZNEK R H, et al. Mapping pelvic lymph nodes: guidelines for delineation in intensity-modulated radiotherapy [J]. Int J Radiat Oncol Biol Phys, 2005, 63 (5): 1604-1612.

［81］ ZHANG Y Z, SONG M, GENG J H, et al. Patterns of failure and implications for clinical target volume definition of locally advanced T_{4b} rectal cancer identified with magnetic resonance imaging and treated using neoadjuvant chemoradiotherapy and surgery [J]. Radiother Oncol, 2021, 161: 132-139.

［82］ SONG M, LI S, ZHANG Y, et al. Is elective inguinal or external iliac irradiation during neoadjuvant (chemo) radiotherapy necessary for locally a dvanced lower rectal cancer with anal sphincter invasion？[J]. Pract Radiat Oncol, 2022, 12 (2): 125-134.

［83］ SONG M, GENG J, WANG L, et al. Excluding the ischiorectal fossa irradiation during neoadjuvant chemoradiotherapy with intensity-modulated radiotherapy followed by abdominoperineal resection decreases perineal complications in patients with lower rectal cancer [J]. Radiat Oncol, 2019, 14 (1): 138.

［84］ ARBEA L, RAMOS L I, MARTINEZ-MONGE R, et al. Intensity-modulated radiation therapy (IMRT) vs. 3D conformal radiotherapy (3DCRT) in locally advanced rectal cancer (LARC): dosimetric comparison and clinical implications [J]. Radiat Oncol, 2010, 5: 17.

［85］ GENG J H, ZHANG Y Z, LI Y H, et al. Preliminary results of simultaneous integrated boost intensity-modulated radiation therapy based neoadjuvant chemoradiotherapy on locally advanced rectal cancer with clinically suspected positive lateral pelvic lymph nodes [J]. Ann Transl Med, 2021, 9 (3): 217.

Radiation Oncology for
Abdominal Cancers

第五章　肛管癌

肛门癌为临床少见肿瘤,其年发病率约为(0.5~2.0)/100 000,仅占消化系统恶性肿瘤的 2.8%,女性多于男性[1,2]。人乳头状瘤病毒(human papilloma virus,HPV)感染是肛门癌发生最主要的危险因素。在美国,70%~90% 的肛门癌患者合并有 HPV 感染,其他危险因素还包括人类免疫缺陷病毒(human immunodeficiency virus,HIV)感染、自身免疫病、器官移植后应用免疫抑制剂、性伴侣多、吸烟等。肛门癌的发病率在逐年攀升[3]。

根据解剖部位,肛门癌可分为肛管癌和肛周癌。肛管癌是指位于齿状线及其上方移行区至肛门口的恶性肿瘤。肛周癌是指位于以肛门口为中心半径 5cm 范围内的恶性肿瘤。肛门癌中最常见的病理类型为鳞癌,占 80% 以上,其他少见的类型还包括腺癌、淋巴瘤、间质瘤、黑色素瘤和神经内分泌肿瘤。本章主要探讨的是肛管鳞癌的诊疗原则。

随着对肛管鳞癌生物学行为的深入认识,其筛查及早期诊断得到了逐步推广,同时治疗模式也发生了根本性的改变。主要的治疗手段已不再是有创的手术切除,越来越多的研究证实同步放化疗不仅可以达到根治目的,而且避免了 APR 给患者带来腹壁造瘘的困扰,提高了患者的生活质量。

第一节 肛管癌影像诊断

本节内容主要参考指南:
• 2024 年第 1 版美国国立综合癌症网络(NCCN)肛门癌临床实践指南。

一、肛管癌常用影像学检查方式

(1)计算机断层扫描:由于 CT 对于判断肛管癌局部分期及显示肿瘤周围正常解剖结构的价值有限,因此主要用于评价有无远处转移。

(2)磁共振成像:MRI 软组织分辨能力强,能精确显示肛管及其周围解剖结构,推荐作为肛管癌常规影像学检查方式。MRI 报告需包含:肿瘤大小、位置、信号特点;肿瘤与肛缘、肛门内外括约肌、肛提肌及邻近器官的关系;区域淋巴结(包括直肠系膜内淋巴结,髂内、髂外及闭孔区淋巴结,腹股沟淋巴结)与髂总血管、腹主动脉旁淋巴结转移的情况。另外,MRI 在评效和随访中也有关键作用。

二、肛管及相关正常结构的影像学表现

肛管是消化道的末端,其上端在盆底接续直肠,下端终于肛门,在自主排便功能中起重要作用。通常,肛管有两种定义,即外科学肛管和解剖学肛管。外科学肛管指肛管直肠交界所在平面到肛缘的部分,长度 3~5cm。解剖学肛管指齿状线至肛缘的部分,平均长度 2cm。齿状线以上被覆单层柱状上皮,以下被覆复层扁平上皮,因此肛管癌多为鳞状细胞癌。由于齿状线在 MRI 上不可见,所以本章所涉及的肛管均指外科学肛管。肛管直肠交界是由肛管内括约肌、直肠壁纵肌的下部、肛管外括约肌及邻近的部分肛提肌(耻骨直肠肌)纤维共同组成的肌环,此环对肛管起着极重要的括约作用,若其损伤将导致大便失禁。T_2WI 序列显示:在肛管内侧部分,肛门内括约肌为围绕肛管的等信号环形带,与相对高信号的黏膜下层分界明显,在冠状位上可以清晰显示直肠肠壁固有肌层延续至肛门内括约肌(图 5-1-1);在肛管外侧部分,等信号的外括约肌皮下部、浅部和深部之间被少量高信号脂肪分隔。肛门外括约肌的下

端在肛门内括约肌以下 3~4mm 处。肛提肌附着于骶骨、骨盆侧壁、耻骨联合,在盆底呈吊床状。肛提肌最远端与耻骨直肠肌上端汇合(图 5-1-1),耻骨直肠肌形成一个附着于下耻骨支的吊索,使得肛管直肠交界形成锐角。耻骨直肠肌的纤维向下与肛门外括约肌深部汇合。

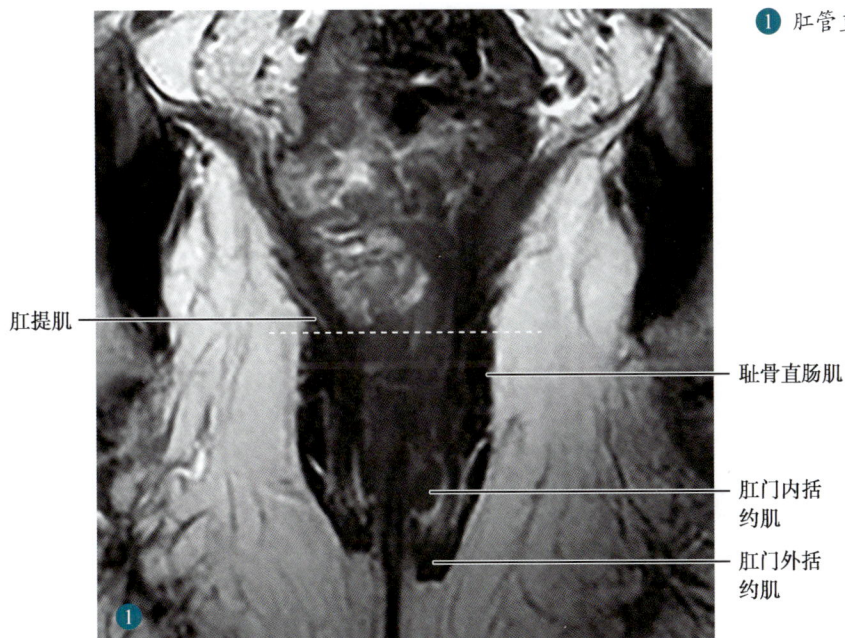

❶ 肛管直肠交界冠状位 MRI T₂WI 表现;

肛提肌

耻骨直肠肌

肛门内括约肌

肛门外括约肌

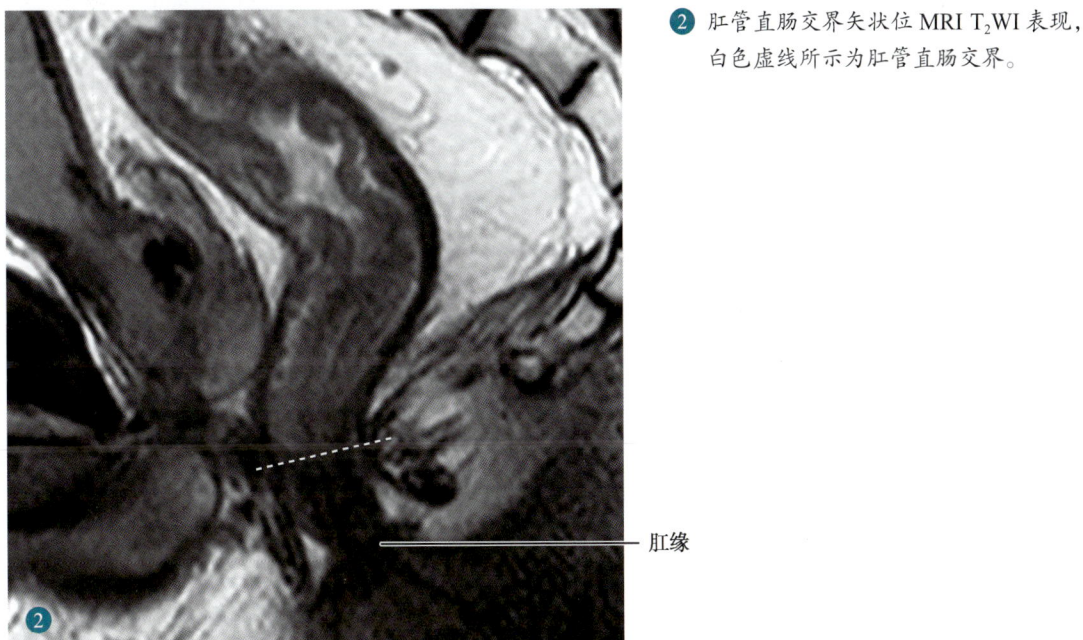

❷ 肛管直肠交界矢状位 MRI T₂WI 表现,白色虚线所示为肛管直肠交界。

肛缘

图 5-1-1　肛管直肠交界 MRI 图像

三、肛管癌的典型影像学表现

(一) 肿瘤形态学及信号特点

肛管癌在 MRI 上常表现为 T_2WI 中等信号，T_1WI 稍低信号，DWI 明显高信号，一般表现为起源于肛管的环形或半环形浸润性病变，向下可延伸至肛缘，有时也可跨越齿状线（图 5-1-2），延伸至肛管直肠交界上方。

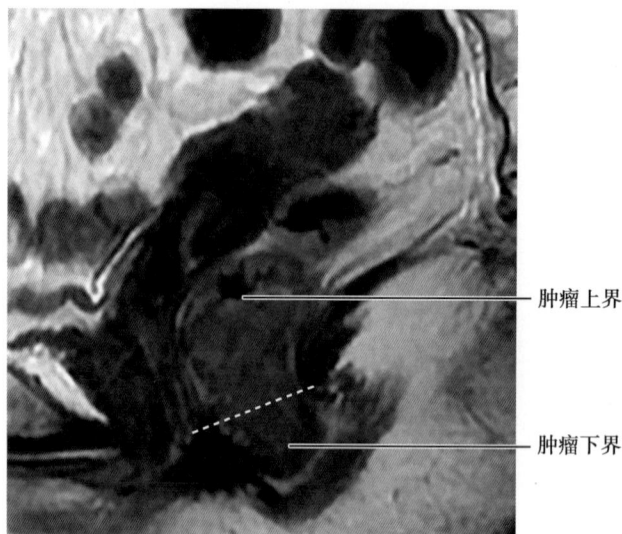

图 5-1-2　肛管癌跨肛管直肠交界 MRI 图像

矢状位 MRI T_2WI 图像示肛管壁不均匀增厚，向上生长跨越肛管直肠交界。白色虚线所示为肛管直肠交界。

(二) T 分期

根据肿瘤的最大长度判断肛管癌 T 分期：肿瘤最大径 ≤2cm 为 T_1 期；2cm<肿瘤最大径 ≤5cm 为 T_2 期；肿瘤最大径>5cm 为 T_3 期。肿瘤侵犯邻近器官（如阴道、尿道或膀胱）时，不论大小均为 T_4 期（图 5-1-3）。

(三) N 分期

N 分期由转移淋巴结的位置确定（图 5-1-4），N_1 期分为 N_{1a}、N_{1b}、N_{1c} 期，其中存在直肠系膜内淋巴结、髂内或闭孔淋巴结、腹股沟淋巴结任一区域淋巴结转移为 N_{1a} 期，髂外淋巴结转移为 N_{1b} 期，N_{1b} 伴有 N_{1a} 为 N_{1c} 期。对于转移淋巴结的判断，主要根据淋巴结的大小和形态进行，但是目前尚无公认标准，临床上可以参考直肠癌淋巴结转移的诊断标准（见直肠癌章节）。

(四) M 分期

肛管癌常见的转移部位为肺、肝、髂总淋巴结和腹主动脉旁淋巴结。

四、肛管癌的疗效评价

MRI 是放化疗后常用的影像学疗效评价手段。治疗有效的常见影像学表现为肿瘤体积缩小伴 T_2WI 低信号的纤维化改变（图 5-1-5），残余肿瘤为 T_2WI 中等信号。治疗后出现的肠壁水肿表现为 T_2WI 高信号伴局灶性增厚，需与残余肿瘤鉴别。

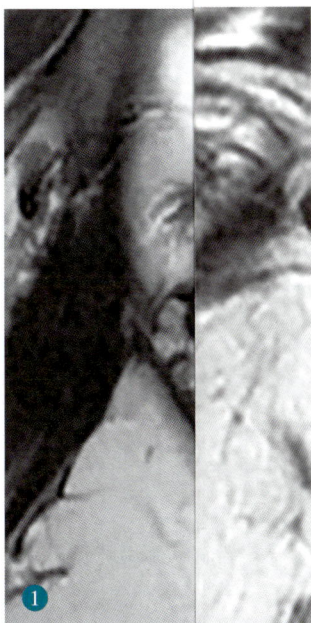

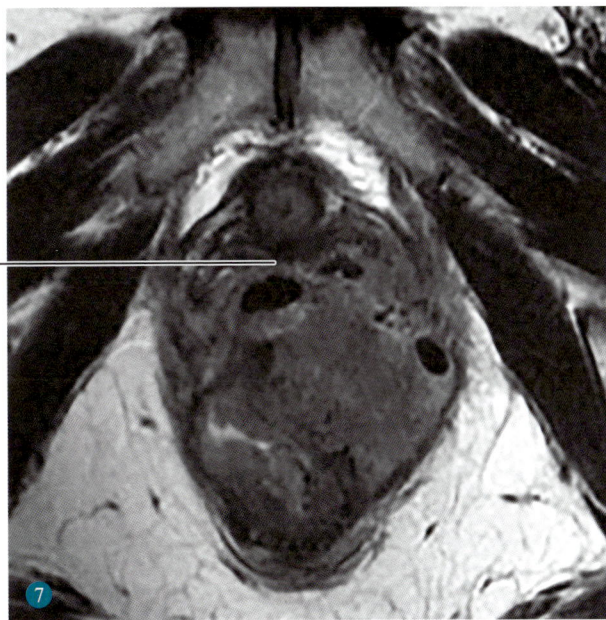

阴道后壁 ——

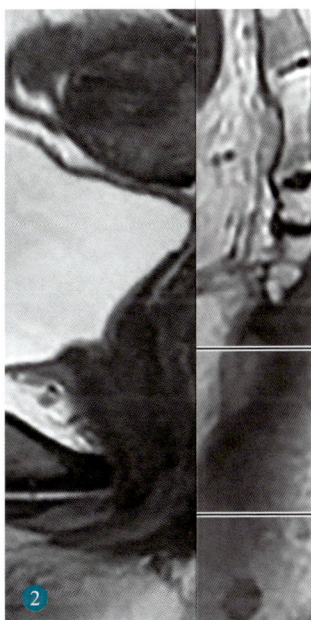

肿瘤上界

肿瘤下界

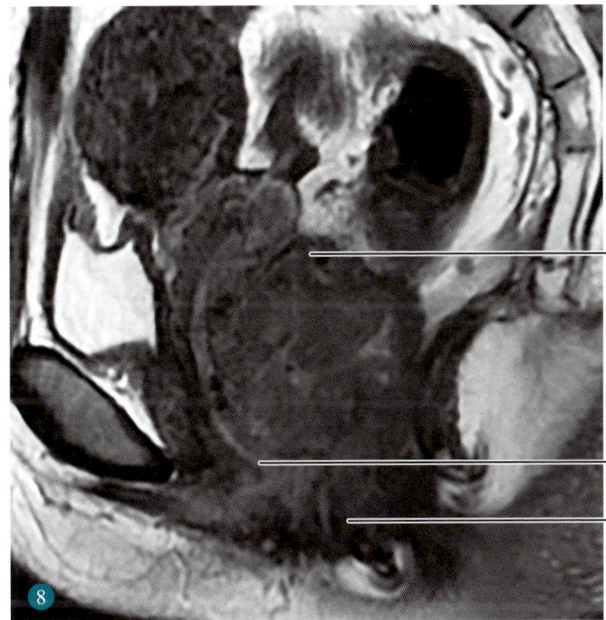

肿瘤上界

阴道

肿瘤下界

211

① T_1 期肛管癌斜矢状大横径为最大横径为 1cn

② 同一病例矢状为 5.2cm，诊 1.5cm，诊断为 T括约肌分界

⑦ T_4 期肛管癌斜轴位 MRI T_2WI 表现，肿瘤呈中等信号，并侵犯阴道；

⑧ 同一病例矢状位 MRI T_2WI 表现，肿瘤与阴道后壁分界不清，诊断为 T_4 期肛管癌。

良性淋巴结

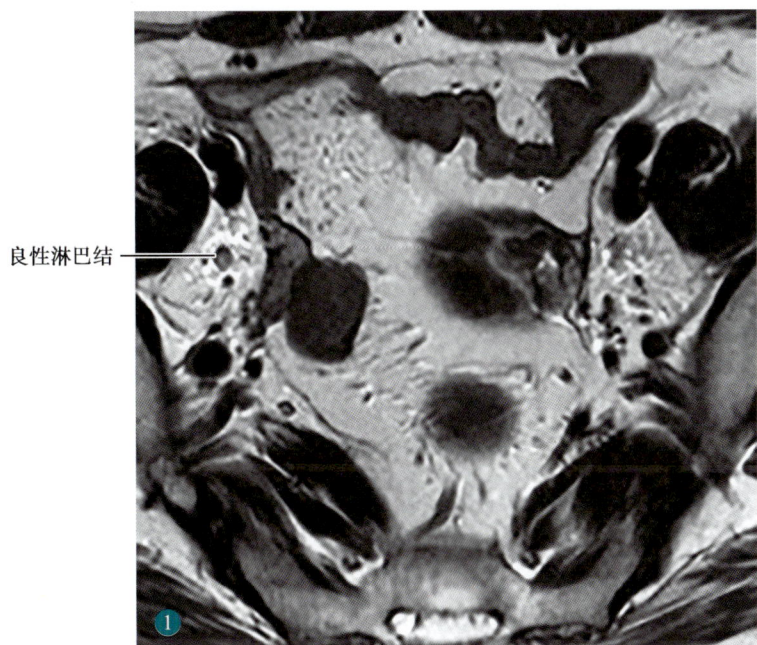

① 良性淋巴结横轴位 MRI T₂WI 表现，右侧闭孔区淋巴结短径约 4mm，且边缘规则、内部信号均匀，提示为良性淋巴结；

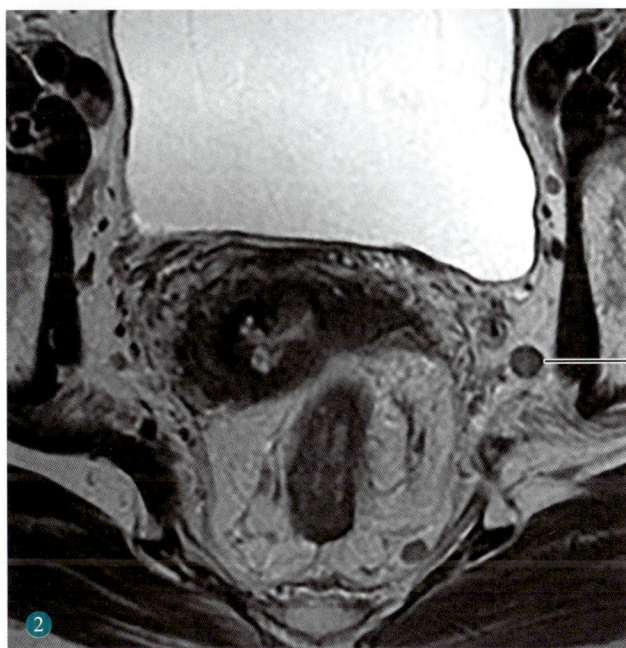

② 转移淋巴结横轴位 MRI T₂WI 表现，左侧髂内区淋巴结短径约 10mm，且边缘不规则、内部信号不均匀，提示为转移淋巴结。

转移淋巴结

图 5-1-4　良性淋巴结及转移淋巴结 MRI 图像

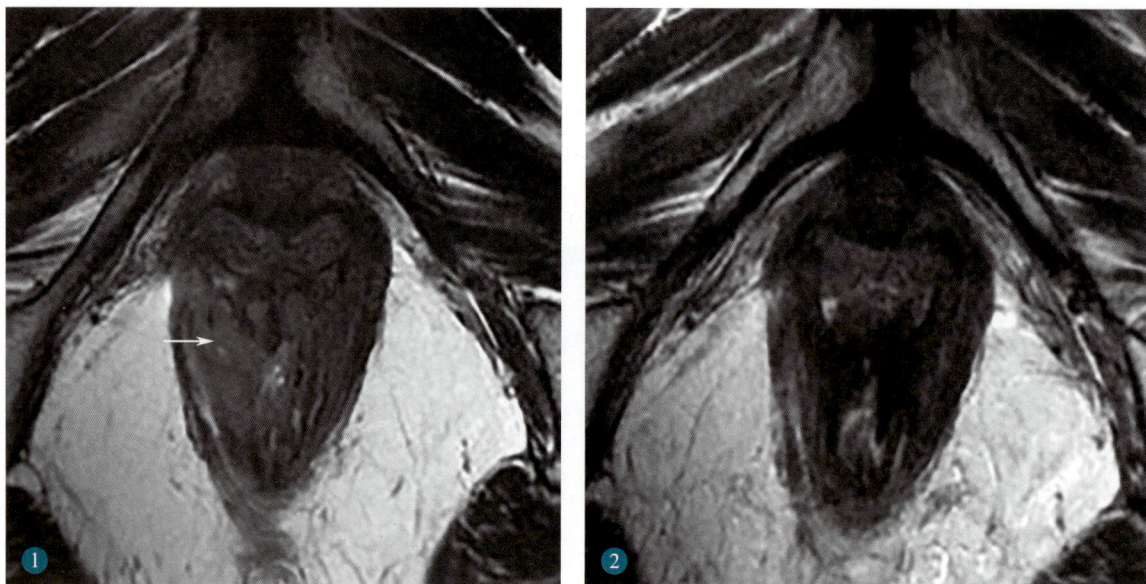

图 5-1-5　肛管癌根治性放化疗后 cCR 示例 MRI 图像

① 肛管癌治疗前横轴位 MRI T_2WI 表现,肛管壁增厚伴软组织肿块形成,侵犯右侧肛门内、外括约肌及肛提肌(白色箭头所示为原发肿瘤);

② 肛管癌治疗后横轴位 MRI T_2WI 表现,原瘤床区域表现为肿瘤体积缩小,呈线样低信号纤维化,未见残余肿瘤信号。

（撰稿　孙瑞佳　卢巧媛；审校　张晓燕）

第二节　肛管癌治疗规范与放疗证据

主要参考指南:

- 2021 年欧洲肿瘤内科学会(ESMO)肛门癌诊断、治疗和随访临床实践指南;
- 2024 年第 1 版美国国立综合癌症网络(NCCN)肛门癌临床实践指南。

一、肛管癌的治疗规范

(一)浅表浸润性肛管鳞癌

仅对于浅表浸润性肛管鳞癌(病灶基底受侵深度 ≤0.3cm,最大浸润宽度 ≤0.7cm)可采用局部切除。此类病变通常是在活检或切除良性病变(如尖锐湿疣、痔疮或肛门皮赘)时偶然发现的。若切缘阴性定期随访复查即可,若切缘阳性还需行术后同步放化疗降低复发风险。除此之外的肛管鳞癌并不建议行手术切除。

(二)$T_{1\sim4}N_{0\sim1}M_0$ 肛管鳞癌

除浅表浸润性肛管鳞癌可采用单纯局部切除的治疗方式外,其他分期为 $T_{1\sim4}N_{0\sim1}M_0$ 的局限期肛管鳞癌患者的标准治疗推荐均为同步放化疗。原发肿瘤放疗剂量为 50.4~59.4Gy,化疗方案推荐 5-Fu/卡培他滨+丝裂霉素(mitomycin,MMC)或 5-Fu+顺铂。若同步放化疗后 6 个月病灶持续存在或病灶缓解后局部复发再行挽救性 APR 手术。

(三) $T_{1\sim4}N_{0\sim1}M_1$ 肛管鳞癌

仅有 10%~20% 的肛管鳞癌患者伴随有盆腔以外的转移灶,最常见的转移部位为肺、肝、盆腔外淋巴结。对于仅有腹膜后淋巴结转移的肛管鳞癌患者,NCCN 指南也推荐同步放化疗作为首选方案。对于具有其他远处部位转移的肛管鳞癌患者,应首先进行系统治疗,化疗方案首选卡铂 + 紫杉醇,系统治疗后可考虑对原发灶进行放疗联合 5-Fu/ 卡培他滨同步化疗,以提高局部控制率,同时可能会延长总生存[4]。

二、肛管癌的放疗证据

(一) 肛管癌淋巴引流特点及复发模式

1. 肛管癌的淋巴引流特点 肛管癌的淋巴引流途径取决于肿瘤的位置:①位于肛周皮肤和肛管齿状线远端的肿瘤主要引流至腹股沟浅层淋巴结;②位于肛管齿状线及齿状线近端的肿瘤主要引流至直肠周围、髂内以及骶前淋巴结;③位于更近端的肿瘤引流到直肠周围和肠系膜下淋巴结。因此,远端肛管癌和肛周癌的腹股沟淋巴结转移发生率较高。但整个肛管的淋巴引流系统并不是相互孤立的,腹股沟淋巴结转移也可发生在近端肛管癌。

2. 肛管癌的区域淋巴结转移情况 Frennered 等回顾性分析了 190 例肛门癌患者的 PET/CT 图像,103 例患者存在 PET 阳性淋巴结,分别为腹股沟(75 例,73%)、直肠周围(35 例,34%)、髂内(28 例,27%)、髂外(33 例,32%)、髂总(11 例,11%)、腹主动脉周围(9 例,9%)淋巴结,未发现坐骨直肠窝淋巴结转移;42 例患者有孤立的区域淋巴结转移,其中最常见的部位是腹股沟(25 例,60%),其次是直肠周围(11 例,26%)、髂内(4 例,10%)、髂外(1 例,2%)和髂总(1 例,2%),无孤立腹主动脉周围淋巴结转移[5]。

3. 肛管癌放疗后的局部区域复发模式 Tomaszewski 等分析了 284 例肛门鳞癌患者采用二维技术同步放化疗后的失败模式。中位随访 5.3 年,5 年局部区域控制率为 83%。43 例患者出现局部区域复发,其中最常见的部位为原发病灶(27/284,9.5%),其次为腹股沟淋巴结(12/284,4.2%)和盆腔淋巴结(9/284,3.2%)。未进行腹股沟预防照射的 T_1N_0 患者腹股沟失败率 1.9%(1/53),T_2N_0 患者腹股沟失败率 12.5%(6/48),该研究认为 T_1N_0 的患者可安全地省略腹股沟预防照射[6]。

调强放疗时代最大样本量的复发模式探索来自 Tomasoa 等的研究。该研究共纳入 106 例肛门鳞癌患者,经过同步放化疗后 92.5% 完全缓解,中位随访 47 个月,22 例患者出现局部区域复发。最常见的复发部位是肛门或直肠(14/106,13.2%),4 例(3.8%)腹股沟淋巴结复发,仅有 2 例(1.9%)盆腔淋巴结复发,未发现位于 S_3 水平以上的复发[7]。

2021 年欧洲肿瘤内科学会(ESMO)肛门癌诊断、治疗和随访临床实践指南与 2024 年第 1 版美国国立综合癌症网络(NCCN)肛门癌临床实践指南均认为肛管鳞癌患者无论基线是否存在腹股沟淋巴结转移都应进行预防照射。但近年来针对于此观点产生了一些争议。Ortholan 等的研究表明,对于基线无腹股沟淋巴结转移的患者,预防照射可使腹股沟淋巴结的累积复发率从 16% 降低至 2%[8]。Tomaszewski 等的研究则认为 T_1N_0 的患者即使不进行预防照射腹股沟的失败率也极低(1.9%)[6]。De Nardi 等的研究共纳入 123 例临床无腹股沟淋巴结转移证据的肛管鳞癌患者,进行腹股沟前哨淋巴结活检,活检阳性者进行腹股沟区照射,活检阴性者省略腹股沟区预防照射。结果显示 95 例(77.2%)患者前哨淋巴结活检阴性,中位随访时间 43.4 个月,此组患者无一例出现腹股沟淋巴结转移[9],提示腹股沟前哨淋巴结活检阴性的患者可考虑省略腹股沟区预防照射。

（二）肛管癌的放疗

20 世纪 70 年代以前，APR 手术是肛管鳞癌患者的首选治疗手段，术后患者 5 年 OS 为 40%～70%[10-11]。但该手术不能保留肛门功能，结肠造口会严重影响患者生活质量。随着放化疗技术的发展和多学科合作的深入，目前手术治疗已不再作为肛管鳞癌的初始推荐方案。

对于肛管鳞癌的放疗研究，最早可追溯到 1974 年，Nigro 等对 3 例肛管癌患者行术前放疗联合 5-Fu 和 MMC 化疗，2 例患者放化疗后行 APR 手术，术后病理证实肿瘤已完全消退，1 例患者放化疗后拒绝手术，实现无瘤生存。该研究表明放化疗可在不予手术的情况下治愈肛管癌[12]。随后越来越多的研究结果证实了放化疗的有效性和安全性。

1. T_1N_0 肛管鳞癌局部切除对比放化疗　2018 年 Chai 等发表的研究回顾性分析了美国国家癌症数据库（National Cancer Database，NCDB）2004 年至 2012 年间的 2 243 例 $T_1N_0M_0$ 肛管鳞癌患者，其中 503 例仅进行了局部切除，1 740 例进行了放化疗，两组患者 5 年 OS 是相似的（85.3% vs. 86.8%，$P=0.93$）。研究认为，对于选择性的患者，局部切除是并发症较少、成本较低的治疗方案，在未来的研究中可进一步对比局部切除和放化疗的疗效[13]。Renehan 等则认为以上研究存在局限性，因为无法知晓仅进行局部切除者是否为浅表浸润性肛管鳞癌，预后结果可能是不同类型肿瘤的生物学差异导致的，且 NCBD 缺少局部复发率和功能性结局。他们认为对于绝大多数肛管癌，手术达到阴性切缘需要切除大部分肛管黏膜和肛门内括约肌的肌纤维，从而导致肛门狭窄和大便失禁的风险升高，若切除范围不够会造成阳性切缘，需补充术后放疗，术后放疗又会进一步增加远期肛门功能障碍风险，因此不建议肛管鳞癌患者进行手术[14]。目前除了偶然发现的浅表浸润性肛管鳞癌完整切除后可随访观察外，其他 $T_{1\sim4}N_{0\sim1}M_0$ 的局限期肛管鳞癌患者都应首选同步放化疗。

2. 同步放化疗对比单纯放疗　以下两项 III 期随机对照研究奠定了同步放化疗在肛管癌中的一线治疗地位（表 5-2-1）。英国癌症研究协作组（United Kingdom Coordinating Committee for Cancer Research，UKCCCR）将 585 例肛门癌患者随机分成同步放化疗组和单纯放疗组。两组均接受 45Gy/4～5 周的放疗，同步放化疗组的化疗方案采用 5-Fu+MMC。放疗完成 6 周后对肿瘤进行评估，若原发肿瘤残存 ≤50% 则行局部加量，若残存 >50% 则行挽救性手术。研究结果显示，同步放化疗组的 3 年局部区域复发率和肛门癌相关死亡率均较单纯放疗组显著降低，分别为 39% vs. 61%（$P<0.001$）和 28% vs. 39%（$P=0.02$）；同步放化疗组急性毒副反应发生率较高（48% vs. 38%，$P=0.03$），晚期毒副反应发生率两组无显著差异（42% vs. 38%，$P=0.39$）[15]。2010 年发表的 UKCCCR 研究长期随访结果显示，在治疗结束 12 年时同步放化疗对比单纯放疗仍可降低局部区域复发率和肛门癌相关死亡率[16]。

欧洲癌症研究与治疗组织（European Organization for Research and Treatment of Cancer，EORTC）的研究共入组 103 例 $T_{3\sim4}N_{0\sim3}$ 或 $T_{1\sim2}N_{1\sim3}$ 的局部晚期肛门癌患者，随机分为同步放化疗组和单纯放疗组，所有患者均接受放疗 45Gy/25f，同步化疗组同时给予 5-Fu+MMC，治疗完成 6 周后进行评效，若达到临床完全缓解，则给予 15Gy 加量；若达到部分缓解，则给予 20Gy 加量。研究结果表明：相比于单纯放疗组，同步放化疗组完全缓解率显著提高（80% vs. 54%），5 年局部区域控制率（68% vs. 50%，$P=0.02$）和无结肠造口率（72% vs. 40%，$P=0.002$）也更优，但在 5 年总生存、急性和晚期毒副反应方面差异无统计学意义[17]。

表 5-2-1　肛管鳞癌同步放化疗对比单纯放疗的主要研究

研究名称 （发表时间）	研究性质 （入组时间）	入组人群	分组和治疗方案	研究结果	毒副反应	主要结论
UKCCCR (1996、2010)	前瞻Ⅲ期 (1987—1991)	$T_{2~4}$ 任何 $NM_{0~1}$ 肛 门癌	同步放化疗组（295例）：45Gy/4~5周，放疗后6周原发肿瘤残存≤50%行局部加量15Gy/6f或铱-192插植（10Gy/天，总剂量25Gy），残存>50%行挽救性手术，同步5-Fu+MMC化疗 单纯放疗组（290例）：放疗方案同前	同步放化疗组 vs. 单纯放疗组 3年LRR：39% vs. 61%（$P<0.001$） 3年肛门癌相关死亡率：28% vs. 39%（$P=0.02$） 3年OS：65% vs. 58%（$P=0.25$） 12年LRR：33.8% vs. 59.1%（未报告P值） 12年肛门癌相关死亡率：36.2% vs. 48.7%（未报告P值）	同步放化疗组 vs. 单纯放疗组 急性毒副反应：48% vs. 38%（$P=0.03$） 晚期毒副反应：42% vs. 38%（$P=0.39$）	同步放化疗相比单纯放疗可降低局部复发率、肛门癌相关死亡率
EORTC (1997)	前瞻Ⅲ期 (1987—1994)	$T_{3~4}N_{0~3}$ 或 $T_{1~2}N_{1~3}$ 肛 门癌	同步放化疗组（51例）：45Gy/25f，放疗后6周达到完全缓解者局部加量15Gy，达到部分缓解者局部加量20Gy，同步5-Fu+MMC 单纯放疗组（52例）：放疗方案同前	同步放化疗组 vs. 单纯放疗组 5年局部区域控制率：68% vs. 50%（$P=0.02$） 5年无结肠造口率：72% vs. 40%（$P=0.002$） 5年OS：58% vs. 54%（$P=0.17$）	急性毒副反应和晚期毒副反应差异无统计学意义	同步放化疗相比单纯放疗可提高肛门癌局部区域控制率、无结肠造口率

注：LRR，局部区域复发率；OS，总生存。

3. 放疗同步化疗药物选择　UKCCCR 和 EORTC 研究均选择了 5-Fu+MMC 作为同步化疗方案，然而 MMC 具有明显的肾、肺毒性和骨髓抑制，因此研究者们试图使用 5-Fu 单药方案或采用顺铂替代 MMC。对比放疗期间不同化疗方案的Ⅲ期随机对照研究详见表 5-2-2。美国 RTOG 8704/ECOG 1289 研究探索了放疗同步单药 5-Fu 对比标准方案 5-Fu+MMC 对于肛管癌患者的疗效和毒副反应。研究根据同步化疗方案将 291 例患者随机分为单药组（5-Fu）和双药组（5-Fu+MMC），放疗剂量 40.0~50.4Gy/5 周，放疗后有残留病灶者补量 9Gy，并给予 5-Fu+ 顺铂化疗 1 周期，结果发现单药组 4 年结肠造口率高于双药组（22% vs. 9%，$P=0.002$），4 年 DFS 低于双药组（51% vs. 73%，$P=0.000\ 3$），总生存无显著差异，但急性血液学毒副反应及晚期 4 级及以上毒副反应发生率较低[18]。该研究认为尽管毒副反应较大，MMC 用于同步放化疗是合理的。

RTOG 9811 研究探索了顺铂是否可以在同步放化疗中替代 MMC。研究将 682 例肛管癌患者随机分为两组，研究组首先行 5-Fu+ 顺铂诱导化疗 2 周期，再行同步放化疗，放疗期间采用原诱导化疗方案，对照组采用标准的放疗同步 5-Fu+MMC 化疗。结果表明，两组患者 5 年局部复发率、远处转移率、无病生存率和总生存率差异均无统计学意义，且研究组 5 年结肠造口率高于对照组，提示顺铂的疗效不优于丝裂霉素，且诱导化疗的策略并未进一步带来获益。毒副反应方面，研究组 3~4 级的急性血液学毒副反应发生率较低（42% vs. 61%，$P<0.001$），急性非血液学毒副反应和晚期重度毒副反应发生率相

似[19]。Olivatto 等的队列研究结果则提示这两种化疗方案的远期疗效是相似的。研究共纳入 179 例进行同步放化疗的局部晚期肛管癌患者,其中 86 例化疗方案为 5-Fu+ 顺铂,93 例为 5-Fu+MMC,中位随访时间 83 个月,顺铂组和 MMC 组的 5 年累积结肠造口率(22% vs. 29%,P=0.28)、10 年 DFS(52% vs. 53%,P=0.92)和 10 年 OS(54% vs. 49%,P=0.32)的差异均无统计学意义[20]。Matzinger 等的一项研究将 5-Fu、MMC 和顺铂三种药物同时应用于肛管鳞癌的同步放化疗中,但由于毒副作用过大,研究未能按计划完成[21]。

UK ACT Ⅱ 研究为一项Ⅲ期随机对照临床研究,将 940 例肛门癌患者随机分为放疗同步 5-Fu+ 顺铂 ± 维持治疗组和放疗同步 5-Fu+MMC ± 维持治疗组共四组,目的是探索同步放化疗中用顺铂替代 MMC 以及同步放化疗后行维持化疗是否能提高疗效。维持治疗采用 2 周期的 5-Fu+ 顺铂,中位随访时间 5.1 年,顺铂组和 MMC 组患者 26 周的完全缓解率和总体毒副反应发生率相似,四组患者的 3 年 PFS 无显著差异,提示在同步放化疗中顺铂和 MMC 的疗效是相似的,而同步放化疗后进行维持化疗并不能提高疗效[22]。

关于同步化疗方案中卡培他滨是否可以替代 5-Fu,也有一些研究进行了探索。Glynne-Jones 等的一项Ⅱ期单臂多中心前瞻性研究纳入 31 例肛门癌患者,放疗剂量 50.4Gy/28f,同步卡培他滨 +MMC 化疗,77% 的患者获得了临床完全缓解,仅有 3 例患者(10%)出现 3~4 级中性粒细胞减少,1 例(3%)出现 3~4 级血小板减少[23]。Oliveira 等的一项前瞻性Ⅱ期单臂研究纳入 43 例局部晚期肛管鳞癌患者,采用放疗同步卡培他滨 +MMC 化疗,86% 的患者获得完全缓解,3~4 级的毒副反应主要为放射性皮炎(23.2%),淋巴细胞减少(11.6%)和中性粒细胞减少(6.9%)[24]。Meulendijks 等回顾性分析了 105 例采用同步放化疗的局部进展期($T_{2-4}N_{0-1}M_0$ 或 $T_{1-4}N_{2-3}M_0$)肛管鳞癌患者,其中 47 例同步化疗方案为 5-Fu+MMC,58 例为卡培他滨 +MMC,对比治疗后完全缓解率(89.1% vs. 89.7%,P=0.926)、3 年局部区域控制率(76% vs. 79%,P=0.69)和 3 年 OS(78% vs. 86%,P=0.364)差异均无统计学意义[25]。另一项回顾性研究纳入 107 例非转移性肛门鳞癌患者,根据同步化疗方案将患者分为 5-Fu+MMC 组(n=63)和卡培他滨 +MMC 组(n=44)。结果发现与 5-Fu 组相比,卡培他滨组患者出现 3~4 级中性粒细胞减少(20% vs. 52%,P=0.001)以及因毒副反应造成治疗中断(16% vs. 42%,P=0.006)的比例较低[26]。

根据以上研究结果,2024 年第 1 版美国国立综合癌症网络(NCCN)肛门癌临床实践指南推荐放疗期间可采用 5-Fu+MMC、卡培他滨 +MMC 或 5-Fu+ 顺铂的同步化疗方案。

4. 不推荐诱导和维持化疗 既往 RTOG 9811 研究未能证明诱导化疗对于复发和生存的获益[19]。ACCORD 03 研究进一步评估了诱导化疗和增加放疗剂量对于局部进展期肛管癌的疗效(表 5-2-2)。研究设计为 2×2 析因分析,根据是否进行 2 周期 5-Fu+ 顺铂诱导化疗和原发灶加量的高低(15Gy vs. 20~25Gy)将 307 例患者随机分为四组,主要终点为 3 年无结肠造口生存,结果表明同步放化疗前行诱导化疗及给予原发灶较高剂量放疗均未提高无结肠造口生存[27]。UK ACT Ⅱ 研究则提示同步放化疗后进行维持化疗并不能提高疗效[22]。根据以上研究结果,2021 年欧洲肿瘤内科学会(ESMO)肛门癌诊断、治疗和随访临床实践指南与 2024 年第 1 版美国国立综合癌症网络(NCCN)肛门癌临床实践指南均不建议在同步放化疗前进行诱导化疗或在同步放化疗后进行维持化疗。

表 5-2-2　肛管癌放疗同期化疗药物选择、诱导化疗和维持化疗的相关研究

研究名称 （发表时间）	研究性质 （入组时间）	入组人群	分组和治疗方案	研究结果	毒副反应	主要结论
RTOG 8704/ ECOG 1289 (1996)	前瞻Ⅲ期 (1988—1991)	任何T任何 NM_0肛管癌	5-Fu 单药组（145 例）：40.0~50.4Gy/5 周，同步 5-Fu 化疗 2 周期，放疗后有残留病灶者补量 9Gy，并给予顺铂 +5-Fu 化疗 5-Fu+MMC 双药组（146 例）：放疗和补救方案同前，同步 5-Fu+MMC 化疗 2 周期	单药组 vs. 双药组 4 年结肠造口率：22% vs. 9%（P=0.002） 4 年 DFS：51% vs. 73%（P=0.000 3） OS 无显著差异（P=0.31）	单药组 vs. 双药组 急性非血液学毒副反应：4% vs. 7%（P=0.63） 急性血液学毒副反应：3% vs. 18%（P<0.001） 晚期 ≥4 级毒副反应：7% vs. 23%（P<0.001）	尽管毒副反应较大，MMC 用于同步放化疗是合理的，相比 5-Fu 单药可降低结肠造口率、提高 DFS
RTOG 9811 (2008)	前瞻Ⅲ期 (1998—2005)	$T_{2~4}N_{0~3}M_0$ 肛管癌	5-Fu+ 顺铂组（341 例）：5-Fu+ 顺铂诱导化疗 2 周期，序贯放疗 45Gy/5 周，T_{3-4} 或 N+ 或 T_2 病变 45Gy 后有残留病变者加量 10~14Gy，同步 5-Fu+ 顺铂化疗 2 周期 5-Fu+MMC 组（341 例）：放疗方案同前，同步 5-Fu+MMC 化疗 2 周期	5-Fu+ 顺铂组 vs. 5-Fu+MMC 组 5 年 LRR：33% vs. 25%（P=0.07） 5 年远处转移率：19% vs. 15%（P=0.14） 5 年结肠造口率 19% vs. 10%（P=0.02） 5 年 DFS：54% vs. 60%（P=0.17） 5 年 OS：70% vs. 75%（P=0.1）	5-Fu+ 顺铂组 vs. 5-Fu+MMC 组 3~4 级的急性非血液学毒副反应：74% vs. 74% 3~4 级的急性血液学毒副反应：42% vs. 61%（P<0.001） 晚期重度毒副反应发生率：11% vs. 10%	在同步放化疗中 5-Fu+顺铂的方案并不优于 5-Fu+MMC
UK ACT Ⅱ (2013)	前瞻Ⅲ期 (2001—2008)	任何T任何 NM_0肛门癌	A 顺铂无维持治疗组（246 例）：放疗 50.4Gy/28f，同步 5-Fu+ 顺铂化疗 2 周期 B 顺铂有维持治疗组（222 例）：同步放化疗方案同 A 组，放疗后再进行 5-Fu+ 顺铂化疗 2 周期 C MMC 无维持治疗组（246 例）：放疗 50.4Gy/28f，同步 5-Fu+MMC 化疗 2 周期 D MMC 有维持治疗组（226 例）：同步放化疗方案同 C 组，放疗后再进行 5-Fu+ 顺铂化疗 2 周期	A+B 组 vs. C+D 组 26 周的 CR 率：89.6% vs. 90.5%（P=0.64） A 组 vs. B 组 vs. C 组 vs. D 组 3 年 PFS：72% vs. 74% vs. 73% vs. 73%（P=0.94）	A+B 组 vs. C+D 组放化疗期间 3~4 级毒副反应发生率：72% vs. 71%	在同步放化疗中应用顺铂和 MMC 的疗效是相似的，而同步放化疗后进行维持化疗并不能提高疗效

研究名称（发表时间）	研究性质（入组时间）	入组人群	分组和治疗方案	研究结果	毒副反应	主要结论
ACCORD 03 (2012)	前瞻Ⅲ期（1999—2005）	局部进展期肛管癌，原发肿瘤≥4cm，盆腔或腹股沟淋巴结受累	A 诱导化疗＋标准加量组(75 例)：5-Fu+顺铂诱导化疗 2 周期，序贯同步放化疗，放疗剂量 45Gy/25f，同步 5-Fu+顺铂化疗 2 周期，放疗 45Gy 后局部加量 15Gy B 诱导化疗＋高剂量加量组(75 例)：诱导化疗和同步放化疗方案同 A 组，放疗 45Gy 后局部加量 20~25Gy C 同步放化疗＋标准加量组(82 例)：同步放化疗方案同 A 组，放疗 45Gy 后局部加量 15Gy D 同步放化疗＋高剂量加量组(75 例)：同步放化疗方案同 A 组，放疗 45Gy 后局部加量 20~25Gy	A 组 vs. B 组 vs. C 组 vs. D 组 CR 率：92% vs. 97% vs. 86% vs. 94% A+B 组 vs. C+D 组 5 年 CFS：76.5% vs. 75%(P=0.37) 5 年 OS：74.5% vs. 71%(P=0.81) A+C 组 vs. B+D 组 5 年 CFS：73.7% vs. 77.8%(P=0.067) 5 年 OS：71% vs. 74% (P=0.43)	未单独报告各组的毒副反应发生率	诱导化疗及提高局部加量剂量未能进一步提高肛管癌患者的无结肠造口生存率

注：CR，完全缓解；LRR，局部区域复发率；DFS，无病生存；CFS，无结肠造口生存；PFS，无进展生存；OS，总生存。

5. 不推荐在同步放化疗中加入西妥昔单抗 西妥昔单抗加入肛管鳞癌同步放化疗中明显增加了毒副反应发生率。AMC 045 是一项Ⅱ期临床研究，入组 45 例Ⅰ~Ⅲ期 HIV 相关性肛管鳞癌患者，均接受以 5-Fu+顺铂为基础的同步放化疗，联合西妥昔单抗治疗，结果表明 3 年的局部区域失败率、PFS 和 OS 分别为 20%、72% 和 79%，26% 的患者出现 4 级治疗相关毒副反应，2 例患者死于治疗相关毒副反应[28]。ECOG 3205 研究也是一项Ⅱ期临床研究，纳入 61 例Ⅰ~Ⅲ期肛管鳞癌患者，首先行 2 周期 5-Fu+顺铂诱导化疗，再行同步放化疗联合西妥昔单抗治疗，3 年局部区域失败率、PFS 和 OS 分别为 21%、68% 和 83%，32% 的患者出现 4 级治疗相关毒副反应，5% 的患者出现治疗相关死亡[29]。UNICANCER ACCORD 16 研究是一项旨在评估同步放化疗联合西妥昔单抗治疗局部晚期肛管鳞癌的Ⅱ期临床研究，计划纳入 81 例患者，但因入组的 16 例患者中 14 例出现严重不良事件，试验提前终止，仅有 5 例患者完成所有预设治疗，中位随访 4.6 年，15 例可评估患者的 4 年 PFS 为 53%，OS 为 73%，预后数据不佳可能与治疗完成度差有关[30-31]。基于以上研究结果，目前 2021 年欧洲肿瘤内科学会（ESMO）肛门癌诊断、治疗和随访临床实践指南与 2024 年第 1 版美国国立综合癌症网络（NCCN）肛门癌临床实践指南均不推荐在同步放化疗的基础上加入西妥昔单抗。

6. 放疗剂量 既往已有一些研究针对肛管癌的放疗剂量进行了评估，但最佳剂量和分割模式仍需进一步探索。1989 年 M.D.Anderson 中心的一项回顾性研究显示，肛门癌患者接受 45~49Gy 和 55Gy

以上剂量照射的局部控制率分别为 50% 和 90%[32]。另一项回顾性研究发现,肛管癌原发肿瘤放疗剂量大于 50Gy 患者的局部控制率显著高于 50Gy 以下者(86.5% vs. 34%,P=0.012)[33]。RTOG 9208 研究则发现将放疗剂量由 40~50.4Gy 提升至 59.6Gy 未能进一步提高疗效。研究共纳入 47 例肛管癌患者,放疗剂量 59.6Gy,同步 5-Fu+MMC 化疗,与 RTOG 8704 研究中的 147 例患者比较,两组患者的基线特征无差异,但是高剂量组患者 1 年(23% vs. 6%)和 2 年(30% vs. 7%)的结肠造口率反而更高[34]。ACCORD 03 研究发现在 45Gy/25f 的基础上将原发灶加量从 15Gy 提高至 20~25Gy 未带来无结肠造口生存率的提高[27]。基于以上结果,2024 年第 1 版美国国立综合癌症网络(NCCN)肛门癌临床实践指南推荐大体肿瘤 50.4~59.4Gy 的处方剂量。

第三节　肛管癌放疗临床实践

一、放疗适应证

浅表浸润性肛管鳞癌(病灶基底受侵深度 ≤ 0.3cm,最大浸润宽度 ≤ 0.7cm)局部切除术后切缘阳性的患者需行同步放化疗。

$T_{1~4}N_{0~1}M_0$ 的局限期肛管鳞癌患者首选同步放化疗。

仅有腹膜后淋巴结转移的 $T_{1~4}N_{0~1}M_1$ 肛管鳞癌患者首选同步放化疗。

对于具有腹膜后淋巴结以外的其他部位远处转移的 $T_{1~4}N_{0~1}M_1$ 肛管鳞癌患者,应首先进行系统治疗,然后可考虑对原发灶进行放疗联合 5-Fu/ 卡培他滨同步化疗,以提高局部控制率,同时可能延长总生存。

二、放疗前准备

1. 患者评估　病史采集(包括便血、肛门疼痛 / 瘙痒、肛瘘、肛门失禁等);一般查体:身高、体重等生命体征,体能状态评分,营养状态评估;常规实验室检查,包括血常规、出凝血时间、感染筛查、尿常规、生化检查;育龄期妇女完善妊娠试验;心电图等。

2. 肿瘤评估　专科查体,包括全身浅表淋巴结特别是腹股沟和锁骨上淋巴结的情况、直肠指诊、三合诊;完善肠镜、普通病理、p16/HPV 检测;明确分期,完善盆腔 MRI、胸部平扫 CT、腹盆增强 CT,腔内超声(选择性),PET/CT(选择性);超声引导下腹股沟淋巴结穿刺活检(选择性);鳞状细胞癌抗原(squamous cell carcinoma antigen,SCC-Ag)、细胞角蛋白 19 片段抗原 21-1(cytokeratin 19 fragment antigen 21-1,CYFRA 21-1)等肿瘤标志物检测。

3. 有生育要求的患者进行治疗前生殖咨询及储备　向患者告知治疗相关性功能障碍、睾酮水平低下、过早绝经和不孕等风险,并提供相关咨询。

4. 治疗方案、毒副反应、注意事项告知,并签署知情同意书。

三、模拟定位

1. 定位前准备 定位前 1 小时排空膀胱和直肠,对于大便排出不尽或便秘者可给予开塞露或乳果糖等药物帮助大便排出。为了区分小肠和结肠,需在定位前 1 小时将口服碘对比剂溶于 800~1 000ml 饮用水中,并于 10 分钟内饮用完毕,在显影小肠便于危及器官勾画的同时充盈膀胱,从而减少小肠的受照体积和剂量。以后每次治疗时采用同样方法饮水 800~1 000ml。

2. 体位选择和体膜固定 定位时采用仰卧体位,双手抱肘置额顶,热塑体膜固定。推荐在肛缘或肛周皮肤受累部位放置铅点以明确其位置。

3. 模拟定位 一般情况下,扫描上界为第四腰椎上缘,下界为股骨上段水平。注射碘对比剂,以层厚 3~5mm 逐层扫描。有条件的中心还可进行 MRI、PET/CT 或 PET/MRI 定位,以便辅助 GTV 的勾画。

四、靶区定义

肛管癌靶区勾画基于 2024 年第 1 版美国国立综合癌症网络(NCCN)肛门癌临床实践指南推荐:

GTV:通过查体、内镜和影像学检查确认的大体肿瘤范围,包括原发病灶和转移淋巴结。

CTV:原发灶大体肿瘤外扩 1~2cm 边界,转移淋巴结外扩 0.5~1cm 边界,对于未受侵的骨和肌肉需手工修回,同时应包括直肠系膜区,骶前区,髂内、闭孔、髂外及腹股沟淋巴引流区。

CTV 又可进一步分为高危 CTV 和低危 CTV。高危 CTV 包括大体肿瘤的 CTV,整个直肠系膜区,骶髂关节以下的骶前区,髂内、闭孔及髂外淋巴引流区。低危 CTV 包括髂总血管分叉至骶髂关节下缘之间的骶前区,髂内、闭孔及髂外淋巴引流区。如有明确腹股沟淋巴结转移,腹股沟淋巴引流区应定义为高危 CTV,否则应定义为低危 CTV。

PTV:根据各单位的摆位误差大小来确定。

其中淋巴引流区的具体解剖边界定义主要参照澳大利亚胃肠研究组共识,详见表 5-3-1。

表 5-3-1 淋巴引流区的解剖边界定义

淋巴引流区	上界	下界	前界	后界	外侧界	内侧界
直肠系膜区	直乙交界处	肛管直肠交界处,即肛提肌与外括约肌融合后直肠系膜消失处	直肠系膜筋膜前缘/盆腔器官后缘	骶前间隙	直肠系膜筋膜,上盆腔:髂内区内侧界 下盆腔:肛提肌内侧缘	不适用
骶前区	髂总动脉分为髂内、髂外动脉处	尾骨下缘	骶骨皮质前 10~15mm	骶骨皮质前缘	骶髂关节	不适用
髂内区	髂总动脉分为髂内、髂外动脉处	闭孔内肌与中线器官间隙消失处	髂内血管外扩 7mm	髂内血管外扩 7mm	上盆腔:腰大肌、髂腰肌 下盆腔:闭孔内肌	髂内血管外扩 7mm

淋巴引流区	上界	下界	前界	后界	外侧界	内侧界
闭孔区	髂内动脉分出闭孔动脉处	闭孔管,即闭孔动脉离开盆腔处	闭孔内肌前缘	闭孔动脉外扩7mm,紧邻髂内区前界	闭孔内肌	闭孔动脉外扩7mm
髂外区	髂总动脉分为髂内、髂外动脉处	髂外血管出骨盆移行为腹股沟血管处,通常为髋臼上缘	髂外血管外扩7~10mm	髂外血管外扩7~10mm,紧邻髂内区前界	腰大肌、髂腰肌	髂外血管外扩7~10mm
腹股沟区	髂外血管出骨盆移行为腹股沟血管处	缺乏共识,有三种建议:大隐静脉进入股静脉处的下方;缝匠肌与长收肌交叉处;坐骨结节下缘	腹股沟血管前20mm,包括所有可见淋巴结	股三角床,由髂腰肌、耻骨肌和长收肌组成	髂腰肌和缝匠肌内侧缘	股血管外扩10~20mm,耻骨肌和长收肌的1/3~1/2,包括所有可见淋巴结
坐骨直肠窝	其顶部由肛提肌、臀大肌和闭孔内肌围成	肛缘	闭孔内肌、肛提肌和括约肌融合处	两侧臀大肌前缘连线水平	坐骨结节、闭孔内肌、臀大肌	不适用

五、放疗技术选择

推荐采用 IMRT 技术。多项研究表明 IMRT 相比于常规放疗可以在获得满意局部控制率的同时降低放疗相关毒副反应。RTOG 0529 研究是一项前瞻性 Ⅱ 期研究,旨在评估肛门癌患者接受 SIB-IMRT 联合 5-Fu+MMC 化疗的疗效和毒副反应,初始可评价患者 52 例,以采用常规放疗的 RTOG 9811 研究的毒副反应发生率作为基线进行比较,SIB-IMRT 技术显著降低了 2 级及以上血液学反应(73% vs. 85%,P=0.032),3 级及以上皮肤反应(23% vs. 49%,$P<0.0001$)和胃肠道反应(21% vs. 36%,P=0.008 2)[35]。Bazan 等进行了一项对比 IMRT 和常规放疗治疗肛管鳞癌的回顾性研究,纳入 46 例患者,其中 29 例接受 IMRT,17 例接受常规放疗,结果显示 IMRT 组治疗持续时间更短(40 天 vs. 57 天,$P<0.0001$)、治疗中断更少(34.5% vs. 88%,P=0.001)、2 级以上非血液学毒副反应更少(21% vs. 65%,P=0.003),且有更好的 3 年局部区域控制率(91.9% vs. 56.7%,$P<0.01$)、无进展生存率(84.2% vs. 56.7%,$P<0.01$)及总生存率(87.8% vs. 51.8%,$P<0.01$)[36]。

六、处方剂量

处方剂量应根据原发肿瘤大小及淋巴引流区的转移风险高低而定,以下基于 2024 年第 1 版美国国立综合癌症网络(NCCN)肛门癌临床实践指南推荐。

一种方式是缩野照射技术:首先给予整体 PTV 30.6Gy/17f 的处方剂量,再进行高危淋巴引流区补量 14.4Gy/8f,使高危淋巴引流区达到 45Gy。对于 45Gy 后有残留病变的 T_{1-2} 或基线为 T_{3-4}/N_1 的病灶再进一步补量 5.4~14.4Gy(1.8~2Gy/f)。

另一种是 SIB-IMRT 技术,该技术应用更加便利,减少了重新制定方案的复杂性,RTOG 0529 研究中采用的剂量分割方式见表 5-3-2。

表 5-3-2　RTOG 0529 研究中原发灶和淋巴结的 PTV 剂量

TNM 分期	原发肿瘤剂量	受累淋巴结剂量	淋巴引流区剂量
T_1N_0	50.4Gy/28f	不适用	42Gy/28f
T_2N_0	50.4Gy/28f	不适用	42Gy/28f
$T_{3-4}N_0$	54Gy/30f	不适用	45Gy/30f
T 任何，N+（≤3cm）	54Gy/30f	50.4Gy/30f	45Gy/30f
T 任何，N+（>3cm）	54Gy/30f	54Gy/30f	45Gy/30f

七、放疗相关毒副反应的监测与处理

放疗期间的急性毒副反应监测与处理同直肠癌。

放疗后可能发生的晚期毒副反应包括晚期放射性皮炎（包括毛细血管扩张、色素沉着和皮肤干燥）、晚期肠道反应（排便频繁、里急后重、直肠疼痛、腹泻便秘交替、直肠出血、大便失禁、直肠阴道瘘等）、泌尿生殖毒性（女性阴道狭窄和干燥导致性交困难、男性勃起功能障碍）和骨盆（主要是髋部）骨折风险增加[37]。

八、疗效评价与随访

推荐在放化疗完成后 8~12 周进行复查评效，根据复查结果分为疾病完全缓解、疾病持续存在和疾病进展三类。若病灶持续存在但无进展证据，需要密切随访评估病灶是否进一步退缩。UK ACT Ⅱ 研究发现，治疗开始 11 周时未达到完全缓解的患者中有 72% 在 26 周时获得了完全缓解[38]。基于此结果，2024 年第 1 版美国国立综合癌症网络（NCCN）肛门癌临床实践指南认为放化疗后初次评估未达到完全缓解的患者可允许随访至放化疗结束 6 个月时再决定是否行 APR 手术。达到完全缓解的患者，建议在 5 年内每 3~6 个月随访一次，随访项目包括症状、直肠指诊、腹股沟淋巴结触诊、胸部 CT、腹部 CT/MRI、盆腔 CT/MRI。此外，在前 3 年内建议每 6~12 个月进行一次肠镜检查。

第四节　肛管癌放疗典型病例

【简要病史】

62 岁女性，主因"便血伴肛门疼痛 6 月"就诊。查体：ECOG 0 分，一般查体未见异常。直肠指诊：截石位，距离肛缘 1cm 位于肛管 11 点至 5 点范围可触及一质硬肿物，活动度差，上界距肛缘约 6cm，退指指套染血。纤维肠镜检查提示距肛缘 1~6cm 肿物，活检病理为中分化鳞癌，HPV-16 阳性。盆腔 MRI 示：直肠下段至肛管壁不规则增厚，长度约 5.2cm，最厚处约 1.2cm，增强扫描不均匀强化，病变累及肛门内括约肌；左侧髂内区可见 1 枚肿大淋巴结，12mm×8mm，类圆形，内部信号欠均匀，考虑为转移淋巴结。胸部平扫及腹盆增强 CT 检查未见远处转移征象。SCC 升高，3.0ng/ml，CYFRA 21-1 升高，4.5ng/ml。既往体健，否认吸烟、饮酒史，否认冶游史，否认肿瘤家族史及相关遗传病史。

【初步诊断】

肛管中分化鳞癌 $cT_3N_{1a}M_0$ ⅢC 期（AJCC 第 8 版）

　　左侧髂内区淋巴结转移

【放疗适应证】

患者为局限期肛管鳞癌，推荐行根治性同步放化疗。

【诊疗计划】

推荐行根治性同步放化疗，若同步放化疗后达到 cCR 则进行随访观察，若同步放化疗后 6 个月病灶持续存在或病灶缓解后局部复发再行挽救性 APR 手术。

经 MDT 讨论后，与患者沟通同意行同步放化疗。

【靶区定义】

采用 CT 及 MRI 模拟定位，给予肛管根治性同步放化疗。CT 定位前 1 小时排空膀胱和直肠，将碘对比剂溶于 800ml 饮用水中，并于 10 分钟内饮用完毕，MRI 定位前采用相同的准备方式，饮用水中无需加碘对比剂。

放疗技术及射线选择：VMAT，10 MV X 线。

GTV：GTVp 为模拟定位影像上可见的肛管原发肿瘤，GTVnd 为左侧髂内区转移淋巴结。GTV 的勾画主要参考 MRI T_2WI 序列，同时借助 DWI 序列，原发大体肿瘤上下界的确定同时还需参考肠镜和直肠指诊的结果。

CTV：CTV 包括原发灶大体肿瘤外扩 1~2cm 边界，转移淋巴结外扩 0.5~1cm 边界，对于未受侵的骨和肌肉需手工修回，同时包括直肠系膜区，骶前区，髂内、闭孔、髂外及腹股沟淋巴引流区。CTV 进一步分为高危 CTV 和低危 CTV。

高危 CTV（CTV1）包括原发大体肿瘤外扩 1~2cm，转移淋巴结外扩 0.5~1cm，整个直肠系膜区，骶髂关节以下的骶前区，髂内、闭孔及髂外淋巴引流区。

低危 CTV（CTV2）包括髂总血管分叉至骶髂关节下缘之间的骶前区，髂内、闭孔、髂外淋巴引流区和腹股沟淋巴引流区。

CTV（包括 CTV1 和 CTV2）、CTV1、CTV2 分别三维外扩形成 PTV（包括 PTV1 和 PTV2）、PTV1、PTV2。

【处方剂量】

首先给予 PTV 30.6Gy/17f 的处方剂量，再对 PTV1 补量 14.4Gy/8f，使 PTV1 达到 45Gy。25 次放疗结束后重新行 CT 和 MRI 定位，勾画 GTVp 和 GTVnd，并分别三维外扩 5mm 形成 PGTVp 和 PGTVnd，对于 PGTVp 和 PGTVnd 再进一步补量 14.4Gy/8f。

【同步化疗方案】

顺铂 75mg/m^2 d1+5-Fu 1 000mg/m^2 d1~4 q.4w.。

【靶区勾画】

靶区勾画详见图 5-4-1~图 5-4-14，其中 GTVp 和 GTVnd 的勾画主要参考 CT 和 MRI T_2WI 融合图像进行。

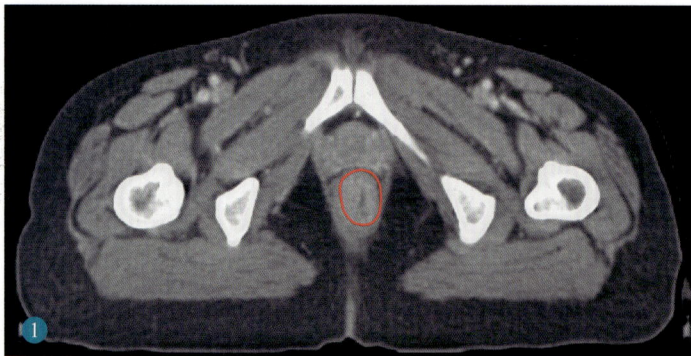

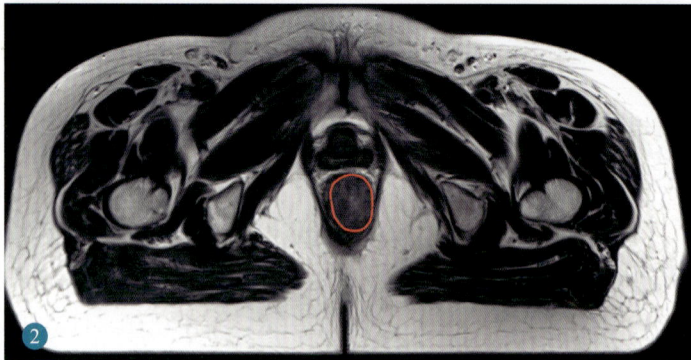

图 5-4-1 原发大体肿瘤

GTVp

1 在增强 CT 图像上勾画原发大体肿瘤；

2 在同一层面 MRI T_2WI 图像上勾画原发大体肿瘤。

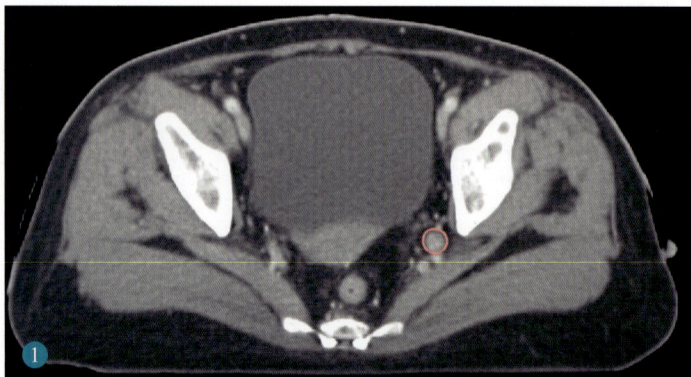

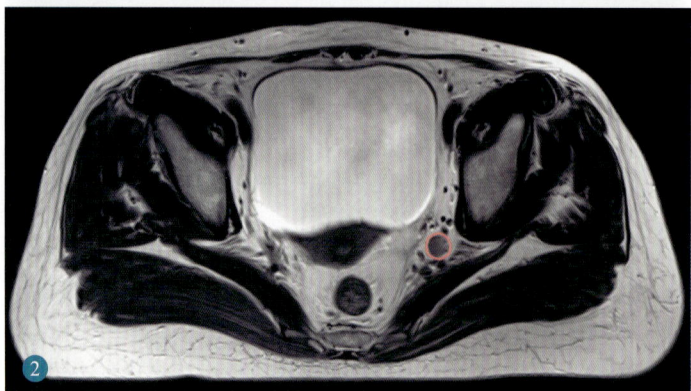

图 5-4-2 转移淋巴结

GTVnd

1 在增强 CT 图像上勾画左侧髂内区转移淋巴结；

2 在同一层面 MRI T_2WI 图像上勾画左侧髂内区转移淋巴结。

■ 髂内淋巴引流区
■ 髂外淋巴引流区
■ 骶前区

❶ CTV 上界相应淋巴引流区,在髂总动脉分为髂内、髂外动脉处,约在腰 5 椎体下缘水平;

■ CTV

❷ 合成的 CTV。CTV 前界为椎体前 1~1.5cm,后界为椎体皮质前缘,两侧界为腰大肌内侧缘,包括双侧髂内、髂外血管周围 7mm。

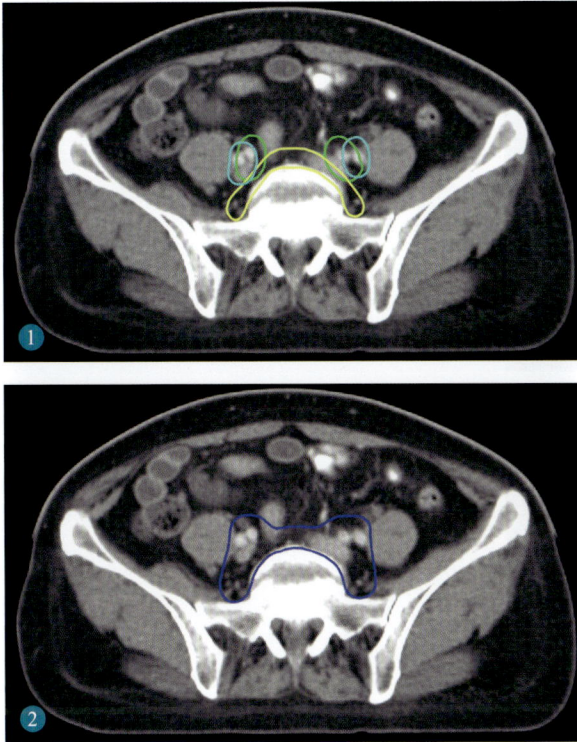

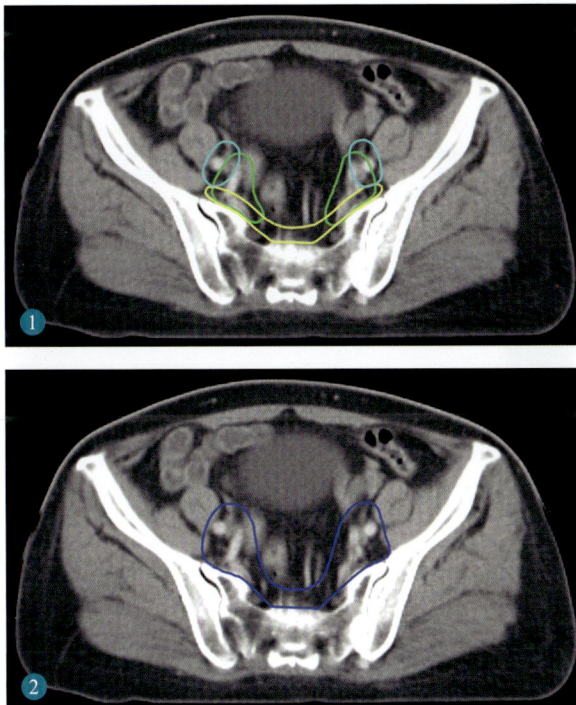

图 5-4-3　CTV 上界

■ 髂内淋巴引流区
■ 髂外淋巴引流区
■ 骶前区

❶ 骶 2 水平相应淋巴引流区;

■ CTV

❷ 合成的 CTV。CTV 前界为骶骨前 1~1.5cm,后界为骶骨皮质前缘,不包括骶孔,两侧界为髂腰肌内侧缘,包括双侧髂内、髂外血管周围 7mm。

图 5-4-4　骶 2 水平

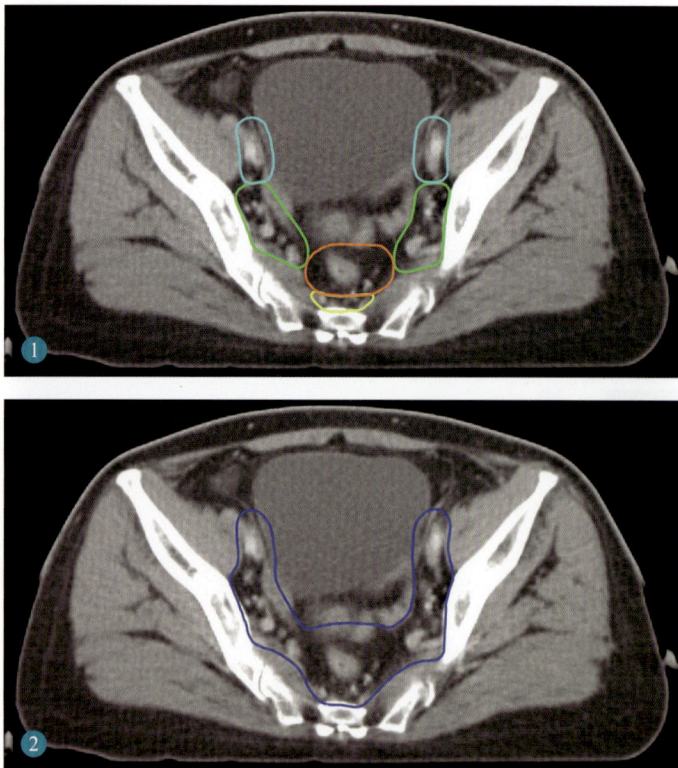

■ 髂外淋巴引流区
■ 髂内淋巴引流区
■ 直肠系膜区
■ 骶前区

❶ 梨状肌起始水平相应淋巴引流区，此处为高危 CTV 和低危 CTV 的分界，约在 S_2/S_3 交界处；

■ CTV

❷ 合成的 CTV。CTV 前界女性为子宫后壁前方 1cm，男性为膀胱后壁前方 1cm，后界为骶骨皮质前缘，两侧界为髂腰肌、髂骨和梨状肌内侧缘，包括双侧髂内、髂外血管周围 7mm。

图 5-4-5　梨状肌起始水平

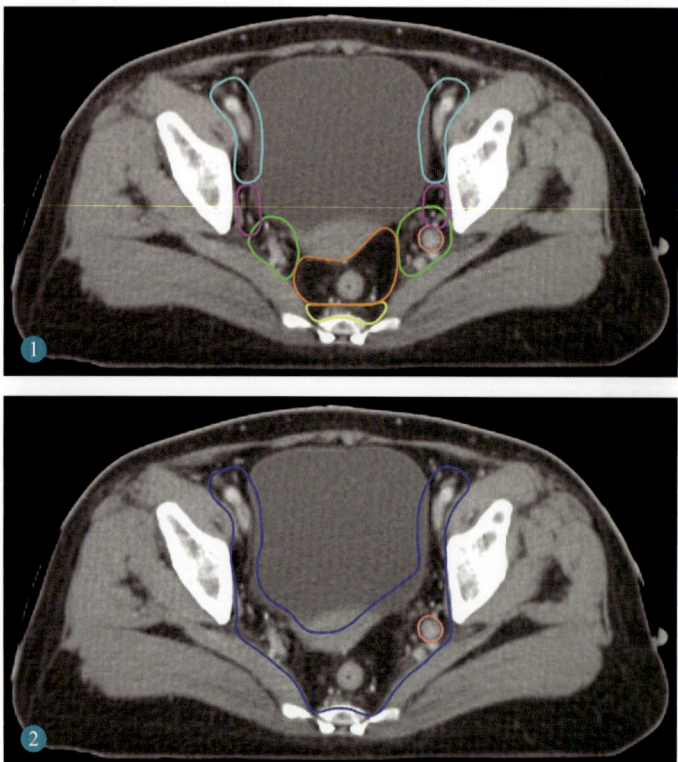

■ GTVnd
■ 髂外淋巴引流区
■ 闭孔淋巴引流区
■ 髂内淋巴引流区
■ 直肠系膜区
■ 骶前区

❶ 闭孔动脉起始水平相应淋巴引流区，在髂内动脉分出闭孔动脉处；

■ CTV

❷ 合成的 CTV。CTV 前界女性为子宫后壁前方 1cm，男性为膀胱后壁前方 1cm，后界为骶骨皮质前缘，两侧界为髂腰肌、闭孔内肌和梨状肌内侧缘，包括双侧髂内、髂外血管及闭孔动脉周围 7mm。

图 5-4-6　闭孔动脉起始水平

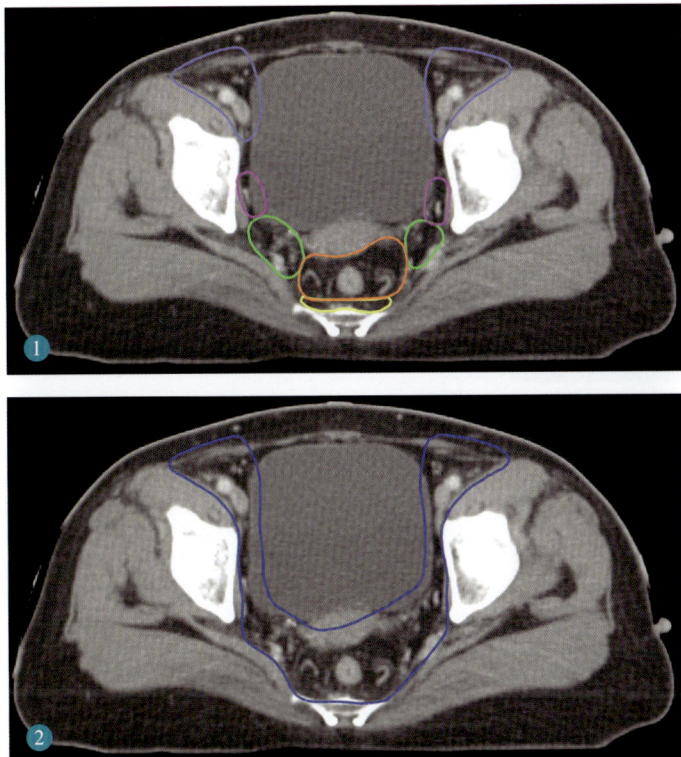

■ 腹股沟淋巴引流区
■ 闭孔淋巴引流区
■ 髂内淋巴引流区
■ 直肠系膜区
■ 骶前区

❶ 髋臼上缘水平相应淋巴引流区,在髂外血管出骨盆移行为腹股沟血管处,为腹股沟淋巴引流区上界;

■ CTV

❷ 合成的 CTV。此处 CTV 包括盆腔淋巴引流区和腹股沟淋巴引流区。盆腔淋巴引流区前界女性为子宫后壁前方 1cm,男性为膀胱后壁前方 1cm,后界为骶骨皮质前缘,两侧界为闭孔内肌和梨状肌内侧缘,包括双侧髂内血管和闭孔动脉周围 7mm。

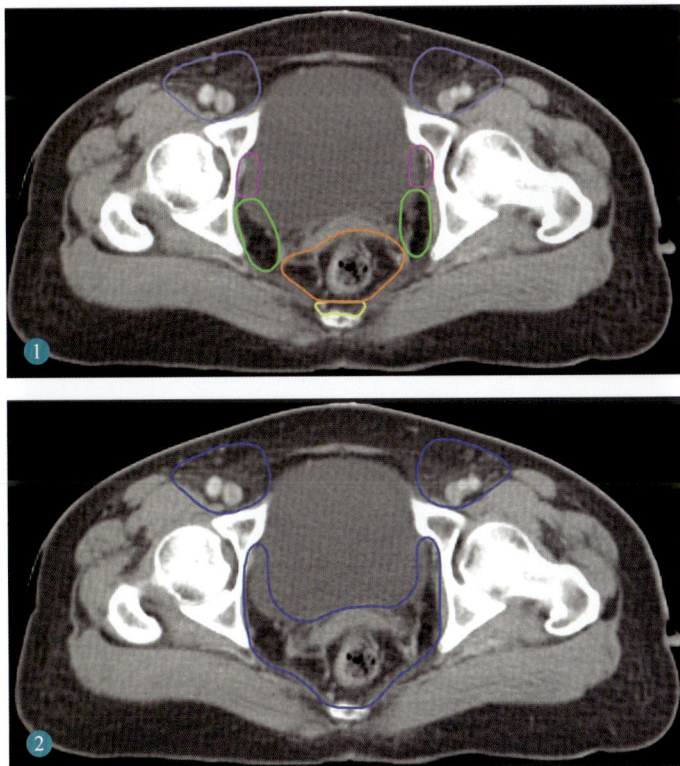

图 5-4-7　髋臼上缘水平

■ 腹股沟淋巴引流区
■ 闭孔淋巴引流区
■ 髂内淋巴引流区
■ 直肠系膜区
■ 骶前区

❶ 闭孔区下界水平相应淋巴引流区,在闭孔动脉即将离开盆腔处;

■ CTV

❷ 合成的 CTV。此处 CTV 包括盆腔淋巴引流区和腹股沟淋巴引流区。盆腔淋巴引流区前界女性为宫颈后壁前方 1cm,男性为精囊腺后缘前方 1cm,后界为尾骨皮质前缘,两侧界为闭孔内肌和梨状肌内侧缘,包括双侧髂内血管和闭孔动脉周围 7mm。腹股沟淋巴引流区前界为腹股沟血管前 2cm,后界为股三角床(由髂腰肌、耻骨肌和长收肌组成),外侧界为髂腰肌和缝匠肌内侧缘,内侧界为股血管外扩 1~2cm(耻骨肌和长收肌的 1/3~1/2)。

图 5-4-8　闭孔区下界水平

229

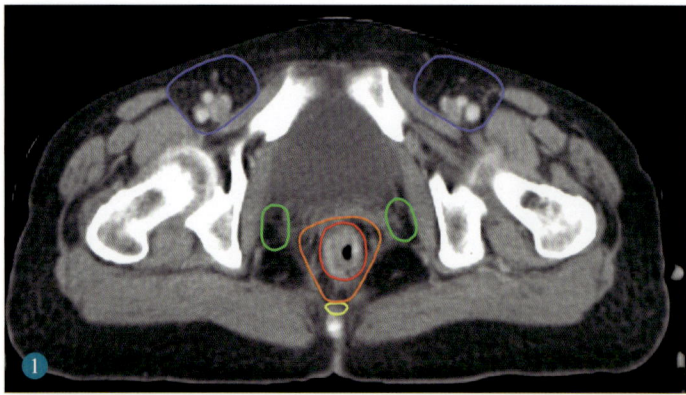

■ GTVp
■ 腹股沟淋巴引流区
■ 髂内淋巴引流区
■ 直肠系膜区
■ 骶前区
① 原发大体肿瘤上界水平相应淋巴引流区；

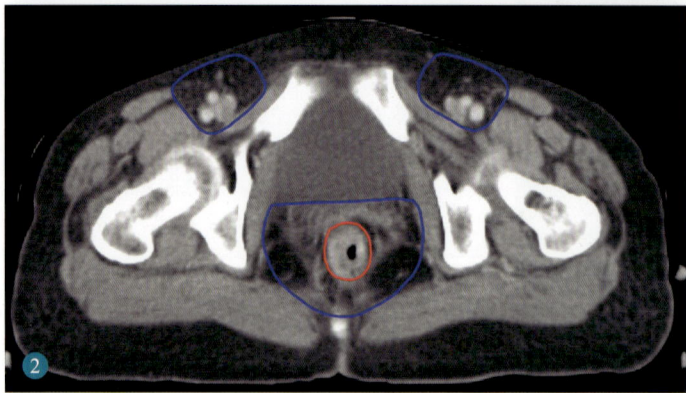

■ CTV
② 合成的 CTV。此处 CTV 包括盆腔淋巴引流区和腹股沟淋巴引流区。闭孔动脉已进入闭孔管离开盆腔，故不再勾画闭孔淋巴引流区；盆腔淋巴引流区前界女性为宫颈后壁前方 1cm，男性为精囊腺后缘前方 1cm，后界为尾骨皮质前缘，外侧界为原发大体肿瘤外扩 1~2cm，包括双侧髂内血管周围 7mm。

图 5-4-9　原发大体肿瘤上界水平

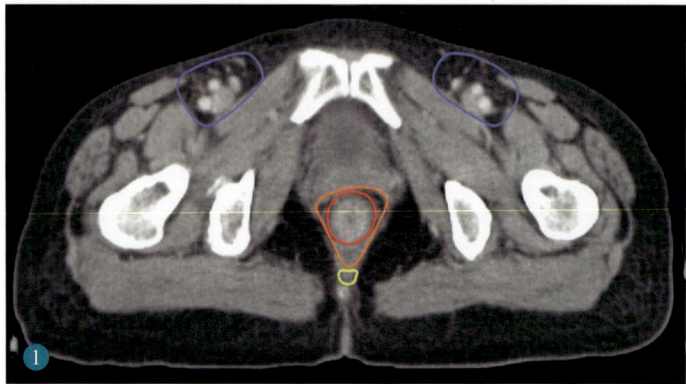

■ GTVp
■ 腹股沟淋巴引流区
■ 直肠系膜区
■ 骶前区
① 骶前区下界水平相应淋巴引流区；

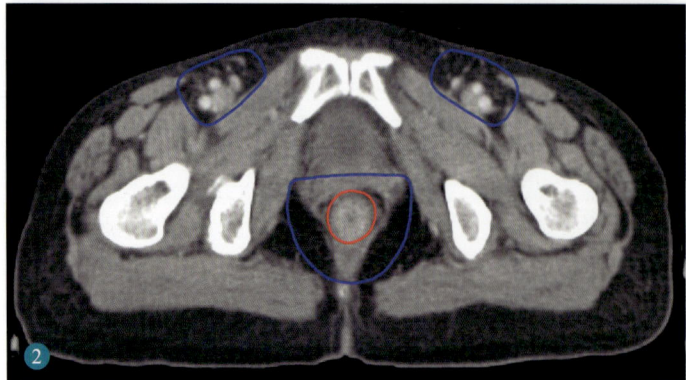

■ CTV
② 合成的 CTV。此处 CTV 包括盆腔淋巴引流区和腹股沟淋巴引流区。闭孔内肌与中线器官（阴道）间隙消失，故不再勾画髂内淋巴引流区；盆腔淋巴引流区前界女性为阴道后缘前方 1cm，男性为精囊腺或前列腺后缘前方 1cm，后界为尾骨皮质前缘，外侧界为原发大体肿瘤外扩 1~2cm。

图 5-4-10　骶前区下界水平

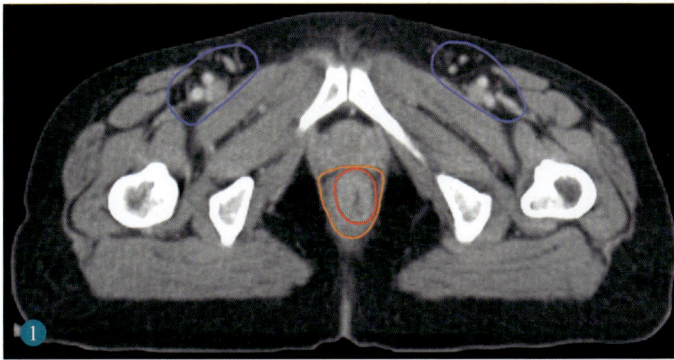

■ GTVp
■ 腹股沟淋巴引流区
■ 直肠系膜区
① 直肠系膜区下界水平相应淋巴引流区；

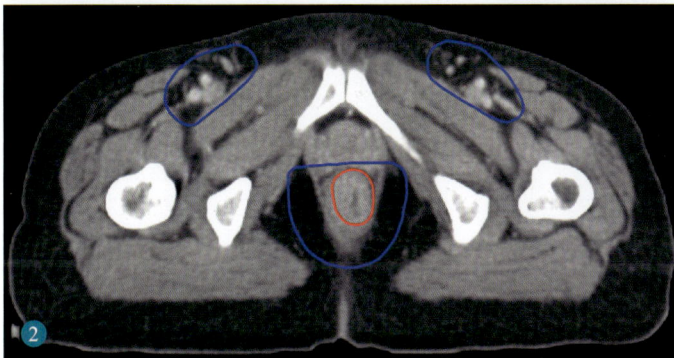

■ CTV
② 合成的CTV。此处CTV包括盆腔淋巴引流区和腹股沟淋巴引流区。已至尾骨下缘以下，故不再勾画骶前区；盆腔淋巴引流区前界女性为阴道后缘，男性为前列腺后缘，外侧界为原发大体肿瘤外扩1~2cm。

图 5-4-11　直肠系膜区下界水平

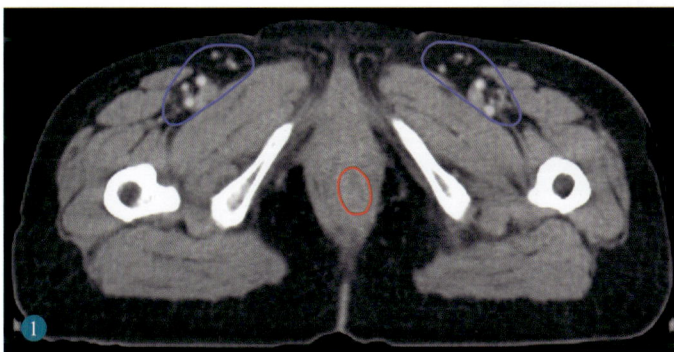

■ GTVp
■ 腹股沟淋巴引流区
① 原发大体肿瘤下界水平相应淋巴引流区；

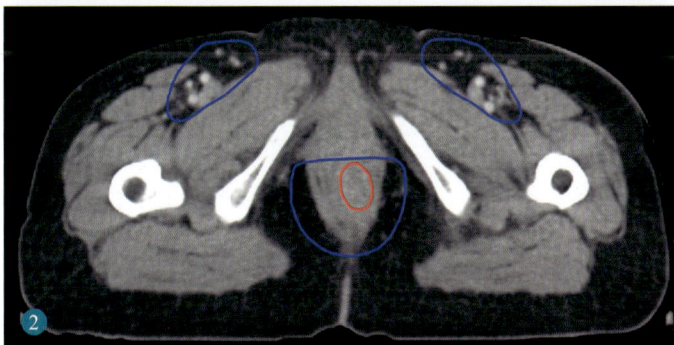

■ CTV
② 合成的CTV。此处CTV包括盆腔淋巴引流区和腹股沟淋巴引流区。肛提肌与肛门外括约肌已融合，不再勾画直肠系膜区；盆腔淋巴引流区前界为尿道海绵体后缘，外侧为原发大体肿瘤外扩1~2cm。

图 5-4-12　原发大体肿瘤下界水平

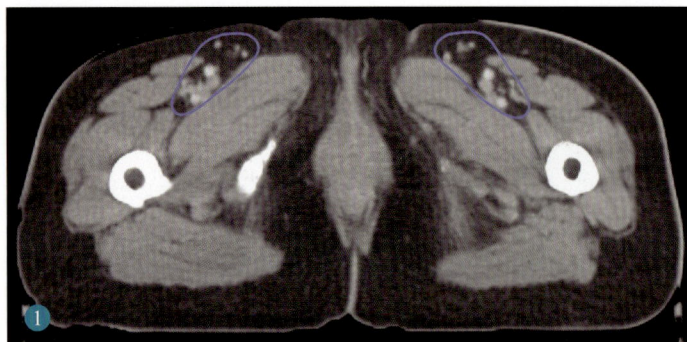

■ 腹股沟淋巴引流区

① 腹股沟区下界水平相应淋巴引流区,在坐骨结节下缘层面;

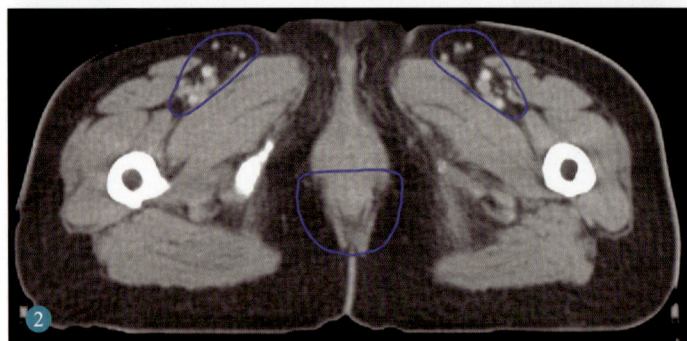

■ CTV

② 合成的 CTV。此处 CTV 包括盆腔淋巴引流区和腹股沟淋巴引流区。盆腔淋巴引流区前界为尿道海绵体后缘,外侧界为原发大体肿瘤三维外扩 1~2cm。

图 5-4-13 腹股沟区下界水平

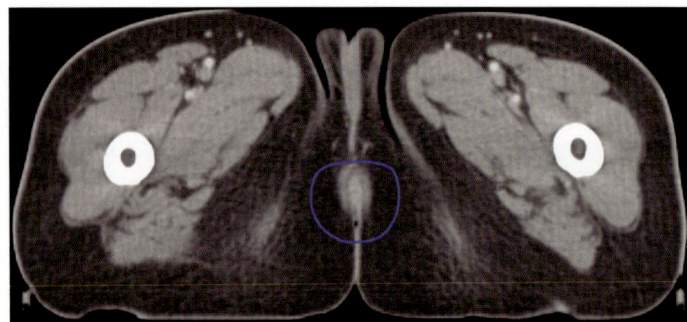

■ CTV

CTV 下界在原发大体肿瘤下界的下方 2cm 或肛缘处。

图 5-4-14 CTV 下界

232

【治疗结局】

放化疗结束后 12 周行直肠指诊未触及明确肿物,胸腹盆 CT 未见远处转移征象,SCC、CYFRA 21-1 降至正常,盆腔增强 MRI 与基线盆腔 MRI 比较:直肠下段至肛管以纤维化为主,无明显肿瘤信号,左侧髂内区淋巴结较前缩小,现短径约 3mm。纤维肠镜检查肛管处可见白色瘢痕,取病理活检未见肿瘤残留。经 MDT 讨论,考虑为 cCR,进行随访观察(图 5-4-15)。

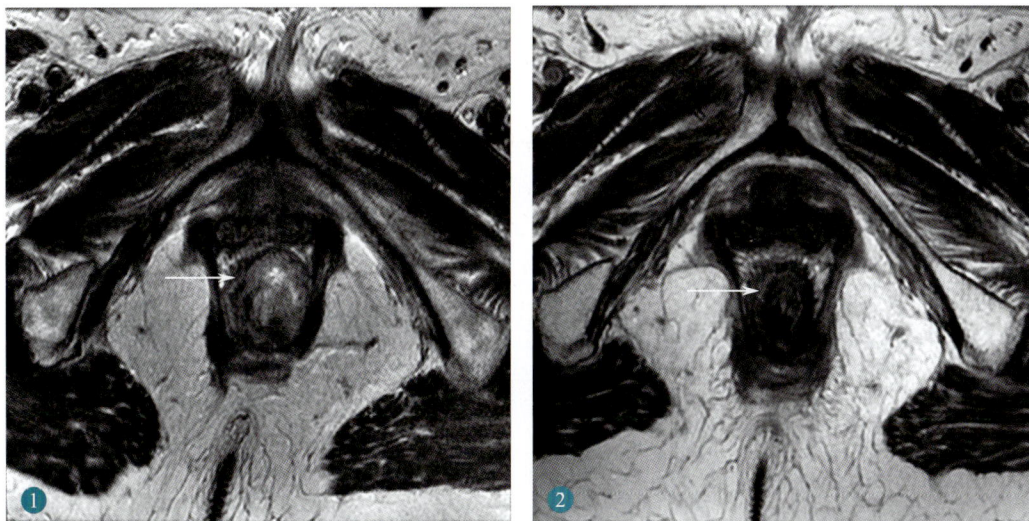

图 5-4-15 肛管癌治疗前后 MRI 图像

❶ 肛管癌治疗前横轴位 MRI T₂WI 表现,肛管壁增厚伴软组织肿块形成;

❷ 肛管癌治疗后横轴位 MRI T₂WI 表现,原瘤床区域表现为肿瘤体积缩小,呈线样低信号纤维化,未见残余肿瘤信号。

（撰稿　张扬子；审校　蔡勇　王维虎　吴昊）

参考文献

[1] ISLAMI F, FERLAY J, LORTET-TIEULENT J, et al. International trends in anal cancer incidence rates [J]. Int J Epidemiol, 2017, 46 (3): 924-938.

[2] SIEGEL R L, MILLER K D, WAGLE N S, et al. Cancer statistics, 2023 [J]. CA Cancer J Clin, 2023, 73 (1): 17-48.

[3] DESHMUKH A A, SUK R, SHIELS M S, et al. Recent trends in squamous cell carcinoma of the anus incidence and mortality in the United States, 2001-2015 [J]. J Natl Cancer Inst, 2020, 112 (8): 829-838.

[4] WANG Y, YU X, ZHAO N, et al. Definitive pelvic radiotherapy and survival of patients with newly diagnosed metastatic anal cancer [J]. J Natl Compr Canc Netw, 2019, 17 (1): 29-37.

[5] FRENNERED A, SCHERMAN J, BUCHWALD P, et al. Patterns of pathologic lymph nodes in anal cancer: a PET/CT-based analysis with implications for radiotherapy treatment volumes [J]. BMC cancer, 2021, 21 (1): 447.

[6] TOMASZEWSKI J M, LINK E, LEONG T, et al. Twenty-five-year experience with radical chemoradiation for anal cancer [J]. Int J Radiat Oncol Biol Phys, 2012, 83 (2): 552-558.

[7] TOMASOA N B, MEULENDIJKS D, NIJKAMP J,

et al. Clinical outcome in patients treated with simultaneous integrated boost-intensity modulated radiation therapy (SIB-IMRT) with and without concurrent chemotherapy for squamous cell carcinoma of the anal canal [J]. Acta Oncol, 2016, 55 (6): 760-766.

[8] ORTHOLAN C, RESBEUT M, HANNOUN-LEVI J M, et al. Anal canal cancer: management of inguinal nodes and benefit of prophylactic inguinal irradiation (CORS-03 Study)[J]. Int J Radiat Oncol Biol Phys, 2012, 82 (5): 1988-1995.

[9] DE NARDI P, MISTRANGELO M, BURTULO G, et al. Tailoring the radiotherapy approach in patients with anal squamous cell carcinoma based on inguinal sentinel lymph node biopsy [J]. J Surg Oncol, 2021, 123 (1): 315-321.

[10] BOMAN B M, MOERTEL C G, O'CONNELL M J, et al. Carcinoma of the anal canal, a clinical and pathologic study of 188 cases [J]. Cancer, 1984, 54 (1): 114-125.

[11] SCHRAUT W H, WANG C H, DAWSON P J, et al. Depth of invasion, location, and size of cancer of the anus dictate operative treatment [J]. Cancer, 1983, 51 (7): 1291-1296.

[12] NIGRO N D, VAITKEVICIUS V K, CONSIDINE

JR B. Combined therapy for cancer of the anal canal: a preliminary report [J]. Dis Colon Rectum, 1974, 17 (3): 354-356.

[13] CHAI C Y, CAO H S T, AWAD S, et al. Management of stage I squamous cell carcinoma of the anal canal [J]. JAMA surg, 2018, 153 (3): 209-215.

[14] RENEHAN A G, MUIRHEAD R, SEBAG-MONTE-FIORE D. Limitations of the National Cancer Data Base to evaluate early-stage anal cancer treatment outcomes [J]. JAMA surg, 2018, 153 (7): 691.

[15] UKCCCR Anal Cancer Trial Working Party. Epidermoid anal cancer: results from the UKCCCR randomised trial of radiotherapy alone versus radiotherapy, 5-fluorouracil, and mitomycin [J]. Lancet, 1996, 348 (9034): 1049-1054.

[16] NORTHOVER J, GLYNNE-JONES R, SEBAG-MONTEFIORE D, et al. Chemoradiation for the treatment of epidermoid anal cancer: 13-year follow-up of the first randomised UKCCCR Anal Cancer Trial (ACT I)[J]. Br J Cancer, 2010, 102 (7): 1123-1128.

[17] BARTELINK H, ROELOFSEN F, ESCHWEGE F, et al. Concomitant radiotherapy and chemotherapy is superior to radiotherapy alone in the treatment of locally advanced anal cancer: results of a phase III randomized trial of the European Organization for Research and Treatment of Cancer Radiotherapy and Gastrointestinal Cooperative Groups [J]. J Clin Oncol, 1997, 15 (5): 2040-2049.

[18] FLAM M, JOHN M, PAJAK T F, et al. Role of mitomycin in combination with fluorouracil and radiotherapy, and of salvage chemoradiation in the definitive nonsurgical treatment of epidermoid carcinoma of the anal canal: results of a phase III randomized intergroup study [J]. J Clin Oncol, 1996, 14 (9): 2527-2539.

[19] AJANI J A, WINTER K A, GUNDERSON L L, et al. Fluorouracil, mitomycin, and radiotherapy vs fluorouracil, cisplatin, and radiotherapy for carcinoma of the anal canal: a randomized controlled trial [J]. JAMA, 2008, 299 (16): 1914-1921.

[20] OLIVATTO L O, CABRAL V, ROSA A, et al. Mitomycin-C-or cisplatin-based chemoradiotherapy for anal canal carcinoma: long-term results [J]. Int J Radiat Oncol Biol Phys, 2011, 79 (2): 490-495.

[21] MATZINGER O, ROELOFSEN F, MINEUR L, et al. Mitomycin C with continuous fluorouracil or with cisplatin in combination with radiotherapy for locally advanced anal cancer (European Organisation for Research and Treatment of Cancer phase II study 22011-40014)[J]. Eur J Cancer, 2009, 45 (16): 2782-2791.

[22] JAMES R D, GLYNNE-JONES R, MEADOWS H M, et al. Mitomycin or cisplatin chemoradiation with or without maintenance chemotherapy for treatment of squamous-cell carcinoma of the anus (ACT II): a randomised, phase 3, open-label, 2 × 2 factorial trial [J]. Lancet Oncol, 2013, 14 (6): 516-524.

[23] GLYNNE-JONES R, MEADOWS H, WAN S, et al. EXTRA—a multicenter phase II study of chemoradiation using a 5 day per week oral regimen of capecitabine and intravenous mitomycin C in anal cancer [J]. Int J Radiat Oncol Biol Phys, 2008, 72 (1): 119-126.

[24] OLIVEIRA S C R, MONIZ C M V, RIECHELMANN R, et al. Phase II study of capecitabine in substitution of 5-FU in the chemoradiotherapy regimen for patients with localized squamous cell carcinoma of the anal canal [J]. J Gastrointest Cancer, 2016, 47 (1): 75-81.

[25] MEULENDIJKS D, DEWIT L, TOMASOA N B, et al. Chemoradiotherapy with capecitabine for locally advanced anal carcinoma: an alternative treatment option [J]. Br J Cancer, 2014, 111 (9): 1726-1733.

[26] GOODMAN K A, JULIE D, CERCEK A, et al. Capecitabine with mitomycin reduces acute hematologic toxicity and treatment delays in patients undergoing definitive chemoradiation using intensity modulated radiation therapy for anal cancer [J]. Int J Radiat Oncol Biol Phys, 2017, 98 (5): 1087-1095.

[27] PEIFFERT D, TOURNIER-RANGEARD L, GÉRARD J P, et al. Induction chemotherapy and dose intensification of the radiation boost in locally advanced anal canal carcinoma: final analysis of the randomized UNICANCER ACCORD 03 trial [J]. J Clin Oncol, 2012, 30 (16): 1941-1948.

[28] SPARANO J A, LEE J Y, PALEFSKY J, et al. Cetuximab plus chemoradiotherapy for HIV-associated anal carcinoma: a phase II AIDS malignancy consortium trial [J]. J Clin Oncol, 2017, 35 (7): 727-733.

[29] GARG M K, ZHAO F, SPARANO J A, et al. Cetuximab plus chemoradiotherapy in immunocompetent patients with anal carcinoma: a phase II Eastern cooperative oncology group-American college of radiology imaging network cancer research group trial

(E3205)[J]. J Clin Oncol, 2017, 35 (7): 718-726.

[30] DEUTSCH E, LEMANSKI C, PIGNON J P, et al. Unexpected toxicity of cetuximab combined with conventional chemoradiotherapy in patients with locally advanced anal cancer: results of the UNICANCER ACCORD 16 phase Ⅱ trial [J]. Ann Oncol, 2013, 24 (11): 2834-2838.

[31] LEVY A, AZRIA D, PIGNON J P, et al. Low response rate after cetuximab combined with conventional chemoradiotherapy in patients with locally advanced anal cancer: long-term results of the UNICANCER ACCORD 16 phase Ⅱ trial [J]. Radiother Oncol, 2015, 114 (3): 415-416.

[32] HUGHES L L, RICH T A, DELCLOS L, et al. Radiotherapy for anal cancer: experience from 1979-1987 [J]. Int J Radiat Oncol Biol Phys, 1989, 17 (6): 1153-1160.

[33] FERRIGNO R, NAKAMURA R A, DOS SANTOS NOVAES P E, et al. Radiochemotherapy in the conservative treatment of anal canal carcinoma: retrospective analysis of results and radiation dose effectiveness [J]. Int J Radiat Oncol Biol Phys, 2005, 61 (4): 1136-1142.

[34] JOHN M, PAJAK T, FLAM M, et al. Dose escalation in chemoradiation for anal cancer: preliminary results of RTOG 92-08 [J]. Cancer J Sci Am, 1996, 2 (4): 205-211.

[35] KACHNIC L A, WINTER K, MYERSON R J, et al. RTOG 0529: a phase 2 evaluation of dose-painted intensity modulated radiation therapy in combination with 5-fluorouracil and mitomycin-C for the reduction of acute morbidity in carcinoma of the anal canal [J]. Int J Radiat Oncol Biol Phys, 2013, 86 (1): 27-33.

[36] BAZAN J G, HARA W, HSU A, et al. Intensity-modulated radiation therapy versus conventional radiation therapy for squamous cell carcinoma of the anal canal [J]. Cancer, 2011, 117 (15): 3342-3351.

[37] KATZ L, HOROWITZ D P, KACHNIC L A. Acute and chronic complications after treatment of locoregional anal cancer: prevention and management strategies [J]. J Natl Compr Canc Netw, 2023, 21 (11): 1204-1211.

[38] GLYNNE-JONES R, SEBAG-MONTEFIORE D, MEADOWS H M, et al. Best time to assess complete clinical response after chemoradiotherapy in squamous cell carcinoma of the anus (ACT Ⅱ): a post-hoc analysis of randomised controlled phase 3 trial [J]. Lancet Oncol, 2017, 18 (3): 347-356.

第六章 腹盆腔正常器官勾画和
剂量限制

第一节　腹盆腔正常器官勾画

　　根据上腹部和盆腔正常器官勾画 RTOG 共识[1-2]，消化系统肿瘤放疗时正常组织勾画要点如下．

　　(1)肝脏：勾画肝脏时不包括胆囊，包括肝实质和肝门部，肝门部包括肝动脉、门静脉、肝管、神经和淋巴管。门静脉左侧有肝尾状叶时，勾画区域需包括门静脉；下腔静脉和肝脏独立分开时，勾画区域不包括下腔静脉(图 6-1-1、图 6-1-2)。

　　(2)胃：勾画胃壁时推荐使用口服对比剂。胃的勾画应包括整个器官，起于贲门，止于胃窦(图 6-1-1、图 6-1-2)。

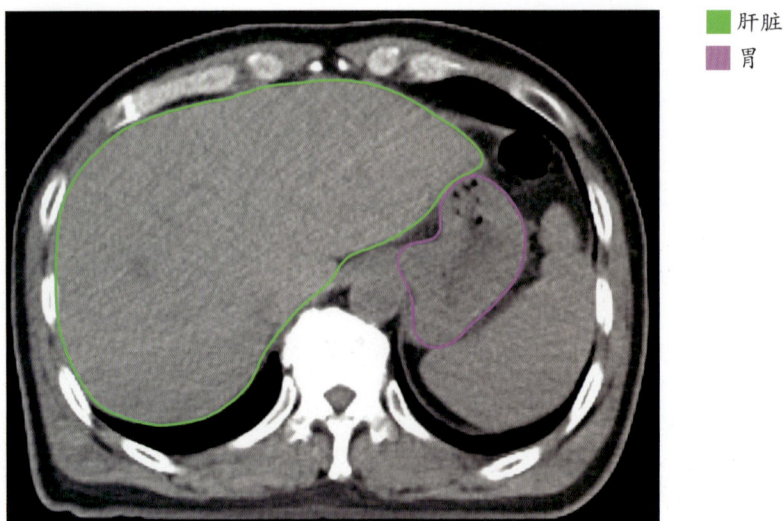

■ 肝脏
■ 胃

图 6-1-1　肝脏、胃

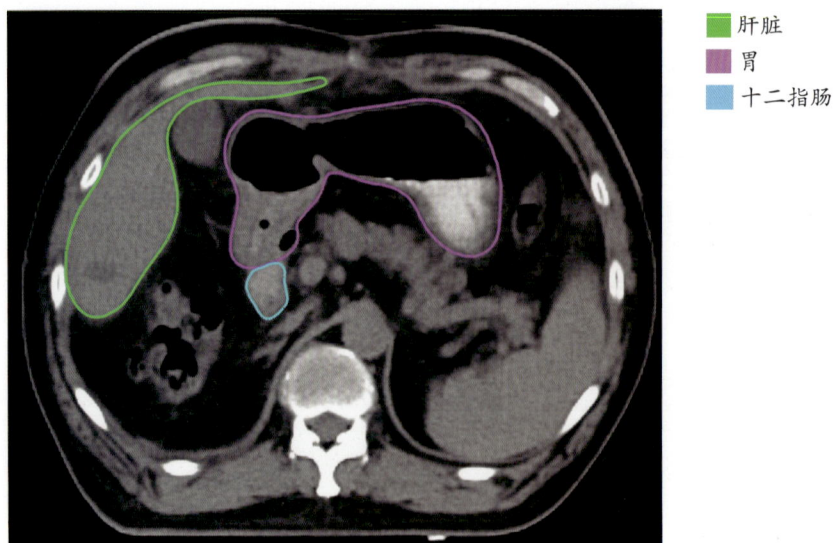

■ 肝脏
■ 胃
■ 十二指肠

图 6-1-2　肝脏、胃、十二指肠

(3)脊髓:在椎管的骨性结构基础上,勾画脊髓软脊膜以内的区域。注意勾画范围需超出 PTV 上下各 3cm(图 6-1-3)。

(4)肾脏:分别勾画左侧、右侧肾脏,注意勾画时应包括肾实质和肾盂、肾门,肾门部结构包括肾门区肾动静脉(图 6-1-3)。

(5)小肠:为了和结肠进行区别,推荐口服对比剂(见图 6-1-3)。

(6)十二指肠:单独勾画,扫描前半小时口服对比剂。勾画含有对比剂的十二指肠,起于幽门远端,止于空肠。包括 4 部分,十二指肠球部、降段、水平段、升段(见图 6-1-2、图 6-1-3)。

(7)结肠:根据放疗靶区不同,可能包括部分或全部升结肠、横结肠、降结肠和乙状结肠(图 6-1-3)。

(8)乙状结肠:上接降结肠,下连直肠(图 6-1-4)。

(9)直肠:一般直肠上界为直肠与乙状结肠过渡层面,下界为肛提肌汇合层面(图 6-1-5)。

(10)膀胱:沿充盈后的膀胱壁外侧缘勾画(图 6-1-5)。

(11)股骨头:勾画股骨头及股骨颈。注意在骨窗上勾画(图 6-1-5)。

(12)精囊腺:勾画整个精囊腺(图 6-1-5)。

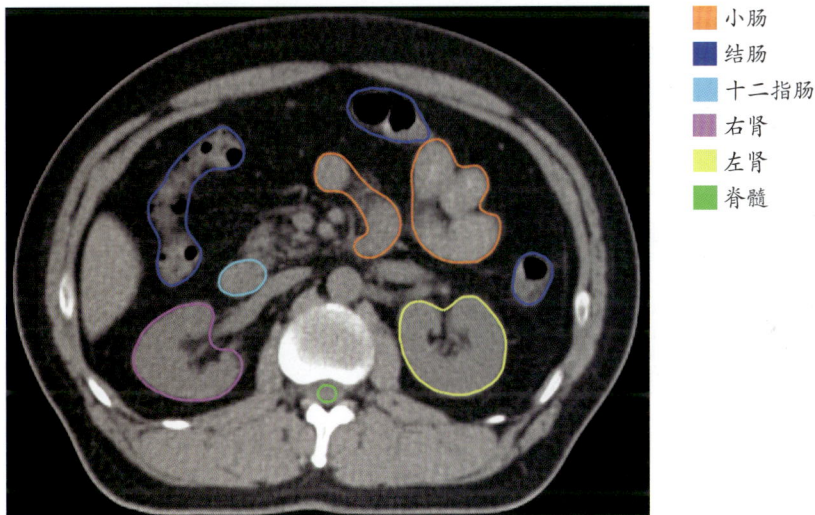

■ 小肠
■ 结肠
■ 十二指肠
■ 右肾
■ 左肾
■ 脊髓

图 6-1-3 小肠、结肠、十二指肠、双侧肾脏、脊髓

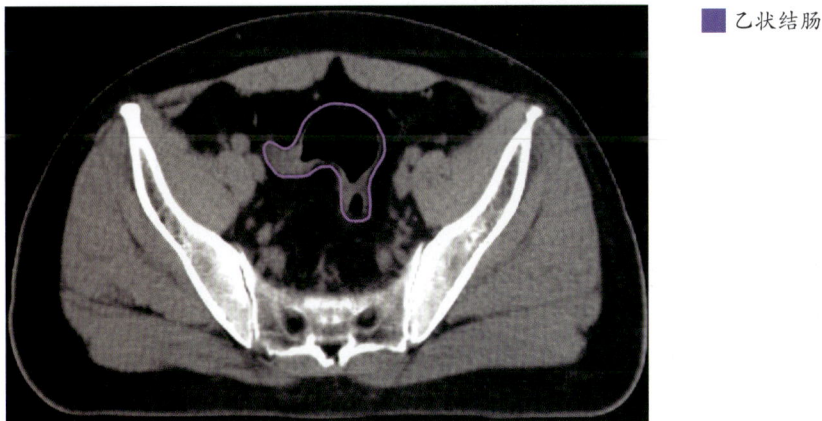

■ 乙状结肠

图 6-1-4 乙状结肠

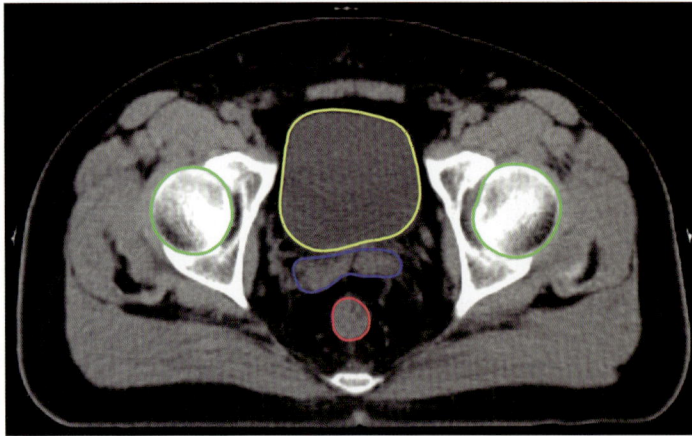

膀胱
股骨头
精囊腺
直肠

图 6-1-5　膀胱、股骨头、精囊腺、直肠

（13）前列腺：勾画时不包括邻近的肌肉和纤维结缔组织（图 6-1-6）。

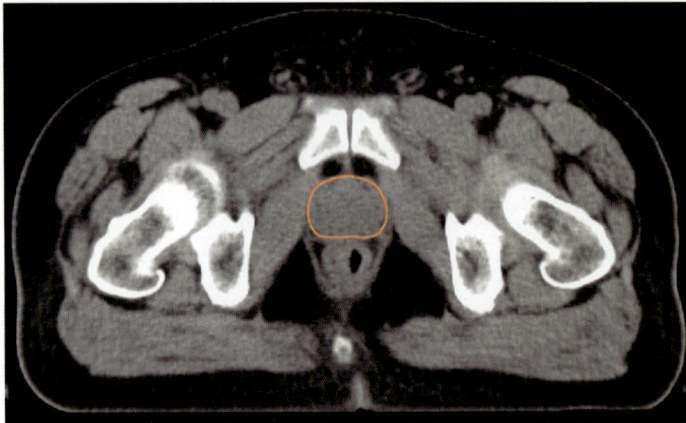

前列腺

图 6-1-6　前列腺

（14）子宫＋宫颈：把子宫和宫颈作为一个结构，不包括韧带（图 6-1-7）。

（15）卵巢：左、右卵巢一般位于左、右两侧子宫阔韧带内（图 6-1-7）。

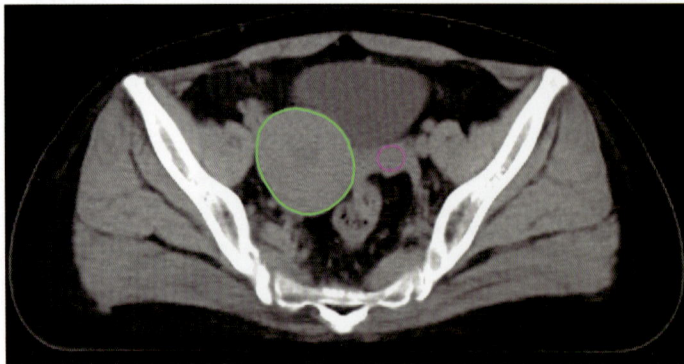

子宫
左侧卵巢

图 6-1-7　子宫、左侧卵巢

第二节　腹盆腔正常器官放疗剂量限制

腹盆腔正常器官放疗剂量限制见表6-2-1。

表 6-2-1　腹盆腔正常器官放疗剂量限制[3-6]

器官	照射体积	剂量或剂量/体积参数	备注
脊髓	部分脊髓	$D_{max}<45Gy$	
肝	全肝-GTV	平均剂量<30~32Gy	除外肝病病史或肝细胞癌
		平均剂量<28Gy	有肝病病史或肝细胞癌，Child-Pugh A
肾	双肾	平均剂量<15~18Gy	
		$V_{12}<55\%$	
		$V_{20}<32\%$	
		$V_{23}<30\%$	
		$V_{28}<20\%$	
胃	全胃	$D_{max}<54Gy$	
		$D_{100}<45Gy$	
十二指肠		$D_{max}<54Gy$	
小肠	小肠+肠系膜	$V_{15}<120cc$	
	腹膜腔全部空间	$V_{45}<195cc$	
		$V_{50}<10\%$	
		$V_{45}<15\%$	
结肠		$V_{30}<200cc$	
		$V_{35}<150cc$	
		$V_{45}<20cc$	
直肠	全直肠	$V_{30}<50\%$	
		$V_{40}<40\%$	
股骨头		$V_{30}<50\%$	
		$V_{40}<35\%$	
		$V_{50}<5\%$	
膀胱	全膀胱	$V_{50}<5\%$	
		$V_{40}<35\%$	
		$V_{35}<50\%$	
卵巢	整个卵巢		TD5/5=2~3Gy
睾丸	整个睾丸		TD5/5=1Gy
阴茎	全阴茎	$D_{90}<50Gy$	
		$D_{60}<70Gy$	

（撰稿　吴丹宁；审校　张扬子　王维虎）

参考文献

［1］ GAY H A, BARTHOLD H J, O'MEARA E, et al. Pelvic normal tissue contouring guidelines for radiation therapy: a Radiation Therapy Oncology Group consensus panel atlas [J]. Int J Radiat Oncol Biol Phys, 2012, 83 (3): e353-362.

［2］ JABBOUR S K, HASHEM S A, BOSCH W, et al. Upper abdominal normal organ contouring guidelines and atlas: a Radiation Therapy Oncology Group consensus [J]. Pract Radiat Oncol, 2014, 4 (2): 82-89.

［3］ MARKS L B, YORKE E D, JACKSON A, et al. Use of normal tissue complication probability models in the clinic [J]. Int J Radiat Oncol Biol Phys, 2010, 76 (3 Suppl): S10-S19.

［4］ GAROFALO M, MOUGHAN J, HONG T, et al. RTOG 0822: A phase II study of preoperative (PREOP) chemoradiotherapy (CRT) utilizing IMRT in combination with capecitabine (C) and oxaliplatin (O) for patients with locally advanced rectal cancer [J]. Int J Radiat Oncol Biol Phys, 2011, 81 (2): S3-S4.

［5］ LING T C, SLATER J M, MIFFLIN R, et al. Evaluation of normal tissue exposure in patients receiving radiotherapy for pancreatic cancer based on RTOG 0848 [J]. J Gastrointest Oncol, 2015, 6 (2): 108-114.

［6］ KACHNIC L A, WINTER K, MYERSON R J, et al. RTOG 0529: a phase 2 evaluation of dose-painted intensity modulated radiation therapy in combination with 5-fluorouracil and mitomycin-C for the reduction of acute morbidity in carcinoma of the anal canal [J]. Int J Radiat Oncol Biol Phys, 2013, 86 (1): 27-33.

第七章　腹部肿瘤 MRI 应用进展

由于腹部肿瘤发病率高、异质性大,根据患者自身情况制定个体化的诊疗方案变得尤为重要。近年来,由于放射治疗、新型化疗方案、靶向药物和免疫检查点抑制剂的创新发展,腹部肿瘤治疗逐渐从以手术为主转变为结合手术、新辅助治疗、辅助治疗及根治性非手术治疗的综合治疗方式。治疗手段的革新突出了对精准诊疗的迫切需求,影像学在腹部肿瘤中的应用也从传统的病变检出和性质判断,发展到精准分期诊断和治疗疗效评估,以满足个体化治疗的需要。

近年来由于 MRI 技术的不断进步,影像学已基本克服空腔脏器 MRI 检查的技术壁垒,随着一系列 MRI 检查共识的不断推出,如《直肠癌 MR 扫描及结构式报告规范专家共识》等,我们欣喜地看到 MRI 这一极佳软组织分辨率影像检查方式正持续不断地推动腹部肿瘤影像诊断的精准化与规范化进程。

以直肠癌为代表的空腔脏器 MRI 扫描,无论是对于肿瘤基线分期,还是 MRF 和 EMVI 状态的评价,MRI 都显示出了明显优势,其中 T_2WI 是最关键的 MR 扫描序列。MRF 状态影像和病理诊断一致性可达 99%,且由于 MRI 能够动态、连续显示肿瘤周围血管,所以评价 EMVI 的优势远大于常规 HE 染色病理,北京大学肿瘤医院前期研究也已证实直肠癌基线 MRI-EMVI 状态可作为治疗分层的高危预后因素。对于高危患者,新辅助治疗是首选的治疗方法,而新辅助治疗后的疗效评价也是临床关注重点,目前临床最常采用的标准是 2011 年 MERCURY 研究小组参照 pTRG 提出的 mrTRG。直肠癌新辅助治疗后,约有 15%~30% 的患者可达 cCR,越来越多的研究显示针对这部分患者可以采取"等待观察"的临床策略,但该策略的应用前提是能够在术前精准识别这部分 cCR 患者。多部指南及共识均指出 MRI 是 cCR 评价的重要影像学方法(另外两种方法分别是内镜和肛门指诊),其中 T_2WI 和 DWI 是 cCR 评价必不可少的两个关键序列,具体的评价标准在书中有详细的描述。另外越来越多的研究也显示了增强 MRI 序列在治疗后肿瘤 T 分期鉴别方面的应用潜力,有助于筛选适合接受内镜下切除的患者。

相比于直肠,胃的 MRI 更易受呼吸运动和胃自身运动影响而产生伪影,且有一部分患者不能配合扫描要求完成高质量的胃 MRI 检查,胃的 MRI 检查在胃癌的各类诊疗指南中并不作为常规推荐检查。但胃 MRI 可作为无法接受增强 CT 检查患者的替代检查。有研究显示,在胃癌 T 分期诊断方面,多排螺旋 CT、超声内镜和 MRI 诊断准确度分别为 83%、71% 和 85%,诊断 N 分期的准确度分别为 77%、75% 和 71%。得益于 MRI 技术的发展,DCE-MRI 在胃癌中的应用日益增长,DCE-MRI 可用于胃癌 T 分期诊断及反映胃癌血管内皮生长因子(vascular endothelial growth factor,VEGF)的表达。总之,在胃癌诊疗中,MRI 是一种很有前景的无创、无辐射的检查手段。

对于实质性脏器,如肝脏和胰腺而言,MRI 检查的优势已被临床充分认可。尤其对于 HCC,HCC 的诊断和分期主要依据的就是 MRI,具有典型 HCC 影像学征象的肝脏病灶,可以不进行活检而临床诊断为 HCC。通过采用 DWI、磁共振波谱成像(magnetic resonance spectroscopy,MRS)等能够辅助鉴别肝内占位的性质。通过采用肝细胞特异性对比剂钆塞酸二钠,有助于 HCC 与高度异型增生结节等癌前病变相鉴别,并进一步提高 HCC 检出率和诊断的准确率,尤其能够更准确发现小肝癌。通过磁共振弹性成像(magnetic resonance elastography,MRE)能够了解肝脏组织硬化的程度,并有助于发现局部或弥漫的 HCC。通过影像学检查明确肿瘤大小、数目、血管侵犯情况以及是否存在远处转移,为明确肝癌的分期提供重要的帮助。影像学除了可以应用于肝癌的临床诊断、分期外,对于接受局部治疗的患者,可以用于观察肿瘤活性及复发情况,对于接受全身治疗的患者,可以用于疗效评价。通过深入挖掘影像学数据,使用人工智能的方法,还可以在肝癌患者的临床决策、治疗方案选择、疗效评价及预测等方面提供更大的帮助,目前在术前预测肝癌微血管侵犯(microvascular invasion,MVI)、肿瘤病理分级、预测疗效和转归等方面都有了很多的研究。

MRI 多序列成像在胰腺癌的诊断、鉴别诊断、分期、可切除性评估及疗效评估中也起到了重要作用。MRCP 可用于评估是否有胰管穿透或截断征象，穿透征象支持炎性病变的诊断，而截断征象支持胰腺癌的诊断。MRI 能够发现微小的肝脏转移灶，DWI 常表现为高信号，其在胰腺癌肝转移瘤的检测中具有较高灵敏度。近年来随着 MRI 技术发展，MRI 功能成像可以从肿瘤分子或细胞水平评估肿瘤微环境、细胞密度、血流灌注及异质性等，能够用于胰腺癌与炎性疾病鉴别，早期监测胰腺癌治疗反应从而判断肿瘤的生物学行为，有助于治疗方案调整，改善患者预后。

综上所述，随着 MR 扫描技术和诊断分析方法的不断精进，MRI 影像诊断在腹部肿瘤中的应用也逐渐深入和广泛，北京大学肿瘤医院放射科始终秉承以诊断思维和技术为核心，不断学习新的诊断技术，提高诊断水平，以更好地服务临床。

孙应实

第八章　腹部肿瘤放疗进展和展望

腹部肿瘤精准放疗：疗效更好，毒副反应更轻 ／ 248

腹部肿瘤精准放疗：疗效更好，毒副反应更轻

放疗在腹部肿瘤的治疗中扮演着不可或缺的角色，近年来放疗领域的重要进展为患者带来了新的希望。SBRT 的广泛应用，使得放疗更加精准、高效。分子生物学标志物和先进影像技术等的引入，使得精准放疗的应用不断深化，从而为患者提供更安全、高效的个体化治疗方案。随着多学科诊疗模式日趋成熟完善，放疗与全身治疗结合的综合治疗模式也逐步优化。近年来，在胃癌、肝癌、胰腺癌、直肠癌和肛管癌等腹部肿瘤中，放疗在技术革新和联合药物的临床研究方面取得诸多进展，推动了疗效的提升和毒副反应的减轻。

胃癌放疗领域的进展包括放疗精准性的提高和放疗联合免疫治疗增效等方面。胃作为一个空腔脏器，其本身的蠕动和节段运动可能使其在分次治疗间发生形变和位移，如何实时精确地定义肿瘤靶区是放疗中的难点。近年来，有研究提示采用 4D-MRI 或 4D 锥形束（cone beam，CB）CT 能更好地捕捉患者的呼吸运动及胃肠运动造成的位移，结合自适应放疗（adaptive radiotherapy，ART）技术等可进一步优化靶区、提高治疗的准确性。此外，还有研究指出，相比传统单个放疗计划的治疗模式，通过创建放疗计划集并根据每次治疗时的 CBCT 图像选择最佳治疗计划的方式，可以缩小计划靶区从而减少正常组织受照剂量。

化疗联合程序性细胞死亡蛋白 -1（programmed death-1，PD-1）单抗已经成为转移性胃癌的一线优选方案，而放疗与免疫治疗的联合策略是否可以提高疗效正在探索当中。国内两家中心发表的 SHARED 研究和 Neo-PLANET 研究以局部晚期胃癌和食管胃结合部腺癌患者为研究对象，开展新辅助放化疗联合免疫治疗的前瞻性 Ⅱ 期研究，发现患者的 R0 切除率均为 100%，pCR 率较新辅助化疗联合免疫治疗均提高了 20% 以上，MPR 率达近 80%。我中心也开展了食管胃结合部癌患者新辅助放化疗联合免疫治疗的研究，纳入的手术患者获得了高达 41.9% 的 pCR 率和 77.4% 的 MPR 率，此外，Neo-PLANET 和我中心报道的 2 年 OS 率均在 70% 以上，提示新辅助放化疗联合免疫治疗可能会改善患者的长期预后，但未来还需要更大样本量的随机对照临床研究进一步验证。

原发性肝细胞癌放疗领域的进展包括 SBRT 的应用、呼吸运动管理和图像引导技术的进步以及放疗与靶向免疫协同增效等方面。在早期小肝癌中，SBRT 的局部控制率可达 90% 以上，且毒副反应轻微，是不适合手术及射频消融肝癌患者的优选替代方案。对于位于第一二肝门、靠近膈肌或 ≥2cm 的病灶，SBRT 相较于射频消融更具优势。近年来，先进的呼吸运动管理和图像引导放疗技术，如屏气、呼吸运动追踪、呼吸门控和 4D-MRI 等，为肝癌 SBRT 的精准实施提供了有力保障。

不可手术肝癌的系统治疗已进入靶向、免疫时代，在系统治疗有效率显著提高的背景下，局部治疗的重要性也进一步凸显。鉴于放疗对于局部病灶优越的控制率，采用放疗控制局部病灶，联合靶向、免疫治疗控制全身转移灶，可能是极具前景的治疗组合。目前已有多项研究探索了放疗联合靶向、免疫治疗在不可手术肝癌中的作用，结果令人期待。相较于常规分割放疗，SBRT 在诱导免疫反应方面表现出更强的潜力，因此 SBRT 联合靶向、免疫治疗或是更有效的治疗模式。然而，肝癌放疗仍面临一些挑战，如目前大部分研究的证据级别偏低，缺乏大型随机对照研究。未来仍需进一步提高研究质量和证据水平，以更好地推动肝癌放疗的发展和应用。

胰腺癌放疗领域的进展包括放疗靶区的优化、放疗技术的革新和放疗联合系统治疗增效等方面。海德堡三角（triangle volume，TV）是指位于腹腔干、肝总动脉、肠系膜上动脉、门静脉和肠系膜上静脉之间的三角区域，在接受新辅助放化疗联合手术的患者中，该区域复发的患者占全部复发患者的90%。已有回顾性研究显示对于接受新辅助化疗联合SBRT的临界可切除或局部进展期胰腺癌患者，接受TV照射是提高局部控制的独立预后因素。目前将TV区域纳入新辅助SBRT靶区范围、同时通过术中放疗对TV区域进行加量的前瞻性研究正在开展当中，期待未来的研究结果以推动靶区范围的优化。

尽管SBRT在胰腺癌中已得到了广泛应用，且消融剂量放疗在胰腺癌根治性放疗中的疗效已获得证实，但因肿瘤毗邻十二指肠等重要器官，如何减轻治疗毒性仍是目前胰腺癌放疗实施的难点。已有研究显示，对于局部晚期胰腺癌患者，应用ART可显著降低十二指肠、小肠和胃的受照射剂量，在保证治疗安全的基础上也获得了理想的手术切除率和生存结局。

在胰腺癌的系统治疗中，PD-1抑制剂未显示出理想疗效，而对于术后复发且KRAS野生型及PD-L1阳性的胰腺癌患者，在SBRT的基础上联合PD-1抑制剂及曲美替尼可改善预后。超氧化物歧化酶类似物可将放疗产生的超氧化自由基转化为过氧化氢，从而提高肿瘤组织对放疗的敏感性，并减少正常组织的毒副反应。一项前瞻性研究对比了SBRT联合超氧化物歧化酶类似物与单纯SBRT的疗效及安全性，结果显示，联合应用超氧化物歧化酶类似物组患者的总生存及无进展生存均优于单纯SBRT组，且整体毒副反应发生率类似，而基于该研究结果的更大样本量的前瞻性Ⅱ期研究亦已开展。

直肠癌放疗领域的进展包括放疗靶区优化、放疗剂量提升、放疗与化疗及免疫治疗联合增效等诸多方面。放疗靶区是最大限度涵盖高危复发区和尽可能减少受照射正常组织之间的一个平衡；在精准放疗年代，如何进行个体化的靶区设计、降低毒副反应的发生率以提高患者的生活质量，是近年来研究的热点。既往低位直肠癌术前放疗时均包括坐骨直肠窝，但是放疗会导致术后会阴伤口并发症的发生率显著增加，我中心研究发现低位直肠癌新辅助放化疗时、靶区省略坐骨直肠窝预防性照射区域可降低腹会阴联合切除术后会阴并发症的发生率，同时局部复发率和总生存无显著变化。尽管多项指南均建议T₄ᵦ期直肠癌侵犯前方器官时放疗靶区应当包括髂外区，但该建议是基于淋巴引流模式的推测，缺乏确切证据支持。我中心纳入126例基线无髂外淋巴转移的T₄ᵦ期直肠癌患者，其中56例侵犯前方泌尿生殖器官，实施省略髂外区预防照射的新辅助放化疗，中位随访53.9个月，仅有一例患者出现髂外区失败，研究认为对于T₄ᵦ期直肠癌患者术前放疗靶区省略髂外区是可行的。关于直肠癌侵犯肛管时是否需要包括髂外区和腹股沟区，尚存在争议。我中心研究发现，对于侵犯肛管的直肠癌术前放疗省略髂外和腹股沟区预防照射后，该区域失败率很低且少有该区域孤立转移。

放疗剂量的提升包括直肠原发灶放疗剂量的提升和侧方淋巴结放疗剂量的提升。原发肿瘤的剂量提升可以通过外照射或近距离治疗等技术实现。大多数外照射补量的研究是在长程放化疗的基础上进行，将直肠原发灶剂量由45~50.4Gy提升至52~65Gy，获得了较高的完全缓解率（23.9%~86%）。对于侧方淋巴结转移，常规术前放疗剂量难以达到理想的控制率，而侧方淋巴结清扫术难度大且并发症多。我中心率先开展了侧方淋巴结加量系列研究，发现对于局部晚期直肠癌患者行侧方淋巴结同步加量调强放疗是安全有效的，可使多数患者避免侧方淋巴结清扫术，并显著减少了侧方淋巴结再生长率。

放疗与化疗及免疫治疗协同增效的研究也正在如火如荼地开展中。大多数研究均提示全程新辅助治疗模式具有提高完全缓解率或无病生存方面的优势。此外，CAO/ARO/AIO-12和OPERA两项研究对比了诱导化疗和巩固化疗这两种全程新辅助治疗模式，结果均表明先放疗再化疗的巩固化疗模式下肿瘤退缩更好,器官保留率更高。放疗可能会通过诱导肿瘤细胞的免疫原性死亡、促进炎性因子释放、增加肿瘤浸润淋巴细胞等机制增强免疫治疗的疗效。目前已有一系列Ⅱ/Ⅲ期研究探索放疗与免疫治疗在直肠癌新辅助治疗中的联合应用,提示肿瘤完全缓解率可能有进一步提升,是否能改善长期生存尚不明确。未来,免疫治疗与放疗联合的最佳模式、免疫治疗的周期数以及对远期预后的影响还需进一步探索。

肛管癌是消化系统少见肿瘤,近三十年来其发病率在逐年攀升。随着研究的不断深入,肛管癌的筛查及早期诊断得到了逐步推广,同时治疗模式也发生了根本性的改变。同步放化疗已经取代了传统的腹会阴切除术,作为首选治疗策略,不仅可以达到根治目的,而且避免了手术带来腹壁造瘘等的困扰,提高了患者的生活质量。近年来,肛管癌放疗领域的最新进展包括放疗技术优化、放疗与化疗的联合模式探索、放疗与靶向和免疫治疗联合增效等方面。放疗技术方面,既往肛管癌放疗采用常规放疗和序贯加量技术,需要制定三程放疗计划,程序烦琐、耗时较长。RTOG 0529 研究则采用了同步加量调强放疗技术,结果发现相比于常规放疗,同步加量调强放疗不仅减少了重新制定方案的复杂性,并且可以在获得满意疾病控制率的同时显著降低放疗相关毒副反应发生率。

既往肛管癌的标准治疗方案为放疗同步两个周期的丝裂霉素联合 5- 氟尿嘧啶化疗,但丝裂霉素毒副反应较大。RTOG 9811 研究探索了顺铂是否可以在同步放化疗中替代丝裂霉素,结果发现顺铂的疗效不优于丝裂霉素,且诱导化疗的策略并未进一步带来获益。UK ACT Ⅱ研究则发现同步放化疗中顺铂和丝裂霉素的疗效是类似的,而同步放化疗后进行维持化疗并不能提高疗效。因此目前指南认为肛管癌同步放化疗中顺铂可以替代丝裂霉素,不建议在放疗前进行诱导化疗或在放疗后进行维持化疗。

在放疗与靶向及免疫治疗联合方面,已有多项Ⅱ期研究探索了西妥昔单抗与放化疗的联合应用,结果发现对于肛管癌患者,西妥昔单抗的加入并没有带来额外的疗效,反而增加了毒性。因此,目前指南不推荐在同步放化疗的基础上应用西妥昔单抗。免疫检查点抑制剂已经成为转移性肛管鳞癌标准二线治疗方案,然而对于局限期肛管癌患者同步放化疗的基础上加入免疫检查点抑制剂是否有效尚无结论。目前,一项针对Ⅱ~ⅢB期肛管癌患者的Ⅲ期随机对照临床研究正在进行中,该研究旨在观察同步放化疗后应用免疫检查点抑制剂的疗效,让我们对其结果拭目以待。

综上所述,近年来放疗领域在靶区范围优化、放疗技术革新、放疗联合系统药物治疗增效等方面取得了众多进展。随着临床证据的积累,放疗靶区在进行不断优化,更好覆盖高危复发区的同时,最大限度减少不必要的照射部位;在精准放疗技术的引领下,SBRT 在多种腹部肿瘤中表现出较理想的疗效和安全性;放疗与免疫、靶向等治疗的结合模式则揭示了不同行为特征的肿瘤需要个性化的联合治疗策略。未来,随着影像引导技术、人工智能的进一步发展,放疗的精准化、智能化将更为深入,多模式治疗的优化组合和自适应放疗的发展将为腹部肿瘤患者带来更长远的生存获益和生活质量的提高。